U0209479

本书获得了国家自然科学基金项目
（M1942001）、内蒙古自治区高校中（蒙）药材
生态种植工程研究中心的资助

奈曼旗
药用植物图谱

贾俊英　李旻辉　布和巴特尔 ◎ 主编

北京科学技术出版社

图书在版编目（CIP）数据

奈曼旗药用植物图谱 / 贾俊英 , 李旻辉 , 布和巴特
尔主编 . — 北京 : 北京科学技术出版社 , 2022.3
ISBN 978-7-5714-0590-8

Ⅰ . ①奈… Ⅱ . ①贾… ②李… ③布… Ⅲ . ①药用植
物－奈曼旗－图谱 Ⅳ . ① R282.71-64

中国版本图书馆 CIP 数据核字 (2020) 第 000146 号

策划编辑：李兆弟　侍　伟
责任编辑：李兆弟
文字编辑：吕　慧
图文制作：樊润琴
责任印制：李　茗
出 版 人：曾庆宇
出版发行：北京科学技术出版社
社　　址：北京西直门南大街16号
邮政编码：100035
电　　话：0086-10-66135495（总编室）　　0086-10-66113227（发行部）
网　　址：www.bkydw.cn
印　　刷：北京捷迅佳彩印刷有限公司
开　　本：889 mm × 1194 mm　　1/16
字　　数：683.9千字
印　　张：34.75
版　　次：2022年3月第1版
印　　次：2022年3月第1次印刷
ISBN 978-7-5714-0590-8

定　　价：498.00元

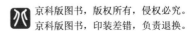

编写委员会

主 编 贾俊英　李旻辉　布和巴特尔

副主编 张春红　伊乐泰　吕　颖　王凌飞　毕雅琼

编 委 （按姓氏笔画排序）

王　刚　王文乐　王东江　王凌飞　王聪聪　乌云龙

石贵荣　布和巴特尔　　吕　颖　伊乐泰　毕雅琼

全瑞国　刘彦海　那木汗　纪明月　李　雪　李旻辉

李彩峰　李紫岩　杨　敏　张　磊　张春红　张春杰

张海涛　张家桦　罗慧霞　贾俊英　徐建平　高春雪

郭　园　雷露静　魏　娜

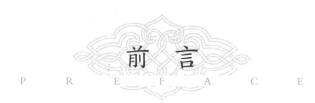

前言

PREFACE

奈曼旗位于内蒙古自治区通辽市西南部,科尔沁沙地南缘,地形地貌特征一般概括为"南山中沙北河川,两山六沙二平原"。南部为辽西山地北缘,以海拔 400 ～ 600m 的浅山丘陵为主;中部以风蚀堆积沙地为主;中北部平原属西辽河、教来河冲积平原的一部分,地势平坦开阔。年平均气温 6.0 ～ 6.5℃,年平均降水量 343.3 ～ 451.4mm,属于北温带大陆性季风干旱气候,无霜期 146 ～ 161 天,昼夜温差大,日照时间长,水质、大气、土壤无污染,为发展中(蒙)药材产业提供了得天独厚的条件。全旗出产的板蓝根、丹参、防风、款冬花、藏红花等药材外形美观、品质优、产量高,普遍优于内蒙古其他大部分主产区。全旗具有草甸土、风沙土、栗钙土、褐土、盐土、沼泽土等 6 种土壤类型,适宜种植黄芩、地黄、甘草、黄芪、苦参、桔梗、远志、茺蔚子等多种药材。

奈曼旗是历史上十大杰出蒙古族科学家之一、清代著名蒙医药学家占布拉·道尔吉的故乡,具有底蕴深厚的蒙医药文化资源。据《通辽市卫生志》记载,17 世纪初,哲里木盟(今通辽市)境内大兴庙宇,庙内设有医学塾,成为喇嘛医药(1956 年改称为蒙医药)人才培养的基地和诊治疾病场所。1946 年,通辽市有蒙医 430 多名,除少数在寺庙诊病外,大多数散在农村牧区流动行医。内蒙古自治区成立之后,在党和国家的重视和扶持下,蒙医药事业得到了继承和发展。蒙医药已形成具有一定规模的医疗、教学、科研体系。

为继承祖国蒙中药学宝贵遗产,展示奈曼旗蒙中药资源特色,我们基于 2017—2018 年奈曼旗蒙中药资源普查工作的成果,对奈曼旗蒙中药资源进行了系统地整理和研究,编撰完成了《奈曼旗药用植物图谱》一书。

本书共四章内容,第一章为奈曼旗自然资源概况,第二章为奈曼旗中药材产业发展概况,第三章为奈曼旗重点药用植物,第四章为奈曼旗一般药用植物。本书共收录奈曼旗重点药用植物 30 种、一般药用植物 203 种，每种药用植物均以中文学名为条目名，依次介绍了拉丁学名、科名、别名、蒙文名、形态特征、适宜生境与分布、资源状况、药用部位、采收加工、药材性状、功能主治、用法用量等（重点药用植物还介绍了化学成分、药理作用、参考文献），并附有高清彩色植物图、手绘图、药材图、饮片图等。

本书的出版可以帮助广大读者更好地了解奈曼旗蒙中药资源的情况，也可为奈曼旗当地的管理部门制定蒙中药产业发展政策提供科学依据，助力蒙中药产业高质量发展，推动地方经济发展，助力乡村振兴。

本书的出版得到了国家自然科学基金项目（M1942001）、内蒙古自治区高校中（蒙）药材生态种植工程研究中心的资助，在此表示衷心的感谢。

由于编者水平有限，工作仓促，本书内容难免存在差错与疏漏之处。敬请广大读者不吝指正，以便编者在今后的工作中不断完善。

编　者

2021 年 8 月

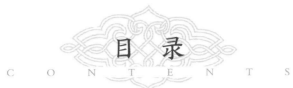

目 录

C O N T E N T S

第四章

奈曼旗一般药用植物

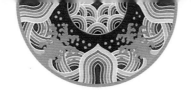

第一章

奈曼旗自然资源概况

奈曼旗地处内蒙古自治区东部，北纬 42°14′40″ ~ 43°31′20″、东经 120°19′40″ ~ 121°35′40″ 之间。它位于通辽市西南部，松辽平原西端，科尔沁沙地南缘，北与通辽市开鲁县相邻，东与科尔沁左翼后旗和库伦旗连边，南与辽宁省的阜新市和北票市接壤，西与赤峰市的敖汉旗和翁牛特旗为邻，是国家级贫困旗。旗境东西宽 68km，南北长 140km，土地总面积约 8138km²。2010 年全旗总人口约 44.2 万，其中农业人口占总人口的 74.83%，蒙古族人口占总人口的 36.28%。

行政区划

奈曼旗辖 8 个镇（大沁他拉镇、八仙筒镇、东明镇、治安镇、义隆永镇、新镇、沙日浩来镇、青龙山镇）、2 个乡（土城子乡、苇莲苏乡）、4 个苏木（固日班花苏木、明仁苏木、黄花塔拉苏木、白音他拉苏木）、1 个国有农场（国有六号农场）、1 个街道办事处（大沁他拉街道办事处）、1 个经济开发区（八仙筒经济开发区）。

地形地貌

奈曼旗地形地貌特征一般概括为"南山中沙北河川，两山六沙二平原"。南部为辽西山地北缘，以海拔 400 ~ 600m 的浅山丘陵为主；中部以风蚀堆积沙地为主；中北部平原属西辽河、教来河冲积平原的一部分，地势平坦开阔。全旗地势自西南向东北倾斜，平均海拔 450m。

气候特征

奈曼旗气候属于北温带大陆性季风干旱气候。全旗年总辐射量为 122.7 ~ 126.3kcal/cm²。农作物生育期的 4 ~ 9 月份的总辐射量为 80.4 ~ 83.2kcal/cm²；全年 5 月份辐射量最大，为 15.36 ~ 15.76kcal/cm²；12 月份辐射量最小，为 4.75 ~ 4.97kcal/cm²。北部的太阳辐射量略高于中部和南部。

全旗年日照时数为 2941.0 ~ 2952.2h，日照时数自南部向北部递增。南部为 2941h，日照率 66%；中部为 2951h，日照率为 67%；北部为 2952.2h，日照率为 69%。农作物生育期日照时数为 1587.1 ~ 1679.0h，占全年日照时数的 54% ~ 57%，平均每日 8.7 ~ 9.2h。

旗内年平均气温为 6.0 ~ 6.5℃，历史最高气温为 41℃，出现在国有六号农场（1974 年 5 月）；最低气温为 -29.7℃，也出现在国有六号农场（1971 年 2 月）。最热月份为 7 月份，平均气温为 22.9 ~ 23.8℃；最冷月份为 1 月份，平均气温为 -12.1 ~ -13.8℃。

全旗年平均降水量为 343.3 ~ 451.4mm，南部多、北部少。各季节降水分配不均，冬、春季雨雪较少，夏季雨量集中，秋季降雨很少。3 ~ 5 月份降水量为 37.7 ~ 59.3mm，占全年的 11% ~ 13.1%；6 ~ 8 月份降水量为 242.2 ~ 304.2mm，占 67.4% ~ 70.5%；9 ~ 11 月份降水量为 55.2 ~ 75.7mm，占 16%；12 月份至翌年 2 月份降水量为 8.2 ~ 12.3mm，占 2.4% ~ 2.7%；农作物生育期的 4 ~ 9 月份，降水量为 320.7 ~ 403.5mm，占 89.4% ~ 93.4%。1 月份降水量最少（0.6 ~ 1.1mm），7 月份降水量最多（114.3 ~ 139.8mm）。雨热同季，对农作物生长有利。

水资源

奈曼旗共有 7 条河流，北部有老哈河、西辽河，中部有教来河、孟可河，南部有牤牛河、杜贵河及柳河的支流。北部和中部的河流在旗内基本上不产生径流，河道来水绝大部分是客水，大小河流年平均径流量为 6.70×10⁸m³。有大中型水库 5 座，小型水库 21 座，小塘坝 31 座，可养鱼水面面积约 8666.7hm²。

发源于奈曼旗南部的 3 条河流，年平均径流量为 1.28×10⁴m³。全旗地表水可利用量为 1.88×10⁸m³，其中有调节的为 1.58×10⁸m³。

全旗地下水主要分布在教来河及西辽河冲积平原地区，可开采量为 3.60×10⁸m³。含水层由西南向东北逐渐增厚，降深 5m 单井涌水量由 100 ~ 400t/d，增加到 1000 ~ 1500t/d。全旗地下水综合补给量为 $6.24 \times 10^8 \mathrm{m}^3$，其中山丘区 $7.91 \times 10^7 \mathrm{m}^3$，平原区 $5.45 \times 10^8 \mathrm{m}^3$。地下水可利用量为 $3.59 \times 10^8 \mathrm{m}^3$，其中山丘区 $2.04 \times 10^7 \mathrm{m}^3$，平原区 $3.39 \times 10^8 \mathrm{m}^3$。

土壤资源

奈曼旗土壤分为 6 个土类、16 个亚类、40 个土属、98 个土种。在土壤总面积中，草甸土占 20%，风沙土占 58.14%，栗钙土占 8.45%，盐土占 0.07%，沼泽土占 1.24%，褐土占 12.1%。草甸土是一种非地带性土壤，主要分布在老哈河、西辽河、教来河、牤牛河、杜贵河沿河两岸低平的河漫滩及一级阶地和全旗各地坨间甸子地上。风沙土属岩性土壤，主要分布在旗内北部和中部。栗钙土是在温带大陆性干旱、半干旱气候草原植被条件下发育的土壤，分布于全旗教来河以南黄土台地和沙岗上。盐土是盐化草甸土表层盐分积累超过 0.7% 后形成的一个新土类，主要分布在与重度盐化草甸土毗邻地区或与它们呈复区存在。沼泽土主要分布于兴隆沼以北和局部坨间洼地，凡是地势低洼而有积水或土壤过湿的地方都有沼泽土产生，是打草场或生产芦苇、蒲草的土地资源。褐土是暖温带季风性半干旱和半湿润地区森林灌木草原下发育成的土壤，分布于全旗南部低山丘陵区。

植物资源

奈曼旗的野生药用、经济植物种类繁多，编者没有对每种药用植物的产量进行详细的调查统计，只对产量较大的甘草、麻黄、蒲苇 3 种药用植物进行了粗略的估算。

甘草在全旗各地均有分布，面积超过 $1.33 \times 10^4 \mathrm{hm}^2$，蕴藏量 $3.90 \times 10^5 \mathrm{kg}$，每年国家收购约 $5.00 \times 10^4 \mathrm{kg}$。甘草种植在奈曼旗人民副业收入中占有一定的比例。

麻黄主要分布在中部和北部沙沼地区。据初步调查显示，全旗有麻黄面积 $3.33 \times 10^4 \mathrm{hm}^2$，年产麻黄 $1.25 \times 10^7 \mathrm{kg}$。每年国家收购量超过 $1.00 \times 10^7 \mathrm{kg}$，仅此一项可为奈曼旗人民副业收入近百万元。

蒲苇主要分布在水域周围和低洼潮湿地带。全旗蒲苇面积 $1.00 \times 10^3 \mathrm{hm}^2$，年产蒲苇 $3.75 \times 10^6 \mathrm{kg}$，其中西湖水库、舍力虎水库、孟家段水库年产 $1.88 \times 10^6 \mathrm{kg}$，约占总产量的 50%。

农牧业资源

奈曼旗耕地面积 $1.97 \times 10^5 \mathrm{hm}^2$，作物播种面积 $2.13 \times 10^5 \mathrm{hm}^2$，林地面积 $3.91 \times 10^5 \mathrm{hm}^2$，草

场面积 $2.79 \times 10^5 hm^2$，可利用草场面积 $1.58 \times 10^5 hm^2$。

2020 年各种农作物产量、销售量及分布情况为：玉米年产量 $1.05 \times 10^9 kg$，年销售量 $8.4 \times 10^8 kg$，全旗各地均有分布；小麦年产量 $6.9 \times 10^6 kg$，年销售量 $5.5 \times 10^6 kg$，全旗各地均有分布；水稻年产量 $2.13 \times 10^7 kg$，年销售量 $1.7 \times 10^7 kg$，主要分布在北部沿河的明仁苏木、苇莲苏乡等地，八仙筒镇、东明镇、治安镇等也有种植；荞麦年产量 $3.9 \times 10^6 kg$，年销售量 $3.2 \times 10^6 kg$，主要分布在南部山区的黄花塔拉苏木、新镇、义隆永镇、青龙山镇、土城子乡等乡镇。奈曼旗盛产杂粮杂豆，全旗各地均有分布；油料作物主要分布在南部山区的黄花塔拉苏木、新镇、青龙山镇、土城子乡等乡镇。

森林资源

奈曼旗现有林地面积占全旗总面积的 18.6%，森林覆盖率为 15.9%。现有林地中，有林地占现有林地的 54.3%。有林地中，用材林占 59.8%，防护林占 34.2%，薪炭林占 2.8%，经济林占 3.2%。另外，疏林地占现有林地的 6.2%，灌木林地占现有林地的 30.0%，未成林造林地占现有林地的 9.1%，苗圃占现有林地的 0.4%。现有林地中，天然林占 42.6%，人工林占 57.4%。全旗林木蓄积量 $3.78 \times 10^6 m^3$，其中疏林地蓄积量 $3.18 \times 10^5 m^3$，四旁树蓄积量 $3.30 \times 10^4 m^3$，有林地蓄积量 $3.43 \times 10^6 m^3$。有林地中，幼龄林蓄积量 $3.30 \times 10^4 m^3$，中龄林蓄积量 $1.19 \times 10^6 m^3$，成熟林蓄积量 $2.21 \times 10^6 m^3$。乔木总面积 $1.45 \times 10^5 hm^2$，蓄积量 $3.60 \times 10^6 m^3$，年采伐量 $1.00 \times 10^5 m^3$，分布在新镇、黄花塔拉苏木、八仙筒镇、兴隆沼林场等地；灌木总面积 $6.50 \times 10^4 hm^2$，主要分布在中北部的大沁他拉镇、苇莲苏乡、八仙筒镇、固日班花苏木、治安镇等地。

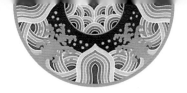

第二章

奈曼旗中药材产业发展概况

内蒙古自治区将民族医药列为要加快培育的战略性新兴产业之一，使其成为支撑经济发展的新动力。通辽市是蒙医药学的发源地，清代蒙古族科学家占布拉·道尔吉就出生于通辽市奈曼旗。通辽市依托其独特的资源优势和悠久的蒙医药文化底蕴，高瞻远瞩，率先布局，全力促进蒙医药全产业链高质量发展。党的十九大提出了乡村振兴战略，要求着力构建现代农业产业体系，发展多种形式的适度规模经营，促进农村牧区一二三产业融合发展。蒙医药全产业链建设高度契合十九大精神，是贯彻落实十九大精神的具体实践。千百年来，蒙医药佑护着蒙古族人民的安康，在蒙古族人民心目中具有神圣的地位，发展蒙医药全产业链具备广泛的群众基础。奈曼旗清代蒙古族科学家占布拉·道尔吉的医学著作《蒙药正典》被称为"蒙药学的《本草纲目》"，而且他的温针、火针疗法已被列入世界文化保护遗产。为高质量发展蒙中医药产业链，奈曼旗全方位推进药材种植产业高质量发展，保护蒙中医药传统知识，加强蒙中医药古籍挖掘、整理、研究和利用，抢救濒临失传的珍贵古籍文献，鼓励、支持开展蒙医传统验方、经典方、秘方、协定方和科研方的收集、挖掘、整理工作，完善蒙医药标准化体系，建设蒙中医药标准化推广平台，鼓励名老蒙中医药专家带徒授业，传承蒙中医药理论和临床经验。

依托占布拉·道尔吉文化品牌，全力发展药材产业

　　蒙医药学是蒙古族的文化遗产，也是中华传统医学的重要组成部分。奈曼旗是"草原药王"占布拉·道尔吉的故乡，拥有深厚的蒙医药传统文化底蕴。奈曼旗依托占布拉·道尔吉这个独

有的文化品牌，紧紧围绕自治区大力发展蒙医药产业和通辽市打造百亿级蒙中医药产业集群的战略部署，大力发展道地中（蒙）药材品种、品质、品牌建设，通过"政府引导＋企业运作＋产业化开发"的模式，全面提升了中（蒙）药材产品质量和经济效益，中（蒙）药材产业得以快速发展。

药材种植。奈曼旗根据其地形地貌特点，优化培育了10余种药材品种，科学、合理地规划了4个药材标准化种植示范区，通过示范区引领，大力发展甘草、黄芪、苦参、桔梗、防风5种道地中（蒙）药材，使单品种药材在地规模均达到了万亩以上，增加市场定价话语权。2021年，全旗药材种植面积达到了28万亩，占通辽市药材种植面积的50%以上。

加工销售。奈曼旗正在建设内蒙古自治区唯一的药材交易中心——内蒙古占布拉·道尔吉蒙药材城。随着药材城的建设使用，根据产业发展需要，奈曼旗积极对接外地药材市场，合理规划布局，打造药材科技产业园区，吸引了天奈药业、蒙济堂药业、延康药业、仁中生物科技等药材生产加工企业在奈曼旗建厂；发展培育以药材城为核心的国家级奈曼蒙中医药小镇，逐步完善产销结合的中（蒙）药材加工销售体系。

文化发掘。奈曼旗是清代著名蒙医药学家、蒙古族十大科学家之一的占布拉·道尔吉的家乡，他所著的《蒙药正典》被誉为"蒙药学的《本草纲目》"，这一文化优势对奈曼旗来说是得天独厚的。以占布拉·道尔吉为文化品牌，加快占布拉·道尔吉博物馆建设，推广蒙医药治未病、温泉疗养、养生授课、名医问诊、养生茶和养生药膳等一系列配套项目，以占布拉·道尔吉品牌打造、品牌宣传引领蒙医药产业快速、健康发展。始终把占布拉·道尔吉蒙医蒙药品牌建设融入全旗药材种植、加工、销售以及蒙医技术、文化推广等全过程中，推动产业不断发展壮大。

科研支撑。奈曼旗与内蒙古大学、内蒙古农业大学、内蒙古民族大学、内蒙古自治区中医药研究所、通辽市职业学院等科研院校展开全方位合作，成为各大科研院校的科研基地及校外实训基地；由肖培根院士领衔，建立了中（蒙）药材产业院士专家工作站；由内蒙古民族大学8位博士担任技术指导，建立了博士服务站；在黄璐琦院士指导下，建立了国家级现代中药资源动态监测信息和技术服务中心奈曼站；经国家标准化管理委员会批准，成立了国家第十批农业标准化示范区——国家中（蒙）药材种植标准化示范区。此外，奈曼旗承担了《蒙医药养生保健服务规范》国家标准的起草工作；成功举办了国家自然科学基金委员会民族医药发展论坛暨奈曼旗第三届占布拉·道尔吉蒙医药产业发展研讨会；建成了以各大科研院校为支撑、以院士专家工作站等为平台的服务于中（蒙）药材产业发展的科技支撑体系，该体系成为奈曼旗药材产业发展的坚实后盾。

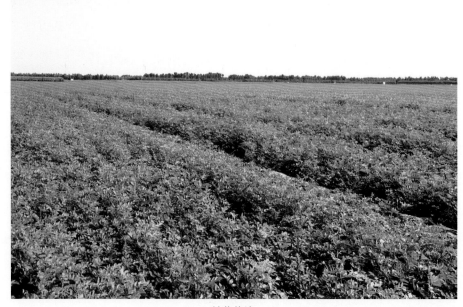

甘草栽培

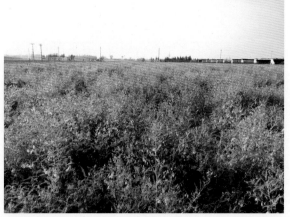

黄芪栽培

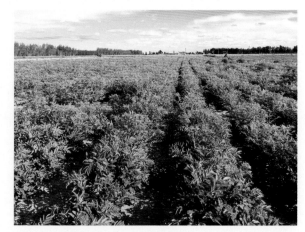

苦参栽培

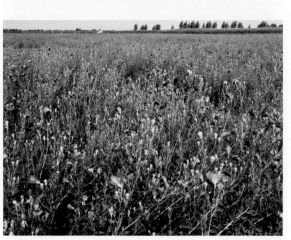

桔梗栽培

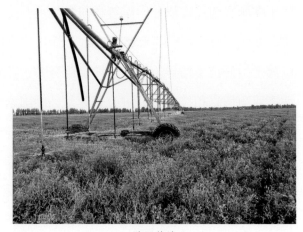

防风栽培

品牌建设。目前，奈曼旗注册了 4 个国家地理标志商标（奈曼甘草、奈曼黄芪、奈曼苦参、奈曼沙棘），获得了 8 个国家生态原产地保护产品认证（奈曼甘草、奈曼黄芪、奈曼苦参、奈曼沙棘、防风、款冬花、黄芩、桔梗），制定了 18 个自治区级种植标准，集成蒙古黄耆、甘草、苦参、防风高质量栽培技术标准体系。

融入通辽市产业发展平台，推动药材产业健康发展

奈曼旗以通辽市打造百亿级蒙中医药产业集群为契机，以现有的药材种植产业为基础，充分融入通辽市蒙中医药产业发展规划，全力打造十亿级蒙中医药产业集群。坚定发展定位，发挥产业特色，扩大种植优势，加强药材质量管理，实施引进一批延链、补链项目和企业，实现经济效益和生态效益双赢，推动药材产业持续健康发展。

发展定位。坚持以占布拉·道尔吉蒙医药文化品牌为主线并将其贯穿一、二、三产业中，以品牌推动产业高质量发展，即通过不断扩大药材种植面积，把奈曼旗建成通辽市药材产业的"药材种植核心区"；依托内蒙古占布拉·道尔吉蒙药材城，把奈曼旗建成通辽市药材产业的"药材交易核心区"；依靠占布拉·道尔吉博物馆，把奈曼旗建成通辽市药材产业的"文化交流核心区"，全面快速推动药材产业持续健康发展。

2021 年，奈曼旗中（蒙）药材种植面积达到 28 万亩，建成蒙东地区最大的药材种植基地，带动全旗 1 万户农民种植中（蒙）药材，年户均增收 3000 元、人均增收 1000 元以上；建成中（蒙）药材产业园区、药材集散中心及涵盖中（蒙）医药研究开发与中（蒙）医健康服务的中（蒙）药材产业集群，年直接产生经济效益 5 亿元，带动全旗生产总值增长 10 亿元，带动就业 2 万人。

文化传承。挖掘占布拉·道尔吉蒙医药文化资源，建立蒙医药文化资源数据库，建设占布拉·道尔吉博物馆。加强蒙医药非物质文化遗产保护，推动蒙医药联合申遗，争取将放血疗法、蒙药炮制等更多的项目列入自治区级或市级非物质文化遗产名录。培养一批蒙医药文化传播人才，打造集蒙医药文化展示、体验、传播为一体的文化平台，编制蒙医药文化宣传读本、教材和音像资料，通过广播、电视、网络等媒介，加快蒙医药文化传播。推动蒙医药传统文化知识进家庭、进校园、进社区、进乡村，营造全社会关注和支持蒙医药发展的良好氛围。

人才引进。加强人才引进力度，优化人才引进激励机制，聘请熟悉药材种植、产品加工、市场销售等业务的专家、蒙医药相关学科领域内具有较高学术声誉的顶尖人才和科研团队以及具有较高职业技能的人员。完善专业人才培养引进机制及其配套保障措施和考评考核制度，吸引和留住蒙医药专业人才，加强中（蒙）药材产业科技服务。

种植优势。一是继续培育重点优势品种，以甘草、黄芪、苦参、桔梗、防风5种道地中（蒙）药材为主推品种，根据实际情况适当增加款冬花、黄芩、红花、土木香等品种，着力培育一批在内蒙古自治区乃至全国有较大知名度的优势品种。二是在坚持不与大田争地原则的同时加快发展林下种药，根据无立木林地政策，选择适宜林下种植的中（蒙）药材品种，实行林药立体种植，推广林下仿野生种植，扩大中（蒙）药材种植规模。

市场建设。一是加快内蒙古占布拉·道尔吉蒙药材城一期运营和二期建设，同时开展线上、线下交易，加强药材对外流通，建立健全的市场流通体系，打破现有种植、销售瓶颈，打造出立足通辽、面向蒙东、连接全国、走向世界的规模化、规范化、数字化药材交易平台。二是培育市场主体，支持现有药企，同时引进、培育一批科技含量高、成长潜力大、带动能力强的药材加工企业，鼓励、引导种植大户和专业合作社等扩大药材经营规模，带动中（蒙）药材产业发展。

产业链延深。创新发展理念，转变发展方式，开发新业态，延深产业链，增加附加值。一是深化与科研院校的交流，系统地整理占布拉·道尔吉的学术成果，搜集蒙医药传统验方，建立蒙药制剂室，开展药剂成分检测鉴定，推进蒙药制剂生产规范化、标准化。二是加快中药材、蒙药材功能性开发，积极参与《蒙医药养生保健服务规范》国家标准的起草工作，鼓励、引导药企研发蒙药新产品、食疗保健品、食物营养品、医药中间体等，拓宽中（蒙）药材价值利用空间。三是发展"康、养、游"一体、"食、药、健"同源的产业，积极发展理疗保健、中医推拿、药浴药膳、健康咨询等特色康体养生项目，以国家全域旅游示范区创建为抓手，按照园区景区化理念，引导大型成片中（蒙）药材种植或开发农业体验、花卉观赏、文化传播、科普教育、营养药膳等旅游服务项目，打造蒙医"康、养、游"线路，推进"康、养、游"一体、"食、药、健"同源产业发展。

质量管理。一是加快推进中（蒙）药材标准化生产管理，对育种育苗、种植采收、加工贮存等环节实行全程标准化生产管理，确保中（蒙）药材安全有效、质量稳定可控。二是加快建立中（蒙）药材质量溯源体系，积极筹备、建设中（蒙）药材质量检验检测中心，以"三无一全"道地品牌建设为主要建设目标，利用物联网技术，开发建设药材产品质量可追溯信息系统，对种植采收、加工贮存、交易流通全过程实行质量控制可追溯管理，鼓励、引导药企使用可追溯管理的中（蒙）药材，保证药材质量。

与健康产业深度融合，推动药材产业高质量发展

药材产业高质量发展，必须满足人民群众日益增长的安康幸福需求，健康产业需要高质量

的药材。

将药材产业融入"健康奈曼，健康通辽，健康内蒙古"工程，深入挖掘占布拉·道尔吉医药资源，将养生旅游与传统的养生理论和占布拉·道尔吉医药文化紧密结合，整合全旗药材、麦饭石、沙漠、温泉4大核心资源，实施"健康旅游 + 文化 + 养老 + 产业 + 度假"战略，打造蒙医药"康养之旅"旅游品牌。

在旅游景区（点）开展养生授课、名医问诊等活动，配合温泉疗养、养生茶和养生药膳等一系列项目，把蒙中医"治未病"理念和蒙中医药养生保健、康复医疗融合，展现蒙中医药在"医、康、养"一体化的独特优势。

进一步突出蒙医药特点和优势，全面提升蒙医药健康服务机构的管理、服务水平，创建集医疗、保健、康复为一体的蒙医健康机构，推进蒙医药健康产业化发展。奈曼旗在人才、技术和机构等方面具备一定的基础条件，奈曼旗蒙医医院和奈曼旗诺恩吉雅健康养老中心的蒙医药人才能够满足蒙医药健康产业的人才需求。奈曼旗地理位置优越，辐射带动能力强，能有效地服务于邻近地区（赤峰市、阜新市）的人民群众，前景广阔。

蒙医药健康产业化发展与药材产业高质量发展息息相关。只有稳步提高蒙医药健康产业的水平，药材的种植、科研才有动力，企业的生产、销售才会顺畅，才能真正推动药材产业的高质量发展。

稳步提高蒙医药健康产业的水平当建设以奈曼旗药材研究为核心、奈曼旗蒙医医院为龙头、乡镇卫生院和敬老院为基础的蒙医药健康服务体系，重点突出蒙医药健康产业特色，提高蒙医药健康产业地位，发挥蒙医药保健技术的优势、专长和独特作用。

制定《蒙医药养生保健服务规范》国家标准，规定蒙医药养生保健服务的术语和定义，常用蒙医药养生保健服务方法、服务类型、服务流程以及不宜和不应提供的服务，实现药材产业与健康产业深度融合，推动药材产业高质量发展。

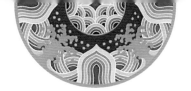

第三章

奈曼旗重点药用植物

草麻黄

Ephedra sinica Stapf

科 名 麻黄科　　　**别 名** 麻黄、华麻黄　　　**蒙文名** 策都木、哲格日根

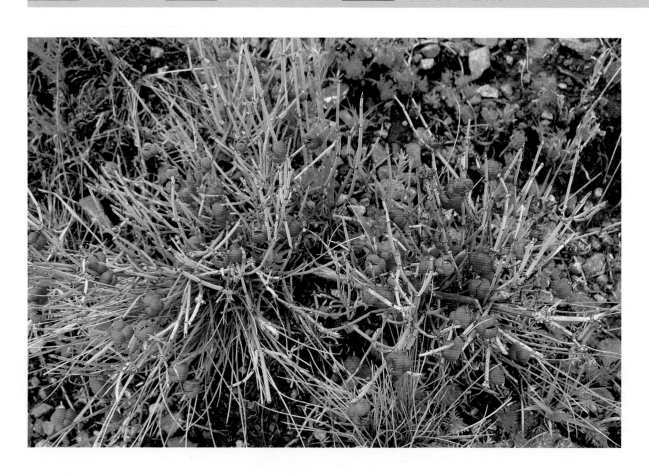

形态特征

　　草本状灌木，高 20～40cm。木质茎短或呈匍匐状，小枝直伸或微曲，表面细纵槽纹常不明显，节间长 2.5～5.5cm，多为 3～4cm，直径约 2mm。叶 2 裂，鞘占全长的 1/3～2/3，裂片锐三角形，先端急尖。雄球花多呈复穗状，常具总梗，苞片通常 4 对，雄蕊 7～8，花丝合生，稀先端稍分离；雌球花单生，在幼枝上顶生，在老枝上腋生，常在成熟过程中基部有梗抽出，使雌球花呈侧枝顶生状，卵圆形或矩圆状卵圆形，苞片 4 对，下部 3 对合生部分占 1/4～1/3，最上 1 对合生部分达 1/2 以上；雌花 2，胚珠的珠被管长 1mm 或稍长，直立或先端微弯，管口裂隙窄长，占全长的 1/4～1/2，裂口边缘不整齐，常被少数毛茸；雌球花成熟时肉质、红色，矩圆状卵圆形或近于圆球形，长约 8mm，直径 6～7mm。种子通常 2，包于苞片内，不露出或与苞片等长，黑红色或灰褐色，三角状卵圆形或宽卵圆形，长 5～6mm，直径 2.5～3.5mm，表面具细皱纹，种脐明显，半圆形。花期 5～6 月，种子 8～9 月成熟。

适宜生境与分布

旱生植物。生于丘陵坡地、平原、沙地，为石质和砂质草原的伴生种，局部地段可形成群聚；喜凉爽、喜干燥、耐严寒，对土壤要求不严格，砂质壤土、砂土或壤土中均可生长。分布于我国内蒙古、黑龙江、吉林、辽宁、河北、山西、陕西等地。奈曼旗东北部平原或山地有分布。

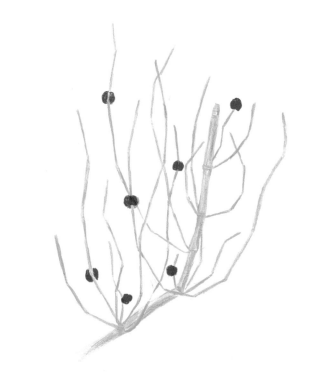

资源状况

少见。

药用部位

干燥草质茎、根。

采收加工

9~10月割取绿色的草质茎，扎成小把，在通风处阴干或晾至七八成干时再晒干。暴晒过久颜色发黄，受霜冻颜色变红，均影响药效。

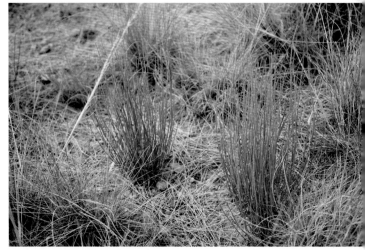

药材性状

本品茎呈细长圆柱形，少分枝，直径0.1~0.2cm，有的带少量木质茎。表面淡绿色至黄绿色，有细的纵棱线，触之微有粗糙感。节明显，节间长2.5~5.5cm，节上有膜质鳞叶，长0.3~0.4cm；裂片2（稀3），锐三角形，先端灰白色，反曲，基部联合成筒状，红棕色。体轻，质脆，易折断。断面略呈纤维性，周边绿黄色，髓部红棕色，近圆形。气微香，味涩、微苦。根呈圆柱形，略弯曲，长8~

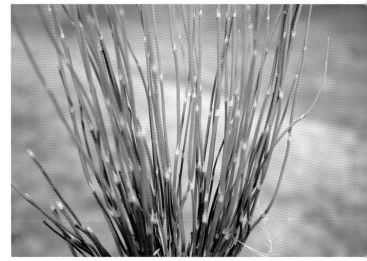

25cm，直径 0.5 ~ 1.5cm。表面红棕色或灰棕色，有纵皱纹和支根痕。外皮粗糙，易呈片状剥落。根茎具节，节间长 0.7 ~ 2cm，表面有横长凸起的皮孔。体轻，质硬而脆，断面皮部黄白色，木质部淡黄色或黄色，射线放射状，中心有髓。气微，味微苦。

功能主治

中医：茎发汗散寒，宣肺平喘，利水消肿；用于风寒感冒，胸闷喘咳，风水浮肿。根固表止汗；用于自汗，盗汗。

蒙医：发汗，清肝，化痞，消肿，治伤，止血。用于黄疸性肝炎，创伤出血，子宫出血，吐血，便血，咯血，搏热，劳热，内伤。

用法用量

内服煎汤，2 ~ 10g。

化学成分

主要含有生物碱类、黄酮类、挥发油类、有机酸类等成分。

1. 生物碱类 麻黄碱、伪麻黄碱、微量的 L-N- 甲基麻黄碱、D-N- 甲基伪麻黄碱、L- 去甲基麻黄碱、D- 去甲基伪麻黄碱、麻黄次碱等。

2. 黄酮类 白飞燕草苷元、麦黄酮、芹黄素、山奈酚等。

3. 挥发油类 L-α- 松油醇、β- 萜品烯醇、4- 萜品烯醇、月桂烯、2, 3, 5, 6- 四甲基吡嗪等。

4. 有机酸类 对羟基苯甲酸、肉桂酸、对香豆酸、香草酸、原儿茶酸。

药理作用

1. 免疫抗炎作用 麻黄水提物雾化吸入能减轻哮喘小鼠气道炎症，抑制支气管肺组织中白细胞介素 -13（IL-13）、嗜酸细胞趋化因子（Eotaxin）蛋白的表达；麻黄生物碱中的伪麻黄碱、甲基麻黄碱、麻黄碱具有抗炎、抗过敏的作用。

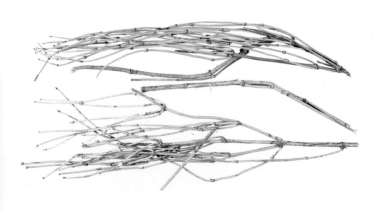

▲ 草麻黄（药材图）

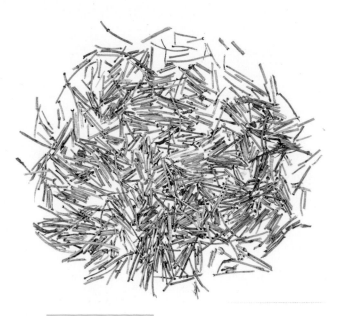

▲ 草麻黄（饮片图）

2. 利尿作用 麻黄水煎液和生物碱组分能够增加大鼠24h尿量，降低尿蛋白，具有显著的利水消肿功效；D-伪麻黄碱具有利尿作用。

3. 镇咳平喘作用 麻黄通过不同途径、不同靶点发挥平喘作用；萜品烯醇、麻黄挥发油具有镇咳平喘、祛痰作用。

4. 抗菌、抗病原微生物作用 麻黄挥发油对金黄色葡萄球菌、甲型及乙型溶血性链球菌、流感嗜血杆菌、肺炎双球菌、炭疽杆菌、白喉杆菌、大肠杆菌、奈瑟双球菌等均有不同程度的抑制作用，对亚甲型流感病毒有明显抑制作用。

5. 其他作用 麻黄碱有中枢兴奋作用；麻黄在脂肪细胞的脂质代谢中显示了胰岛素样的活性；以麻黄为主的复方具有较好的抗肿瘤作用；麻黄中提取的黄酮类物质具有抗氧化作用；麻黄挥发油对多种实验性发热模型动物有解热效果；麻黄水煎剂、挥发油、麻黄碱等均有发汗作用；麻黄果多糖成分具有抗凝血、降血压作用。

参考文献

[1] 国家药典委员会. 中华人民共和国药典 [M]. 北京：中国医药科技出版社，2015：320-321.

[2] 徐国钧，何宏贤，徐珞珊，等. 中国药材学 [M]. 北京：中国医药科技出版社，1996：1342-1346.

[3] 中国科学院中国植物志编辑委员会. 中国植物志：第7卷 [M]. 北京：科学出版社，1993：477.

[4] 内蒙古植物志编辑委员会. 内蒙古植物志 [M]. 呼和浩特：内蒙古人民出版社，1998：275-277.

[5] 张贵君. 现代中药材商品通鉴 [M]. 北京：中国中医药出版社，2001：1907-1911.

[6] 金世元. 金世元中药材传统鉴别经验 [M]. 北京：中国中医药出版社，2012：281-282.

[7] 冉先德. 中华药海 [M]. 北京：东方出版社，2010：99-104.

[8] 姜雪，孙森凤，王悦. 麻黄成分及其药理作用研究进展 [J]. 化工时刊，2017（5）：32-35.

[9] 冯全民，徐永厚. 麻黄种子萌发特性的研究 [J]. 中药材，1994（5）：5-7.

[10] 洪浩，陈虎彪，徐风，等. 麻黄药材原植物资源和市场品种调查 [J]. 中国中药杂志，2011，36（9）：1129-1132.

[11] 满多清. 河西地区中麻黄生长发育特征及其影响因子研究 [D]. 兰州：西北师范大学，2004.

[12] 黄玲，王艳宁，吴曙粤. 中药麻黄药理作用研究进展 [J]. 中外医疗，2018，37（7）：195-198.

[13] 蔺福生，刘珊，张飞虎，等. 麻黄种子采收及播前处理 [J]. 中药材，1998（7）：325-328.

[14] 斯琴巴特尔，哈斯巴根，乌日娜，等. 草麻黄种子发芽生理特性研究 [J]. 中药材，2009，32（5）：656-659.

[15] 史永善，张玉霞，赵景琦，等. 草麻黄生理特性的研究 [J]. 哲里木畜牧学院学报，1998（1）：67-69.

[16] 丁丽丽，施松善，崔健，等. 麻黄化学成分与药理作用研究进展 [J]. 中国中药杂志，2006，31（20）：1661-1664.

瞿麦

Dianthus superbus L.

科 名 石竹科　　**别 名** 巨句麦、大兰、山瞿麦、剪绒花、竹节草　　**蒙文名** 日哈克通

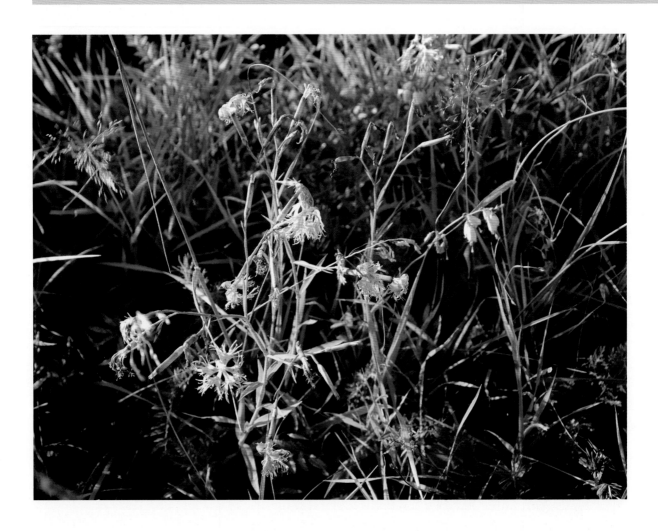

🌿 **形态特征**

　　多年生草本，高 50 ~ 60cm，全株无毛，带粉绿色。茎由根颈生出，疏丛生，直立，上部
分枝。叶片线状披针形，长 3 ~ 5cm，宽 0.2 ~ 0.4cm，先端渐尖，基部稍狭，全缘或有细小齿，
中脉较显。花单生枝端或数花集成聚伞花序；花梗长 1 ~ 3cm；苞片 4 ~ 6，卵形，先端长渐尖，
长约为花萼的 1/4，边缘膜质，有缘毛；花萼圆筒形，长 25 ~ 30mm，直径 4 ~ 5mm，有纵条
纹，萼齿披针形，长约 5mm，直伸，先端尖，有缘毛；花瓣长 16 ~ 18mm，瓣片倒卵状三角形，
长 13 ~ 15mm，紫红色、粉红色、鲜红色或白色，顶缘不整齐齿裂，喉部有斑纹，疏生髯毛；
雄蕊露出喉部外，花药蓝色；子房长圆形，花柱线形。蒴果圆筒形，包于宿存萼内，先端 4 裂。
种子黑色，扁圆形。花期 5 ~ 6 月，果期 7 ~ 9 月。

适宜生境与分布

旱中生植物。生于山地草甸及草甸草原。分布于我国东北、华北、西北和长江流域等地。内蒙古各地均有分布。奈曼旗主要分布于草原、山坡草地。

资源状况

常见。

药用部位

干燥地上部分。

采收加工

夏、秋二季花果期采割，除去杂质，干燥。

药材性状

本品茎呈圆柱形，上部有分枝，长 30 ~ 60cm；表面淡绿色或黄绿色，光滑无毛，节明显，略膨大，断面中空。叶对生，多皱缩，展平叶片呈条形至条状披针形。枝端具花及果实，花萼筒状，长 2.7 ~ 3cm；苞片 4 ~ 6，宽卵形，长约为花萼的 1/4；花瓣棕紫色或棕黄色，卷曲，先端深裂成丝状。蒴果长筒形，与宿萼等长。种子细小，多数。气微，味淡。

功能主治

利尿通淋，活血通经。用于热淋，血淋，石淋，小便不通，淋沥涩痛，经闭瘀阻。

用法用量

内服煎汤，9 ~ 15g。

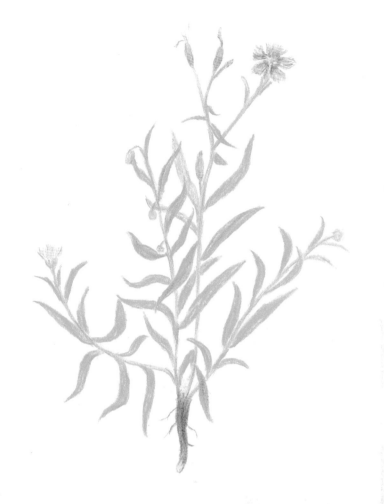

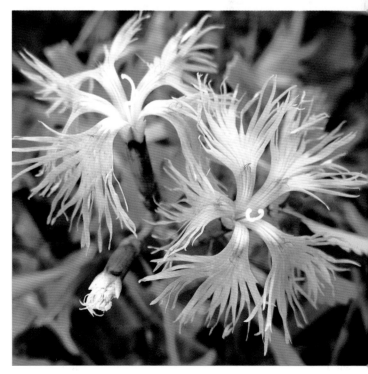

化学成分

主要含有黄酮类、三萜皂苷类、挥发油类等成分。

1. 黄酮类 花色苷、金圣草素 -6- 顺式 -α-D- 吡喃葡萄糖苷、金圣草素 -6- 反式 -α-D- 吡喃葡萄糖苷等。

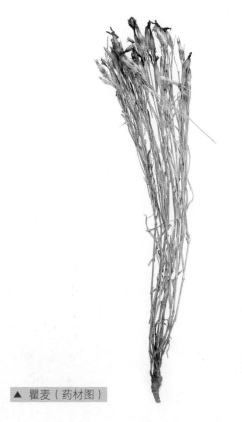

▲ 瞿麦（药材图）

2. 三萜皂苷类 瞿麦皂苷 A、B、C、D、E、F、G、H、I，赤豆皂苷 Ⅳ，3, 4- 二羟基 -5- 甲基二氢吡喃，4- 羟基 -5- 甲基二氢吡喃 -3-O-β-D- 葡萄糖苷等。

3. 挥发油类 6, 10, 14- 三甲基 -2- 十五酮、醋酸金合欢酯等。

药理作用

1. 利尿作用 瞿麦对家兔、麻醉和不麻醉犬都有一定的利尿作用，用瞿麦水煎剂灌胃，可使家兔在 6h 内尿量增加到不用药时的 156.6%，尿中氯化物增加到 268.2%。

2. 免疫作用 瞿麦的水提物和低极性提取物均能抑制人体 B 细胞免疫球蛋白的分泌。

3. 兴奋子宫作用 瞿麦所含的 3, 4- 二羟基苯甲酸甲酯对受孕大鼠具有明显的抗早孕作用；瞿麦对大鼠离体子宫、兔在体子宫有兴奋作用。

4. 其他作用 瞿麦可止痛、抗肝病毒，并有一定的降血压作用。

参考文献

[1] 国家药典委员会. 中华人民共和国药典 [M]. 北京：中国医药科技出版社，2015：382-383.

[2] 中国科学院中国植物志编辑委员会. 中国植物志：第 26 卷 [M]. 北京：科学出版社，1996：414.

[3] 内蒙古植物志编辑委员会. 内蒙古植物志 [M]. 呼和浩特：内蒙古人民出版社，1998：409-414.

[4] 敖云龙，杭盖，胡斯乐. 蒙药材瞿麦的化学成分及药理作用研究进展 [J]. 世界最新医学信息文摘，2017（52）：126-127.

[5] 刘晨，张凌珲，杨柳，等. 瞿麦药学研究概况 [J]. 安徽农业科学，2011，39（33）：20387-20388，20392.

[6] SLOTKIN W, EXPOSITO I L, CASTILLO A, et al. Compounds isolated from Qu Mai（*Dianthus superbus*）inhibit IgE secretion by human B cells[J]. Journal of Allergy and Clinical Immunology，2010，125（2）：AB120.

[7] 杨红文，胡彩艳，汤雯君，等. 瞿麦、地榆、没药和紫花地丁的体外抑菌实验研究 [J]. 宜春学院学报，2010，32（12）：89-90.

[8] 刘晟，张敏，顾玲，等. 22 种中草药提取物杀根结线虫活性 [J]. 农药，2009，48（8）：598-602.

[9] 李定格，周风琴. 山东产中药瞿麦利尿作用的研究 [J]. 中药材，1996（10）：520-522.

[10] 陈忻，汪亮. 大黄等 19 种中药抗脂质过氧化作用研究 [J]. 中药药理与临床，1995（4）：27-28.

[11] 郭连芳，翁福海，李锡铭，等. 瞿麦对大鼠离体子宫、兔在体子宫兴奋作用及与前列腺素 E_2 的协同作用 [J]. 天津医药，1983（5）：268-271.

[12] 史桂平. 瞿麦种子形态及萌发实验研究 [C] // 中国园艺学会观赏园艺专业委员会，国家花卉工程技术研究中心. 中国观赏园艺研究进展（2013）. [出版地不详]：[出版者不详]，2013：4.

[13] 赵云山，毕雅琼，雷露静，等. "巴沙嘎"类蒙药品种整理与研究进展 [J]. 中国中药杂志，2017，42（5）：998-1004.

北乌头

Aconitum kusnezoffii Reichb.

| 科 名 | 毛茛科 | 别 名 | 草乌、断肠草、蓝附子、五毒根 | 蒙文名 | 哈日-浩日素 |

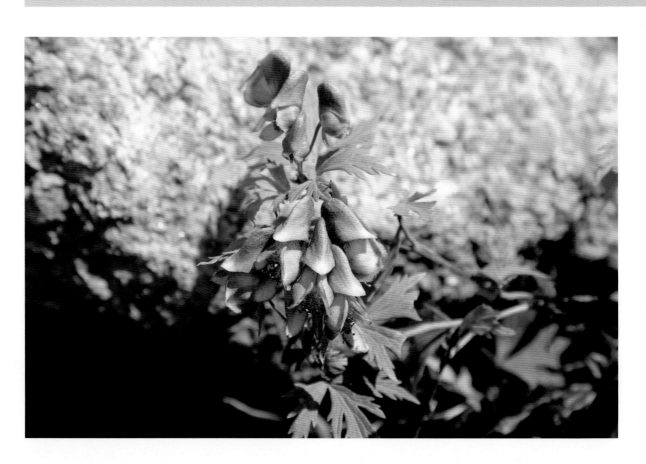

形态特征

块根圆锥形或胡萝卜形，长 2.5 ~ 5cm，直径 7 ~ 10cm。茎高 65 ~ 150cm，无毛，等距离生叶，通常分枝。茎下部叶有长柄，在开花时枯萎；茎中部叶有稍长柄或短柄；叶片纸质或近革质，五角形，长 9 ~ 16cm，宽 10 ~ 20cm，基部心形，3 全裂，中央全裂片菱形，渐尖，近羽状分裂，小裂片披针形，侧全裂片斜扇形，不等 2 深裂，表面疏被短曲毛，背面无毛；叶柄长为叶片的 1/3 ~ 2/3，无毛。顶生总状花序具花 9 ~ 22，通常与其下的腋生花序形成圆锥花序；花序轴和花梗无毛；下部苞片 3 裂，其他苞片长圆形或线形；下部花梗长 1.8 ~ 5cm；小苞片生花梗中部或下部，线形或钻状线形，长 3.5 ~ 5mm，宽 1mm；萼片紫蓝色，外面有疏曲柔毛或几无毛，上萼片盔形或高盔形，高 1.5 ~ 2.5cm，有短或长喙，下缘长约 1.8cm，侧萼片长 1.4 ~ 2.7cm，下萼片长圆形；花瓣无毛，瓣片宽 3 ~ 4mm，唇长 3 ~ 5mm，距长 1 ~ 4mm，向后弯曲或近拳卷；雄蕊无毛，花丝全缘或有 2 小齿；心皮（4 ~）5，无毛。蓇葖果直，长 0.8 ~ 2cm。种子长约 2.5mm，扁椭圆球形，沿棱具狭翅，只在一面生横膜翅。7 ~ 9月开花。

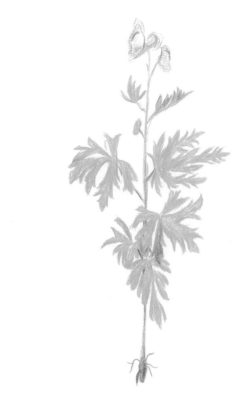

适宜生境与分布

生于海拔 400 ~ 800m 的林缘、山坡、灌丛中及沟谷湿地。分布于我国山西、河北、内蒙古、辽宁、吉林、黑龙江等地。奈曼旗南部山区有分布。

资源状况

常见。

药用部位

干燥块根。

药材性状

本品呈不规则长圆锥形，略弯曲，长 2.5 ~ 5cm，直径 0.6 ~ 1cm。先端常有残茎和少数不定根残基，有的先端一侧有一枯萎的芽，另一侧有一圆形或扁圆形不定根残基。表面灰褐色或黑棕褐色，皱缩，有纵皱纹、点状须根痕及数个瘤状侧根。质硬，断面灰白色或暗灰色，有裂隙，形成层环纹多角形或类圆形，髓部较大或中空。气微，味辛辣、麻舌。

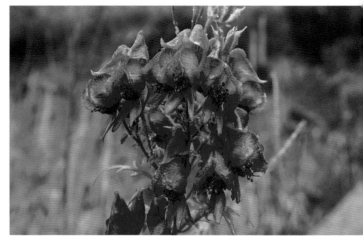

功能主治

祛风除湿，温经止痛。用于风寒湿痹，关节疼痛，心腹冷痛，寒疝作痛。

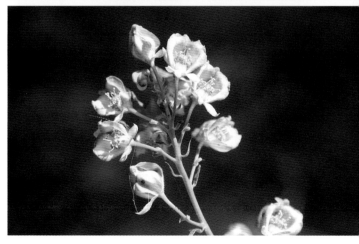

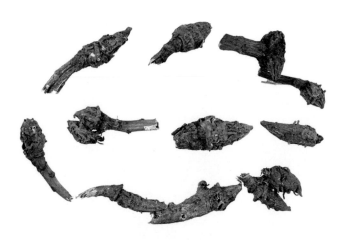

▲ 北乌头（药材图）

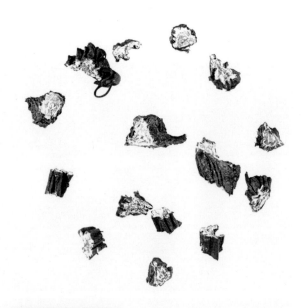

▲ 北乌头（饮片图）

用法用量

内服煎汤，炮制后用，1.5 ~ 3g，宜先煎、久煎。

化学成分

主要含有生物碱类、黄酮类、挥发油类等成分。

1. 生物碱类 乌头碱、去氧乌头碱、新乌头碱、北乌头碱、中乌头碱、次乌头碱等。

2. 黄酮类 山奈酚、槲皮素等。

3. 挥发油类 棕榈酸、7- 乙烯基十六内酯、邻苯二甲酸二丁酯、亚油酸甲酯等。

药理作用

1. 镇痛作用 北乌头提取物中含有的生物碱，有明显的镇痛作用；小鼠热板法实验也表明，北乌头碱和次乌头碱具有镇痛作用。

2. 抗炎作用 乌头碱、中乌头碱和次乌头碱有明显的抗炎作用。

3. 抗癌作用 乌头碱注射液，有抑制癌细胞生长和自发转移的作用。

4. 其他作用 乌头碱具有强心作用；生乌头及蒸乌头粗多糖能显著延长动物存活时间，提高常压耐缺氧能力。

参考文献

[1] 胡晓林，王俊杰，萨如拉，等. 不同移栽方式对特色蒙药材北乌头产量的影响 [J]. 内蒙古民族大学学报（自然科学版），2018，33（1）：89-92.

[2] 高文韬，王壮，王新波，等. 乌头的研究进展 [J]. 北华大学学报（自然科学版），2009，10（2）：144-148.

[3] 董忠民，李正理. 北乌头种子和幼苗的发育研究 [J]. 植物学报（英文版），1992（11）：868-873，901-902.

[4] 符华林. 我国乌头属药用植物的研究概况 [J]. 中药材，2004，27（2）：149-152.

[5] 吉林省农业区划委员会办公室. 吉林省野生经济植物图鉴：第一册 [M]. 长春：吉林科学技术出版社，1991.

[6] 陈玉宝，王重舒，高文韬，等. 北乌头物候及生长节律研究 [J]. 吉林农业科技学院学报，2014，23（2）：4-6.

[7] 樊亚妮. 中国北方地区部分乌头属植物种质资源调查及其引种繁育研究 [D]. 北京：北京林业大学，2007.

[8] 周丽霞. 乌头属部分植物的资源调查及引种栽培研究 [D]. 北京：北京林业大学，2008.

[9] 林晓彤，郭娜，周翎，等. 草乌花总生物碱的纯化工艺研究 [J]. 中国药房，2015，26（31）：4396-4398.

[10] 张茜，芮瑞，李佩佩，等. 草乌多糖金属配合物的制备、表征与抗癌活性研究 [J]. 郑州大学学报（工学版），2016，37（3）：36-39，43.

[11] 赵保文. 附子、川乌、草乌的炮制加工及药理作用比较 [J]. 首都医药，2000（4）：33-34.

芍药

Paeonia lactiflora Pall.

| 科 名 | 毛茛科 | 别 名 | 木芍药、山芍药、草芍药 | 蒙文名 | 查娜-其其格 |

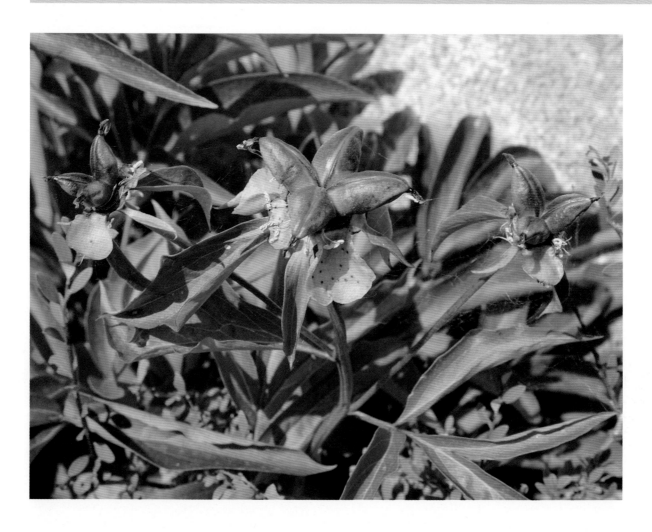

形态特征

多年生草本。根粗壮，分枝黑褐色。茎高 40～70cm，无毛。下部茎生叶为二回三出复叶，上部茎生叶为三出复叶；小叶狭卵形、椭圆形或披针形，先端渐尖，基部楔形或偏斜，边缘具白色骨质细齿，两面无毛，背面沿叶脉疏生短柔毛。花数朵，生于茎顶和叶腋，有时仅先端 1 开放，而近先端叶腋处有发育不好的花芽，直径 8～11.5cm；苞片 4～5，披针形，大小不等；萼片 4，宽卵形或近圆形，长 1～1.5cm，宽 1～1.7cm；花瓣 9～13，倒卵形，长 3.5～6cm，宽 1.5～4.5cm，白色，有时基部具深紫色斑块；花丝长 0.7～1.2cm，黄色；花盘浅杯状，包裹心皮基部，先端裂片钝圆；心皮 4～5，无毛。蓇葖果长 2.5～3cm，直径 1.2～1.5cm，先端具喙。花期 5～6 月，果期 8 月。

适宜生境与分布

旱中生植物。生于海拔 480 ～ 2300m 的山地和石质丘陵的灌丛、林缘、山地草甸及草甸草原群落中。主要分布于我国内蒙古、辽宁、吉林、黑龙江、河北、陕西及甘肃等地。内蒙古大兴安岭、蒙古高原东部、科尔沁平原、辽河平原、赤峰丘陵、燕山北部、阴山等地有分布。奈曼旗中西部的山地有分布。

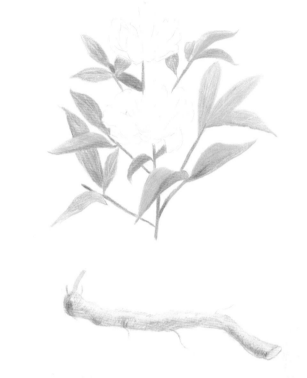

资源状况

常见。

药用部位

干燥根。

采收加工

春、秋二季采挖，除去根茎、须根及泥沙，晒干。

药材性状

本品呈圆柱形，稍弯曲，长 5 ～ 40cm，直径 0.5 ～ 3cm。表面棕褐色，粗糙，有纵沟和皱纹，并有须根痕和横长的皮孔样突起，有的外皮易脱落。质硬而脆，易折断，断面粉白色或粉红色，皮部窄，木质部放射状纹理明显，有的有裂隙。气微香，味微苦、酸、涩。

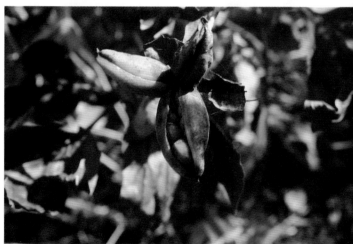

功能主治

清热凉血，散瘀止痛。用于热入营血，温毒发斑，吐血衄血，目赤肿痛，肝郁胁痛，经闭痛经，癥瘕腹痛，跌打损伤，痈肿疮疡。

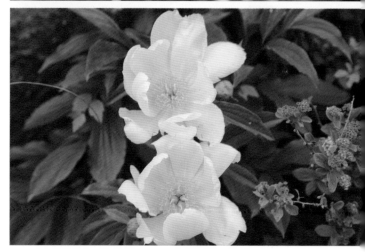

用法用量

内服煎汤，6 ~ 12g。

化学成分

主要含有萜类、黄酮类、挥发油类等成分。单萜类化合物为其主要有效成分。

1. 单萜类 芍药苷、芍药内酯苷、氧化芍药苷、苯甲酸芍药苷、芍药吉酮、芍药新苷等。

2. 三萜类 齐墩果酸、桦木酸、牡丹皮酸 A 等。

3. 黄酮类 儿茶素、没食子酰芍药苷、山奈酚、二氢芹菜素等。

4. 挥发油类 苯甲酸、牡丹酚、邻甲基苯酚、十六烷酸乙酯、Z- 松油基苯甲酸酯、（R）-1- 甲烯基 -3-（1- 甲基乙烯基）环己烷等。

5. 其他 还含有没食子酸甲酯、没食子酸乙酯、熊果苷、腺苷、棕榈酸、鞣质、糖类、氨基酸等其他成分。

药理作用

1. 保肝作用 芍药苷、棕榈酸乙酯、亚油酸乙酯具有明显的保肝作用；芍药苷可通过降低肝组织丙二醛、活性氧含量及增加谷胱甘肽含量而避免肝氧化损伤，通过上调胆碱、5- 甲基四氢叶酸水平而起到保肝作用。赤芍具有显著的抗肝纤维化作用。

2. 抗肿瘤作用 芍药根的提取物可通过多种途径，如调节免疫系统、下调肿瘤细胞中抗凋亡基因蛋白以及上调拮抗促凋亡基因蛋白的表达等，抑制肿瘤细胞的生长和转移，最终导致肿瘤细胞的凋亡；芍药及川芎中的没食子酸可产生协同作用，诱导 LTB4DH 抑癌基因表达。

3. 神经细胞保护作用 芍药苷通过抑制细胞凋亡、活化腺苷 A_1 受体、阻断钠通道抑制钠内流、减轻细胞钙超载损伤等机制发挥保护神经细胞的作用。

4. 抗抑郁作用 芍药内酯苷和芍药苷可

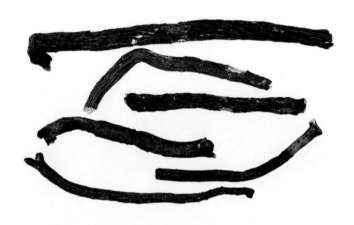

▲ 芍药（药材图）

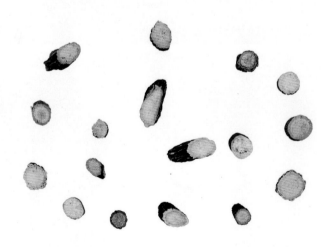

▲ 芍药（饮片图）

减少氧化应激，上调神经生长因子的表达，从而表现出抗抑郁作用。

5. 其他作用 赤芍多糖、没食子酸丙酯都具有抗氧化作用；赤芍苷可用于治疗慢性乙型重度黄疸性肝炎、黄疸与肝硬化；芍药提取物在体内外均表现出明显的抗内毒素作用；此外，芍药苷还具有抗惊厥、促进睡眠的作用。

参考文献

[1] 国家药典委员会. 中华人民共和国药典 [M]. 北京：中国医药科技出版社，2015：158-159.

[2] 内蒙古植物志编辑委员会. 内蒙古植物志 [M]. 呼和浩特：内蒙古人民出版社，1990：574-576.

[3] 国家中医药管理局《中华本草》编委会. 中华本草 [M]. 上海：上海科学技术出版社，2004：179.

[4] 小熊亮子. 古代本草著作中白芍、赤芍之研究 [D]. 北京：北京中医药大学，2004.

[5] 黄璐琦，张春红，李旻辉. 赤芍生产加工适宜技术 [M]. 北京：中国医药科技出版社，2017.

[6] 国家中医药管理局《中华本草》编委会. 中华本草 [M]. 上海：上海科学技术出版社，1999：2105-2106.

[7] 吴修红，孙晓兰，胡妮娜，等. 赤芍功效物质基础研究进展 [J]. 中医药信息，2017，34（2）：120-122.

[8] 陆小华，马骁，王建，等. 赤芍的化学成分和药理作用研究进展 [J]. 中草药，2015，46（4）：595-602.

[9] GUO R B, WANG G F, ZHAO A P, et al. Paeoniflorin protects against ischemia-induced brain damages in rats via inhibiting MAPKs/NF- κ B-mediated inflammatory responses[J]. PLoS One, 2012, 7（11）：e49701.

[10] 王薇. 赤芍化学成分和药理作用的研究进展 [J]. 黑龙江科技信息，2015（17）：109.

独行菜

Lepidium apetalum Willd.

科 名 十字花科　　　**别 名** 腺独行菜、腺茎独行菜　　　**蒙文名** 莒高

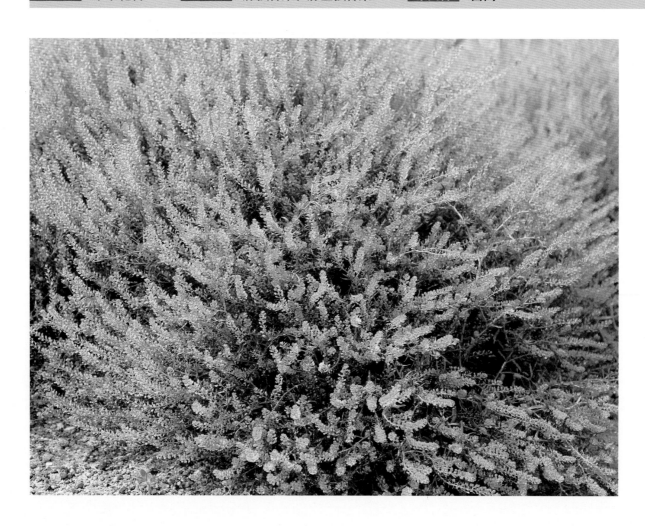

形态特征

一年生或二年生草本，高 5 ~ 30cm。茎直立，有分枝，无毛或具微小头状毛。基生叶窄匙形，1 回羽状浅裂或深裂，长 3 ~ 5cm，宽 1 ~ 1.5cm，叶柄长 1 ~ 2cm；茎上部叶线形，全缘或有疏齿。总状花序在果期可延长至 5cm；萼片早落，卵形，长约 0.8mm，外面有柔毛；花瓣不存在或退化成丝状，比萼片短；雄蕊 2 或 4。短角果近圆形或宽椭圆形，扁平，长 2 ~ 3mm，宽约 2mm，先端微缺，上部有短翅，隔膜宽不到 1mm；果梗弧形，长约 3mm。种子椭圆形，长约 1mm，平滑，棕红色。花果期 5 ~ 7 月。

适宜生境与分布

生于田野、荒地、路旁。分布于我国东北、西北，以及云南、四川等地。内蒙古各地均有分布。奈曼旗全旗均有分布。

资源状况

常见。

药用部位

干燥成熟种子。

采收加工

翌年4月底至5月上旬采收，果实呈黄绿色时及时收割，以免过熟导致种子脱落。晒干，除去茎、叶杂质，放入麻袋或其他包装物，贮放干燥处，防止受潮、黏结、发霉。

药材性状

本品呈扁卵形，长1mm，宽0.5～1mm。表面黄棕色或红棕色，微有光泽，具纵沟2，其中1较明显。一端钝圆，另一端渐尖而微凹，种脐位于凹入端。味微辛辣，黏性较强。

功能主治

泻肺平喘，行水消肿。用于痰涎壅肺，喘咳痰多，胸胁胀满，不得平卧，胸腹水肿，小便不利。

用法用量

内服煎汤，3～10g，包煎。

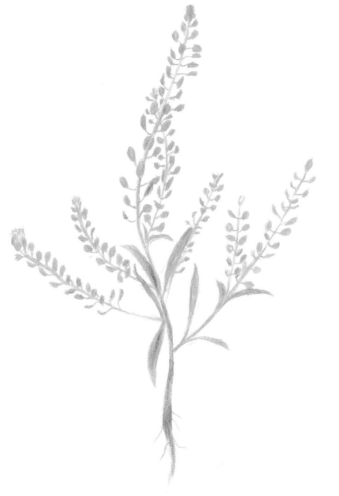

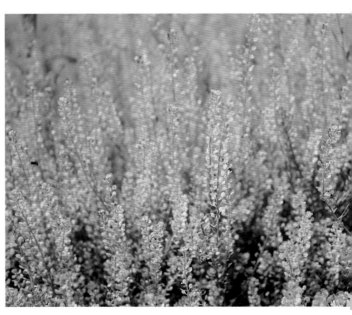

化学成分

主要含有强心苷类、生物碱类、黄酮类、挥发油类、脂肪酸类和氨基酸类等成分。其有效成分为黄酮类化合物。

1. 强心苷类 伊夫单苷、伊夫双苷、葶苈苷等。

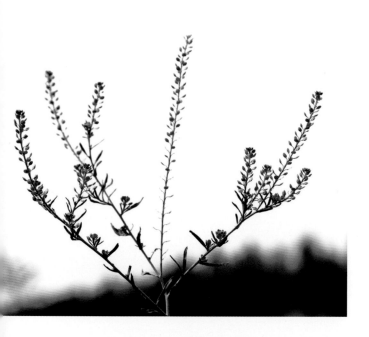

2. 生物碱类 橙黄胡椒酰胺乙酸酯、尿嘧啶核苷等。

3. 黄酮类 槲皮素、槲皮素 $-3-O-\beta-D-$ 吡喃葡萄糖苷、槲皮素 $-3-O-[2-O-（6-O-E-$ 芥子酰基）$-\beta-D-$ 吡喃葡萄糖基 $]-\beta-D-$ 吡喃葡萄糖苷、异鼠李素 $-3-O-\beta-D-$ 吡喃葡萄糖苷等。

4. 挥发油类 苯乙腈等。

5. 其他成分 $\beta-$ 谷甾醇、胡萝卜苷、委陵菜酸、蔗糖、5- 羟甲基糠醛、丙三醇等。

药理作用

1. 抗癌作用 独行菜种子对人鼻咽癌细胞和子宫颈癌细胞株有极强的抑制作用；所含的伊夫单苷对胃癌、结肠癌和 3 种肝癌细胞株具有细胞毒活性；独行菜种子中的异鼠李素 $-3-O-\beta-D-$ 吡喃葡萄糖苷对人早幼粒白血病细胞有细胞毒性。

2. 强心作用 独行菜种子水提取物具有增强心室心肌收缩性和泵血作用，并能增加冠脉流量。

3. 利尿和保护肾脏作用 独行菜种子水浸液、甲醇提取物都有利尿和保护肾脏的作用。

4. 其他作用 独行菜种子油有很好的抗氧化活性；独行菜种子提取物还有降血糖、降血压、降血脂、治疗骨折等作用；独行菜种子中的总生物碱具有松弛肌肉和抗焦虑作用。

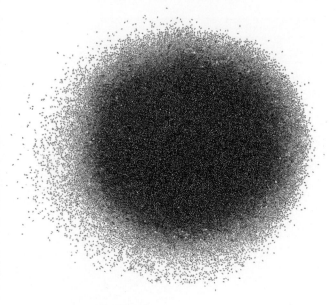

▲ 独行菜（药材图）

参考文献

[1] 李红伟，郑晓珂，弓建红，等. 独行菜和播娘蒿化学成分及药理作用研究进展 [J]. 药物评价研究，2013，36（3）：235-240.

[2] 余东辉，梁敬钰，潘勤. 独行菜化学成分研究 [J]. 中草药，2009，40（1）：98-100.

[3] 朱建玲，都玉蓉，孙士浩，等. 独行菜属植物的化学成分和药理作用研究进展 [J]. 青海师范大学学报（自然科学版），2015，31（2）：48-53.

苦参

Sophora flavescens Aiton

| 科名 | 豆科 | 别名 | 地槐、白茎地骨、山槐子、野槐 | 蒙文名 | 利德力、道古勒-额布斯 |

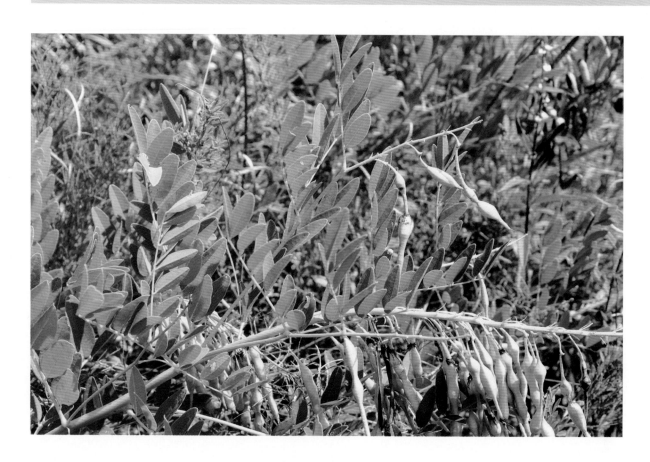

形态特征

　　草本或亚灌木，稀呈灌木状，通常高约1m，稀达2m。茎具纹棱，幼时疏被柔毛，后无毛。羽状复叶长达25cm；托叶披针状线形，渐尖，长6～8mm；小叶6～12对，互生或近对生，纸质，形状多变，椭圆形、卵形、披针形至披针状线形，长3～4（～6）cm，宽（0.5～）1.2～2cm，先端钝或急尖，基部宽楔形或浅心形，上面无毛，下面疏被灰白色短柔毛或近无毛，中脉在下面隆起。总状花序顶生，长15～25cm；花多数，疏或稍密；花梗纤细，长约7mm；苞片线形，长约2.5mm；花萼钟状，明显歪斜，具不明显波状齿，完全发育后近截平，长约5mm，宽约6mm，疏被短柔毛；花冠比花萼长1倍，白色或淡黄白色，旗瓣倒卵状匙形，长14～15mm，宽6～7mm，先端圆形或微缺，基部渐狭成柄，柄宽3mm，翼瓣单侧生，强烈皱褶几达瓣片的顶部，柄与瓣片近等长，长约13mm，龙骨瓣与翼瓣相似，稍宽，宽约4mm；雄蕊10，分离或近基部稍联合；子房近无柄，被淡黄白色柔毛，花柱稍弯曲，胚珠多数。荚果长5～10cm，种子间稍缢缩，呈不明显串珠状，稍四棱形，疏被短柔毛或近无毛，成熟后开裂成4瓣，有种子1～5。种子长卵形，稍压扁，深红褐色或紫褐色。花期6～8月，果期7～10月。

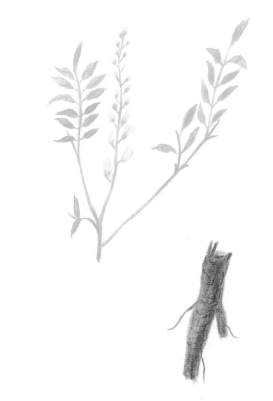

适宜生境与分布

深根性植物。生于沙地或向阳山坡草丛中及溪沟边，一般砂壤土和黏壤土上均可生长。分布于我国东北、华北。内蒙古各地均有分布。奈曼旗全旗均有分布。

资源状况

十分常见。

药用部位

干燥根。

采收加工

春、秋二季采挖，除去根头和小支根，洗净，干燥；或趁鲜切片，干燥。

药材性状

本品呈长圆柱形，下部常有分枝，长10～30cm，直径1～6.5cm。表面灰棕色或棕黄色，具纵皱纹和横长皮孔样突起，外皮薄，多破裂反卷，易剥落，剥落处显黄色，光滑。质硬，不易折断，断面纤维性；切片厚3～6mm，切面黄白色，具放射状纹理和裂隙，有的具呈同心性环列或不规则散在的异型维管束。气微，味极苦。

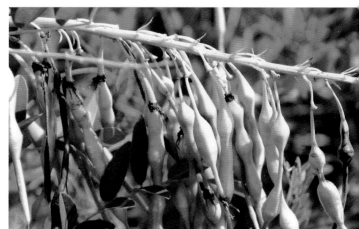

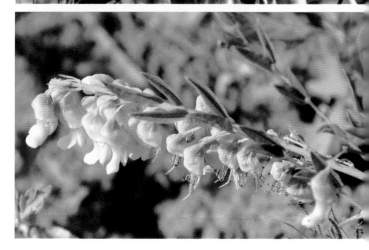

功能主治

清热燥湿，杀虫，利尿。用于热痢，便血，黄疸尿闭，赤白带下，阴肿阴痒，湿疹，湿疮，皮肤瘙痒，疥癣麻风。外用于滴虫性阴道炎。

用法用量

内服煎汤，4.5 ～ 9g。外用适量，煎汤洗患处。

化学成分

主要含有生物碱类、黄酮类成分，此外还含有其他成分，如苦参皂苷。其主要成分和有效成分为生物碱类化合物。

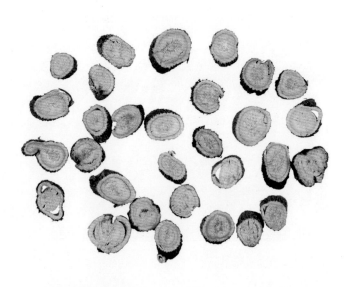

▲ 苦参（饮片图）

1. 生物碱类 苦参碱、槐定碱、异苦参碱、7，11－去氢苦参碱、氧化苦参碱、槐根碱、异槐根碱、槐胺碱等。

2. 黄酮类 苦参查耳酮、苦参查耳酮醇、苦参醇、新苦参醇、降苦参醇、刺芒柄花素等。

3. 其他 苦参中还含苦参醌 A，苦参皂苷 I、II、III、VI等。

药理作用

1. 抗寄生虫作用 苦参能抑制或杀灭蓝氏贾第鞭毛虫和阿米巴原虫；其醇浸膏在体外有抗滴虫作用；以苦参为主的复方在治疗血丝虫病引起的乳糜尿方面效果显著，表明了苦参有抗血丝虫的作用。

2. 抗菌作用 苦参对痢疾杆菌、大肠杆菌、变形杆菌、金黄色葡萄球菌和乙型链球菌有明显抑制作用，对结核杆菌和皮肤致病性真菌也有不同程度的抑制作用。苦参碱、氧化苦参碱、槐定碱、高丽槐素具有抗菌作用。

3. 抗癌作用 高剂量苦参碱能显著抑制肿瘤生长；苦参碱对乳腺癌细胞有明显的生长抑制作用和促凋亡作用，对骨肉瘤 MG63 细胞的凋亡有明显的诱导作用。

4. 抗肝损伤作用 苦参碱能改善乙肝患者肝纤维化程度，同时对乙肝病毒有抑制作用，还具有抗免疫性肝损伤作用。

参考文献

[1] 李昭日格图，萨仁格日乐，白翠兰，等. 道地蒙药材苦参种植技术研究 [J]. 中国民族医药杂志，2017，23（6）：48-49.

[2] 马洪娜，李煦照，檀龙颜. 苦参繁殖与栽培技术的研究进展 [J]. 种子，2018，37（1）：56-61.

[3] 阴健. 中药现代研究与临床应用 [M]. 北京：学苑出版社，1993：424.

[4] 苗抗立，张建中，董颖. 苦参的化学成分及药理的研究进展 [J]. 天然产物研究与开发，2001，13（2）：69-73.

[5] 赵慧娟，孙文基. 苦参中黄酮类化合物的化学成分及药理研究进展 [J]. 中药材，2005，28（3）：247-251.

[6] 牛奎之. 苦参的药理和临床应用 [J]. 中国中西医结合杂志，1995（11）：698-700.

[7] 叶明，周四光，巢建新. 苦参碱注射液治疗病毒性肝炎临床疗效观察 [J]. 广东医学，1998（12）：962-963.

[8] 刘晶星，陈曙霞. 苦参总碱抗柯萨奇 B 病毒作用机理的研究 [J]. 上海第二医科大学学报，1996（3）：183-185.

[9] 张明发，沈雅琴. 苦参碱型生物碱的抗心律失常作用 [J]. 中国药理学通报，1989（3）：148-150.

[10] 王晓燕，梁磊，谢林英，等. 苦参碱的体内抑瘤作用及机制研究 [J]. 时珍国医国药，2013，24（4）：831-832.

[11] 李海军，王俊明，田亚汀，等. 苦参碱对 MCF-7 细胞 Fas、VEGF 及端粒酶活性的影响 [J]. 中国中西医结合杂志，2013，33（9）：1247-1251.

[12] 尚剑，何礼，戴佳伊，等. 苦参碱对骨肉瘤 MG63 细胞凋亡及 Caspase 蛋白表达的影响 [J]. 中医药学报，2013，41（4）：48-52.

[13] 张小超，申莹，陈鹏，等. 苦参胶囊抗炎镇痛作用研究 [J]. 昆明医科大学学报，2013，34（2）：4-10.

[14] 张玲，黄绍标，张联庆，等. 苦参素注射液治疗慢性乙型肝炎的组织病理学分析 [J]. 中华肝脏病杂志，2003（1）：48.

[15] 李丽丽，金哲雄. 苦参现代研究进展 [J]. 黑龙江医药，2012，25（5）：671-674.

[16] 郭吉刚，关扎根. 苦参生物学特性及栽培技术研究 [J]. 山西中医学院学报，2005（2）：45-47.

蒙古黄耆

Astragalus membranaceus (Fisch.) Bunge. var. *mongholicus* (Bunge) P. K. Hsiao

科 名 豆科　　**别 名** 黄芪　　**蒙文名** 蒙古乐-混其日

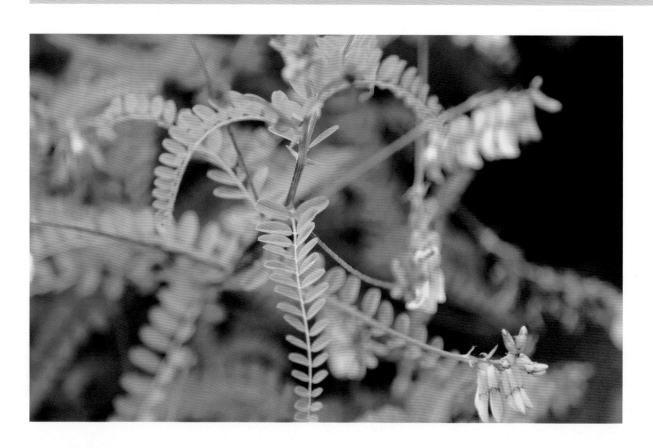

形态特征

多年生草本，高 50 ~ 100cm。主根肥厚，木质，常分枝，灰白色。茎直立，上部多分枝，有细棱，被白色柔毛。羽状复叶有 13 ~ 27 小叶，长 5 ~ 10cm；叶柄长 0.5 ~ 1cm；托叶离生，卵形、披针形或线状披针形，长 4 ~ 10mm，下面被白色柔毛或近无毛；小叶椭圆形或长圆状卵形，长 5 ~ 10mm，宽 3 ~ 5mm，先端钝圆或微凹，具小尖头或不明显，基部圆形，上面绿色，近无毛，下面被伏贴白色柔毛。总状花序稍密，有花 10 ~ 20；总花梗与叶近等长或较长，至果期显著伸长；苞片线状披针形，长 2 ~ 5mm，背面被白色柔毛；花梗长 3 ~ 4mm，连同花序轴稍密被棕色或黑色柔毛；小苞片 2；花萼钟状，长 5 ~ 7mm，外面被白色或黑色柔毛，有时萼筒近无毛，仅萼齿有毛，萼齿短，三角形至钻形，长仅为萼筒的 1/5 ~ 1/4；花冠黄色或淡黄色，旗瓣倒卵形，长 12 ~ 20mm，先端微凹，基部具短瓣柄，翼瓣较旗瓣稍短，瓣片长圆形，基部具短耳，瓣柄较瓣片长约 1.5 倍，龙骨瓣与翼瓣近等长，瓣片半卵形，瓣柄较瓣片稍长；子房有柄，被细柔毛。荚果薄膜质，稍鼓胀，半椭圆形，长 20 ～ 30mm，宽 8 ～ 12mm，先端具刺尖，无毛。种子 3 ～ 8。花期 6 ～ 8 月，果期 7 ～ 9 月。

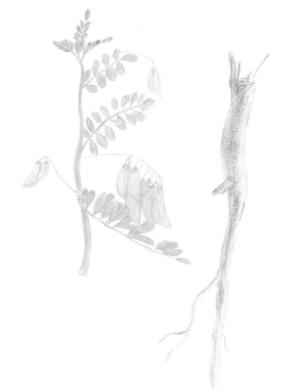

适宜生境与分布

生于林缘、灌丛或疏林下，亦见于山坡草地或草甸中。我国各地多有栽培。奈曼旗沙日浩来镇、新镇、黄花塔拉苏木、大沁他拉镇、白音他拉镇、固日班花苏木、东明镇、治安镇、明仁苏木、国有六号农场 10 个苏木（镇、场）均有栽培。

资源状况

十分常见。

药用部位

干燥根。

采收加工

野生品于秋季采挖，栽培品于播种后 2 ～ 3 年春季萌芽前或秋季落叶后采挖，除去茎苗及须根，晒干，扎成小捆。

药材性状

本品呈圆柱形，有的有分枝，上端较粗，长 30 ～ 90cm，直径 1 ～ 3.5cm。表面淡棕黄色或淡棕褐色，有不整齐的纵皱纹或纵沟及横向皮孔。质硬而韧，不易折断，断面纤维性强，并显粉性，皮部黄白色，木质部淡黄色，有放射状纹理及裂隙，呈菊花心状。老

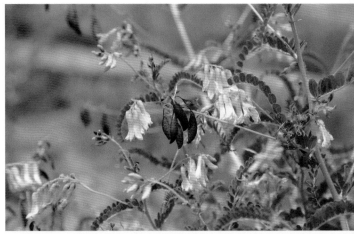

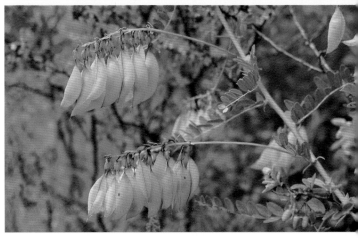

根中心偶呈枯朽状，黑褐色或呈空洞。气微，味微甜，嚼之微有豆腥味。

功能主治

补气升阳，固表止汗，利水消肿，生津养血，行滞通痹，托毒排脓，敛疮生肌。用于气虚乏力，食少便溏，中气下陷，久泻脱肛，便血崩漏，表虚自汗，气虚水肿，内热消渴，血虚萎黄，半身不遂，痹痛麻木，痈疽难溃，久溃不敛。

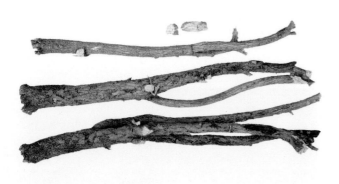

▲ 蒙古黄耆（药材图）

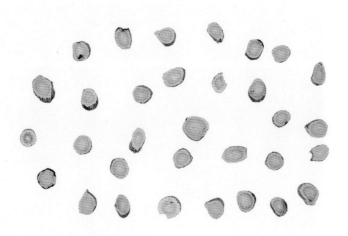

▲ 蒙古黄耆（饮片图）

用法用量

内服煎汤，9 ～ 30g。

化学成分

主要含有黄酮类、皂苷类、多糖类、生物碱类成分。黄酮类和皂苷类化合物是其主要有效成分。

1. 黄酮类 山柰酚、槲皮素、异鼠李素、芒柄花素、毛蕊异黄酮 $-7-O-\beta-D-$ 葡萄糖苷、$2'-$ 羟基 $-3', 4'-$ 二甲氧基异黄烷 $-7-O-\beta-D-$ 葡萄糖苷、9, 10- 二甲氧基紫檀烷 $-3-O-\beta-D-$ 葡萄糖苷、$3'-$ 甲氧基 $-5'-$ 羟基异黄酮 $-7-O-\beta-D-$ 葡萄糖苷等。

2. 皂苷类 异黄芪皂苷 I 、II 、IV，大豆皂苷 I ，琼脂黄芪苷 II ，乙酰基皂苷等。

3. 多糖类 黄芪多糖 I 、II 、III等。

4. 其他 氨基酸、咖啡酸、绿原酸、麻酸、亚油酸、甜菜碱、羽扇豆醇等。

药理作用

1. 对心血管系统的作用 蒙古黄耆根的提取物具有强心作用，大量研究证明，它对正常心脏有加强收缩的作用，对因中毒或疲劳而衰竭的心脏，其强心作用更显著；还具有心肌保护作用，其对心肌缺血缺氧、病毒感染以及药物中毒的心肌均有明显的保护作用。

2. 对免疫系统的作用 蒙古黄耆根的提取物具有提高细胞免疫和体液免疫的功能，其不仅对免疫功能有增强作用，还具有双向的调节作用，能够恢复紊乱的免疫功能。

3. 抗衰老作用 黄芪多糖能明显提高小鼠抗氧化物酶的活性，增加免疫器官的质量，保护细胞免受自由基的过度氧化作用的影响，起到延长细胞寿命的作用。

4. 其他作用 蒙古黄耆中富含的硒对肿瘤有明显的抑制作用。其提取物对正常机体的抗体生成功能有明显的促进作用。另外，还具有保护红细胞变形能力作用、利尿作用、防止和治疗大鼠实验性胃溃疡作用。

参考文献

[1] 中国科学院中国植物志编辑委员会. 中国植物志：第 42（1）卷 [M]. 北京：科学出版社，1993：131.

[2] 王国强. 全国中草药汇编 [M]. 北京：人民卫生出版社，2014：541-544.

[3] 王国军. 黄芪栽培技术 [J]. 吉林农业，2016（15）：101.

[4] 钱丹，黄璐琦，崔光红，等. 黄芪种质资源的研究概况 [J]. 中国实验方剂学杂志，2009，15（3）：86-89.

[5] 于明艳. 黄芪种子萌发的影响因素 [J]. 农业科技与装备，2018（1）：5-6.

[6] 杨祎辰. 榆林沙地蒙古黄耆耗水特性及生长发育的研究 [D]. 陕西：西北农林科技大学，2015.

[7] 董俊平. 黄芪育苗技术 [J]. 山西林业，2016（4）：39-40.

[8] 张兰涛. 黄芪种质资源评价研究 [D]. 北京：中国协和医科大学，2007.

[9] 孙燕霞. 黄芪高产栽培技术 [J]. 现代农业，2018（1）：8.

[10] 苏洪宇. 中药黄芪的栽培技术 [J]. 饲料博览，2017（6）：51.

[11] 吴娇，王聪. 黄芪的化学成分及药理作用研究进展 [J]. 新乡医学院学报，2018，35（9）：755-760.

[12] 聂娟，谢丽华，马港圆，等. 中药黄芪的化学成分及药理作用研究进展 [J]. 湖南中医杂志，2018，34（7）：228-231.

甘草

Glycyrrhiza uralensis Fisch.

科 名 豆科　　　别 名 甜草苗、国老、甜根子　　　蒙文名 希禾日-额布斯

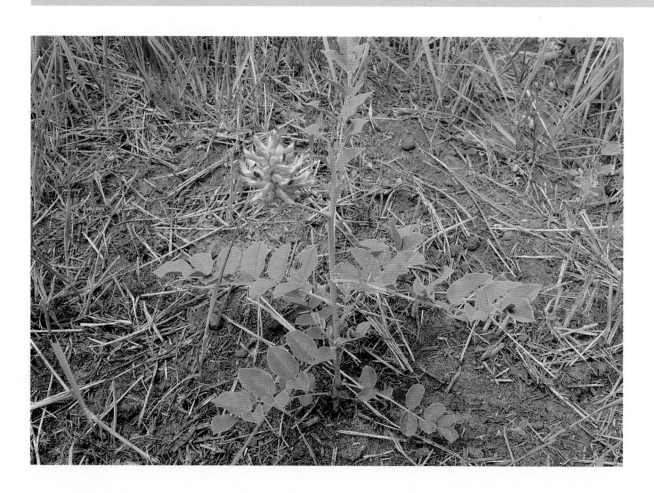

🌿 **形态特征**

多年生草本。根与根茎粗壮，直径 1 ~ 3cm，外皮褐色，里面淡黄色，具甜味。茎直立，多分枝，高 30 ~ 120cm，密被鳞片状腺点、刺毛状腺体及白色或褐色的茸毛。叶长 5 ~ 20cm；托叶三角状披针形，长约 5mm，宽约 2mm，两面密被白色短柔毛；叶柄密被褐色腺点和短柔毛；小叶 5 ~ 17，卵形、长卵形或近圆形，长 1.5 ~ 5cm，宽 0.8 ~ 3cm，上面暗绿色，下面绿色，两面均密被黄褐色腺点及短柔毛，先端钝，具短尖，基部圆，全缘或微呈波状，多少反卷。总状花序腋生，具多数花；总花梗短于叶，密生褐色的鳞片状腺点和短柔毛；苞片长圆状披针形，长 3 ~ 4mm，褐色，膜质，外面被黄色腺点和短柔毛；花萼钟状，长 7 ~ 14mm，密被黄色腺点及短柔毛，基部偏斜并膨大成囊状，萼齿 5，与萼筒近等长，上部 2 齿大部分联合；花冠紫色、白色或黄色，长 10 ~ 24mm，旗瓣长圆形，先端微凹，基部具短瓣柄，翼瓣短于旗瓣，龙骨瓣

短于翼瓣；子房密被刺毛状腺体。荚果弯曲
成镰刀状或环状，密集成球，密生瘤状突起
和刺毛状腺体。种子 3 ～ 11，暗绿色，圆形
或肾形，长约 3mm。花期 6 ～ 8 月，果期 7 ～
10 月。

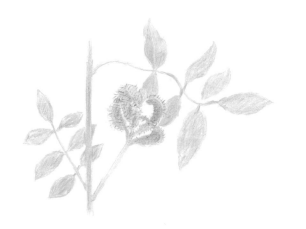

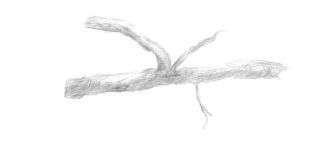

适宜生境与分布

中旱生植物。生于碱化沙地、砂质草原、
具砂质土的田边、路旁、低地边缘及河岸轻
度碱化的草甸。分布于我国东北、华北、西北。
奈曼旗全旗均有分布。

资源状况

十分常见。

药用部位

干燥根和根茎。

采收加工

一般生长 1 ～ 2 年即可收获。在 9 月下
旬至 10 月初采收，以秋季茎叶枯萎后为最好。
直播法种植者 3 ～ 4 年为最佳采挖期，育苗
移栽和根茎繁殖者 2 ～ 3 年采收为佳。采收
时必须深挖，不可刨断或伤根皮，挖出后除
去残茎、泥土，忌用水洗。趁鲜分出主根和
侧根，除去芦头、须根，晒至半干，捆成小把，
再晒至全干。

药材性状

根呈圆柱形，长 25 ～ 100cm，直径 0.6 ～
3cm，外皮松紧不一；表面红棕色或灰棕色，

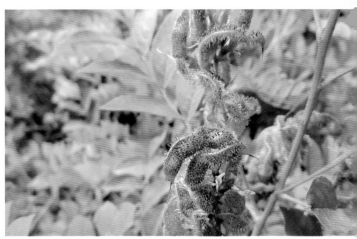

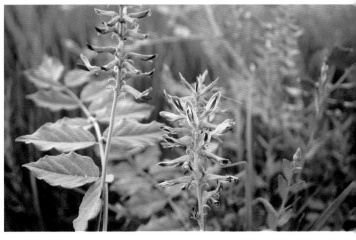

具显著的纵皱纹、沟纹、皮孔及稀疏的细根痕；质坚实，断面略显纤维性，黄白色，粉性，形成层环明显，射线放射状，有的有裂隙。根茎呈圆柱形；表面有芽痕；断面中部有髓。气微，味甜而特殊。

功能主治

补脾益气，清热解毒，祛痰止咳，缓急止痛，调和诸药。用于脾胃虚弱，倦怠乏力，心悸气短，咳嗽痰多，脘腹、四肢挛急疼痛，痈肿疮毒，缓解药物毒性、烈性。

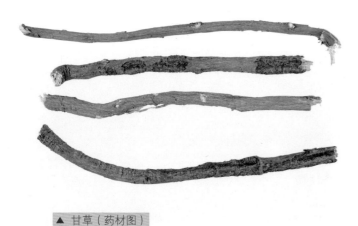

▲ 甘草（药材图）

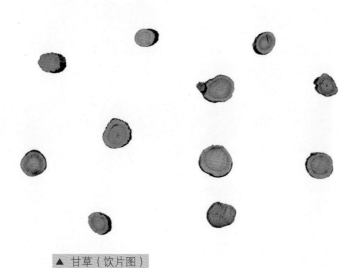

▲ 甘草（饮片图）

用法用量

内服煎汤，2 ~ 10g。

化学成分

主要含有黄酮类、三萜类、多糖类及生物碱类成分。其主要有效成分为黄酮类化合物。

1. 黄酮类 芸香苷、槲皮素、乌拉尔醇、芒柄花素等。

2. 三萜类 甘草酸、甘草次酸等。

3. 多糖类 葡萄糖、鼠李糖、半乳糖、阿拉伯糖等。

4. 其他 香豆素、氨基酸、生物碱等。

药理作用

1. 肾上腺皮质激素样作用 甘草粉、甘草浸膏、甘草酸、甘草次酸均有去氧皮质酮样作用，能使健康人和多种动物尿和钠排出减少，钾排出增加。

2. 抗炎及抗变态反应作用 甘草次酸对大白鼠的棉球肉芽肿、甲醛性水肿、结核菌素反应、皮下肉芽囊性炎症均有抑制作用。

3. 抗病原微生物作用 甘草酸能直接破坏试管内病毒细胞，对水痘、带状疱疹病毒也有抑制作用，其抗病毒作用除了对病毒粒子的直接作用外，与其诱生干扰素、增加自然杀伤细胞活性也有一定关系。

4. 解毒作用 甘草及其制剂对多种药物中毒、动物中毒、细菌中毒等都有一定的解毒作用，能缓解中毒症状，降低中毒动物的死亡率。

5. 镇咳祛痰作用　甘草口服后能覆盖在发炎的咽部黏膜上，缓和炎性刺激而镇咳；甘草还能促进咽部和支气管黏膜分泌黏液，使痰易于咳出。

参考文献

[1] 于林清，何茂泰. 甘草种子发芽条件的初步研究 [J]. 中草药，1994（6）：312-314.

[2] 李学斌，陈林，李国旗，等. 中国甘草资源的生态分布及其繁殖技术研究 [J]. 生态环境学报，2013，22（4）：718-722.

[3] 龚千锋，郑晗，张的凤. 甘草采收、加工与炮制 [J]. 江西中医药，2007，38（10）：58-59.

[4] 芮春兰. 国内对甘草化学成分的研究进展 [J]. 中国校医，2006，20（1）：105-106.

[5] 吴宗耀，牛李义，梁喜爱. 甘草化学成分及药理作用分析 [J]. 河南中医，2012（11）：1235-1236.

[6] 王惠敏. 甘草药理作用及其临床应用 [J]. 天津中医药大学学报，2004，23（4）：184-185.

[7] 陈红. 甘草药理作用概述 [J]. 海峡药学，2005，17（4）：37-41.

[8] 王访，苏耀海. 甘草的药理作用及临床应用 [J]. 时珍国医国药，2002，13（5）：13.

[9] 韩军. 甘草的药理作用与临床应用价值 [J]. 实用医药杂志，2003，20（8）：17.

[10] 王文全，吴庆丰. 我国的甘草资源与甘草栽培技术 [J]. 中药研究与信息，2001，3（12）：18-20.

远志

Polygala tenuifolia Willd.

| 科 名 | 远志科 | 别 名 | 细草、线儿茶、神砂草 | 蒙文名 | 巴雅格匣瓦、吉如很-其其格 |

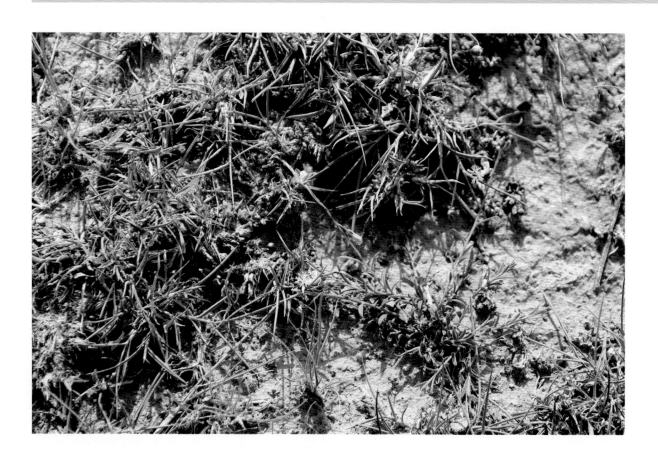

形态特征

多年生草本，高达 50cm。茎被柔毛。叶纸质，线形或线状披针形，长 10 ~ 30mm，宽 0.5 ~ 3mm，先端渐尖，基部楔形，无毛或极疏被微柔毛，近无柄。扁侧状顶生总状花序，长 5 ~ 7cm，少花；小苞片早落；萼片宿存，无毛，外面 3 枚线状披针形；花瓣紫色，基部合生，侧瓣斜长圆形，基部内侧被柔毛，龙骨瓣稍长，具流苏状附属物；花丝 3/4 以下合生成鞘，3/4 以上中间 2 分离，两侧各 3 合生。果实球形，直径 4mm，具窄翅，无缘毛。种子密被白色柔毛，种阜 2 裂，下延。花果期 5 ~ 9 月。

适宜生境与分布

生于海拔 200 ~ 2300m 的草原、山坡草地、灌丛中以及杂木林下。主要分布于我国山西、陕西、内蒙古、黑龙江等西北、华北和东北地区。奈曼旗全旗均有分布。

资源状况

常见。

药用部位

干燥根。

采收加工

春、秋二季采挖，除去须根和泥沙，晒干。

药材性状

本品呈圆柱形，略弯曲，长 3 ～ 15cm，直径 0.3 ～ 0.8cm。表面灰黄色至灰棕色，有较密并深陷的横皱纹、纵皱纹及裂纹，老根的横皱纹较密且更深陷，略呈结节状。质硬而脆，易折断，断面皮部棕黄色，木质部黄白色，皮部易与木质部剥离。气微，味苦、微辛，嚼之有刺喉感。

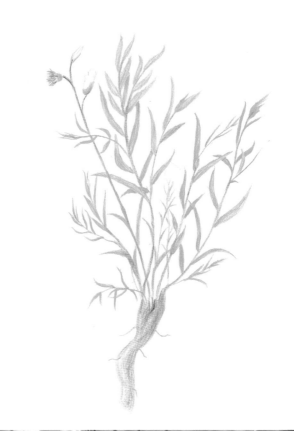

功能主治

安神益智，祛痰，消肿。用于心肾不交引起的失眠多梦，健忘惊悸，神志恍惚，咳痰不爽，疮疡肿毒，乳房肿痛。

用法用量

内服煎汤，3 ～ 10g。

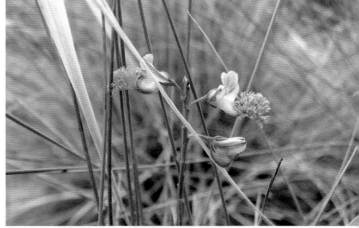

化学成分

主要含有皂苷类、呫酮类、生物碱类、黄酮类和多糖类、脂肪油类等成分。皂苷类化合物是其主要有效成分。

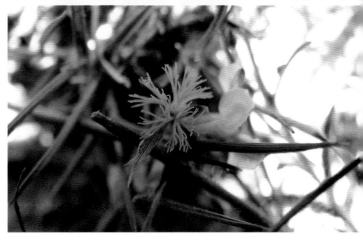

1. **皂苷类** 远志皂苷 A、远志皂苷 B、远志皂苷 E 等。

2. **𠮷酮类** 7-羟基 -1, 2, 3- 三甲氧基𠮷酮、1, 3, 6- 三羟基 -2, 7- 二甲氧基𠮷酮、3-羟基 -2, 8- 二甲氧基𠮷酮、6, 8- 二羟基 -1, 2, 3- 三甲氧基𠮷酮、6- 羟基 -1, 2, 3, 7- 四甲氧基𠮷酮等。

3. **生物碱类** N-9- 甲酰基哈尔满、1-丁氧羰基 -$β$- 咔啉、1-乙氧羰基 -$β$- 咔啉、1- 甲氧羰基 -$β$- 咔啉、川芎哚、降哈尔满和哈尔满。

4. **黄酮类** 异鼠李素 -3-O-$β$-D- 吡喃半乳糖苷、蒙花苷、槲皮素 -3-O-$β$-D- 吡喃葡萄糖苷、异鼠李素、山奈酚和槲皮素等。

5. **其他** 寡糖酯类、挥发油类、豆甾醇、3, 4, 5- 三甲氧基桂皮酸等。

药理作用

1. **抗痴呆和脑保护作用** 远志提取物、皂苷类和糖酯类化合物均有抗痴呆和脑保护活性；远志提取物有助于修复因脑内胆碱能系统功能障碍引起的记忆缺陷；远志皂苷元对于海马区神经细胞表现出抗细胞凋亡及抗氧化活性；从远志中分离出的远志糖苷 B 具有改善认知及脑保护作用。

2. **抗抑郁作用** 远志醇提物可抑制神经细胞的凋亡，明显降低慢性应激大鼠血清中促肾上腺皮质激素释放激素、促肾上腺皮质激素和皮质酮激素水平，从而改善抑郁症状。

3. **对心脑血管的作用** 远志提取物有抗心肌缺血作用；远志的乙醇提取物及提取物的正丁醇萃取部分都可以减轻缺血再灌注对脑的损伤，防止脂质过氧化，维持能量代谢；远志皂苷可以抑制大鼠血清肌酸磷酸激酶的升高和心肌组织中一氧化氮的形成，提高超氧化物歧化酶的活性，减小大鼠心肌梗死的范围。

4. **祛痰作用** 远志所含皂苷对胃黏膜有刺激作用，可反射性促进支气管分泌液增加，具有祛痰作用。

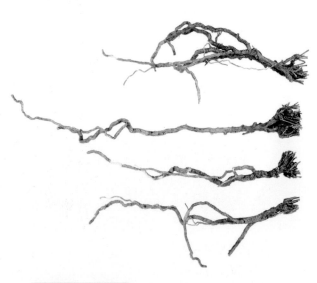

▲ 远志（药材图）

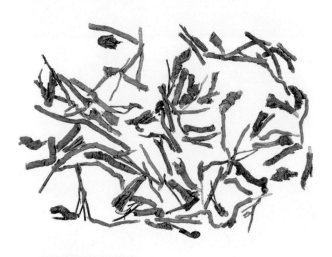

▲ 远志（饮片图）

5. 其他作用　远志在抑菌、抗癌、免疫增强、活血、抗炎、止痛等方面均具有一定作用。远志中的糖类成分具有免疫调节、抗肿瘤、抗病毒等作用；远志中的黄酮类成分具有抗氧化作用。

参考文献

[1] 徐嫦，普仁利，康双龙，等. 常用蒙药调查（之四）[J]. 内蒙古中医药，1985（4）：26-28.

[2] 国家药典委员会. 中华人民共和国药典 [M]. 北京：中国医药科技出版社，2015：156.

[3] 中国科学院中国植物志编辑委员会. 中国植物志：第43（3）卷 [M]. 北京：科学出版社，1993：181.

[4] 田伟，周巧梅，谢晓亮，等. 远志种子萌发特性的研究 [J]. 时珍国医国药，2008（7）：1709-1710.

[5] 赵云生，万德光，严铸云，等. 远志资源生产现状调查 [J]. 亚太传统医药，2014，10（14）：1-3.

[6] 刘大伟，康利平，马百平. 远志化学及药理作用研究进展 [J]. 国际药学研究杂志，2012，39（1）：32-36，44.

[7] 易东阳，闫磊，张慧，等. 远志的化学成分及治疗阿尔茨海默病的药理作用研究进展 [J]. 中国药房，2014，25（11）：1049-1051.

沙棘

Hippophae rhamnoides L.

| 科 名 | 胡颓子科 | 别 名 | 酸刺、醋柳 | 蒙文名 | 沏其日甘 |

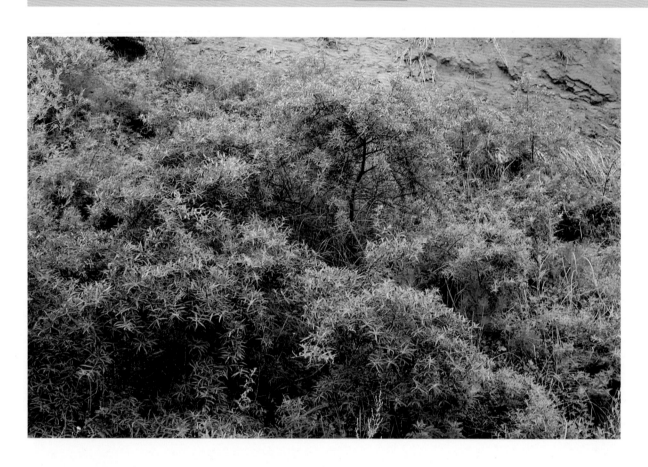

形态特征

落叶灌木或乔木，高 1 ～ 5m，在高山沟谷可达 18m。棘刺较多，粗壮，顶生或侧生；嫩枝褐绿色，密被银白色而带褐色鳞片或有时具白色星状柔毛，老枝灰黑色，粗糙；芽大，金黄色或锈色。单叶通常近对生，与枝条着生相似，纸质，狭披针形或矩圆状披针形，长 30 ～ 80mm，宽 4 ～ 13mm，两端钝形或基部近圆形，基部最宽，上面绿色，初被白色盾形毛或星状柔毛，下面银白色或淡白色，被鳞片，无星状毛；叶柄极短，几无或长 1 ～ 1.5mm。果实圆球形，直径 4 ～ 6mm，橙黄色或橘红色；果梗长 1 ～ 2.5mm。种子小，阔椭圆形至卵形，有时稍扁，长 3 ～ 4.2mm，黑色或紫黑色，具光泽。花期 4 ～ 5 月，果期 9 ～ 10 月。

适宜生境与分布

旱中生植物。生于向阳的山嵴、谷地、干涸河床地或山坡、多砾石或砂质土壤或黄土上；喜光、耐寒、耐酷热、耐风沙及干旱气候，对土壤适应性强。主要分布于我国四川、青海、甘肃、陕西、宁夏、内蒙古、山西等地。奈曼旗南部山区以及巴嘎波日和苏木等地有分布。

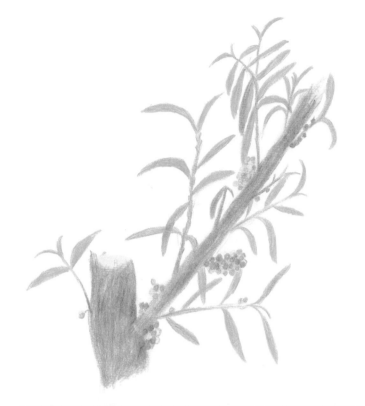

资源状况

十分常见。

药用部位

干燥成熟果实。

采收加工

秋、冬二季果实成熟或冻硬时采收，除去杂质，干燥或蒸后干燥。

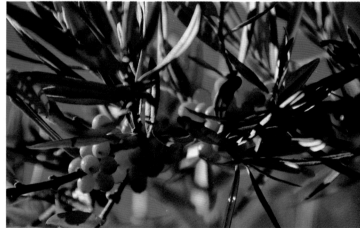

药材性状

本品呈类球形或扁球形，有的数个粘连，单个直径 5～6mm。表面橙黄色或棕红色，皱缩，先端有残存花柱，基部具短小果梗或果梗痕。果肉油润，质柔软。种子呈斜卵形，长约 4mm，宽约 2mm；表面褐色，有光泽，中间有 1 纵沟；种皮较硬，种仁乳白色，有油性。气微，味酸、涩。

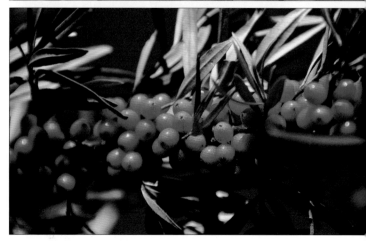

功能主治

健脾消食，止咳祛痰，活血散瘀。用于脾虚食少，食积腹痛，咳嗽痰多，胸痹心痛，瘀血经闭，跌仆瘀肿。

用法用量

内服煎汤，3～10g。

化学成分

主要含有黄酮类、三萜类、甾体类、脂肪酸类、酚酸类、酯类、维生素等成分，此外还有氨基酸、糖类、蛋白质等。黄酮类化合物是其主要有效成分。

1. 黄酮类 槲皮素、异鼠李素、异鼠李素 -3-β-D- 葡萄糖苷、异鼠李素 -3-β-D- 芸香糖苷、山柰酚及其苷类、芦丁等。

2. 三萜类、甾体类 熊果酸、齐墩果酸、谷甾醇、豆甾醇、洋地黄苷、香树精等。

3. 脂肪酸类 肉豆蔻酸、棕榈酸、硬脂酸、棕榈烯酸、油酸、亚油酸、亚麻油酸、花生酸等。

4. 其他 乌索酸、香豆素、儿茶素类等，此外还含有一些对人体有益的鞣质、生物碱、维生素以及树脂等活性物质。

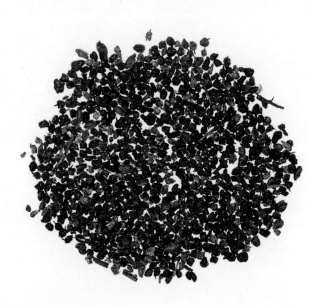

▲ 沙棘（药材图）

药理作用

1. 对心血管系统的作用 沙棘提取物能对抗心肌缺血、缺氧，改善心肌细胞功能，在抗心律失常、调血脂、抗血栓形成等方面具有较好的防治作用，可用于治疗缺血性心血管病、冠心病、心绞痛、心肌梗死、心律失常、心肌缺血缺氧、心力衰竭等。

2. 对免疫系统的作用 沙棘提取物中的总黄酮等生物活性物质对免疫系统具有不同程度的调节作用，它们可以清除体内的自由基，调节体液免疫应答和细胞免疫应答。

3. 抗肿瘤作用 沙棘提取物对多种肿瘤细胞 DNA 合成具有抑制作用，还能增强非特异性免疫功能。

4. 对消化系统的作用 沙棘可以刺激胃液分泌，具有健脾养胃、疏肝理气的功效，对于腹部胀痛、消化不良、胃炎、肠炎、胃及十二指肠溃疡、慢性便秘等均有很好的疗效。

5. 其他作用 沙棘具有祛痰、止咳、平喘、抗辐射、抗炎、抗氧化等作用；还可用于治疗造血系统再生障碍性贫血、原发性血小板减少性紫癜、白细胞减少等。

参考文献

[1] 国家药典委员会. 中华人民共和国药典 [M]. 北京：中国医药科技出版社，2015：184-185.

[2] 中国科学院中国植物志编辑委员会. 中国植物志：第 52（2）卷 [M]. 北京：科学出版社，1983：64.

[3] 国家中医药管理局《中华本草》编委会. 中华本草 [M]. 上海：上海科学技术出版社，2004：233.

[4] 顾关云. 沙棘的化学成分、生物活性与临床研究 [J]. 现代药物与临床，2007，22（4）：139-149.

[5] 李旻辉. 沙棘 [M]. 北京：中国医药科技出版社，2016：99-160.

[6] 包图雅，乌仁图雅，宝音仓. 沙棘的化学成分研究概况 [J]. 中国民族医药杂志，2014，20（8）：72-73.

防风

Saposhnikovia divaricata (Turcz.) Schischk.

科 名 伞形科　　别 名 关防风、北防风、旁风　　蒙文名 浩宁-梳日、梳日格讷

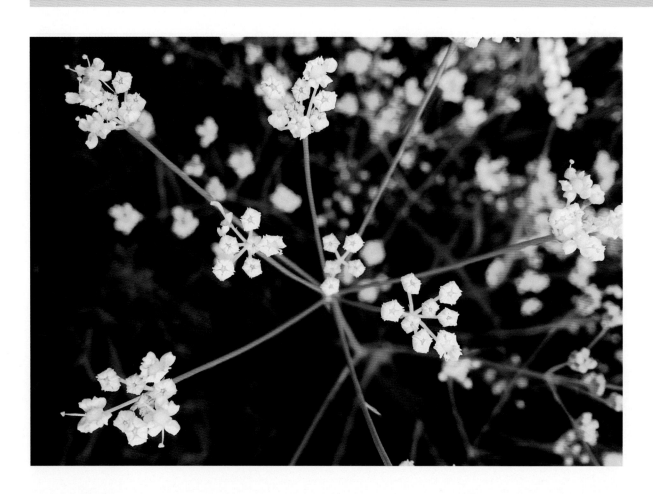

形态特征

多年生草本，高 30 ~ 80cm。根粗壮，细长圆柱形，分歧，淡黄棕色，根头处被有纤维状叶残基及明显的环纹。茎单生，自基部分枝较多，斜上升，与主茎近等长，有细棱。基生叶丛生，有扁长的叶柄，基部有宽叶鞘，叶片卵形或长圆形，长 14 ~ 35cm，宽 6 ~ 18cm，2 回或近 3 回羽状分裂；茎生叶与基生叶相似，但较小；顶生叶简化，有宽叶鞘。复伞形花序多数，生于茎和分枝，花序梗长 2 ~ 5cm；伞幅 5 ~ 7，长 3 ~ 5cm，无毛；小伞形花序有花 4 ~ 10；无总苞片；小总苞片 4 ~ 6，线形或披针形，先端长，长约 3mm；萼齿短三角形；花瓣倒卵形，白色，长约 1.5mm，无毛，先端微凹，具内折小舌片。双悬果狭圆形或椭圆形，长 4 ~ 5mm，宽 2 ~ 3mm，幼时有疣状突起，成熟时渐平滑；每棱槽内通常有油管 1，合生面油管 2；胚乳腹面平坦。花期 8 ~ 9 月，果期 9 ~ 10 月。

适宜生境与分布

旱生植物。生于草甸、草原山坡、丘陵、林缘、林下灌丛及田边、路旁；喜温暖湿润气候，又耐寒喜干，适应性较强，能在田间越冬。主要分布于我国东北，以及内蒙古、河北等地。奈曼旗全旗均有分布。

资源状况

十分常见。

药用部位

干燥根。

采收加工

春、秋二季采挖未抽花茎的植株的根，除去须根和泥沙，晒干。

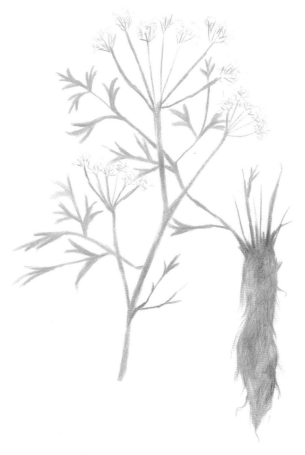

药材性状

本品呈长圆锥形或长圆柱形，下部渐细，有的略弯曲，长 15 ~ 30cm，直径 0.5 ~ 2cm。表面灰棕色或棕褐色，粗糙，有纵皱纹、多数横长皮孔样突起及点状细根痕。根头部有明显密集的环纹，有的环纹上残存棕褐色毛状叶基。体轻，质松，易折断，断面不平坦，皮部棕黄色至棕色，有裂隙，木质部黄色。气特异，味微甘。

功能主治

祛风解表，胜湿止痛，止痉。用于感冒头痛，风湿痹痛，风疹瘙痒，破伤风。

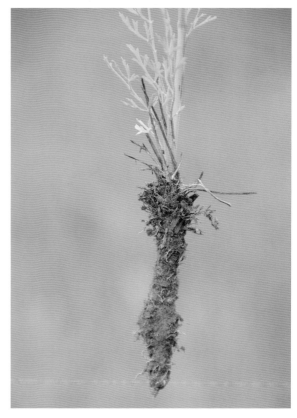

用法用量

内服煎汤，5 ~ 10g。

化学成分

主要含有色原酮类、香豆素类、挥发油类、多糖类、有机酸类成分。色原酮类化合物是其主要有效成分。

1. 色原酮类 3′-O- 当归酰亥茅酚、

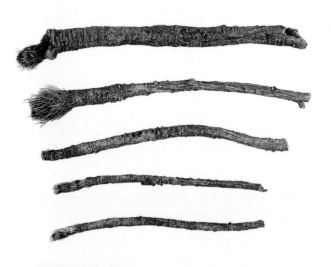

▲ 防风（药材图）

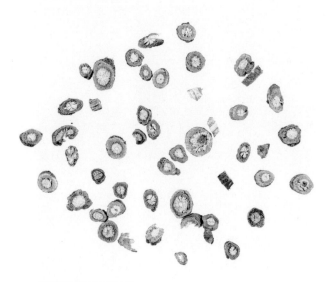

▲ 防风（饮片图）

3′-O- 乙酰亥茅酚、亥茅酚、亥茅酚苷、5-O- 甲基维斯阿米醇、升麻素、5-O- 甲基维斯阿米醇苷、升麻素苷等。

2. 香豆素类 补骨脂素、花椒毒素、香柑内酯、欧前胡素、异欧前胡素、珊瑚菜内酯和异香柑内酯等。

3. 挥发油类 人参炔醇、α- 蒎烯、己醛、戊醇、辛醛、辛酸、乙酰苯等。

4. 多糖类 D- 半乳糖醛酸、L- 鼠李糖、L- 阿拉伯糖、D- 半乳糖等。

5. 其他 甘油酯类，如甘油单油酸酯、单油酸甘油酯，以及 β- 谷甾醇、胡萝卜苷、D- 甘露醇、防风嘧啶、腺苷等。

药理作用

1. 抗菌、抗病毒作用 防风及其复方的水煎液具有一定的抑制流感病毒的作用；防风对金黄色葡萄球菌、乙型溶血性链球菌、肺炎双球菌及 2 种霉菌（产黄青霉、杂色曲霉）等均有抑制作用；防风煎剂对溶血性链球菌及痢疾杆菌也有一定的抑制作用。

2. 免疫调节、抗肿瘤作用 防风多糖对小鼠的非特异性免疫、细胞免疫和体液免疫功能有明显的增强作用；研究表明，防风多糖类、香豆素类成分有明显的体内抗肿瘤作用。

3. 抗凝血作用 防风正丁醇萃取物能明显延长小鼠的凝血时间和出血时间，提示防风可以抑制凝血因子、血小板和毛细血管的凝血功能，具有明显的抗凝作用。

4. 其他作用 防风具有抗惊厥、治疗肠道疾病作用。防风煎剂或浸剂具有明显解热作用。防风中的色原酮、香豆素、聚乙炔、挥发油等多种化学成分均有镇痛、镇静等作用。

参考文献

[1] 国家药典委员会. 中华人民共和国药典 [M]. 北京：中国医药科技出版社，2015：149.

[2] 中国科学院中国植物志编辑委员会. 中国植物志：第 55（3）卷 [M]. 北京：科学出版社，1992：222.

[3] 孟祥才，孙晖，王喜军. 防风种子发芽特性及促进发芽的试验研究 [J]. 植物研究，2008，28（5）：627-631.

[4] 刘双利，姜程曦，赵岩，等. 防风化学成分及其药理作用研究进展 [J]. 中草药，2017，48（10）：2146-2152.

柴胡

Bupleurum chinense DC.

| 科 名 | 伞形科 | 别 名 | 地熏、山菜、菇草、柴草 | 蒙文名 | 沙日-赛日阿 |

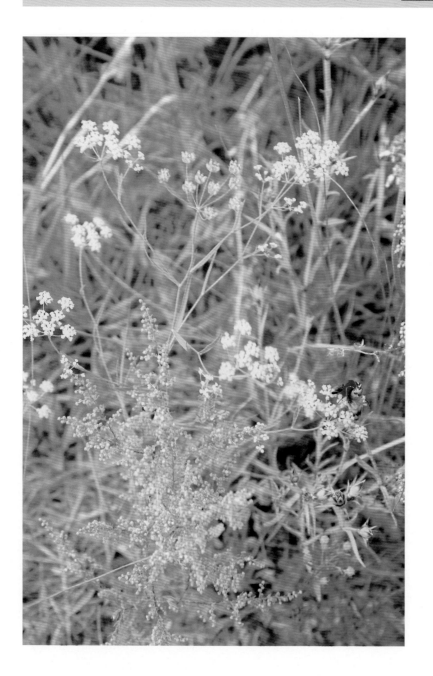

形态特征

多年生草本，高 50 ～ 85cm。主根较粗大，棕褐色，质坚硬。茎单一或数茎，表面有细纵槽纹，实心，上部多回分枝，微作"之"字形曲折。基生叶倒披针形或狭椭圆形，长 4 ～ 7cm，宽 0.6 ～ 0.8cm，先端渐尖，基部收缩成柄，早枯落；茎中部叶倒披针形或广线状披针形，长 4 ～ 12cm，宽 0.6 ～ 1.8cm，有时达 3cm，先端渐尖或急尖，有短芒尖头，基部收缩成叶鞘抱茎，脉 7 ～ 9；茎顶部叶同形，但更小。复伞形花序很多，花序梗细，常水平伸出，呈疏松的圆锥状；总苞片 2 ～ 3，甚小，狭披针形，长 1 ～ 5mm，宽 0.5 ～ 1mm，3 脉，很少 1 或 5 脉；伞幅 3 ～ 8，纤细，不等长，长

1 ～ 3cm；小总苞片 5，披针形，长 3 ～ 3.5mm，宽 0.6 ～ 1mm，先端尖锐，3 脉，向叶背突出；小伞直径 4 ～ 6mm，花 5 ～ 10；花柄长 1mm；花直径 1.2 ～ 1.8mm；花瓣鲜黄色，上部向内折，中肋隆起，小舌片矩圆形，先端 2 浅裂；花柱基深黄色，宽于子房。果实广椭圆形，棕色，两

侧略扁，长约 3mm，宽约 2mm，棱狭翼状，淡棕色，每棱槽油管 3，很少 4，合生面油管 4。花期 9 月，果期 10 月。

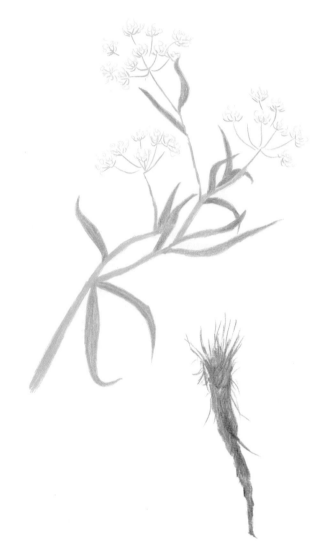

适宜生境与分布

生于向阳山坡路边、岸旁或草丛中。常野生于较干燥的山坡、林缘、林中隙地、草丛及路旁。本种分布较为广泛，分布于我国东北、华北、西北、华东和华中各地。内蒙古各地均有分布。奈曼旗全旗均有分布；种植区域涉及沙日浩来镇、黄花塔拉苏木、大沁他拉镇、固日班花苏木、白音他拉镇、八仙筒镇、治安镇、明仁苏木、土城子乡等。

资源状况

十分常见。

药用部位

干燥根。

采收加工

全年均可采挖，晒干或刮去粗皮晒干。

药材性状

本品呈圆柱形或长圆锥形，长 6 ~ 15cm，直径 0.3 ~ 0.8cm。根头膨大，先端残留 3 ~ 15 茎基或短纤维状叶基，下部分枝。表面黑褐色或浅棕色，具纵皱纹、支根痕及皮孔。质硬而韧，不易折断，断面显纤维性，皮部浅棕色，木质部黄白色。气微香，味微苦。

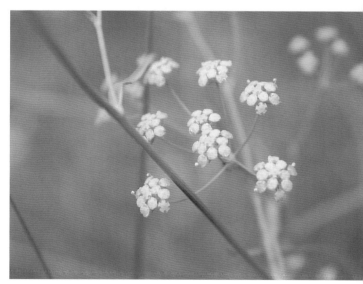

功能主治

疏散退热，疏肝解郁，升举阳气。用于感冒发热，寒热往来，胸胁胀痛，月经不调，子宫脱垂，脱肛。

用法用量

内服煎汤，3～10g。

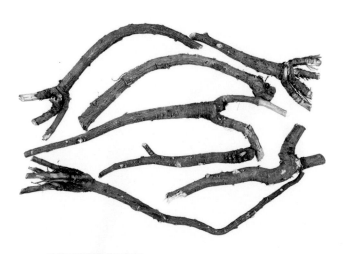

▲ 柴胡（药材图）

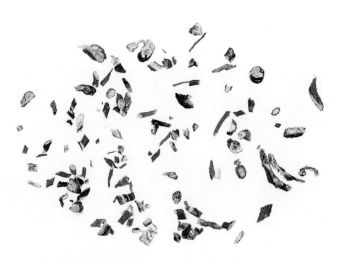

▲ 柴胡（饮片图）

化学成分

主要含有皂苷类、黄酮类、挥发油类等成分，此外还有多糖类、脂肪酸类、木脂素类、香豆素类等成分。

1. 皂苷类 柴胡皂苷 A、柴胡皂苷 B、柴胡皂苷 C、柴胡皂苷 D、3′-O- 乙酰基柴胡皂苷 A 等。

2. 黄酮类 山柰酚、芸香苷、芦丁、槲皮素、异鼠李素等。

3. 挥发油类 月桂酸、肉豆蔻酸、γ- 杜松烯、β- 紫罗兰酮等。

4. 其他 阿拉伯糖、核糖、木糖、葡萄糖、半乳糖及鼠李糖等多糖；脂肪酸和甾醇类、木脂素类、香豆素类等成分。

药理作用

1. 解热镇痛作用 大剂量的柴胡煎剂及醇浸膏对人工发热的家兔有解热作用；柴胡皂苷对小鼠有降低正常体温及解热镇痛作用。

2. 抗炎、抗菌作用 柴胡皂苷 A 与柴胡皂苷 D 在角叉菜胶诱导的大鼠足肿胀和乙酸诱导的小鼠血管通透性升高的实验中，都表现出显著的抗炎活性。

3. 其他作用 柴胡皂苷能通过对 NF-κB 和转录因子 STAT3 信号通路的调控，减轻由乙酰氨基酚造模的肝损伤小鼠的肝损伤程度；柴胡皂苷还可提高细胞抗氧化水平，并有一定的抗癌活性。

参考文献

[1] 邓友平，赵力强，张立鸣. 北柴胡和三岛柴胡种子萌发特性研究 [J]. 中药材，1996，19（2）：55–57.

[2] 胡小荣，孙雨珍，陈辉，等. 柴胡种子发芽条件及 TTC 生活力测定方法的研究 [J]. 种子科技，1998（3）：28–29.

[3] LEE EUNIL，KM SH，LEE E，et al. Seed characteristics and accelerating methods of germination in *Bupleurum falcatum*[J]. Korean Journal of Crop Science，1996，41（3）：384–394.

[4] 濮金龙，纪晓多，徐明，等. 北柴胡挥发油的成分研究 I [J]. 化学学报，1983，41（6）：559.

[5] 郭济贤，潘胜利，李颖，等. 中国柴胡属 19 种植物挥发油化学成分的研究 [J]. 上海医科大学学报，1990，17（4）：278.

[6] SETO H，OTAKE N，LUO SQ，et al. A new triterpenoid glycoside from *Bupleurum chinense* DC.[J].Agric Biol Chem，1986，50（4）：939.

[7] 国家中医药管理局《中华本草》编委会. 中华本草：第五册 [M]. 上海：上海科学技术出版社，1999：909–919.

[8] 刘玉法，阎玉凝，武莹，等. GC–MS 分析北柴胡地上部分的挥发油化学成分 [J]. 北京中医药大学学报，2004，27（5）：59–61.

[9] 刘玉法，阎玉凝，刘云华，等. 柴胡果实挥发油成分的 GC–MS 分析 [J]. 中草药，2005，36（5）：671–672.

[10] 刘永春，丛培臣. 柴胡的化学成分及药理作用研究概况 [J]. 黑龙江医药，2005，19（3）：216–218.

北沙参

Glehnia littoralis Fr. Schmidt ex Miq.

| 科 名 | 伞形科 | 别 名 | 辽沙参、海沙参、莱阳参 | 蒙文名 | 查干-扫日劳 |

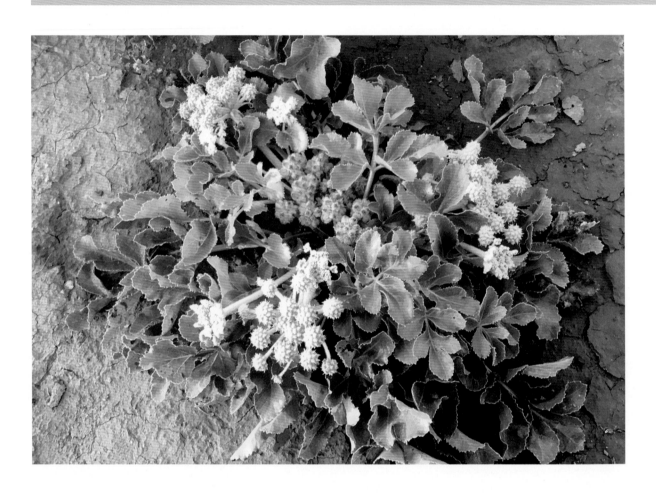

形态特征

多年生草本，全株被白色柔毛。根细长，圆柱形或纺锤形，长 20 ~ 70cm，直径 0.5 ~ 1.5cm，表面黄白色。茎露于地面部分较短，分枝，地下部分伸长。叶多数基生，厚质，有长柄，叶柄长 5 ~ 15cm，叶片呈圆卵形至长圆状卵形，三出式分裂至三出式 2 回羽状分裂，末回裂片倒卵形至卵圆形，长 1 ~ 6cm，宽 0.8 ~ 3.5cm，先端圆形至尖锐，基部楔形至截形，边缘有缺刻状锯齿，齿边缘为白色软骨质，叶柄和叶脉上有细微硬毛；茎生叶与基生叶相似。复伞形花序顶生，密生浓密的长柔毛，直径 3 ~ 6cm，花序梗有时分枝，长 2 ~ 6cm；伞幅 8 ~ 16，不等长，长 1 ~ 3cm；无总苞片；小总苞数枚，线状披针形，边缘及背部密被柔毛；小伞形花序有花 15 ~ 20，花白色；萼齿 5，卵状披针形，长 0.5 ~ 1mm，被柔毛；花瓣白色或带堇色；花柱基短圆锥形。果实近圆球形或倒广卵形，长 6 ~ 13mm，宽 6 ~ 10mm，密被长柔毛及茸毛，果棱有木栓质翅；分生果的横剖面半圆形。花果期 6～8 月。

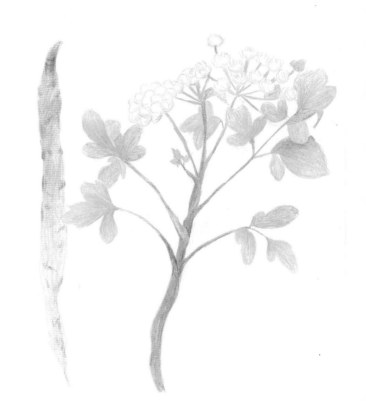

适宜生境与分布

适应性较强，可在各种环境条件下生长发育；喜向阳与温暖湿润环境，抗严寒、耐干旱、耐盐碱。在我国内蒙古、河北，以及东北、华北等地都有种植，其他各地也有零星分布。奈曼旗大沁他拉镇、沙日浩来镇、团山洼村等地有种植。

资源状况

常见。

药用部位

干燥根。

采收加工

夏、秋二季采挖，除去须根，洗净，稍晾，置沸水中烫后，除去外皮，干燥；或洗净直接干燥。

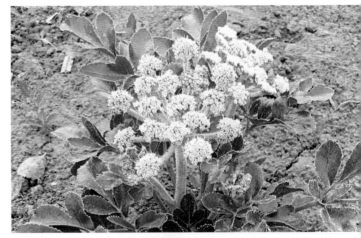

药材性状

本品呈细长圆柱形，偶有分枝，长 15～45cm，直径 0.4～1.2cm。表面淡黄白色，略粗糙，偶有残存外皮，不去外皮者表面黄棕色。全体有细纵皱纹和纵沟，并有棕黄色点状细根痕；先端常留有黄棕色根茎残基；上端稍细，中部略粗，下部渐细。质脆，易折断，断面皮部浅黄白色，木质部黄色。气特异，味微甘。

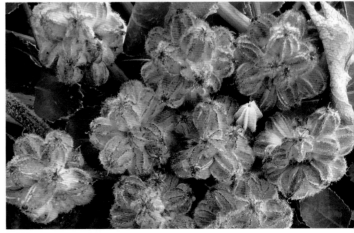

功能主治

养阴清肺，益胃生津。用于肺热燥咳，劳嗽痰血，胃阴不足，热病津伤，咽干口渴。

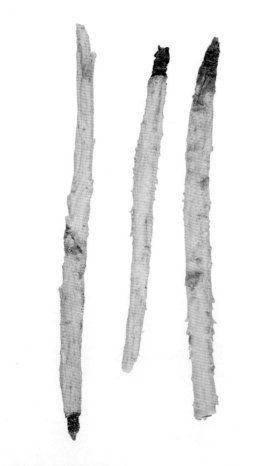

▲ 北沙参（药材图）

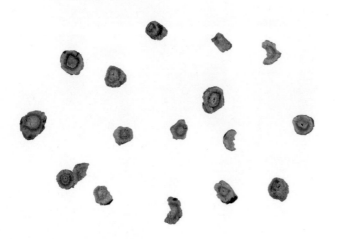

▲ 北沙参（饮片图）

用法用量

内服煎汤，5 ~ 12g。

化学成分

主要含有香豆素类、聚炔类、糖类、酚酸类、挥发油类、黄酮类等成分，此外还含有氨基酸、微量元素等。

1. 香豆素类 补骨脂素、异欧前胡素、欧前胡素等。

2. 聚炔类 法卡林二醇、人参炔醇等。

3. 糖类 丁香苷、吡喃糖苷、正丁醇 - α-D- 呋喃果糖苷等。

4. 酚酸类 香草酸、水杨酸、阿魏酸等。

5. 其他 单萜类、挥发油类、黄酮类化合物和脂肪酸等。

药理作用

1. 免疫调节作用 北沙参多糖对小鼠巨噬细胞吞噬功能有增强作用，对免疫细胞增殖有显著促进作用；北沙参粗多糖可显著增强阴虚小鼠的细胞免疫和体液免疫功能。

2. 肝保护作用 北沙参乙醇提取物具有保护肝细胞作用。

3. 抗肿瘤作用 在体外抗肿瘤实验中，北沙参中异欧前胡素对人中枢神经系统肿瘤细胞株 XF498、人卵巢癌细胞 SK-OV-3 和人肺癌细胞株 A549 等都有明显的抑制作用。

4. 其他作用 北沙参复方汤剂具有增强肺组织抗氧化能力的作用，可用于治疗放射性肺炎，对肺纤维化也有一定的治疗作用。

参考文献

[1] 国家药典委员会. 中华人民共和国药典 [M]. 北京：中国医药科技出版社，2015：100.

[2] 中国科学院中国植物志编辑委员会. 中国植物志：第 78（1）卷 [M]. 北京：科学出版社，1987：25.

[3] 黄璐琦. 北沙参生产加工适宜技术 [M]. 北京：中国医药科技出版社，2017：11.

[4] 张永清. 山东省北沙参生产情况调查 [J]. 山东中医杂志，2001，20（3）：169-171.

[5] 原忠，赵梦飞，陈发奎，等. 北沙参化学成分的研究 [J]. 中草药，2002，33（12）：1063-1065.

[6] 林喆，赵亚，原忠. 北沙参的化学成分及药理作用研究进展 [J]. 中国中医药信息杂志，2007，14（7）：91-93.

[7] 田艳，马天宇，俞腾飞，等. 北沙参的化学成分及药理作用研究进展 [J]. 国际药学研究杂志，2013，40（3）：291-294.

[8] 刘咏梅，刘波，王金凤，等. 北沙参粗多糖的提取及对阴虚小鼠的免疫调节作用 [J]. 中国生化药物杂志，2005，26（4）：224-225.

[9] 耿增岩，乔逸，杨晓青，等. 北沙参的研究进展 [J]. 现代中医药，2006，26（6）：62-63.

小秦艽

Gentiana dahurica Fisch.

科名 龙胆科　　**别名** 达乌里龙胆、达弗里亚龙胆、小叶秦艽　　**蒙文名** 呼和-朱勒根

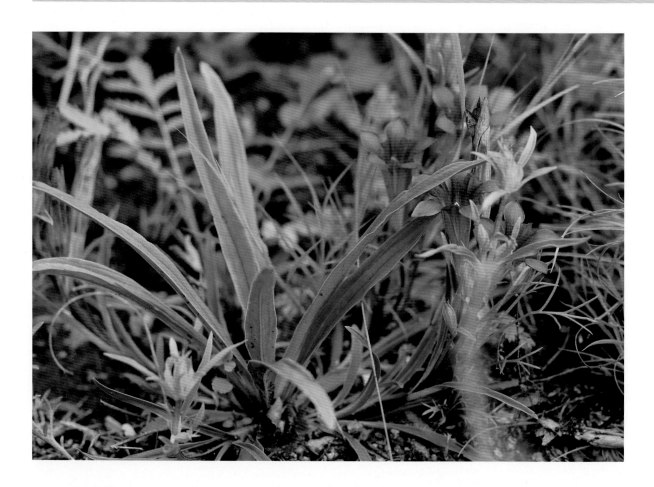

🌿 **形态特征**

　　多年生草本，高 10 ~ 25cm，全株光滑无毛，基部被枯存的纤维状叶鞘包裹。须根多条，向左扭结成 1 圆锥形根。枝多数丛生，斜升，黄绿色或紫红色，近圆形，光滑。莲座丛叶披针形或线状椭圆形，长 5 ~ 15cm，宽 0.8 ~ 1.4cm，先端渐尖，基部渐狭，边缘粗糙，叶脉 3 ~ 5；茎生叶少数，线状披针形至线形，长 2 ~ 5cm，宽 0.2 ~ 0.4cm，先端渐尖，基部渐狭，边缘粗糙，叶脉 1 ~ 3，在两面均明显，中脉在下面凸起，叶柄宽，长 0.5 ~ 10cm，愈向茎上部叶愈小，柄愈短。聚伞花序顶生及腋生，排列成疏松的花序；花梗斜伸，黄绿色或紫红色，极不等长，总花梗长至 5.5cm，小花梗长至 3cm；萼筒膜质，黄绿色或带紫红色，筒形，长 7 ~ 10mm，不裂，稀一侧浅裂，裂片 5，不整齐，线形，绿色，长 3 ~ 8mm，先端渐尖，边缘粗糙，背面脉不明显，弯缺宽，圆形或截形；花冠深蓝色，有时喉部具多数黄色斑点，筒形或漏斗形，

长 3.5 ~ 4.5cm，裂片卵形或卵状椭圆形，
全缘或呈啮蚀形；雄蕊着生于花冠筒中下部，
整齐，花丝线状钻形，长 1 ~ 1.2cm，花药
矩圆形，长 2 ~ 3mm；子房无柄，披针形或
线形，长 18 ~ 23mm，先端渐尖，花柱线形，
连柱头长 2 ~ 4mm，柱头 2 裂。蒴果内藏，
无柄，狭椭圆形，长 2.5 ~ 3cm。种子淡褐色，
有光泽，矩圆形，长 1.3 ~ 1.5mm，表面有
细网纹。花果期 7 ~ 9 月。

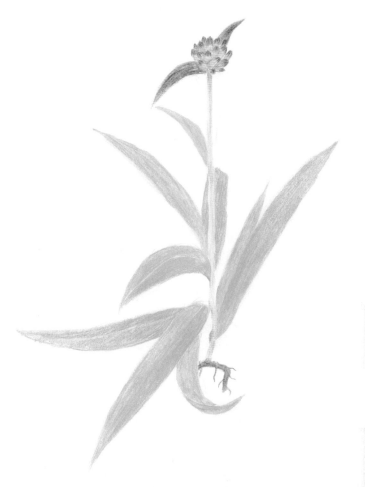

适宜生境与分布

生于海拔 400 ~ 2400m 的河滩、路旁、
水沟边、山坡草地、草甸、林下及林缘。分
布于我国东北，以及河北、山西、陕西、宁夏、
甘肃、青海、四川等地。奈曼旗南部山区有
分布。

资源状况

少见。

药用部位

干燥根。

采收加工

春、秋二季采挖，挖取后，除去茎叶、
须根及泥土，晒干；或堆晒至颜色呈红黄色
或灰黄色时，再摊开晒干；或趁鲜时搓去黑皮，
晒干。

药材性状

本品呈类圆锥形或类圆柱形，长 8 ~

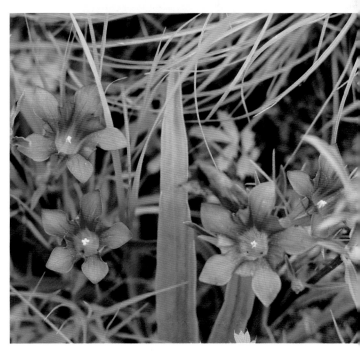

15cm，直径 0.2 ～ 1cm。表面棕黄色。主根通常 1，残存的茎基有纤维状叶鞘，下部多分枝。断面黄白色。

功能主治

祛风湿，清湿热，止痹痛，退虚热。用于风湿痹痛，中风，半身不遂，筋脉拘挛，骨节酸痛，湿热黄疸，骨蒸潮热，小儿疳积发热。

用法用量

内服煎汤，3 ～ 10g。

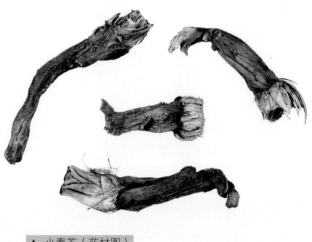

▲ 小秦艽（药材图）

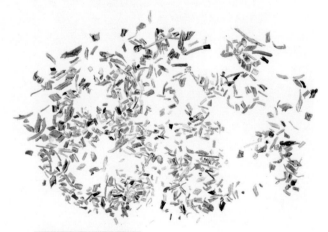

▲ 小秦艽（饮片图）

化学成分

主要含有环烯醚萜类、黄酮类、苯甲酸及其衍生物类、挥发油类等成分。其中环烯醚萜类化合物是其特征性成分，也是其主要有效成分。

1. 环烯醚萜类　哈巴苷、马钱苷酸、龙胆苦苷、秦艽苷、当药苦苷等。

2. 黄酮类　苦参素、苦参酚、异牡荆素、甲氧基鳝藤酸等。

3. 苯甲酸及其衍生物　红白金花酸、秦艽酰胺、苯甲酰胺和苯甲酸等。

4. 其他　挥发油类、龙胆二糖、抗氧剂褐黑色素，以及微量元素 Ca、Mg、K、Mn 等。

药理作用

1. 抗炎作用　小秦艽中的落干酸具有一定的抗炎活性。

2. 对中枢神经系统的作用　小秦艽中的獐牙菜苦苷对中枢神经具有抑制作用；龙胆苦苷对中枢神经有兴奋作用；总生物碱具有中枢镇静作用。

3. 对心血管系统的作用　小秦艽中的异荭草苷具有治疗心血管疾病作用。

4. 其他作用　小秦艽中的多糖能增强和调节免疫、抗肿瘤、抗氧化、抗衰老和降血脂等；獐牙菜苷具有退热、抗惊厥作用；总生物碱还具有抗炎、抗过敏、升血糖、抗风湿、降血压的作用。

参考文献

[1] 中国科学院中国植物志编辑委员会. 中国植物志：第62卷 [M]. 北京：科学出版社，1988：64.

[2] 王国强. 全国中草药汇编 [M]. 北京：人民卫生出版社，2014：473-475.

[3] 王琬，梁宗锁，解娟芳，等. 秦艽组植物生物学特性研究进展 [J]. 北方园艺，2014（8）：188-192.

[4] 刘丽莎，姬可平. 秦艽种子发芽特性的研究 [J]. 中草药，2002（3）：79-81.

[5] 任宝祥，王建军. 秦艽的特征特性及高产栽培技术 [J]. 甘肃农业科技，2005（10）：53-54.

[6] 李焘，张志勤，王喆之. 中药秦艽资源的开发利用与规范化种植研究 [J]. 陕西农业科学，2006（6）：36-38.

[7] 李锟，徐小菊，何聪俐. 秦艽的化学成分和药理作用研究进展 [J]. 广东化工，2016，43（5）：107-108，116.

[8] 王雪玲，李建民，王媛媛，等. 达乌里龙胆及其研究概况 [J]. 青海草业，2012，21（1）：42-45.

杠柳

Periploca sepium Bunge

| 科 名 | 萝藦科 | 别 名 | 北五加皮、羊奶子、山五加皮、羊角条 | 蒙文名 | 亚曼-额布热 |

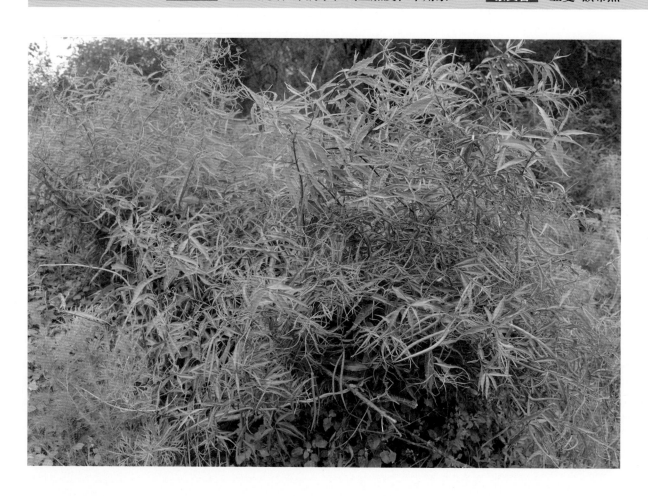

🌿 **形态特征**

　　落叶蔓性灌木，高可达 1.5m。主根圆柱状，外皮灰棕色，内皮浅黄色，具乳汁，除花外，全株无毛。茎皮灰褐色；小枝常对生，具皮孔及细条纹。叶卵状长圆形，长 5 ～ 9cm，宽 1.5 ～ 2.5cm，先端渐尖，基部楔形，叶面深绿色，叶背淡绿色；中脉在叶面扁平，在叶背微凸起，侧脉纤细，两面扁平，每边 20 ～ 25；叶柄长约 3mm。聚伞花序腋生，着花数朵；花萼裂片卵圆形，长 3mm，宽 2mm，先端钝，花萼内面基部有 10 小腺体；花冠紫红色，辐状，张开直径 1.5cm，花冠筒短，长约 3mm，裂片长圆状披针形，长 8mm，宽 4mm，中间加厚成纺锤形，反折，内面被长柔毛，外面无毛；副花冠环状，10 裂，其中 5 裂延伸成丝状被短柔毛，先端向内弯；雄蕊着生于副花冠内面，并与其合生，花药彼此粘连并包围着柱头，背面被长柔毛；心皮离生，无毛，每心皮有胚珠多个，柱头盘状凸起；花粉器匙形，四合花粉藏在载粉器内，黏盘粘连在柱头上。蓇葖果 2，圆柱状，长 7 ~ 12cm，直径约 5mm，无毛，具有纵条纹。种子长圆形，长约 7mm，宽约 1mm，黑褐色，先端具白色绢质种毛；种毛长 3cm。花期 5 ~ 6 月，果期 7 ~ 9 月。

适宜生境与分布

生于干旱山坡、沟边、固定沙地、灌丛、河边、河边沙地、荒地、林缘、田边、固定或半固定沙丘；喜阳，喜光，耐寒，耐旱，耐瘠薄，耐阴，对土壤适应性强，具有较强的抗风蚀、抗沙埋的能力。分布于我国西北、华北、东北、西南。内蒙古各地均有分布。奈曼旗全旗均有分布。

资源状况

少见。

药用部位

干燥根皮。

采收加工

春、秋二季采挖根，洗净泥土，趁鲜用木棒敲打，剥取根皮，阴干或晒干。

药材性状

本品呈卷筒状或槽状，少数呈不规则的块片状，长 3 ~ 10cm，直径 1 ~ 2cm，厚 0.2 ~ 0.4cm。外表面灰棕色或黄棕色，栓皮松软，常呈鳞片状，易剥落；内表面淡黄色或淡黄棕色，较平滑，有细纵纹。体轻，

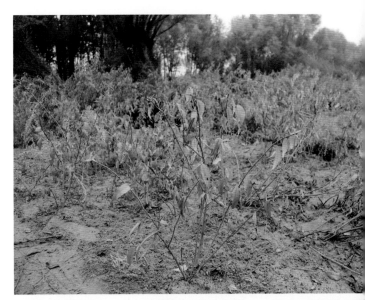

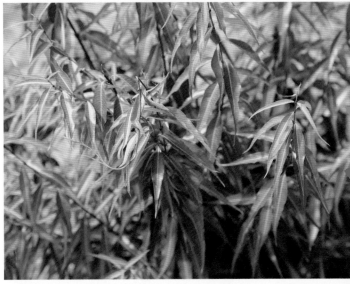

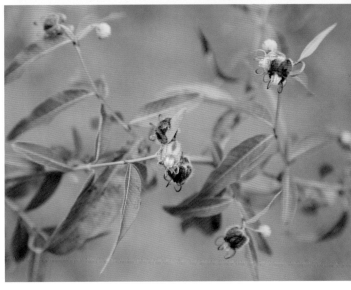

质脆，易折断，断面不整齐，黄白色。有特异香气，味苦。

功能主治

利水消肿，祛风湿，强筋骨。用于下肢浮肿，心悸气短，风寒湿痹，腰膝酸软。

用法用量

内服煎汤，3 ~ 6g。

化学成分

主要含有 C_{21} 甾类、强心苷类、三萜类、醛类以及其他成分。

1. C_{21} 甾类 Δ^5- 孕甾烯 -3β, 20（R）- 二醇、Δ^5- 孕甾烯 -3β, 16α, 20α- 三醇、Δ^5- 孕甾醇 -3β, 17α, 20α- 三醇等。

2. 强心苷类 杠柳苷元、杠柳次苷、杠柳毒苷等。

3. 三萜类 熊果酸、α- 香树脂醇、α- 香树脂醇乙酸酯等。

4. 醛类 4- 甲基苯甲醛、4- 甲氧基水杨醛、香草醛、异香草醛等。

5. 其他 β- 谷甾醇、葡萄糖苷、东莨菪内酯、原花青素 B_2 等化合物。

药理作用

1. 强心作用 杠柳苷具有强心作用；杠柳毒苷还可在体内转化为杠柳次苷和杠柳苷元，3 种物质均具有强心苷母核结构。

2. 抗癌作用 杠柳提取物对多种人体不同组织来源的肿瘤细胞具有广泛的杀伤作用，且杠柳醇提物的抑瘤作用明显强于水提物；另有研究表明，杠柳苷元对乳腺癌细胞株 MCF-7 有很强的抑制作用。

3. 抗炎作用 杠柳中的萜类成分 α- 香树脂醇、α- 香树脂醇醋酸酯、β- 香树脂醇醋酸酯具有抗炎作用。在大鼠动物实验中，α- 香树脂醇可抑制角叉菜胶所致的实验性关节炎；β- 香树脂醇醋酸酯对醋酸所致的实验性关节炎有明显的对抗作用。

4. 免疫调节作用 杠柳苷可使荷瘤小鼠各免疫指标显著升高，表明其具有促进荷瘤小鼠免疫功能的作用；杠柳中提取的羽扇豆烷乙酸酯能增强人外周血淋巴细胞和巨噬细胞的免疫功能。

5. 其他作用 杠柳提取物还具有神经生长因子促进作用、细胞分化诱导作用、升白细胞作用及抗辐射、杀虫、镇痛等作用。因其具有毒性，处方中以外用为主。

参考文献

[1] 邓王萍，崔亚君，杨敏. 香加皮的研究进展 [J]. 上海中医药大学学报，2012，26（3）：111-115.

[2] 尹林克. 中亚荒漠生态系统中的关键种——柽柳（*Tamarix* spp.）[J]. 干旱区研究，1995，3（12）：43-47.

[3] 翟诗虹，王常贵，高信曾. 柽柳属植物抱茎叶形态结构的比较观察 [J]. 植物学报，1983，25（6）：519-525.

[4] 中国科学院中国植物志编辑委员会. 中国植物志：第 63 卷 [M]. 北京：科学出版社，1977：273.

[5] 江苏新医学院. 中药大辞典 [M]. 上海：上海科学技术出版社，1986：1683.

[6] 王强，徐国钧. 道地药材图典：三北卷 [M]. 福州：福建科学技术出版社，2003：122.

[7] 庞立铁，周玉清，荣建东. 寒区野生固沙植物杠柳的生态价值及栽培技术 [J]. 水土保持科技情报，2003（3）：45-46.

[8] 肖培根. 新编中药志 [M]. 北京：化学工业出版社，2002：631.

[9] 李超，潘桂湘，何新. 香加皮的化学成分及药理作用研究进展 [J]. 药物评价研究，2010，33（1）：36-41.

[10] 王芦笛，杨维，李鹰飞，等. 香加皮的化学成分及主要毒性研究进展 [J]. 国际药学研究杂志，2016，43（6）：1067-1075.

益母草

Leonurus artemisia (Laur.) S. Y. Hu

| 科名 | 唇形科 | 别名 | 益母蒿、野麻、九重楼、野天麻 | 蒙文名 | 都日伯乐吉-额布斯 |

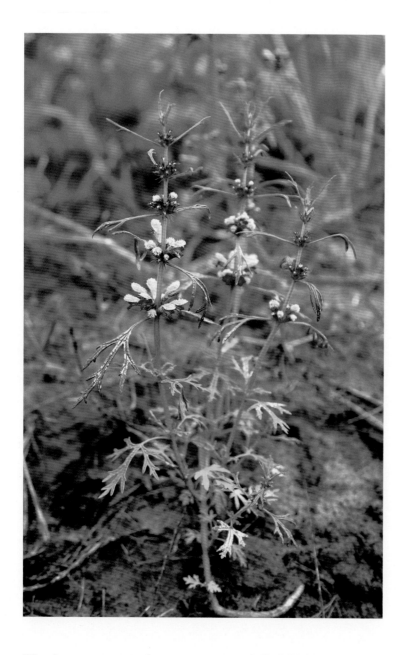

形态特征

一年生或二年生草本。茎直立，通常高 30 ~ 120cm，钝四棱形，微具槽，有倒向糙伏毛，在节及棱上尤为密集，在基部有时近无毛，多分枝，或仅于茎中部以上有能育的小枝条。叶变化很大，茎下部叶卵形，基部宽楔形，掌状 3 裂，裂片呈长圆状菱形至卵圆形，通常长 2.5 ~ 6cm，宽 1.5 ~ 4cm，裂片上再分裂，上面绿色，有糙伏毛，叶脉稍下陷，下面淡绿色，被疏柔毛及腺点，叶脉突出，叶柄纤细，长 2 ~ 3cm，由于叶基下延而在上部略具翅，腹面具槽，背面圆形，被糙伏毛；茎中部叶菱形，较小，通常分裂成 3 或偶有多个长圆状线形的裂片，基部狭楔形，叶柄长 0.5 ~ 2cm；花序最上部的苞叶近无柄，线形或线状披针形，长 3 ~ 12cm，宽 0.2 ~ 0.8cm，全缘或具稀少牙齿。轮伞花序腋生，具 8 ~ 15 花，圆球形，直径 2 ~ 2.5cm，多数远离而组成长穗状花序；小苞片刺状，向上伸出，基部略弯曲，比萼筒短，长约 5mm，有贴生的微柔毛；花梗无；花萼管状钟形，长 6 ~ 8mm，外面有贴生微柔毛，内面基部 1/3 以上被微柔毛，5 脉，显著，齿 5，前 2 齿靠合，长约 3mm，后 3 齿较短，等长，长约

2mm，齿均宽三角形，先端刺尖；花冠粉红色至淡紫红色，长 1 ~ 1.2cm，外面伸出萼筒部分被柔毛，花冠筒长约 6mm，等大，内面离基部 1/3 处有近水平向的不明显鳞毛毛环，毛环在背面间断，其上部多少有鳞状毛，冠檐二唇形，上唇直伸，内凹，长圆形，长约 7mm，宽 4mm，全缘，内面无毛，边缘具纤毛，下唇略短于上唇，内面基部疏被鳞状毛，3 裂，中裂片倒心形，先端微缺，边缘薄膜质，基部收缩，侧裂片卵圆形，细小；雄蕊 4，均延伸至上唇片之下，平行，前对较长，花丝丝状，扁平，疏被鳞状毛，花药卵圆形，2 室；花柱丝状，略超出雄蕊而与上唇片等长，无毛，先端相等 2 浅裂，裂片钻形；花盘平顶；子房褐色，无毛。小坚果长圆状三棱形，长 2.5mm，先端截平而略宽大，基部楔形，淡褐色，光滑。花期 6 ~ 9 月，果期 9 ~ 10 月。

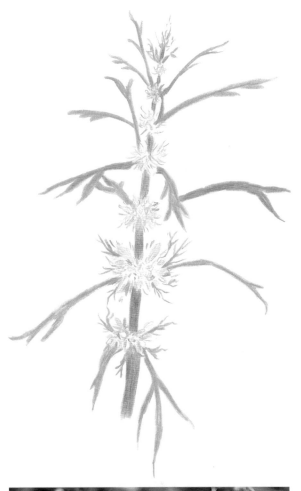

适宜生境与分布

生于田野、沙地、灌丛、疏林、石质及砂质草甸草原、山地草甸等。我国各地均有分布。内蒙古兴安南部、辽河平原、燕山北部、阴南丘陵等地有分布。奈曼旗全旗均有分布。

资源状况

常见。

药用部位

干燥成熟果实。

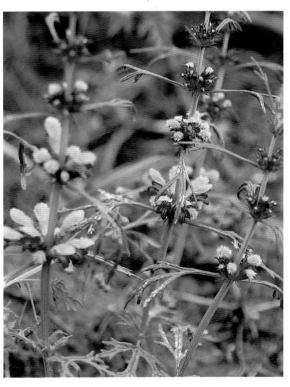

采收加工

秋季果实成熟时采割地上部分，晒干，打下果实，除去杂质。

药材性状

本品呈三棱形，长 2 ～ 2.5mm，宽约 1.5mm。表面灰棕色至灰褐色，有深色斑点，一端稍宽，平截状，另一端渐窄而钝尖。果皮薄，子叶类白色，富油性。气微，味苦。

功能主治

活血调经，清肝明目。用于月经不调，经闭痛经，目赤翳障，头晕胀痛。

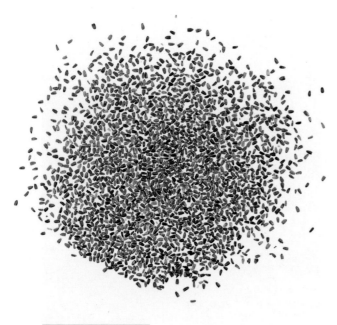

▲ 益母草（药材图）

用法用量

内服煎汤，9 ～ 30g，鲜品 12 ～ 40g。

化学成分

主要含有生物碱类、黄酮及其苷类、脂肪酸类、挥发油类和微量元素等成分。

1. 生物碱类　益母草碱、水苏碱、益母草定等。

2. 黄酮及其苷类　洋芹素、芫花素及其苷、槲皮素等。

3. 脂肪酸类　亚麻酸、β- 亚油酸、油酸等。

4. 挥发油类　1- 辛烯 -3- 醇、3- 辛醇。

5. 其他　二萜类、微量元素、胡萝卜苷、豆甾醇、益母草酰胺等。

药理作用

1. 兴奋子宫作用　益母草煎剂、乙醇浸膏及益母草碱都有兴奋子宫的作用。

2. 对心血管系统的作用　益母草注射液能减轻心肌缺血再灌注损伤、抗血小板聚集、降低血液黏度；益母草粗提取物能扩张血管，有短暂的降血压作用。

3. 利尿作用　益母草碱有明显的利尿作用。

4. 其他作用　益母草对肾脏有一定的保护作用；能增强机体的细胞免疫功能。

参考文献

[1] 国家药典委员会. 中华人民共和国药典 [M]. 北京：中国医药科技出版社，2015：241-242.

[2] 厚毅清，王乃亮，欧巧琴，等. 益母草属植物种子发芽、细胞培养及其化学成分研究进展 [J]. 中国农学通报，2010，26（18）：75-78.

[3] 中国科学院中国植物志编辑委员会. 中国植物志：第 65（2）卷 [M]. 北京：科学出版社，1977：508.

[4] 内蒙古植物志编辑委员会. 内蒙古植物志 [M]. 呼和浩特：内蒙古人民出版社，1993：230-231.

[5] 晃志. 益母草类中药的资源、质量和其中生物碱成分的药理作用 [D]. 上海：上海中医药大学，1999.

[6] 张莲珠，王会弟. 茺蔚子研究进展 [J]. 长春中医药大学学报，2012，28（5）：920-921.

[7] 晃志，周秀佳. 益母草类中药的研究概况和进展 [J]. 中草药，1998（6）：414-417.

[8] 陶宏征，沈云玫，白建波. 益母草研究进展 [J]. 实用中医药杂志，2014（6）：585-587.

黄芩

Scutellaria baicalensis Georgi

科 名 唇形科　　　**别 名** 空心草、黄金茶　　　**蒙文名** 沙日-巴布

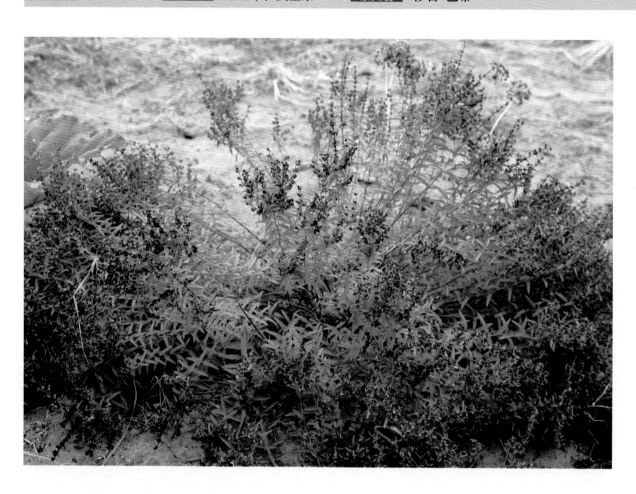

🌿 形态特征

多年生草本。根茎肥厚，肉质，直径达 2cm，伸长而分枝。茎基部伏地，上升，高 15 ~ 120cm，基部直径 2.5 ~ 3mm，钝四棱形，具细条纹，近无毛或被上曲至开展的微柔毛，绿色或带紫色，自基部多分枝。叶坚纸质，披针形至线状披针形，长 1.5 ~ 4.5cm，宽 0.3 ~ 1.2cm，先端钝，基部圆形，全缘，上面暗绿色，无毛或疏被贴生至开展的微柔毛，下面色较淡，无毛或沿中脉疏被微柔毛，密被下陷的腺点，侧脉 4 对，与中脉在上面下陷，在下面突出；叶柄短，长 2mm，腹凹背凸，被微柔毛。花序在茎及枝上顶生，总状，长 7 ~ 15cm，常于茎顶聚成圆锥花序；花梗长 3mm，与花序轴均被微柔毛；苞片下部者似叶，上部者远较小，卵圆状披针形至披针形，长 4 ~ 11mm，近无毛；花萼开花时长 4mm，盾片高 1.5mm，外面密被微柔毛，萼缘被疏柔毛，内面无毛，花萼结果时长 5mm，盾片高 4mm；花冠紫色、紫红色至蓝色，长 2.3 ~ 3cm，

外面密被具腺短柔毛，内面在囊状膨大处被短柔毛，花冠筒近基部明显膝曲，中部直径1.5mm，至喉部宽达6mm，冠檐二唇形，上唇盔状，先端微缺，下唇中裂片三角状卵圆形，宽7.5mm，两侧裂片向上唇靠合；雄蕊4，稍露出，前对较长，具半药，退化半药不明显，后对较短，具全药，药室裂口具白色髯毛，背部具泡状毛，花丝扁平，中部以下前对在内侧、后对在两侧被小疏柔毛；花柱细长，先端锐尖，微裂；花盘环状，高0.75mm，前方稍增大，后方延伸成极短的子房柄；子房褐色，无毛。小坚果卵球形，高1.5mm，直径1mm，黑褐色，具瘤，腹面近基部具果脐。花期7～8月，果期8～9月。

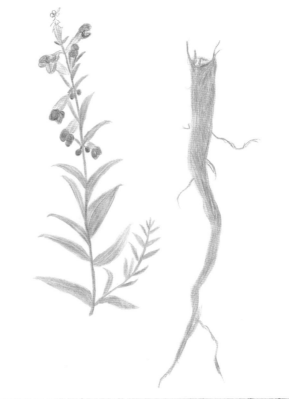

适宜生境与分布

中旱生植物。生于山地、丘陵的砾石坡地及砂质土上，为草甸草原及山地草原的常见种，在线叶菊草原中可成为优势植物之一。分布于我国东北、华北等地。内蒙古呼伦贝尔市、兴安盟、通辽市、赤峰市等地有分布。奈曼旗青龙山镇有分布。

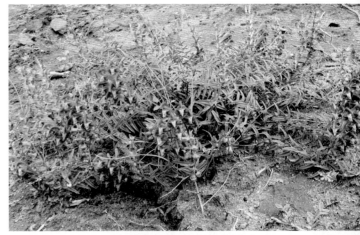

资源状况

常见。

药用部位

干燥根。

采收加工

春、秋二季采挖，除去须根和泥沙，晒

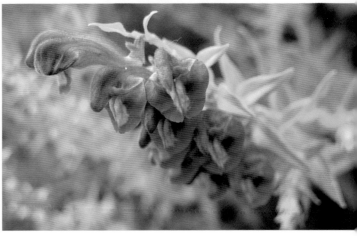

后撞去粗皮，晒干。

药材性状

本品呈圆锥形，扭曲，长 8 ~ 25cm，直径 1 ~ 2cm。表面棕黄色或深黄色，有稀疏的疣状细根痕，上部较粗糙，有扭曲的纵皱纹或不规则的网纹，下部有顺纹和细皱纹。质硬而脆，易折断，断面黄色，中心红棕色；老根中心呈枯朽状或中空，暗棕色或棕黑色。气微，味苦。栽培品较细长，多有分枝。表面浅黄棕色，外皮紧贴，纵皱纹较细腻。断面黄色或浅黄色，略呈角质样。味微苦。

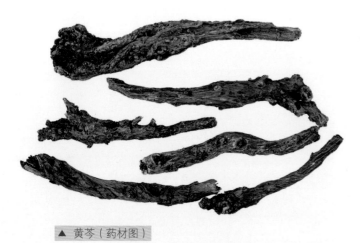

▲ 黄芩（药材图）

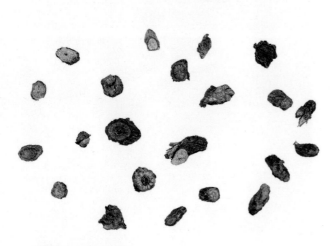

▲ 黄芩（饮片图）

功能主治

清热燥湿，泻火解毒，止血，安胎。用于湿温、暑湿，胸闷呕恶，湿热痞满，泻痢，黄疸，肺热咳嗽，高热烦渴，血热吐衄，痈肿疮毒，胎动不安。

用法用量

内服煎汤，3 ~ 10g。

化学成分

主要含黄酮及其苷类、萜类、挥发油类和微量元素等成分。

1. **黄酮及其苷类** 黄芩苷、黄芩素、汉黄芩苷、汉黄芩素等。

2. **萜类** 二氢黄芩苷等。

3. **挥发油类** 烯丙醇、石竹烯、棕榈酸、薄荷酮、亚油酸甲酯、苯乙酮等。

4. **其他** 多糖、β- 谷甾醇、苯甲酸、微量元素等。

药理作用

1. **抗炎、抗变态反应作用** 黄芩苷及其苷元对豚鼠气管过敏性收缩及过敏性气喘均有缓解作用。

2. **抗菌作用** 黄芩有较广的抗菌谱，在试管内对痢疾杆菌、白喉杆菌、绿脓杆菌、葡萄球菌、链球菌、肺炎双球菌以及脑膜炎球菌等均有抑制作用；煎剂可作喉头喷雾，对脑膜炎带菌者亦有效。

3. 降血压作用　黄芩苷对麻醉犬、猫、兔进行静脉、肌内注射或灌胃，均可起降血压作用。黄芩浸剂口服能降低正常及慢性肾性高血压，其酊剂可使神经性高血压回至正常。

4. 利胆、解痉作用　黄芩煎剂和乙醇提取液可增加犬、兔胆汁排泄量，具有一定的利胆作用；用小白鼠小肠段进行解痉效价测定，结果表明汉黄芩素具有解痉作用。

5. 其他作用　黄芩苷能抑制小白鼠的自发活动，作用强度与剂量有关。黄芩对神经兴奋性增高及失眠的高血压患者有降血压作用；此外，黄芩还有使血糖轻度上升作用及解热作用。

参考文献

[1] 国家药典委员会. 中华人民共和国药典 [M]. 北京：中国医药科技出版社，2015：301-302.

[2] 中国科学院中国植物志编辑委员会. 中国植物志：第 65（2）卷 [M]. 北京：科学出版社，1977：194.

[3] 赵婷. 黄芩质量及栽培技术研究 [D]. 北京：北京中医药大学，2006.

[4] 谷婧，黄玮，张文生. 不同温度条件下水分对黄芩种子萌发的影响研究 [J]. 安徽农业科学，2013，41（9）：3857-3860，3863.

[5] 武治华，牛继平. 不同处理方法对黄芩种子萌发的影响 [J]. 安徽农业科学，2017，45（18）：107-110.

[6] 华智锐，李小玲，姚坤. 温度和光照对商洛黄芩种子萌发的影响 [J]. 西北农业学报，2012，21（2）：107-110.

[7] 谭林彩. 黄芩高产栽培技术 [J]. 现代农业科技，2007（10）：26-28.

[8] 李欣，魏朔南. 黄芩的生物学研究进展 [J]. 中国野生植物资源，2006（6）：11-15.

[9] 谷婧，黄玮，张文生. 黄芩野生与栽培资源分布调查研究 [J]. 中国中医药信息杂志，2013，20（12）：42-45.

[10] 郑勇凤，王佳婧，傅超美，等. 黄芩的化学成分与药理作用研究进展 [J]. 中成药，2016，38（1）：141-147.

[11] 李倩楠，葛晓群. 黄芩苷的解热作用及对细胞因子的影响 [J]. 中国中药杂志，2010，35（8）：1068-1072.

[12] 付璟，石继和. 黄芩素体外抑菌与体内抗炎作用研究 [J]. 中国药房，2014，25（23）：2136-2138.

达乌里芯芭

Cymbaria dahurica L.

| 科 名 | 玄参科 | 别 名 | 芯芭、兴安芯芭、芯玛芭、大黄花 | 蒙文名 | 阿拉坦-艾给 |

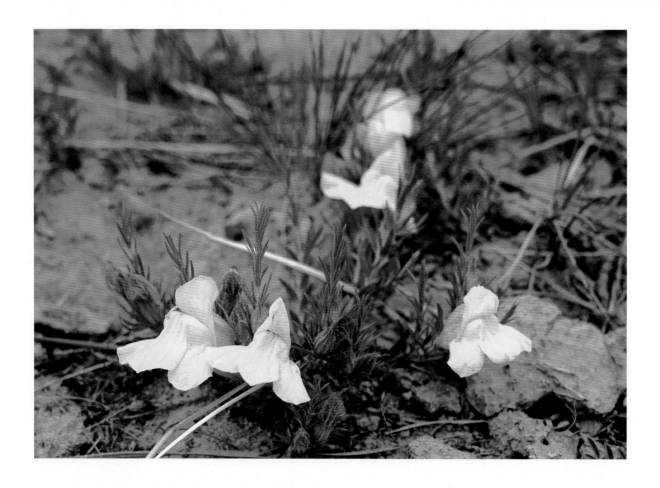

形态特征

　　多年生草本，高 6 ~ 23cm，密被白色绢毛，使植体呈银灰白色。根茎垂直或俯卧向下，少有地平伸展者，多少弯曲，表面片状剥落，向上常变多头而有宿存之隔年枯茎。茎多条自根茎分枝顶部发出，也偶自横行根茎的节上发出，成丛，基部为紧密的鳞片所覆盖，弯曲上升或直立，老时基部木质化。叶对生，无柄，线形至线状披针形，全缘或偶有稍分裂，具 2 ~ 3 裂片，通常长 10 ~ 20mm，宽 2 ~ 3mm，位于茎基部者较短，向上较细长，可达 23mm，先端渐尖，末端有 1 小刺状尖头，两面均被白色丝状柔毛，尤以下面为多。总状花序顶生，花少数，每茎 1 ~ 4，单生于苞腋，直立或斜伸，具长 2 ~ 5mm 的短梗；梗与萼管基部连接处有小苞片 2，小苞片长 11 ~ 20mm，宽 2 ~ 4mm，线形或披针形，全缘，或有时较宽，开裂而具 1 ~ 2 小齿，被毛，通常与萼管基部紧贴，有时多少分离，而在其间有长 0.5 ~ 1mm 的节间；萼下部筒状，外部密被丝状柔毛，内面有短柔毛，通常有脉11，管长5～10mm，上部具5线形或锥形萼齿，先端渐尖，有1小尖头，各齿近相等，长9～20mm，两面均被紧密柔毛，萼齿间常有1～2附加小齿；花冠黄色，长30～45mm，二唇形，外被白色柔毛，内面有腺点，下唇3裂，在其两裂口后面有褶襞2，通至管的中部，喉部有长柔毛1撮，裂片长椭圆形，先端钝或略尖，中裂较两侧裂略长，通常长10～16mm，宽7～13mm，上唇先端2裂，略弯向前方；雄蕊4，二强，微露于花冠喉部，前方1对较长，均着生于花管靠近子房上部处的内面，着生处凸起，质地坚韧，密生长柔毛，花丝基部被毛，花药背着，药室2，纵裂，长倒卵形，长4～4.5mm，宽1mm，先端渐细，成1小尖头，有时可长达1mm，顶部钝圆，多少分离，被长柔毛；子房长圆形，花柱细长，自上唇先端伸出，弯向前方，柱头头状。蒴果革质，长卵圆形，长10～13mm，宽8～9mm，先端有嘴。种子卵形，长3～4mm，宽2～2.5mm，一面较扁平，另一面微圆凸，而略带三棱形，周围有狭翅1环。花期6～8月，果期7～9月。

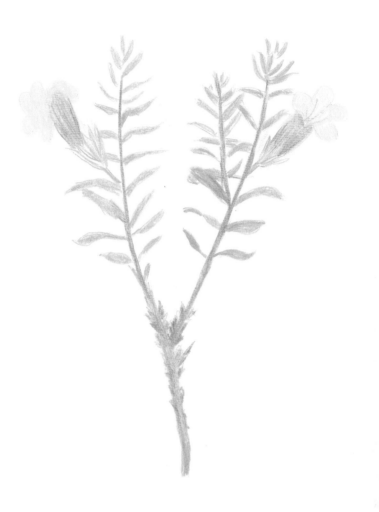

适宜生境与分布

　　生于草原、荒漠草原及山地草原上。分布于我国北京、内蒙古、河南、黑龙江、湖北等地。奈曼旗巴嘎波日和苏木有分布。

资源状况

　　常见。

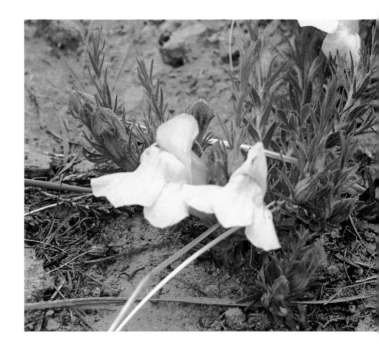

药用部位

全草。

采收加工

5 ~ 8 月采收带花全草，除去泥沙等杂质，阴干。

药材性状

本品根呈细长圆锥形，弯曲，长 4 ~ 10cm，直径 1.5 ~ 2.5mm；表面褐色，外皮易剥落；质坚，易折断，断面平坦，黄白色。茎呈圆柱形，长 10 ~ 15cm，直径 1 ~ 3mm，密被白色柔毛。叶对生，无柄，多皱缩破碎，完整叶条形至条状披针形，全缘，被灰白色茸毛。花皱缩成喇叭状，长 4 ~ 6cm，上部直径达 1cm，表面棕黄色，密被丝状毛；花萼齿间常有 1 ~ 2 附加子齿；花冠二唇形，上唇 2 裂，下唇 3 裂；二强雄蕊。蒴果革质，长卵形。气特异，味微苦。

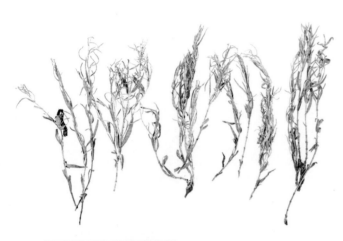

▲ 达乌里芯芭（药材图）

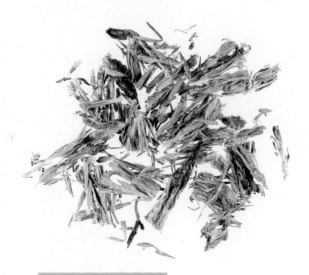

▲ 达乌里芯芭（饮片图）

功能主治

祛风除湿，利尿，止血。用于风湿痹痛，月经过多，吐血，衄血，便血，外伤出血，肾炎水肿，黄水疮。

用法用量

内服煎汤，3 ~ 9g；研末，1.5 ~ 3g。外用适量，煎汤洗。

化学成分

主要含有黄酮类、环烯醚萜类、甾醇类、肉桂酸衍生物类、糖类、有机酸类等成分。

1. 黄酮类 芹菜素、木犀草素、小麦黄素、槲皮素等。

2. 环烯醚萜类 栀二醇、地黄素 D、马钱酸、栀子酸、珊瑚木苷等。

3. 其他 糖类、桂皮酸衍生物等。

药理作用

1. 抗肿瘤作用 本品所含的非苷环烯醚萜类化合物对人肝癌细胞、人宫颈癌细胞、小鼠黑色素瘤细胞均有抑制作用。

2. 抗菌作用 本品所含的非苷环烯醚萜类化合物对枯草杆菌、金黄色葡萄球菌、大肠杆菌均有一定的抑制作用。

3. 降血糖作用 本品的正丁醇提取物具有一定的降血糖作用。

4. 其他作用 本品提取物有显著升高兔血压的作用，且持续时间长，升高血压后较为稳定；其所含的非苷环烯醚萜类化合物具有很强的抗肿瘤活性。

参考文献

[1] 中国科学院中国植物志编辑委员会. 中国植物志：第 68 卷 [M]. 北京：科学出版社，1963：390.

[2] 胡斯乐. 蒙药材芯芭的现代研究概况 [J]. 中国民族民间医药，2018，27（13）：31-32，39.

[3] 张春红，姚霞，哈斯巴特尔，等. 蒙药芯芭的研究进展 [J]. 中国现代医药，2013，15（12）：1068-1072.

[4] 扈颖慧. 蒙药达乌里芯芭根部化学成分的研究 [D]. 呼和浩特：内蒙古大学，2015.

[5] 王鸿宇. 达乌里芯芭茎部化学成分的研究 [D]. 呼和浩特：内蒙古大学，2015.

地黄

Rehmannia glutinosa (Gaetn.) Libosch. ex Fisch. et Mey.

科 名	玄参科	别 名	生地黄、生地	蒙文名	霍如波钦-其其格

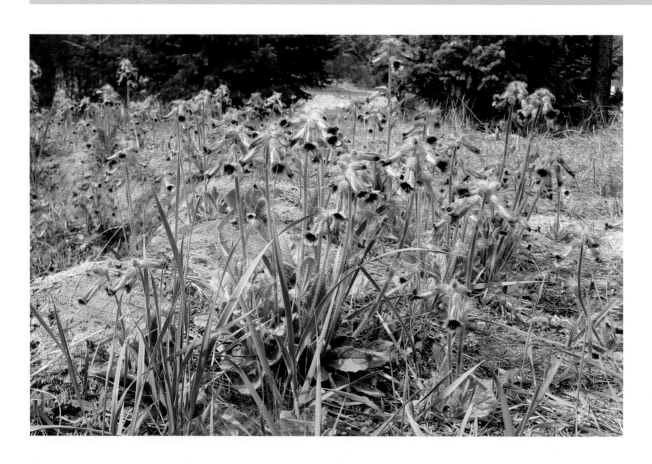

形态特征

多年生草本，高 10 ～ 30cm，密被灰白色多细胞长柔毛和腺毛。根茎肉质，鲜时黄色，在栽培条件下直径可达 5.5cm。茎紫红色。叶通常在茎基部集成莲座状，向上则强烈缩小成苞片，或逐渐缩小而在茎上互生；叶片卵形至长椭圆形，上面绿色，下面略带紫色或紫红色，长 2 ～ 13cm，宽 1 ～ 6cm，边缘具不规则圆齿或钝锯齿以至牙齿；基部渐狭成柄，叶脉在上面凹陷，在下面隆起。花具长 0.5 ～ 3cm 的梗，梗细弱，弯曲而后上升，在茎顶部略排列成总状花序，或几全部单生叶腋而分散在茎上；花萼长 1 ～ 1.5cm，密被多细胞长柔毛和白色长毛，具 10 隆起的脉，萼齿 5，矩圆状披针形、卵状披针形或多少三角形，长 0.5 ～ 0.6cm，宽 0.2 ～ 0.3cm，稀前方 2 又开裂而使萼齿总数达 7；花冠长 3 ～ 4.5cm，花冠筒多少弯曲，外面紫红色，被多细胞长柔毛，花冠裂片 5，先端钝或微凹，内面黄紫色，外面紫红色，两面均被多细胞长柔毛，长 5 ～ 7mm，宽 4 ～ 10mm；雄蕊 4，药室矩圆形，长 2.5mm，宽 1.5mm，基部叉开，而使 2 药室常排成一直线；子房幼时 2 室，老时因隔膜撕裂而成 1 室，无毛，花柱顶部扩大成 2 片状柱头。蒴果卵形至长卵形，长 1 ～ 1.5cm。花果期 4 ～ 7 月。

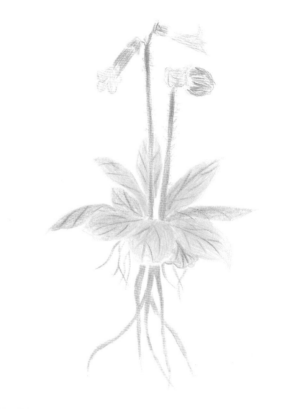

适宜生境与分布

旱中生杂类草。生于林间、坡地；喜光，适合肥沃的砂质土壤。分布于我国辽宁、山西、河北、北京、天津、陕西、甘肃、内蒙古等地。内蒙古燕山北部、阴山、阴南丘陵、贺兰山等地有分布。奈曼旗全旗均有分布。

资源状况

常见。

药用部位

新鲜或干燥块根。

采收加工

早地黄宜在寒露时节采收，晚地黄宜在霜降时节采收，但均须叶片逐渐枯萎、停止生长时进行采挖。采挖方法为：先在地黄地的一头用铁锹开一 25cm 深的沟，将地上部分铲去，再逐渐挖出地黄，刨挖时要做到不丢、不折、不损伤。晾晒后，除去泥土，大小分开。鲜地黄应及时加工，加工的方法为烘干。

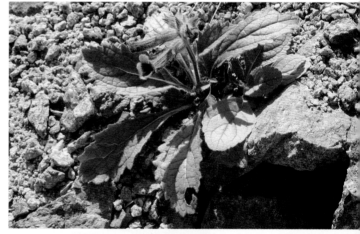

药材性状

鲜地黄 本品呈纺锤形或条状，长 8 ～ 24cm，直径 2 ～ 5.5cm。外皮薄，表面浅红黄色，具弯曲的纵皱纹、芽痕、横长皮孔样

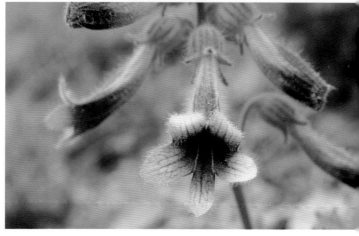

突起及不规则疤痕。肉质，易断，断面皮部淡黄白色，可见橘红色油点，木质部黄白色，导管呈放射状排列。气微，味微甜、微苦。

生地黄　本品多呈不规则团块状或长圆形，中间膨大，两端稍细，有的细小，长条状，稍扁而扭曲，长 6 ~ 12cm，直径 2 ~ 5.5cm。表面棕黑色或棕灰色，极皱缩，具不规则的横曲纹。体重，质较软而韧，不易折断，断面棕黑色或乌黑色，有光泽，具黏性。气微，味微甜。

功能主治

鲜地黄　清热，生津，凉血。用于高热烦渴，咽喉肿痛，吐血，尿血，衄血。

生地黄　清热，生津，润燥，凉血，止血。用于阴虚发热，津伤口渴，咽喉肿痛，血热吐血，衄血，便血，尿血，便秘。

熟地黄　滋阴补肾，补血调经。用于肾虚，头晕耳鸣，腰膝酸软，潮热，盗汗，遗精，功能性子宫出血，消渴。

▲ 地黄（药材图）

用法用量

鲜地黄　内服煎汤，12 ~ 30g。

生地黄　内服煎汤，10 ~ 15g。

化学成分

含多种环烯醚萜及其苷类、糖类、氨基酸类和微量元素等成分。

1. 环烯醚萜及其苷类　梓醇、二氢梓醇、乙酰梓醇、毛蕊花糖苷、益母草苷、桃叶珊瑚苷、单蜜力特苷、去羟栀子苷、筋骨草苷等。

2. 糖类　水苏糖、棉子糖、地黄多糖和地黄寡糖等。

3. 其他　氨基酸、微量元素、脂肪酸等。

药理作用

1. 保护中枢神经系统作用　地黄中的梓醇和地黄多糖对脑缺血、神经衰老和脑损伤均有保护作用。

2. 降血糖、调血脂作用　地黄多糖可以通过促进胰高血糖素样肽 –1（GLP-1）、抑胃肽（GIP）的分泌对肥胖糖尿病大鼠起到治疗作用；地黄寡糖能增加胸腺和脾脏的器官质量，降低空腹血糖水平，改善葡萄糖耐量异常，增加肝脏和肌肉中糖原的储量。

3. 抗骨质疏松作用　地黄中的毛蕊花糖苷明显抑制破骨细胞的分化和形成，减少骨质流失。

4. 其他作用　地黄具有抗肿瘤、抗衰老、抗胃溃疡及保护胃黏膜作用；此外，地黄对银屑病、色素沉着过多症也有一定的疗效。

参考文献

[1] 内蒙古植物志编辑委员会. 内蒙古植物志 [M]. 呼和浩特：内蒙古人民出版社，1998：287-289.

[2] 国家药典委员会. 中华人民共和国药典 [M]. 北京：中国医药科技出版社，2015：124-125.

[3] 金世元. 金世元中药材传统鉴别经验 [M]. 北京：中国中医药出版社，2010：44-46.

[4] 张贵君. 现代中药材商品通鉴 [M]. 北京：中国中医药出版社，2001：843.

[5] 刘明久，许桂芳，王鸿升. 四种野生地被植物资源及种子特性研究 [J]. 种子，2007（12）：47-49.

[6] 李红伟，孟祥乐. 地黄化学成分及其药理作用研究进展 [J]. 药物评价研究，2015，38（2）：218-228.

[7] 温学森，李允尧，陈沪宁. 地黄栽培研究进展 [J]. 中药材，2000（7）：427-429.

[8] 河南省人民政府发展研究中心，河南省农村发展研究中心. 地黄种植技术 [J]. 农村．农业．农民（B版），2011（3）：45.

[9] 中国科学院中国植物志编辑委员会. 中国植物志：第67（2）卷 [M]. 北京：科学出版社，1979：214.

阴行草 *Siphonostegia chinensis* Benth.

科 名 玄参科　　**别 名** 五毒草、北刘寄奴、金钟茵陈　　**蒙文名** 沙日-敖如乐-琪琪格

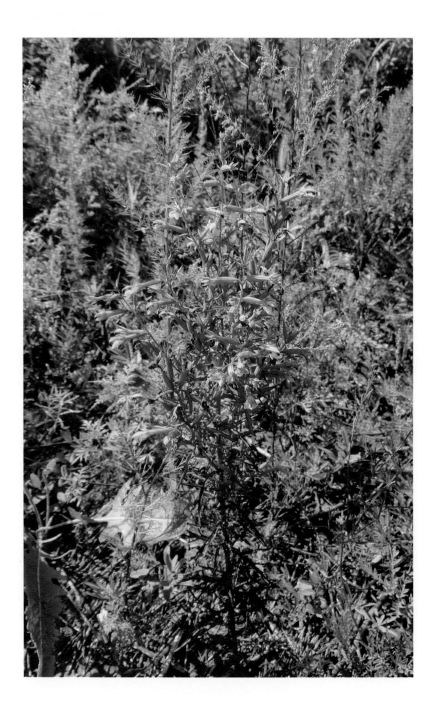

形态特征

一年生草本，高 30 ~ 70cm，全株密被锈色短毛。根有分枝，短而弯曲。茎圆柱形，直立，上部多分枝，稍具棱角，茎上部带淡红色。叶对生；无柄或具短柄；叶片 2 回羽状全裂，条形或条状披针形，长约 8mm，宽 1 ~ 2mm。花对生于茎枝上部，呈疏总状花序；花梗极短，有 1 对小苞片，线形；萼筒长 1 ~ 1.5cm，有 10 显著的主脉，萼齿 5，长为萼筒的 1/4 ~ 1/3；花冠上唇红紫色，下唇黄色，长 2 ~ 2.5cm，筒部伸直，上唇镰状弯曲，稍圆，背部密被长纤毛，下唇先端 3 裂，褶襞高拢成瓣状，外被短柔毛；雄蕊 4，二强，花丝基部被毛，下部与花冠筒合生；花柱先端稍粗

而弯曲。蒴果宽卵圆形，先端稍扁斜，包于宿存萼内。种子黑色，细小。气微，味淡。花期 7 ~ 8 月，果期 8 ~ 10 月。

适宜生境与分布

生于山坡、丘陵及草地上。我国各地均有分布。内蒙古呼伦贝尔市、兴安盟、通辽市、赤峰市等地有分布。奈曼旗南部山区有分布。

资源状况

少见。

药用部位

干燥全草。

采收加工

立秋至白露采收，除去杂质，晒干。

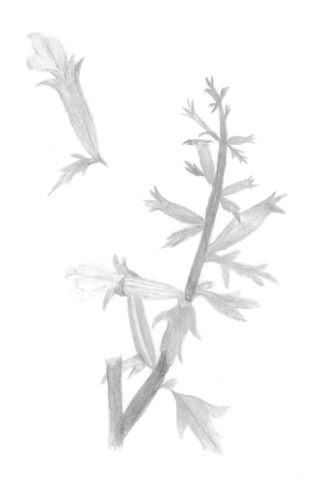

药材性状

本品长 30 ~ 70cm，全体被短毛。根短而弯曲，稍有分枝。茎呈圆柱形，有棱，有的上部有分枝，表面棕褐色或黑棕色；质脆，易折断，断面黄白色，中空或有白色髓。叶对生，多脱落破碎，完整者羽状深裂，黑绿色。总状花序顶生，花有短梗；花萼长筒状，黄棕色至黑棕色，有明显 10 纵棱，先端 5 裂，花冠棕黄色，多脱落。蒴果狭卵状椭圆形，较萼稍短，棕黑色。种子细小。气微，味淡。

功能主治

活血祛瘀，通经止痛，凉血，止血，清热利湿。用于跌打损伤，外伤出血，瘀血经闭，月经不调，产后瘀痛，癥瘕积聚，血痢，血淋，湿热黄疸，水肿腹胀，带下过多。

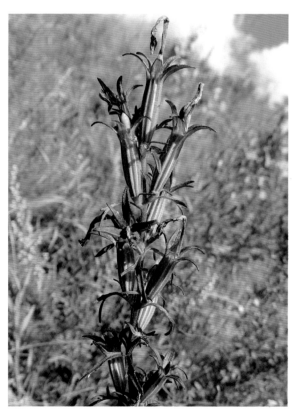

用法用量

内服煎汤，6 ~ 9g。

化学成分

含有挥发油类、黄酮类、生物碱类、木脂素类和奎尼酸酯类等成分。

1. 挥发油类　香树烯、芳樟醇、丁香油酚等。

2. 黄酮类　芹菜素、芹菜苷、木犀草素、木犀草苷、5, 3′- 二羟基 -6, 7, 4′- 三甲氧基黄酮、5, 7- 二羟基 -3′, 4′- 二甲氧基黄酮等。

3. 生物碱类　吡啶单萜烯、刘寄奴醇、黑麦草内酯等。

4. 木脂素类　丁香脂素。

5. 奎尼酸酯类　3, 4- 二咖啡酰奎尼酸、3, 4, 5- 三咖啡酰奎尼酸甲酯、灰毡毛忍冬素 F 等。

药理作用

1. 保肝利胆作用　阴行草水煎剂对四氯化碳（CCl_4）肝损伤大鼠有明显降低转氨酶的作用，具有一定的保肝作用；阴行草水煎剂由十二指肠给药，有明显的利胆作用。

2. 抗血小板聚集作用　阴行草水煎剂对二磷酸腺苷（ADP）诱导兔血小板聚集抑制率为 5.5%；阴行草水煎剂灌胃给药，对大鼠血小板聚集抑制率为 13.4%。

3. 抗菌作用　阴行草水煎剂在试管内对金黄色葡萄球菌、炭疽杆菌、乙型链球菌、白喉杆菌、伤寒杆菌、绿脓杆菌和痢疾杆菌有不同程度的抑制作用。

4. 其他作用　阴行草提取物还具有降血脂、止咳、抗炎、利尿等作用。

▲ 阴行草（饮片图）

参考文献

[1] 国家药典委员会. 中华人民共和国药典 [M]. 北京：中国医药科技出版社，2015：98-99.

[2] 李春梅，吴春华，王涛，等. 中药北刘寄奴中化学成分的分离与鉴定 [J]. 沈阳药科大学学报，2012，29（5）：331-336.

[3] 张宏武，邹忠梅，徐丽珍. 北刘寄奴药材质量的评价方法 [J]. 时珍国医国药，2007，18（10）：2366-2367.

[4] 刘瞳. 北刘寄奴的指纹图谱分析与主要成分含量测定 [D]. 北京：中央民族大学，2016.

[5] 陈瑞生，陈相银，张露露. 北刘寄奴的炮制加工 [J]. 首都医药，2012（7）：44.

窄叶蓝盆花 *Scabiosa comosa* Fisch. ex Roem. et Schult.

科 名 川续断科　　**别 名** 蒙古山萝卜、细叶山萝卜　　**蒙文名** 套森-套日麻

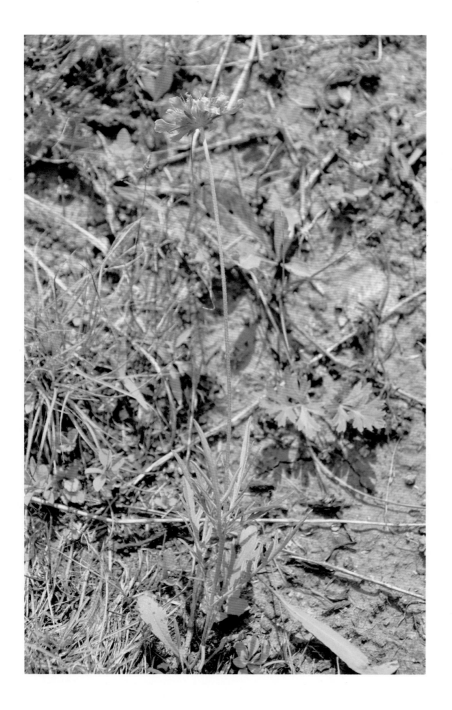

形态特征

多年生草本，高达60cm。茎数枝，被短毛。基生叶成丛，叶柄长3～6cm，叶片窄椭圆形，长6～10cm，宽1～2cm，羽状全裂，稀齿裂，裂片条形，宽1～1.5mm，花时常枯萎；茎生叶对生，基部连接成短鞘，抱茎，具长1～1.2cm的短柄或无柄，叶长圆形，长8～15cm，宽4～5cm，1～2回狭羽状全裂，裂片线形，宽1～1.5mm，渐尖头，两面光滑或疏被白色短伏毛。头状花序三出顶生，半球形，直径3～3.5cm；总花梗长达30cm；花萼5，细长针状；花冠蓝紫色，外面密被短柔毛，中央花冠筒状，长4～6mm，先端5裂，裂片等长；

边缘花二唇形，长达2cm，上唇2裂，较短，下唇3裂，较长，中裂片最长达1cm，倒卵形；雄蕊4，花丝细长，外伸；花柱长1cm，外伸，柱头头状。果序椭圆形，小总苞方柱状，4棱明

显，中棱常较细弱，先端有 8 凹穴，冠檐膜质。瘦果长圆形，长约 3mm，具 5 棕色脉，先端冠以宿存的萼刺 5。花期 7～8 月，果期 9 月。

适宜生境与分布

生于海拔 500～1600m 的砂质山坡及沙地草丛中。分布于我国东北，以及河北、内蒙古等地。奈曼旗青龙山镇等地有分布。

资源状况

常见。

药用部位

干燥花序。

采收加工

7～8 月采收，摘取刚刚开放的花朵，阴干。

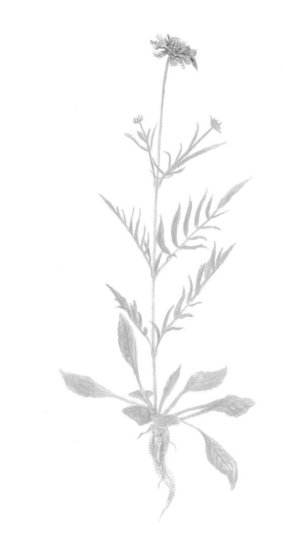

药材性状

本品呈类球形，直径 1～1.5cm，花梗长 1～4cm；总苞约 10，条状披针形，长 1～1.6cm，绿色，两面被毛；小苞片多数，披针形，长 1mm，灰绿色，被毛。花萼长 2mm，5 裂，裂片刺芒状。花冠灰蓝色或灰紫蓝色；边缘花较大，花冠唇形，筒部短，密被毛；中央花较小，5 裂；雄蕊 4；子房包于杯状小总苞内，小总苞具明显 4 棱。气微，味微苦。

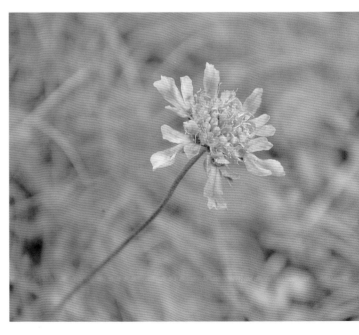

功能主治

中医：清热泻火。用于肝火头痛，发热，肺热咳嗽，黄疸。

蒙医：用于肝热头痛，发热，肺热，咳嗽，黄疸。

用法用量

5g，多研面冲服。

化学成分

主要含有黄酮类、糖类、生物碱类、挥发油类和微量元素等成分。

1. 黄酮类　芹菜素、大波斯菊苷、野漆树苷等。

2. 糖类　葡萄糖、木糖、阿拉伯糖等。

药理作用

1. 解热作用　窄叶蓝盆花中总黄酮静脉注射，对伤寒、副伤寒甲乙三联菌致发热的家兔有明显解热作用；总黄酮提取液肌内注射，对静脉注射人肠杆菌内毒素致热的家兔有显著解热作用。

2. 镇静作用　窄叶蓝盆花总黄酮能显著加强阈下剂量的戊巴比妥钠和水合氯醛对小鼠的催眠作用，表明其有镇静作用。

3. 抗炎作用　窄叶蓝盆花总黄酮腹腔注射，对巴豆油涂抹小鼠耳部所致炎症有显著抑制作用。

4. 其他作用　黄酮类成分芹菜素对二磷酸腺苷（ADP）诱导的血小板聚集有显著抑制作用，还具有延长巨噬细胞寿命和稳定溶酶体、舒张外周血管、降低血压、抗氧化等作用。

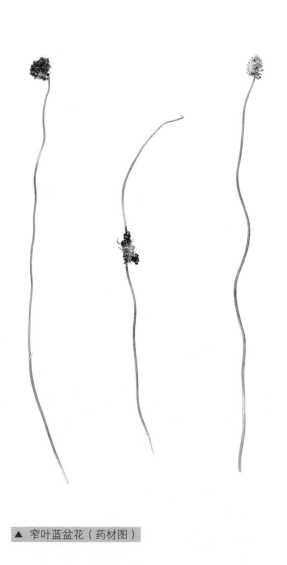

▲ 窄叶蓝盆花（药材图）

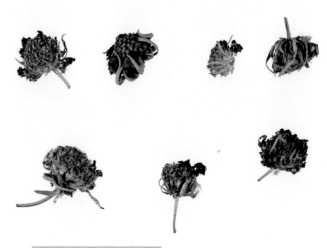

▲ 窄叶蓝盆花（饮片图）

参考文献

[1] 李旭新，苏慧，拉喜那木吉拉，等. 蒙药植物蓝盆花花粉形态及萌发特性研究 [J]. 内蒙古民族大学学报，2018（2）：174-178.

[2] 李旭新，乌兰，拉喜那木吉拉，等. 蒙药植物蓝盆花种子萌发条件研究 [J]. 安徽农业科学，2017（12）：113-115.

[3] 孙媛媛，焦丹，董聪聪，等. 蓝盆花研究进展 [J]. 亚热带植物科学，2018，47（3）：299-304.

[4] 黎田儿，欧阳辉，杨林军. 蓝盆花属植物化学成分及药理活性研究进展 [J]. 中国实验方剂学杂志，2015，21（18）：226-230.

[5] 李永光. 蒙药蒙古山萝卜的民族药用价值分析 [J]. 中国民族医药杂志，2007（3）：33.

桔梗

Platycodon grandiflorus (Jacq.) A. DC.

科 名 桔梗科　　**别 名** 铃当花、包袱花、僧帽花　　**蒙文名** 胡日敦—查干

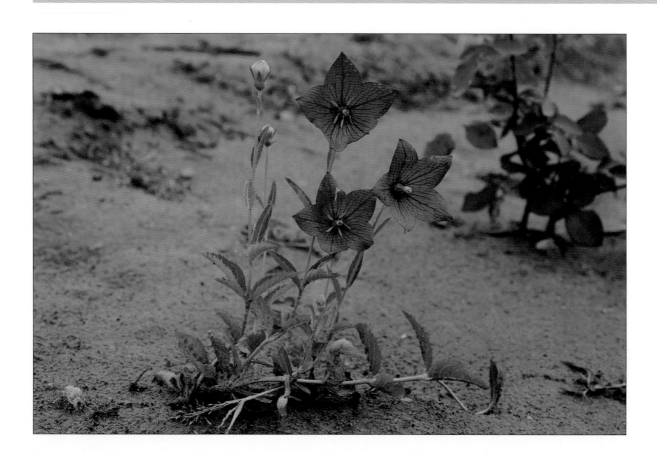

形态特征

多年生草本。茎高 20 ～ 120cm，通常无毛，偶密被短毛，不分枝，极少上部分枝。叶全部轮生、部分轮生至全部互生，无柄或有极短的柄，叶片卵形、卵状椭圆形至披针形，长 2 ～ 7cm，宽 0.5 ～ 3.5cm，基部宽楔形至圆钝，先端急尖，上面无毛而绿色，下面常无毛而有白粉，有时脉上有短毛或瘤突状毛，边缘具细锯齿。花单朵顶生，或数朵集成假总状花序，或有花序分枝而集成圆锥花序；花萼筒部半圆球状或圆球状倒锥形，被白粉，裂片三角形或狭三角形，有时齿状；花冠大，长 1.5 ～ 4cm，蓝色或紫色。蒴果球状、球状倒圆锥形或倒卵状，长 1 ～ 2.5cm，直径约 1cm。花期 7 ～ 9 月。

适宜生境与分布

中生植物。生于山地林缘草甸及沟谷草甸；喜光、凉爽气候，耐寒。分布于我国兴安北部、

岭东、岭西、兴安南部、科尔沁、辽河平原、赤峰丘陵、燕山北部、阴山等地。奈曼旗全旗均有分布。

资源状况

常见。

药用部位

干燥根。

采收加工

春、秋二季采挖，洗净，除去须根，趁鲜剥去外皮或不去外皮，干燥。

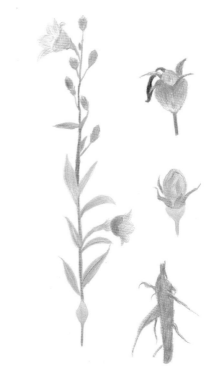

药材性状

本品呈圆柱形或略呈纺锤形，下部渐细，有的有分枝，略扭曲，长 7 ~ 20cm，直径 0.7 ~ 2cm。表面淡黄白色至黄色，不去外皮者表面黄棕色至灰棕色，具纵扭皱沟，并有横长的皮孔样斑痕及支根痕，上部有横纹。有的先端有较短的根茎或不明显，其上有数个半月形茎痕。质脆，断面不平坦，形成层环棕色，皮部黄白色，有裂隙，木质部淡黄色。气微，味微甜后苦。

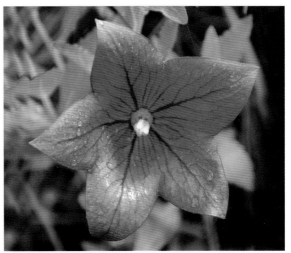

功能主治

宣肺，利咽，祛痰，排脓。用于咳嗽痰多，胸闷不畅，咽痛音哑，肺痈吐脓。

用法用量

内服煎汤，3 ~ 10g。

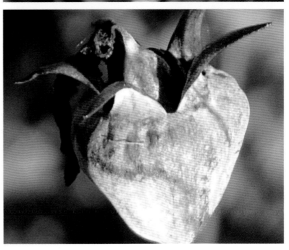

化学成分

含有皂苷类、黄酮类、脂肪酸类、脂肪油类、糖类、无机元素和氨基酸类等成分。

1. 皂苷类 去芹菜糖桔梗皂苷 D、$2''$-O-乙酰基远志皂苷 D_2、$3''$-O-乙酰基远志皂苷 D_2、桔梗苷酸 A 等。

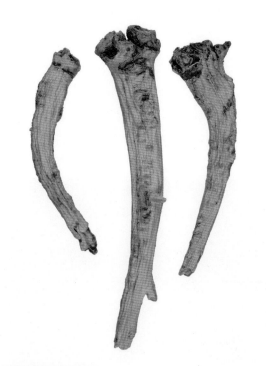

▲ 桔梗（药材图）

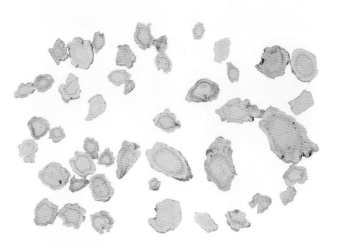

▲ 桔梗（饮片图）

2. 黄酮类 芹菜素、木犀草素等。

3. 脂肪酸类 亚油酸、软脂酸、亚麻酸、硬脂酸、油酸和棕榈酸等。

4. 其他 糖类、挥发油类、酚类及氨基酸、矿物质等。

药理作用

1. 祛痰镇咳平喘作用 桔梗皂苷能延长组胺引喘及枸橼酸致咳的潜伏期，减少咳喘次数，同时增加呼吸道的酚红排泌量；桔梗皂苷 D 和多种单体皂苷也具有祛痰的作用。

2. 抗炎作用 桔梗皂苷具有明显的抗炎作用，对慢性支气管炎有一定的预防与治疗效果；桔梗水提物可促进哮喘豚鼠肺组织中脂氧素释放，并调节机体内脂氧素，发挥广泛的抗炎、促消散作用。

3. 抗肿瘤作用 桔梗皂苷 D 配伍不同中药有效成分对抑制乳腺癌细胞增殖的效果明确；桔梗皂苷具有良好的体外抗肿瘤活性。

4. 降血糖作用 桔梗水提醇沉上清部分能通过增强糖尿病大鼠的胰岛素敏感性，修复其胰腺损伤，从而改善其糖耐量水平。

5. 其他作用 桔梗皂苷能显著降低慢性支气管炎小鼠肺组织中白细胞总数及中性粒细胞、淋巴细胞比例，提高巨噬细胞比例；桔梗醇提物能明显延长小鼠爬杆时间和游泳时间，并显著增加小鼠运动后肝糖原和肌糖原的储备量，从而达到延缓疲劳作用。

参考文献

[1] 中国科学院中国植物志编辑委员会. 中国植物志：第73（2）卷 [M]. 北京：科学出版社，1983：77.

[2] 国家药典委员会. 中华人民共和国药典 [M]. 北京：中国医药科技出版社，2015：277.

[3] 石福高. 桔梗种子萌发特性与施肥技术研究 [D]. 陕西：西北农林科技大学，2011.

[4] 郭巧生，赵荣梅，刘丽，等. 桔梗种子发芽特性的研究 [J]. 中国中药杂志，2006（11）：879-881.

[5] 谭玲玲，胡正海. 不同处理对桔梗种子萌发特性的影响 [J]. 种子，2014，33（7）：15-18，23.

[6] 张瑞博，李思峰，黎斌，等. 不同处理方法对桔梗种子萌发的影响 [J]. 种子，2010，29（5）：84-85.

[7] 蒋桃，祖矩雄，向华. 药食兼用桔梗的引种栽培研究进展 [J]. 中国中医药现代远程教育，2018，16（2）：148-152.

[8] 陈献平，常凌云，杨进强. 桔梗栽培技术 [J]. 现代农业科技，2013（18）：105，108.

[9] 严一字. 桔梗种质资源及种子生物学特性研究 [D]. 黑龙江：东北林业大学，2007.

[10] 舒娈，高山林. 桔梗研究进展 [J]. 中国野生植物资源，2001（2）：4-6，23.

[11] 巩丽丽，石俊英. 桔梗近年来的研究进展 [J]. 时珍国医国药，2006（3）：489-490.

[12] 刘晓虹. 桔梗栽培的初步研究 [J]. 吉林蔬菜，2015（9）：39.

[13] 付文卫，窦德强，裴月湖. 桔梗的化学成分和生物活性研究进展 [J]. 沈阳药科大学学报，2006（3）：184-191.

[14] 左军，尹柏坤，胡晓阳. 桔梗化学成分及现代药理研究进展 [J]. 辽宁中医药大学学报，2019（1）：113-116.

[15] 吴梅青，刘佳佳. 桔梗化学成分研究进展 [J]. 黑龙江医药，2007（5）：443-446.

茵陈蒿

Artemisia capillaris Thunb.

科 名 菊科　　**别 名** 牛至、绵茵陈、绒蒿、细叶青蒿、茵陈　　**蒙文名** 阿荣

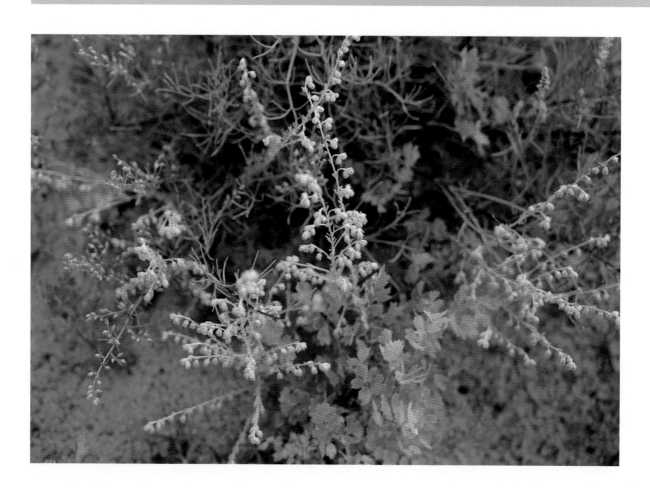

🌿 形态特征

半灌木状草本，植株有浓烈的香气。主根明显木质，垂直或斜向下伸长；根茎直径 5 ~ 8mm，直立，稀少斜上展或横卧，常有细的营养枝。茎单生或少数，高 40 ~ 120cm 或更长，红褐色或褐色，有不明显的纵棱，基部木质，上部分枝多，向上斜伸展；茎、枝初时密生灰白色或灰黄色绢质柔毛，后渐稀疏或脱落无毛。营养枝端有密集叶丛，基生叶密集着生，常成莲座状；基生叶、茎下部叶与营养枝叶两面均被棕黄色或灰黄色绢质柔毛，后期茎下部叶被毛脱落，叶卵圆形或卵状椭圆形，长 2 ~ 5cm，宽 1.5 ~ 3.5cm，2 ~ 3 回羽状全裂，每侧有裂片 2 ~ 4，每裂片再 3 ~ 5 全裂，小裂片狭线形或狭线状披针形，通常细直、不弧曲，长 5 ~ 10mm，宽 0.5 ~ 2mm，叶柄长 3 ~ 7mm，花期上述叶均萎谢；茎中部叶宽卵形、近圆形或卵圆形，长 2 ~ 3cm，宽 1.5 ~ 2.5cm，1 ~ 2 回羽状全裂，小裂片狭线形或丝线形，通常细直、不弧曲，长 8 ~ 12mm，宽 0.3 ~ 1mm，

近无毛，先端微尖，基部裂片常半抱茎，近无叶柄；茎上部叶与苞片叶羽状 3 或 5 全裂，基部裂片半抱茎。头状花序卵球形，稀近球形，多数，直径 1.5 ~ 2mm，有短梗及线形的小苞叶，在分枝的上端或小枝端偏向外侧生长，常排成复总状花序，并在茎上端组成大型、开展的圆锥花序；总苞片 3 ~ 4 层，外层总苞片草质，卵形或椭圆形，背面淡黄色，有绿色中肋，无毛，边缘膜质，中、内层总苞片椭圆形，近膜质或膜质；花序托小，凸起；雌花 6 ~ 10，花冠狭管状或狭圆锥状，檐部具 2 ~ 3 裂齿，花柱细长，伸出花冠外，先端二叉，叉端尖锐；两性花 3 ~ 7，不孕育，花冠管状，花药线形，先端附属物尖，长三角形，基部圆钝，花柱短，上端棒状，2 裂，不叉开，退化子房极小。瘦果长圆形或长卵形。花果期 7 ~ 10 月。

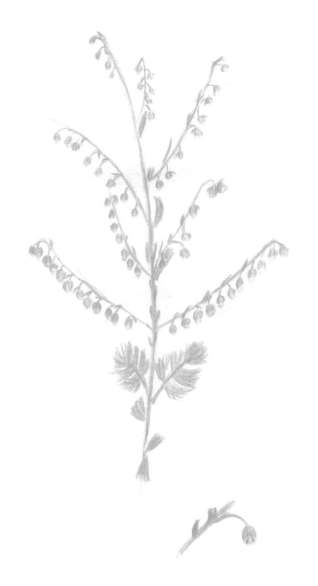

适宜生境与分布

旱生或中旱生植物。生于低海拔地区的河岸附近的湿润沙地、路旁及低山坡。内蒙古乌兰察布市有分布。奈曼旗全旗均有分布。

资源状况

常见。

药用部位

干燥地上部分。

采收加工

春季幼苗高 6 ~ 10cm 时采收或秋季花蕾

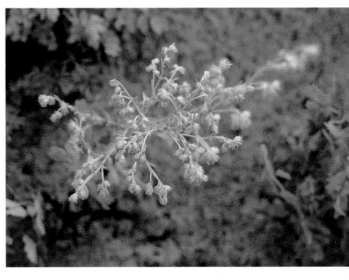

长成至花初开时采割，除去杂质和老茎，晒干。春季采收者习称"绵茵陈"，秋季采割者称"花茵陈"。

药材性状

绵茵陈　本品多卷曲成团状，灰白色或灰绿色，全体密被白色茸毛，绵软如绒。茎细小，长 1.5 ~ 2.5cm，直径 0.1 ~ 0.2cm，除去表面白色茸毛后可见明显纵纹；质脆，易折断。叶具柄，展平后叶片呈 2 ~ 3 回羽状分裂，叶片长 1 ~ 3cm，宽约 1cm；小裂片卵形或稍呈倒披针形、条形，先端锐尖。气清香，味微苦。

花茵陈　本品茎呈圆柱形，多分枝，长 30 ~ 100cm，直径 2 ~ 8mm；表面淡紫色或紫色，有纵条纹，被短柔毛；体轻，质脆，断面类白色。叶密集，或多脱落；茎下部叶 2 ~ 3 回羽状深裂，裂片条形或细条形，两面密被白色柔毛；茎中部叶 1 ~ 2 回羽状全裂，基部抱茎，裂片细丝状。头状花序卵形，多数集成圆锥状，长 1.2 ~ 1.5mm，直径 1 ~ 1.2mm，有短梗；总苞片 3 ~ 4 层，卵形，苞片 3 裂；外层雌花 6 ~ 10，可多达 15，内层两性花 3 ~ 7。瘦果长圆形，黄棕色。气芳香，味微苦。

功能主治

清热利湿，利胆退黄。用于黄疸尿少，湿温暑湿，湿疮瘙痒。

用法用量

内服煎汤，6 ~ 15g。外用适量，煎汤熏洗。

化学成分

含有挥发油类、黄酮类、香豆素类和有机酸类等成分。

1. 挥发油类　β- 蒎烯、香芹酮、对聚伞花素、苎烯、紫苏烯、α- 水芹烯、百里香酚等。

2. 黄酮类　香叶木素、麦黄酮、泽兰叶黄素和木犀草素等。

3. 香豆素类　6,7- 二甲氧基香豆素等。

4. 有机酸类　一枝蒿酮酸、对羟基苯甲酸等。

药理作用

1. 利胆作用　茵陈煎剂、水浸剂、去挥发油水浸剂、挥发油、醇提物、6,7- 二甲氧基香豆素、绿原酸等均有促进胆汁分泌和利胆作用。

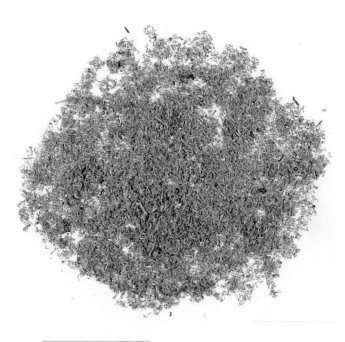

▲ 茵陈蒿〔饮片图〕

2. 保肝作用　茵陈中提取分离的水溶性成分茵陈多肽给小鼠注射，具有显著的抗药物肝损伤作用；茵陈有效成分能使四氯化碳损伤的原代培养大鼠肝细胞的活力明显提高，显著降低培养液中的谷丙转氨酶（ALT）含量。

3. 降血压作用　茵陈水浸液、乙醇提取物、挥发油和 6，7- 二甲氧基香豆素均有降血压作用；其所含的滨蒿内酯有显著的降血压和安神作用。

4. 抗菌作用　体外实验表明，茵陈煎剂对金黄色葡萄球菌、白喉杆菌、炭疽杆菌、伤寒杆菌、甲型副伤寒杆菌、绿脓杆菌、大肠杆菌、福氏痢疾杆菌、志贺痢疾杆菌、脑膜炎双球菌、枯草杆菌等有不同程度的抑制作用。

5. 其他作用　茵陈具有促进白细胞分裂、增加白细胞数目、提高 T 细胞免疫活性、参与机体的免疫调节和诱生干扰素等作用，可从多方面提高机体的免疫功能。茵陈中的咖啡酸具有升高白细胞数目、利胆、止血、抗生育等作用。此外，茵陈还有解热、降血脂、扩张冠脉及促纤溶作用。

参考文献

[1] 王倩. 茵陈药材质量标准建立及茵陈蒿汤药物动力学研究 [D]. 沈阳：沈阳药科大学，2002.

[2] 中国科学院中国植物志编辑委员会. 中国植物志：第 76（2）卷 [M]. 北京：科学出版社，1991：216.

[3] 国家药典委员会. 中华人民共和国药典 [M]. 北京：中国医药科技出版社，2015：239-240.

[4] 廖天录，廖天江，吕麟华，等. 药用植物茵陈的化学成分及药理研究 [J]. 乡村科技，2018（20）：40-41.

[5] 章林平，孙倩，王威. 茵陈有效成分的药理作用及其临床应用的研究进展 [J]. 抗感染药学，2014，11（1）：28-31.

[6] 曹锦花. 茵陈的化学成分和药理作用研究进展 [J]. 沈阳药科大学学报，2013（6）：489-494.

冷蒿

Artemisia frigida Willd.

| 科 名 | 菊科 | 别 名 | 兔毛蒿、白蒿、刚蒿、小白蒿 | 蒙文名 | 查干-阿给 |

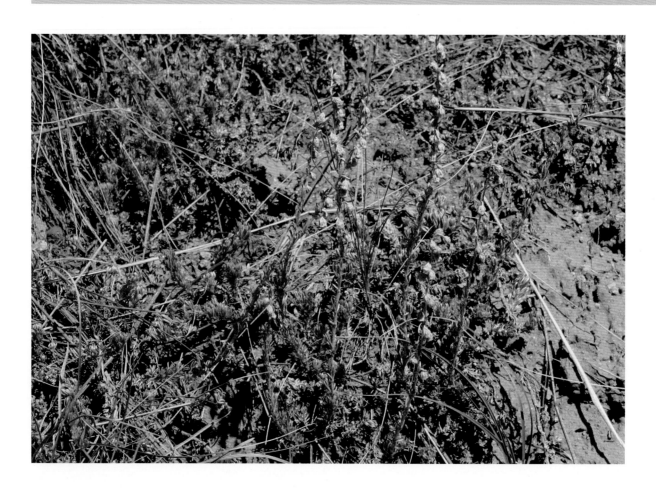

形态特征

多年生草本，有时略呈半灌木状。主根细长或粗，木质化，侧根多；根茎粗短或略细，有多条营养枝，并密生营养叶。茎直立，数枚或多数与营养枝共组成疏松或稍密集的小丛，稀单生，高 30 ~ 70cm，稀 10 ~ 20cm，基部多少木质化，上部分枝，枝短，稀略长，斜向上，或不分枝；茎、枝、叶及总苞片背面密被淡灰黄色或灰白色、稍带绢质的短茸毛，后茎上毛稍脱落。茎下部叶与营养枝叶长圆形或倒卵状长圆形，长、宽均为 0.8 ~ 1.5cm，2 ~ 3 回羽状全裂，每侧有裂片 2 ~ 4，小裂片线状披针形或披针形，叶柄长 0.5 ~ 2cm；茎中部叶长圆形或倒卵状长圆形，长、宽均为 0.5 ~ 0.7cm，1 ~ 2 回羽状全裂，每侧裂片 3 ~ 4，中部与上半部侧裂片常再 3 ~ 5 全裂，下半部侧裂片不再分裂或有 1 ~ 2 小裂片，小裂片长椭圆状披针形、披针形或线状披针形，长 2 ~ 3mm，宽 0.5 ~ 1.5mm，先端锐尖，基部裂片半抱茎，并呈假托叶状，无柄；茎上部叶与苞片叶羽状全裂或 3 ~ 5 全裂，裂片长椭圆状披针形或线状披针形。头状花序半球形、球形或卵球形，直径 2 ~ 4mm，在茎上排成总状花序或为狭窄的总状花序式的圆锥花序；总苞片 3 ~ 4 层，外、中层总苞片卵形或长卵形，背面密被短茸毛，有绿色中肋，边缘膜质，内层总苞片长卵形或椭圆形，背面近无毛，半膜质或膜质；花序托有白色托毛；雌花 8 ~ 13，花冠狭管状，檐部具 2 ~ 3 裂齿，花柱伸出花冠外，上部二叉，叉枝长，叉端尖；两性花 20 ~ 30，花冠管状，花药线形，先端附属物尖，长三角形，基部圆钝，花柱与花冠近等长，先端二叉，叉端截形。瘦果长圆形或椭圆状倒卵形，上端圆，有时有不对称的膜质冠状边缘。花果期 7 ~ 10 月。

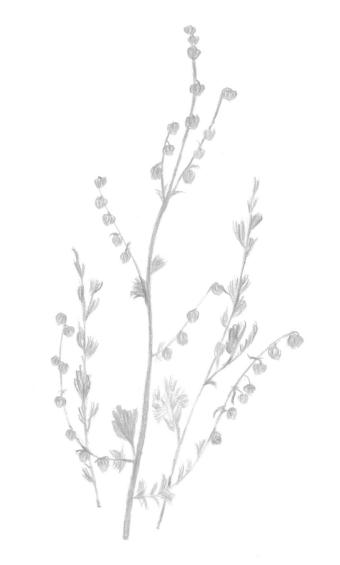

适宜生境与分布

生于高平原、山地、丘陵、沙地或撂荒地的砂质和砾质土壤上，是山地干旱与半干旱地区植物群落的建群种或主要伴生种。主要分布于我国东北、西北等地。奈曼旗全旗均有分布。

资源状况

十分常见。

药用部位

带花全草。

采收加工

7 ~ 8 月初采收，晒干。

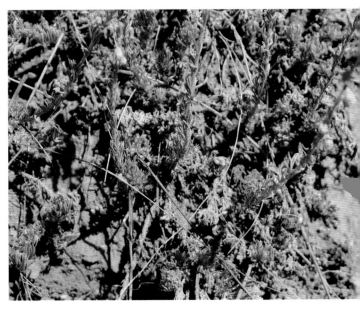

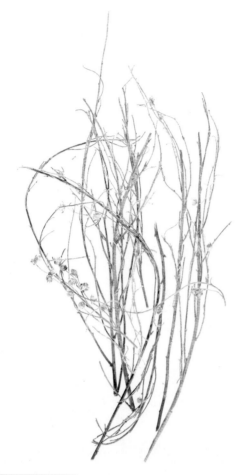

▲ 冷蒿（药材图）

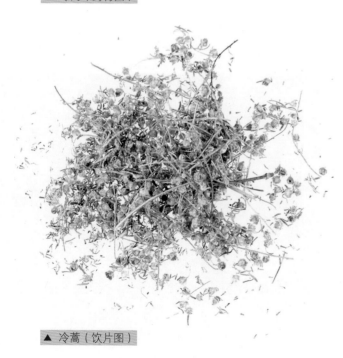

▲ 冷蒿（饮片图）

功能主治

止血，消肿，消痈疽，燥湿，杀虫。用于各种出血，关节肿胀，肾热，月经不调，疮痈，胆囊炎，蛔虫，蛲虫。

用法用量

多配方或用于药浴。

化学成分

主要含有黄酮类、香豆素类和倍半萜类等成分。

1. 黄酮类　5, 7, 4′- 三羟基 -6, 3′, 5′- 三甲氧基黄酮、5, 7, 3′- 三羟基 -6, 4′, 5- 三甲氧基黄酮、4′, 5- 二羟基 -3′, 6, 7- 三甲氧基黄酮、4′, 5, 7- 三羟基 -3′, 6- 二甲氧基黄酮、4′, 5, 7- 三羟基 -3′, 5′- 二甲氧基黄酮、藤黄菌素、5, 7, 3′, 4′- 四羟基 -6, 5′- 二甲氧基黄酮等。

2. 香豆素类　7- 羟基香豆素、6, 7- 二羟基香豆素等。

3. 倍半萜类　Artapshin 等。

药理作用

1. 抗肿瘤作用　冷蒿对子宫颈肿瘤细胞、人脑神经胶质细胞、人肝癌细胞和人黑色素瘤细胞的增殖有明显的抑制作用。

2. 促凝血作用　冷蒿可通过抑制凝血酶的活性，阻止凝血酶催化的纤维蛋白原降解，并通过纤维素蛋白溶解来促进凝血。

3. 抗氧化作用　冷蒿中的黄酮类化合物具清除羟基自由基的能力，且羟基自由基清除能力随黄酮类化合物的含量增高而增加。

参考文献

[1] 中国科学院中国植物志编辑委员会. 中国植物志：第 76（2）卷 [M]. 北京：科学出版社，1991：13.

[2] 刘越，王真，张宝辉，等. 内蒙古地区蒙药冷蒿的植物资源调查 [J]. 安徽农业科学，2010，38（8）：4077−4079.

苍术

Atractylodes lance (Thunb.) DC.

科 名 菊科　　**别 名** 苍术、枪头菜、山刺儿菜　　**蒙文名** 朝宁-哈拉特日

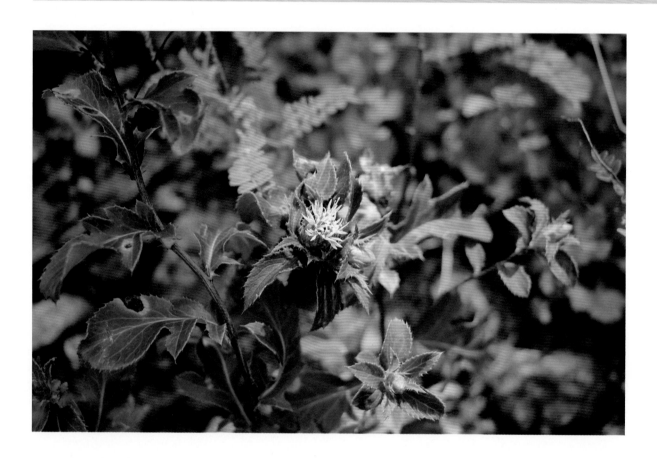

🍃 **形态特征**

多年生草本，高 30 ~ 50cm。根茎肥大，结节状。茎直立，具纵沟棱，疏被柔毛，带褐色，不分枝或上部稍分枝。叶革质，无毛；下部叶与中部叶倒卵形、长卵形、椭圆形、宽椭圆形，长 2 ~ 8cm，宽 1.5 ~ 4cm，不分裂或大头羽状 3 ~ 5（7 ~ 9）浅裂或深裂，先端钝圆或稍尖，基部楔形至圆形，侧裂片卵形、倒卵形或椭圆形，先端稍尖，边缘有具硬刺的牙齿，两面叶脉明显，下部叶具短柄，有狭翅，中部叶无柄，基部略抱茎；上部叶变小，披针形或长椭圆形，不分裂或羽状分裂，叶缘具硬刺状齿。头状花序单生于枝先端，直径约 1cm，长约 1.5cm，叶状苞倒披针形，与头状花序近等长，羽状裂片栉齿状，有硬刺；总苞杯状，总苞片 6 ~ 8 层，先端尖，被微毛，外层者长卵形，中层者矩圆形，内层者矩圆状披针形；管状花白色，长约 1cm，狭管部与具裂片的檐部近等长。瘦果圆柱形，长约 5mm，密被向上而呈银白色长柔毛；冠毛淡褐色，长 6 ~ 7mm。花果期 7 ~ 10 月。

适宜生境与分布

旱中生短根茎植物。生于夏绿阔叶林区及森林草原地带山地阳坡、半阴坡草灌丛群落中，呈斑状分布；喜光。分布于我国东北、华北、华东、华中及西北。内蒙古呼伦贝尔市、赤峰市、锡林郭勒盟等地有分布。奈曼旗多野生于干燥山坡，面积约 400hm²，种植区域涉及青龙山镇、沙日浩来镇、大沁他拉镇等地。

资源状况

常见。

药用部位

干燥根茎。

采收加工

家种的苍术需生长 2 年后方可收获。春、秋二季均可采挖，除去茎叶和泥土，晒至五成干时装进筐中，撞去部分须根，表皮呈黑褐色；晒至六七成干时，再撞 1 次，以除去全部老皮；晒至全干时最后撞 1 次，使表皮呈黄褐色。

药材性状

本品呈疙瘩块状或结节状圆柱形，长 4 ～ 9cm，直径 1 ～ 4cm。表面黑棕色，除去外皮者黄棕色。质较疏松，断面散有黄棕色油室。香气较淡，味辛、苦。

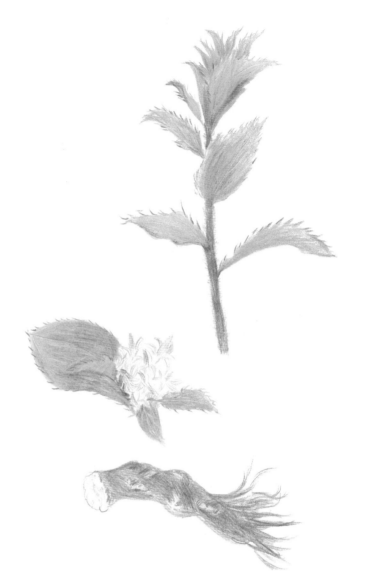

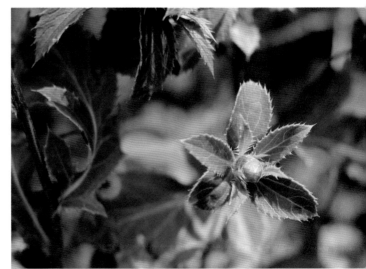

功能主治

燥湿健脾，祛风散寒，明目。用于湿阻中焦，脘腹胀满，泄泻，水肿，脚气痿躄，风湿痹痛，风寒感冒，夜盲，眼目昏涩。

用法用量

内服煎汤，3～9g；或熬膏；或入丸、散。

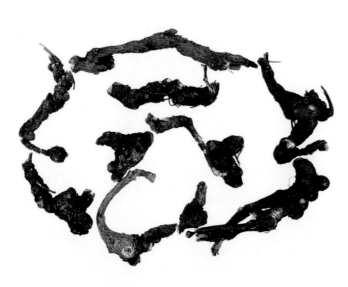

▲ 苍术（药材图）

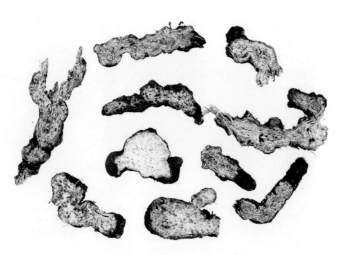

▲ 苍术（饮片图）

化学成分

主要含挥发油类、萜类、糖类、维生素类和黄酮类等成分。

1. 挥发油类 β- 桉叶醇、茅苍术醇。

2. 萜类 β- 桉叶油醇、β- 芹子烯、茅术醇。

3. 糖类 阿拉伯半乳聚糖、芹菜糖。

4. 其他 $3-\beta$- 羟基苍术酮、$3-\beta$- 乙酰基苍术酮、汉黄芩素、香草酸等。

药理作用

1. 对消化系统的作用 苍术所含的挥发油有祛风健胃作用；苍术丙酮提取物、β- 桉叶醇及茅苍术醇能对抗离体豚鼠回肠的 K^+、Ga^{2+} 及氨甲酰胆碱刺激引起的收缩。

2. 保肝作用 体外实验发现，苍术提取物及 β- 桉叶醇、茅术醇、苍术酮对四氯化碳诱导的原代培养的小鼠肝细胞损害有明显的预防作用。

3. 抗菌、抗炎作用 苍术对金黄色葡萄球菌、结核杆菌、大肠杆菌、枯叶杆菌和绿脓杆菌均有明显的抑制作用。苍术乙酸乙酯提取物对二甲苯、巴豆油所致的小鼠耳肿胀，角叉菜胶所致的鼠足肿胀，小鼠棉球肉芽肿及慢性及免疫性炎症模型都有明显抑制作用。

4. 抗心律失常作用 苍术根茎乙醇提取物的正丁醇萃取部分能够对抗大鼠心肌缺血及缺血再灌注所致的心律失常，且能降低缺血及缺血再灌注后血浆的活性以及缺血再灌注后血浆的浓度，缩小心肌梗死的范围。

5. 对神经系统的作用 早期研究发现，少量苍术挥发油对蛙有镇静作用，同时使脊髓反射亢进，较大剂量则呈现抑制作用，最终致呼吸麻痹而死。

6. 其他作用 苍术苷对小鼠、兔和犬有降血糖作用。苍术还有一定的利尿作用。

参考文献

[1] 内蒙古植物志编辑委员会. 内蒙古植物志：第四卷 [M]. 呼和浩特：内蒙古人民出版社，1992：702-703.

[2] 赵丹，周佳宇，戴传超. 药用植物茅苍术资源的开发利用现状 [J]. 植物学研究，2016，5（3）：74-82.

[3] 林燕华，朴钟云，李宏博. 关苍术种子萌发特性的研究 [J]. 种子，2012，31（11）：47-49.

[4] 罗学伦. 苍术炮制的实验研究 [J]. 中国中医药科技，2002，9（5）：291-291.

[5] 汪六英，段金廒，钱士辉，等. 茅苍术化学成分的研究 [J]. 中草药，2007，38（4）：499-500.

[6] 赵爱梅. 苍术的药理作用研究 [J]. 光明中医，2009，24（1）：181-182.

[7] 詹丹丹，张颖. 浅谈苍术药理作用及质量控制的研究进展 [J]. 黑龙江医药，2012，25（3）：459.

[8] 张军. 关苍术成分 TDEYA 对实验性胃溃疡的保护作用 [J]. 国外医学（中国中药分册），1996，18（5）：46.

[9] 张秋花. 苍术的化学成分与药理研究进展 [J]. 李时珍国药研究，1997，8（6）：505-506.

土木香

Inula helenium L.

| 科 名 | 菊科 | 别 名 | 青木香 | 蒙文名 | 玛努 |

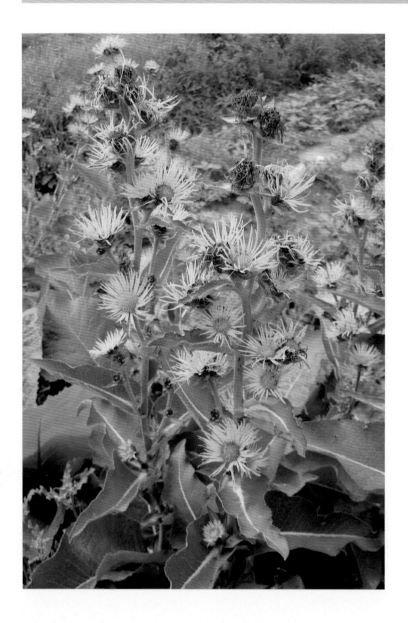

🍃 **形态特征**

多年生草本。根茎块状，有分枝。茎直立，高 60 ~ 150（~ 250）cm，粗壮，直径达 1cm，不分枝或上部有分枝，被开展的长毛，下部有较疏的叶；节间长 4 ~ 15cm。基生叶和下部叶在花期常生存，基部渐狭成长达 20cm 的具翅的柄，连柄长 30 ~ 60cm，宽 10 ~ 25cm，叶片椭圆状披针形，边缘有不规则的齿或重齿，先端尖，上面被基部疣状的糙毛，下面被黄绿色密茸毛，中脉和近 20 对的侧脉在下面稍高起，网脉明显；中部叶卵圆状披针形或长圆形，长 15 ~ 35cm，宽 5 ~ 18cm，基部心形，半抱茎；上部叶较小，披针形。头状花序少数，直径 6 ~ 8cm，排列成伞房状

花序；花序梗长 6 ~ 12cm，为多数苞叶所围裹；总苞 5 ~ 6 层，外层草质，宽卵圆形，先端钝，常反折，被茸毛，宽 6 ~ 9mm，内层长圆形，先端扩大成卵圆状三角形，干膜质，背面有疏毛，有缘毛，较外层长达 3 倍，最内层线形，先端稍扩大或狭尖；舌状花黄色，舌片线形，长 20 ~ 30mm，宽 2 ~ 2.5mm，先端有 3 ~ 4 浅裂片；管状花长 9 ~ 10mm，有披针形裂片；冠毛污白色，长 8 ~ 10mm，有极多数具细齿的毛。瘦果四面体形或五面体形，有棱和细沟，无毛，长 3 ~ 4mm。花期 6 ~ 9 月。

适宜生境与分布

生于河边、田边、河谷等潮湿处。分布于我国东北、华北及西北地区。奈曼旗大沁他拉镇等地有栽培。

资源状况

常见。

药用部位

干燥根。

采收加工

秋季采挖，除去泥沙，晒干。

药材性状

本品呈圆锥形，略弯曲，长 5 ~ 20cm。表面黄棕色或暗棕色，有纵皱纹及须根痕，根头粗大，先端有凹陷的茎痕及叶鞘残基，周围有圆柱形支根。质坚硬，不易折断，断面略平坦，黄白色至浅灰黄色，有凹点状油室。气微香，味苦、辛。

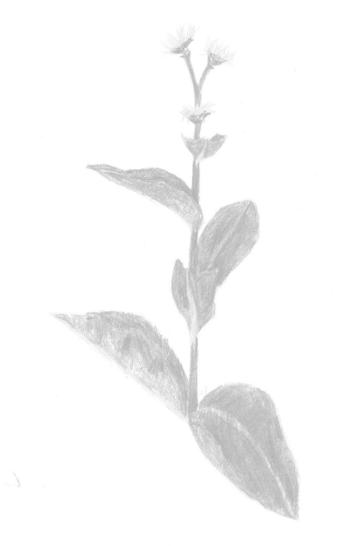

功能主治

中医： 辛、苦，温。归肝、脾经。健脾和胃，行气止痛，安胎。用于胸胁、脘腹胀痛，呕吐泻痢，胸胁挫伤，岔气作痛，胎动不安。

蒙医： 用于感冒头痛，恶性寒战，温病初期，赫依血引起的胸闷气喘，胸背游走性疼痛，不思饮食，呕吐泛酸，胃、肝、大肠、小肠之宝如病，赫依希日性头痛及血热性头痛。

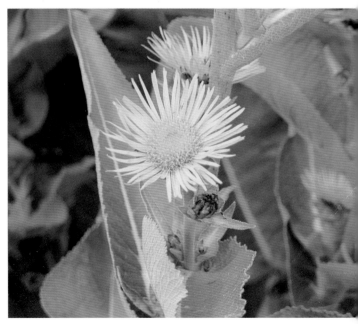

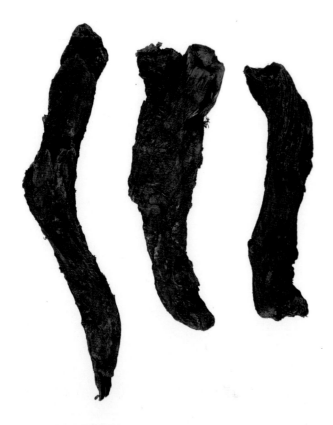

▲ 土木香（药材图）

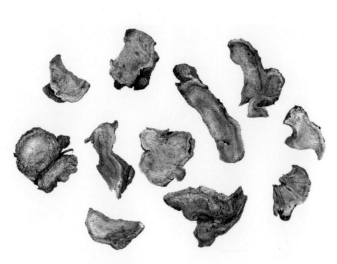

▲ 土木香（饮片图）

用法用量

内服煎汤，3 ~ 9g；或入丸、散。

化学成分

含有挥发油类、氨基酸类等成分。

1. 挥发油类　土木香内酯、异土木香内酯、二氢异土木香内酯、土木香酸、土木香醇、脱氢木香内酯、木香烯内酯等。

2. 氨基酸类　天冬氨酸、苏氨酸、丝氨酸、谷氨酸、脯氨酸、甘氨酸、丙氨酸、胱氨酸、缬氨酸、蛋氨酸、异亮氨酸、亮氨酸、酪氨酸、苯丙氨酸、赖氨酸、精氨酸、组氨酸等。

3. 其他　无羁萜、豆甾醇、β- 谷甾醇、β- 谷甾醇葡萄糖苷、二十九烷等。

药理作用

1. 抗菌作用　土木香提取物具有较强的抗真菌作用；土木香内酯和异土木香内酯有抗角膜真菌和结核分枝杆菌的作用。此外，土木香对金黄色葡萄球菌、痢疾杆菌及绿脓杆菌也有抑制作用。

2. 抗肿瘤作用　土木香提取物具有抗肿瘤作用；异土木香内酯具有较强的抗肝癌作用，其对 3 种肿瘤细胞（A2058、HT-29 和 HepG2）产生细胞毒性，能显著降低 G_0/G_1 期细胞数量，从而诱导其凋亡；异土木香内酯还具有抑制人乳腺癌细胞增殖的作用。

3. 其他作用　土木香提取物具有一定的驱虫作用；尚有研究发现土木香提取物对胰岛素有增敏作用，能降低血糖。

参考文献

[1] 国家药典委员会. 中华人民共和国药典 [M]. 北京：中国医药科技出版社，2015：16.

[2] 中国科学院中国植物志编辑委员会. 中国植物志：第 75 卷 [M]. 北京：科学出版社，1979：252.

[3] 楼之岑. 生药学 [M]. 北京：人民卫生出版社，1965：241.

[4] 张乐，方羽，陆国红. 土木香化学成分及药理研究概况 [J]. 中成药，2015，37（6）：1313-1316.

[5] RHEE J K, BACK B K, AHN B Z. Structural investigation on the effects of the herbs on *Clonorchis sinensis* in rabbits [J]. Am J Chin Med，1985，13（14）：119-125.

[6] EL GARHY M F, MAHMOUD L H. Anthelminthic efficacy of traditional herbs on *Ascaris lumbricoides*[J]. J Egypt Soc Parasitol，2002，32（3）：893-900.

[7] WAHAB S, LAL B, JACOB Z, et al. Studies on a strain of *Fusarium solani*（Mart.）Sacc. isolated from a ease of mycotic keratitis[J]. Mycopathologia，1979，68（1）：31-38.

[8] CANTRELL C L, ABATE L, FRONCZEK F R, et al. Antimycobacterial eleudesmanolides from *Inula helenium* and *Rudbeckio subtomenrosa*[J]. Planta Med，1999，65（4）：351-355.

[9] LIU C H, HE B, TAN R X, et al. Antimicrobial activities of isoalantolactone, a major sesquiterpene lactone of *Inula racemosa*[J]. Chin Sci Bull，2001，46（6）：498-501.

[10] 张文渊，王文桥，张小风，等. 土木香对植物病原菌抑菌活性的初步研究 [J]. 华北农学报，2007，22（3）：115-118.

[11] 吴金梅，邱家章，邓旭明. 异土木香内酯对金黄色葡萄球菌肠毒素表达的影响 [J]. 中国农学通报，2012，28（8）：51-55.

[12] 江苏新医学院. 中药大辞典：上册 [M]. 上海：上海科学技术出版社，1977：80.

漏芦

Rhaponticum uniflorum (L.) DC.

科 名 菊科　　**别 名** 祁州漏芦、和尚头、大口袋花、牛馒头　　**蒙文名** 红古拉扎古尔

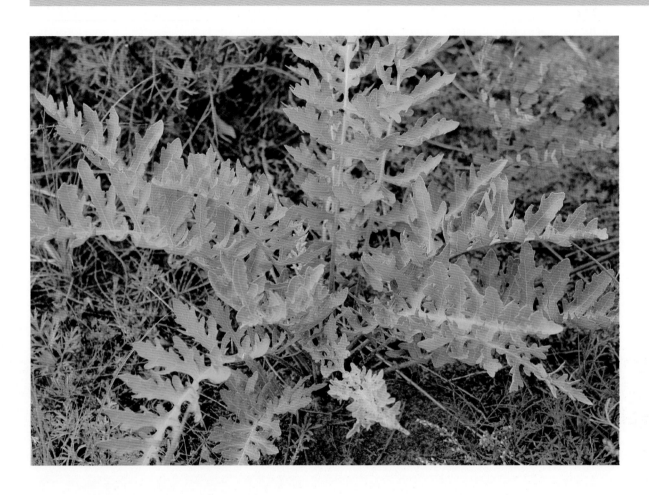

形态特征

多年生草本，高（6～）30～100cm。根茎粗厚；根直伸，直径1～3cm。茎直立，不分枝，簇生或单生，灰白色，被绵毛，基部直径0.5～1cm，被褐色残存的叶柄。基生叶及下部茎生叶全形椭圆形、长椭圆形、倒披针形，长10～24cm，宽4～9cm，羽状深裂或几全裂，有长叶柄，叶柄长6～20cm，侧裂片5～12对，椭圆形或倒披针形，边缘有锯齿或锯齿稍大而使叶呈2回羽状分裂或少锯齿或无锯齿，中部侧裂片稍大，向上或向下的侧裂片渐小，最下部的侧裂片小耳状，顶裂片长椭圆形或几匙形，边缘有锯齿；中上部茎生叶渐小，与基生叶及下部茎生叶同形并等样分裂，无柄或有短柄；全部叶质地柔软，两面灰白色，被稠密或稀疏蛛丝毛及多细胞糙毛和黄色小腺点，叶柄灰白色，被稠密的蛛丝状绵毛。头状花序单生于茎顶，花序梗粗壮，裸露或有少数钻形小叶；总苞半球形，直径3.5～6cm，总苞片约

9层，覆瓦状排列，向内层渐长，外层不包括先端膜质附属物长三角形，长4mm，宽2mm，中层不包括先端膜质附属物椭圆形至披针形，内层及最内层不包括先端附属物披针形，长约2.5cm，宽约0.5cm，全部苞片先端有膜质附属物，附属物宽卵形或几圆形，长达1cm，宽达1.5cm，浅褐色；全部小花两性，管状；花冠紫红色，长3.1cm，细管部长1.5cm，花冠裂片长8mm。瘦果具3～4棱，楔状，长4mm，宽2.5mm，先端有果缘，果缘边缘具细尖齿，侧生着生面；冠毛褐色，多层，不等长，向内层渐长，长达1.8cm，基部联合成环，整体脱落；冠毛刚毛糙毛状。花果期4～9月。

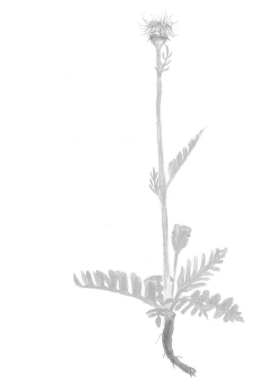

适宜生境与分布

中旱生植物。生于山地草原、山地森林草原地带石质干草原、草甸草原，为常见伴生种。分布于我国东北、华北、西北地区。内蒙古呼伦贝尔市、通辽市、赤峰市等地有分布。奈曼旗青龙山镇有分布。

资源状况

常见。

药用部位

干燥根。

采收加工

春、秋二季采挖，除去须根和泥沙，晒干。

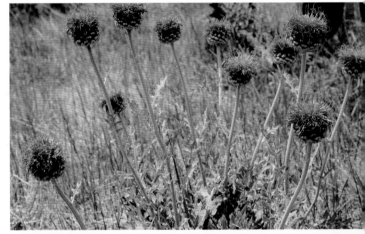

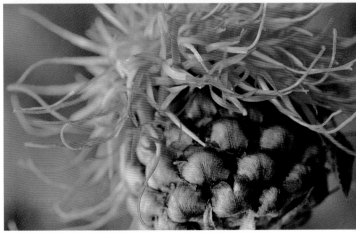

▲ 漏芦（药材图）

▲ 漏芦（饮片图）

药材性状

本品呈圆锥形或扁片块状，多扭曲，长短不一，直径 1 ~ 2.5cm。表面暗棕色、灰褐色或黑褐色，粗糙，具纵沟及菱形网状裂隙，外层易剥落。根头部膨大，有残茎和鳞片状叶基，先端有灰白色茸毛。体轻，质脆，易折断，断面不整齐，灰黄色，有裂隙，中心有的呈星状裂隙，灰黑色或棕黑色。气特异，味微苦。

功能主治

清热解毒，消痈，下乳，舒筋通脉。用于乳痈肿痛，痈疽发背，瘰疬疮毒，乳汁不通，湿痹拘挛。

用法用量

内服煎汤，5 ~ 9g。

化学成分

含有黄酮类、萜类、挥发油类和糖类等成分。

1. 黄酮类 漏芦甾酮、槲皮素等。

2. 萜类 乌索酸、3-O-19α-羟基乌索-12-烯-28-酸、坡模堤酸等。

3. 挥发油类 柠檬烯、薄荷酮、异薄荷酮、胡薄荷酮、ζ-愈创木烯、α-檀香萜烯、β-檀香萜烯、葎草烯、表-β-檀香萜烯等。

4. 糖类 麦芽糖。

药理作用

1. 抗氧化和抗衰老作用　漏芦水提取物和乙醇提取物对 D- 半乳糖致衰老小鼠具有抗衰老作用，此外，还能提高小鼠脑组织中一氧化氮合酶活性及一氧化氮水平，降低过氧化脂质水平，发挥抗氧化作用。

2. 降血脂和抗动脉粥样硬化作用　漏芦可降低血浆胆固醇水平，抑制红细胞膜的脂质过氧化，使动脉粥样硬化病变减轻，还可减少血浆、血管的血栓素 A_2（TXA_2）产量，提高前列环素 / 血栓 A_2（PGI_2/TXA_2）比值，减少白细胞在动脉壁的浸润，抑制平滑肌细胞增生，发挥抗动脉粥样硬化作用。

3. 保肝作用　漏芦水提取物对四氯化碳诱发的小鼠急性肝损伤有保护作用，能显著降低急性肝损伤小鼠血清谷丙转氨酶（ALT）和碱性磷酸酶（ALP）的活性，并减少肝细胞 DNA 损伤程度。

4. 抗肿瘤和免疫增强作用　漏芦抽提剂具有一定的抑瘤作用，与化疗药合用，可协同发挥增效、增敏及减毒作用，并可保护荷瘤鼠的重要脏器和免疫器官，显著提高荷瘤鼠免疫功能，延长生存时间。

5. 其他作用　漏芦乙醇提取物具有改善记忆和益智作用，还有一定的抗炎、镇痛、耐缺氧及抗疲劳的作用。

参考文献

[1] 国家药典委员会. 中华人民共和国药典 [M]. 北京：中国医药科技出版社，2015：370-371.

[2] 中国科学院中国植物志编辑委员会. 中国植物志：第78（1）卷 [M]. 北京：科学出版社，1987：184.

[3] 娜荷芽，王小虎，图雅，等. 漏芦与漏芦花研究进展 [J]. 内蒙古医科大学学报，2013，35（3）：241-246.

[4] 王晓静，丁杏苞，吴克霞，等. 祁州漏芦茎叶化学成分的研究 [J]. 中草药，2001（7）：1.

[5] 汪毅. 禹州漏芦化学成分及其生物活性研究 [D]. 沈阳：沈阳药科大学，2007.

[6] 刘金成. 蒙药祁州漏芦花化学成分和药理作用研究进展 [J]. 科技风，2019（2）：13.

[7] 杨美珍，王晓琴，刘勇，等. 祁州漏芦化学成分与药理活性研究 [J]. 中成药，2015，37（3）：611-618.

知母

Anemarrhena asphodeloides Bunge

科 名 百合科　　**别 名** 连母、野蓼、蒜辫子草、地参　　**蒙文名** 托连–芒给日

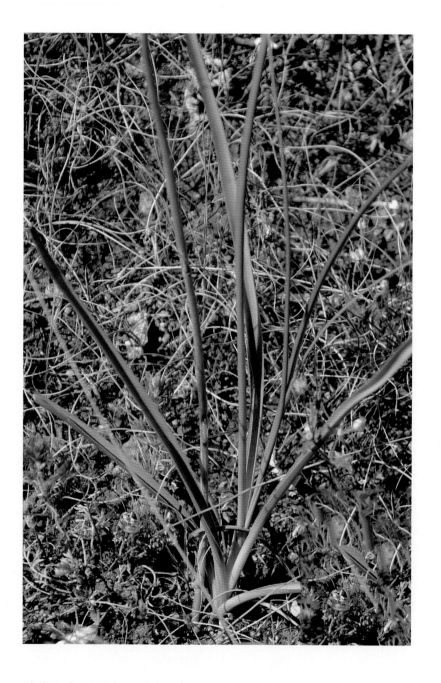

形态特征

　　多年生草本，全株无毛。根茎横生，粗壮，密被许多黄褐色纤维状残叶基，下面生有肉质须根。叶基生，丛出，线形，长15～60cm，宽1.5～11mm，上面绿色，下面深绿色，无毛。花葶直立，不分枝，高50～120cm，下部具披针形退化叶，上部疏生鳞片状小苞片；花2～6成一簇，散生在花葶上部呈总状花序，长20～40cm；花黄白色，干后略带紫色，多于夜间开放，具短梗；花被片6，基部稍联合，2轮排列，长圆形，长5～8mm，宽1～1.5mm，先端稍内折，边缘较薄，具3淡绿色纵脉纹，长10～15mm，直径5～7mm，成熟时沿腹缝线上方开裂为3裂片，每裂片内常具1种子；发育雄蕊3，着生于内轮花被片近中部，花药黄色，退化雄蕊3，着生于外轮花被片近基部，不具花药；雌蕊1，子房长卵形，3室。种子长卵形，黑色，具3棱，一端尖，长7～10mm。花期5～8月，果期7～9月。

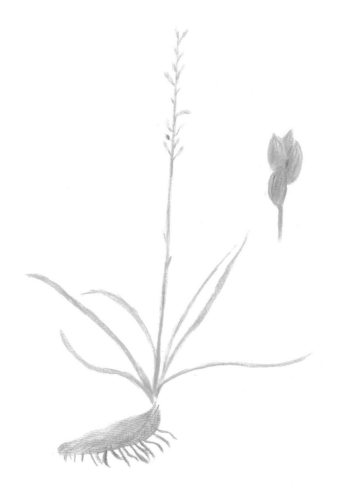

适宜生境与分布

生于向阳干燥的沙地、山坡、丘陵草丛或草原地带；耐寒、耐旱，常成群生长。分布于我国东北、华北，以及山东、江苏等地。奈曼旗南部山区有分布。

资源状况

常见。

药用部位

干燥根茎。

采收加工

春、秋二季采挖，除去枯叶和须根，抖掉泥土。晒干或烘干为"毛知母"；趁鲜剥去外皮，晒干为"知母肉"。

药材性状

本品呈扁圆长条状，微弯曲，偶有分枝，长 3 ~ 15cm，直径 0.8 ~ 1.5cm。一端有浅黄色的茎叶残痕，习称"金包头"。表面黄棕色至棕色，上面有 1 凹沟，具紧密排列的环状节，节上密生黄棕色的残存叶基，下面略凸起，有纵皱纹及凹点状根痕或须根痕及残茎。除去外皮者表面黄白色，有的残留少数毛须状叶茎及凹点状根痕。质坚硬，易折断。断面黄白色，颗粒状。气微，味微甜、略苦，嚼之带黏性。以条粗、质硬、断面色黄白者为佳。

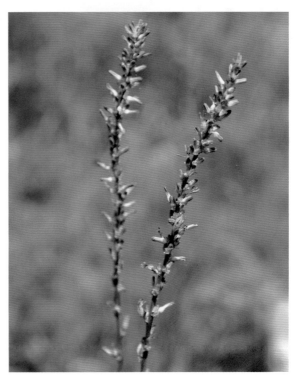

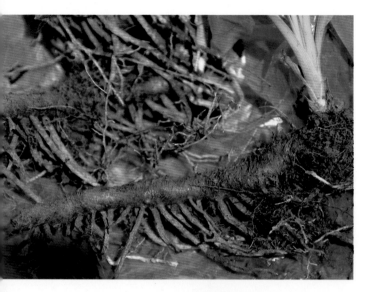

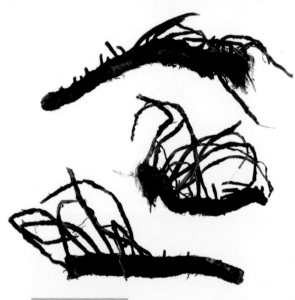

▲ 知母（药材图）

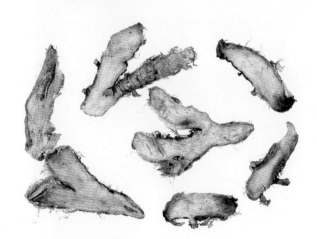

▲ 知母（饮片图）

功能主治

清热泻火，滋阴润燥。用于外感热病，高热烦渴，肺热燥咳，骨蒸潮热，内热消渴，肠燥便秘。

用法用量

内服煎汤，6～12g。

化学成分

主要含有皂苷类、糖类、黄酮类、苯丙素类、生物碱类和有机酸类等成分。

1. 皂苷类 知母皂苷 AI、AII、AIII、AIV、BI 和 BII 等。

2. 糖类 知母多糖 A、B、C、D 等。

3. 黄酮类 新芒果苷、异芒果苷、宝霍苷 I、淫羊藿苷等。

4. 苯丙素类 顺－扁柏树脂酚、氧化－顺－扁柏树脂酚、单甲基－顺－扁柏树脂酚等。

5. 生物碱类 香豆酰基酪胺、N－反式阿魏酰基酪胺、N－顺式阿魏酰基酪胺、烟酸、橙黄胡椒酰胺、烟酰胺等。

6. 有机酸类 香草酸、苯甲酸等。

药理作用

1. 抑制血小板血栓的形成作用 知母皂苷对人血小板聚集具有较强的抑制作用；另有研究表明，知母苷元在体外同样具有抗凝血的活性，其机制可能是通过抑制组织因子的表达来实现的。

2. 改善老年性痴呆作用　知母能有效地改善老年痴呆患者症状，其中知母皂苷元对老年痴呆患者表现的记忆力衰退有明显的改善作用。

3. 抗肿瘤作用　研究表明，知母的水提物、甾体皂苷、皂苷元及芒果苷等成分具有抗肿瘤活性，其中水提物的活性主要是通过抑制癌细胞的生长并诱导其凋亡来实现的；芒果苷能明显抑制白血病 HL-60 细胞的增殖及侵袭能力，并能有效诱导 HL-60 细胞的凋亡；另有研究表明，知母皂苷也具有明显的抗肿瘤作用，其中又以知母皂苷 A Ⅲ 活性最为明显。

4. 其他作用　知母总皂苷可以降低血清总胆固醇、甘油三酯、低密度脂蛋白的含量，并可明显缩小动脉斑块面积，表明知母皂苷具有治疗高血脂和动脉粥样硬化的作用；知母总多糖具有抗炎作用，可以显著改善二甲苯致小鼠耳郭肿胀、醋酸致小鼠腹腔毛细血管通透性增高等炎症反应。

参考文献

[1] 马百平，史天军. 知母中的两种新呋甾皂苷 [J]. 药学学报，2006，41（6）：527-532.

[2] 洪永福，韩公羽，郭学敏. 西陵知母中新芒果苷的分离与结构鉴定 [J]. 药学学报，1997，32（6）：473.

[3] 沈莉，戴胜军，刘珂. 知母中的生物碱 [J]. 中国中药杂志，2007，32（1）：289-292.

[4] 杨炳友，高云龙，张晶. 知母水层化学成分研究 [J]. 中医药学报，2016，44（3）：10-11.

[5] 陈千良，马长华，王文全. 知母药材中挥发性成分的气相色谱－质谱分析 [J]. 中国中药杂志，2005，30（21）：1657.

[6] CHEN N D，YUE L，ZHANG J. One unique steroidal sapogenin obtained through the microbial transformation of ruscogenin by *Phytophthora cactorum* ATCC 32134 and its potential inhibitory effect on tissue factor（TF）procoagulant activity[J]. Bioorg Med Chem Lett，2010，20（14）：4015-4017.

[7] 郑文静，尚文斌. 2 型糖尿病胰岛素抵抗的炎症机制与中医药辨治 [J]. 吉林中医药，2007，27（11）：67-69.

[8] 韩兵，李春梅，李敏. 知母皂苷的降脂及抗动脉粥样硬化作用 [J]. 上海中医药杂志，2006，40（11）：68-70.

山丹

Lilium pumilum DC.

| **科 名** 百合科 | **别 名** 细叶百合、卷莲花、灯伞花、散莲伞 | **蒙文名** 萨日阿楞 |

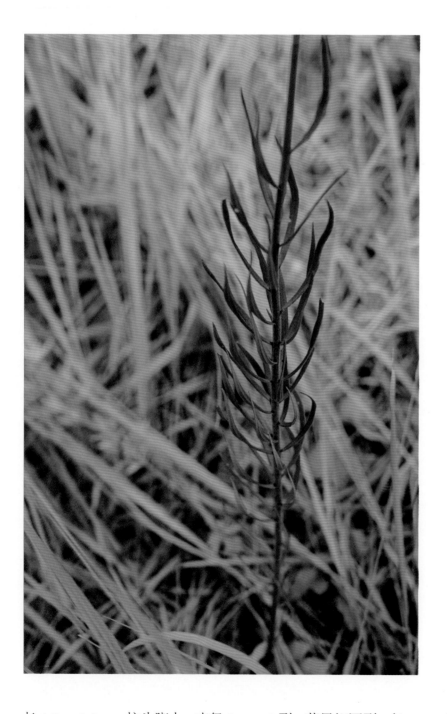

形态特征

多年生草本。茎高 15 ~ 60cm，有小乳头状突起，有的带紫色条纹。地下鳞茎白色，卵形或圆锥形，高 2.5 ~ 4.5cm，直径 2 ~ 3cm；鳞片矩圆形或长卵形，长 2 ~ 3.5cm，宽 1 ~ 1.5cm，白色。叶散生于茎中部，条形，长 35 ~ 90mm，宽 1.5 ~ 3mm，中脉在下面突出，边缘有乳头状突起。花单生或数朵排成总状花序，鲜红色，通常无斑点，有时有少数斑点，下垂；花被片反卷，长 4 ~ 4.5cm，宽 0.8 ~ 1.1cm，蜜腺两边有乳头状突起；花丝长 1.2 ~ 2.5cm，无毛，花药长椭圆形，长约 1cm，黄色，花粉近红色；子房圆柱形，长 0.8 ~ 1cm，花柱稍长于子房或长 1 倍多，

长 1.2 ~ 1.6cm，柱头膨大，直径 5mm，3 裂。蒴果矩圆形，长 2cm，宽 1.2 ~ 1.8cm。花期 7 ~ 8 月，果期 9 ~ 10 月。

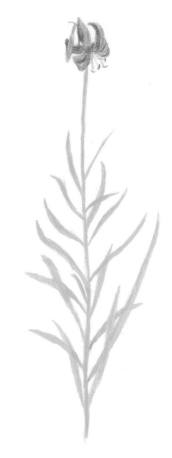

适宜生境与分布

生长在山坡、丘陵、草地、灌丛或林间隙地，多散生。分布在我国东北、西北等地。内蒙古呼伦贝尔市、兴安盟、赤峰市、通辽市、阿拉善盟、包头市、呼和浩特市等有分布。奈曼旗南部地区有分布。

资源状况

常见。

药用部位

肉质鳞叶。

采收加工

秋季采挖，除去地上部分，洗净，剥取鳞叶，置沸水中略烫，干燥。

药材性状

本品呈长椭圆形，长 2 ~ 5cm，宽 1 ~ 2cm，中部厚 1.3 ~ 4mm。表面黄色至淡棕黄色，有的微带紫色，有数条纵直平行的维管束。先端稍尖，基部较宽，边缘薄，微波状，略向内弯曲。质硬而脆，断面较平坦，角质样。气微，味微苦。

功能主治

养阴润肺，清心安神。用于阴虚燥咳，劳嗽咯血，虚烦惊悸，失眠多梦，精神恍惚。

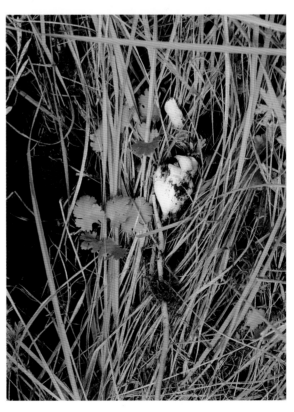

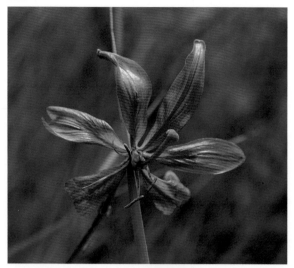

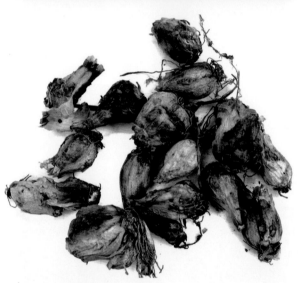

▲ 山丹（药材图）

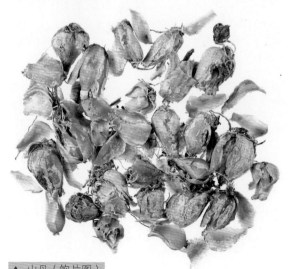

▲ 山丹（饮片图）

用法用量

内服煎汤，6 ~ 12g。

化学成分

含有甾体皂苷类、糖类及少量秋水仙碱等成分。

1. 甾体皂苷类 岷江百合苷 A、岷江百合苷 D、3, 6′-O- 二阿魏酰蔗糖、1-O- 阿魏酰甘油酯、1-O- 对 - 香豆酰甘油酯、纽替皂苷元 -26-O-β-D- 吡喃葡萄糖苷、（25R）-3β- 羟基 -5α- 螺甾烷 -6- 酮 -3-O-α-L- 鼠李糖基 -（1→2）-β-D- 葡萄糖苷、百合皂苷、澳洲茄边碱等。

2. 糖类 L- 阿拉伯糖、D- 甘露糖、D- 葡萄糖、L- 鼠李糖等。

3. 其他 秋水仙碱、氨基酸、磷脂、微量元素等。

药理作用

1. 镇咳祛痰作用 山丹鳞茎的生品和蜜炙品水提液都有镇咳祛痰作用。

2. 抗疲劳与耐缺氧作用 山丹鳞茎的提取物能延长亚硝酸钠中毒小鼠存活时间，还能延长小鼠的常压耐缺氧及急性脑缺血性缺氧时间；其正丁醇部位能延长小鼠常压耐缺氧时间及冰水游泳时间，减少其自发活动数。

3. 抗氧化、增强免疫作用 百合多糖有抗氧化、提高免疫的功能。

参考文献

[1] 中国科学院中国植物志编辑委员会. 中国植物志：第 14 卷 [M]. 北京：科学出版社，1980：147.

[2] 内蒙古植物志编辑委员会. 内蒙古植物志 [M]. 呼和浩特：内蒙古人民出版社，1985.

[3] 国家药典委员会. 中华人民共和国药典 [M]. 北京：中国医药科技出版社，2015：132.

[4] 刘鹏，林志健，张冰. 百合的化学成分及药理作用研究进展 [J]. 中国实验方剂学杂志，2017，23（23）：201-211.

[5] 吉宏武，丁霄霖. 百合皂苷的提取分离与结构初步鉴定 [J]. 林产化学与工业，2001，21（3）：47-51.

黄精
Polygonatum sibiricum Delar. ex Redoute

| 科 名 | 百合科 | 别 名 | 大黄精、鸡头黄精、姜形黄精 | 蒙文名 | 查干-霍日 |

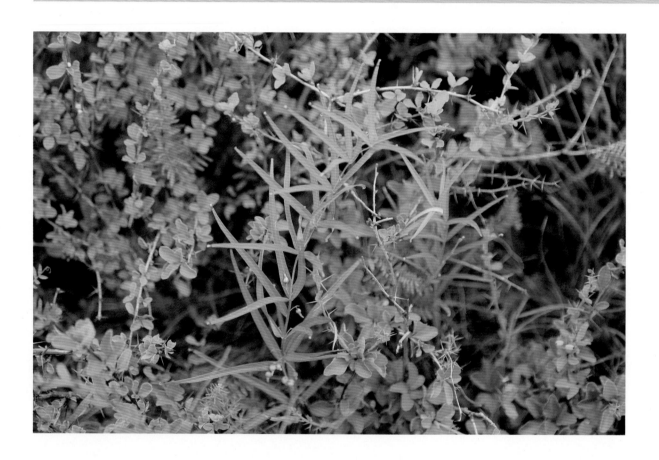

形态特征

　　根茎肥厚，横生，圆柱形，一头粗，一头细，直径 0.5 ~ 1cm，有少数须根，黄白色。茎高 30 ~ 90cm。叶无柄，4 ~ 6 轮生，平滑无毛，条状披针形，长 5 ~ 10cm，宽 0.4 ~ 1.4cm，先端拳卷或弯曲呈钩形。花腋生，常有 2 ~ 4，呈伞形状，总花梗长 5 ~ 25mm，花梗长 2 ~ 9mm，下垂；花梗基部有苞片，膜质，白色，条状披针形，长 2 ~ 4mm；花被白色至淡黄色稍带绿色，长 9 ~ 13mm，先端裂片长约 3mm，花被筒中部稍缢缩；花丝很短，贴生于花被筒上部，花药长 2 ~ 2.5mm；子房长约 3mm，花柱长 4 ~ 5mm。浆果直径 3 ~ 5mm，成熟时黑色，有种子 2 ~ 4。花期 5 ~ 6 月，果期 7 ~ 8 月。

适宜生境与分布

　　生于海拔 800 ~ 2800m 的林下、灌丛和山坡阴处。分布于我国东北、华北、西北、华东等地。内蒙古呼伦贝尔市、兴安盟、锡林郭勒盟、通辽市、乌兰察布市等地有分布。奈曼旗新镇有分布。

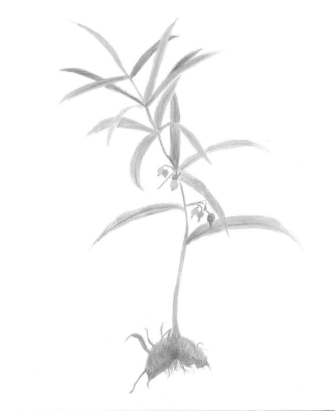

资源状况

少见。

药用部位

干燥根茎。

采收加工

春、秋二季采挖，除去须根，洗净，置沸水中略烫或蒸至透心，干燥。

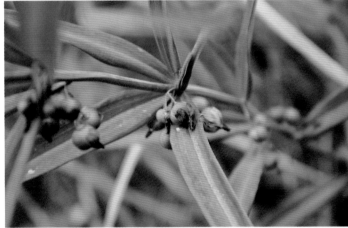

药材性状

本品呈肥厚肉质的结节块状，结节长可达 10cm 以上，宽 3 ~ 6cm，厚 2 ~ 3cm。表面淡黄色至黄棕色，具环节，有皱纹及须根痕，结节上侧茎痕呈圆盘状，圆周凹入，中部突出。质硬而韧，不易折断，断面角质，淡黄色至黄棕色。气微，味甜，嚼之有黏性。

功能主治

补气养阴，健脾，润肺，益肾。用于脾胃气虚，体倦乏力，胃阴不足，口干食少，肺虚燥咳，劳嗽咯血，精血不足，腰膝酸软，须发早白，内热消渴。

用法用量

内服煎汤，9 ~ 15g。

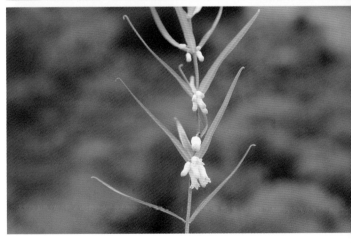

化学成分

主要含有多糖类、皂苷类、黄酮类和木脂素类等成分。

1. 多糖类 黄精低聚糖 A、B、C，葡萄糖，甘露糖，黄精多糖，黄精低聚糖，淀粉等。

2. 皂苷类 薯蓣素、黄精皂苷 A、黄精皂苷 B 等。

3. 黄酮类 芹菜素、黄精苷、新甘草苷、甘草素等。

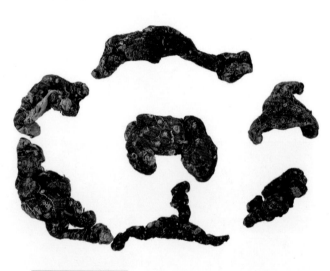

▲ 黄精（药材图）

4. 其他 （+）-丁香脂素、（+）-丁香脂素 -O-β-D- 吡喃葡萄糖苷、鹅掌楸碱等。

药理作用

1. 抗菌作用 黄精在试管内对抗酸菌有抑制作用，对伤寒杆菌仅有微弱的抑制作用；黄精粗制剂及水抽液对上述 2 种细菌也有抑制作用。

2. 降血糖作用 黄精浸膏对肾上腺素引起的血糖过高呈显著抑制作用。

3. 对心血管系统作用 黄精水浸膏能显著增加兔冠脉流量；复方黄精口服液具有抗心力衰竭作用。

4. 其他作用 黄精水提液对伤寒杆菌、金黄色葡萄球菌有较强的抑制作用，对多种致病真菌亦有抑制作用；黄精多糖还有抗抑郁、抗肿瘤活性。

参考文献

[1] 国家药典委员会. 中华人民共和国药典 [M]. 北京：中国医药科技出版社，2015：306-307.

[2] 中国科学院中国植物志编辑委员会. 中国植物志：第 15 卷 [M]. 北京：科学出版社，1978：78.

[3] 董治程. 不同产地黄精的资源现状调查与质量分析 [D]. 湖南：湖南中医药大学，2012.

[4] 吴维春，罗海潮. 温度与黄精种子萌发试验 [J]. 中药材，1995（12）：597-598.

[5] 张恩汉，刘桂英. 黄精根茎的形成与发育 [J]. 中药材科技，1984（3）：1-3.

[6] 姜程曦，洪涛，熊伟. 黄精产业发展存在的问题及对策研究 [J]. 中草药，2015，46（8）：1247-1250.

[7] 李晓明. 黄精化学成分及药理作用的研究 [J]. 生物化工，2018，4（2）：138-139，145.

[8] 郭婕，张国. 黄精的现代化学、药理研究与临床应用进展 [J]. 齐鲁药事，2005（12）：741-743.

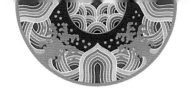

第四章

奈曼旗一般药用植物

中华卷柏

Selaginella sinensis (Desv.) Spring

| 科 名 | 卷柏科 | 别 名 | 地柏枝、护山皮、黄牛皮 | 蒙文名 | 囊给得-麻特日音-好木苏 |

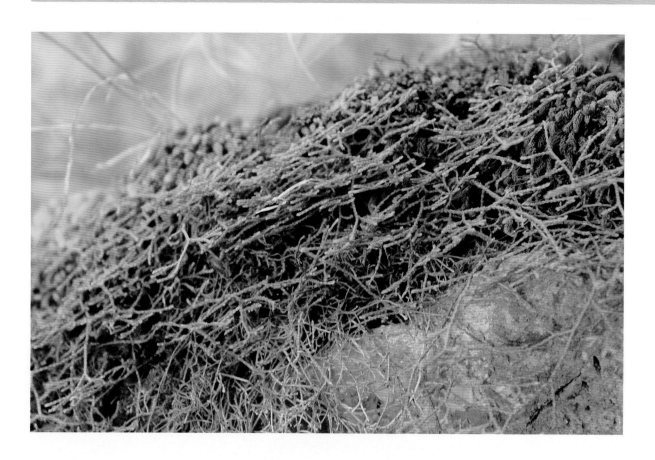

形态特征

土生或旱生，匍匐，长 15 ~ 45cm 或更长。根托在主茎断续着生，自主茎分叉处下方生出，长 2 ~ 5cm，纤细，直径 0.1 ~ 0.3mm，根多分叉，光滑。主茎羽状分枝，禾秆色，主茎下部直径 0.4 ~ 0.6mm，茎圆柱状，无毛，内具维管束 1；侧枝 10 ~ 20，1 ~ 2 次或 2 ~ 3 次分叉，小枝稀疏，主茎上相邻分枝相距 1.5 ~ 3cm，分枝无毛，背腹扁，末回分枝连叶宽 2 ~ 3mm。叶交互排列，略二型，纸质，光滑，非全缘，具白边，分枝的腋叶对称，窄倒卵形，长 0.7 ~ 1.1mm，边缘睫毛状；中叶多少对称，卵状椭圆形，长 0.6 ~ 1.2mm，排列紧密，先端尖，基部楔形，具长睫毛；侧叶多少对称，略斜上，在枝先端覆瓦状排列，长 1 ~ 1.5mm，基部不覆盖小枝，上侧边缘具长睫毛，下侧基部略耳状，基部具长睫毛。孢子叶紧密，四棱柱形，单个或成对生于小枝末端，长 0.5 ~ 1.2cm；孢子叶一型，卵形，具睫毛，有白边，先端尖，龙骨状；有 1 大孢子叶位于孢子叶穗基部下侧，余均为小孢子叶。大孢子白色，小孢子橘红色。

适宜生境与分布

生于山坡阴处岩石上、向阳山坡石缝中、山坡灌丛下，生长在温度适中的区域内。分布于我国东北、华北、西北、华中、华东。奈曼旗青龙山镇等地有分布。

资源状况

少见。

药用部位

全草。

采收加工

夏、秋二季采收，晒干或鲜用。

药用性状

本品常扭曲缠结成团状，长 10 ~ 20cm。主茎圆柱形，直径约 0.4mm；表面灰棕色或黄绿色，较光滑，有多回分枝，分枝处有不定根（根毛）。茎下部叶疏生，贴伏于茎，叶片呈卵状椭圆形，全缘；茎上部叶二型，4 列，展平后中叶（腹叶）长卵形，叶缘均有膜质白边及长毛。孢子囊穗四棱柱形，长约 1cm，生于枝端。质较硬脆。气微，味淡、微涩、微甘。

功能主治

清热利湿，活血通经，止血。用于肝炎，胆囊炎，痢疾，下肢湿疹，烫火伤，痛经，经闭，跌打损伤，脱肛，外伤出血。

用法用量

内服煎汤，9 ~ 15g，大剂量可用 30 ~ 60g。外用适量，研磨敷于患处。

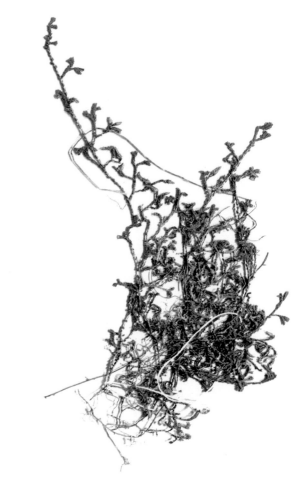

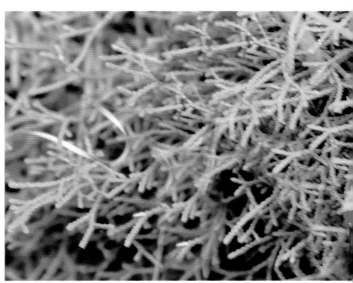

卷柏　　*Selaginella tamariscina* (P. Beauv.) Spring

科 名 卷柏科　　**别 名** 九死还魂草、还魂草、万年青　　**蒙文名** 玛塔仁-浩木斯-额布斯

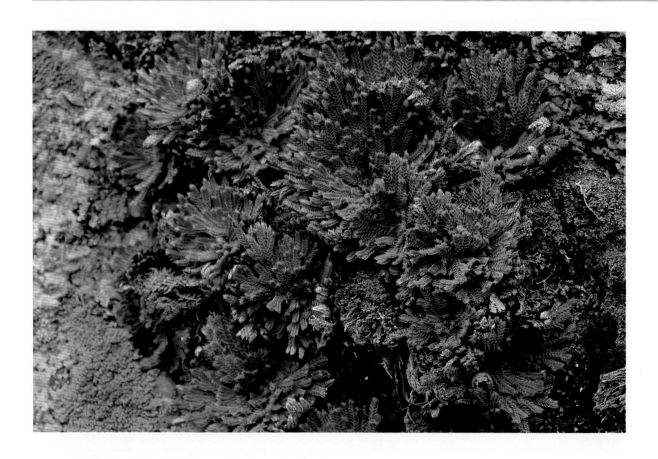

形态特征

多年生直立草本，高 5 ～ 15cm。主茎直立，通常单一（少有分枝），先端丛生小枝，小枝扇形分叉，辐射开展，干时内卷如拳。营养叶二型，背、腹各 2 列，交互着生，腹叶（即中叶）斜向上，不并行，卵状矩圆形，急尖而有长芒，边缘有微齿；背叶（即侧叶）斜展，宽超出腹叶，长卵圆形，急尖而有长芒，外侧边缘狭膜质，并有微齿，内侧全缘而宽膜质。孢子囊穗生于枝顶；孢子叶卵状三角形，龙骨状，锐尖头，边缘膜质，有微齿，4 列交互排列；孢子囊圆肾形；孢子二型。

适宜生境与分布

生于向阳的山坡岩石上及干旱的岩石缝中。分布于我国黑龙江、吉林、辽宁、内蒙古、河北、山东、山西等地。奈曼旗青龙山镇等地有分布。

资源状况

少见。

药用部位

全草。

采收加工

全年均可采收，除去须根和泥沙，晒干。

药材性状

本品卷缩成拳状，长 3 ~ 10cm。枝丛生，扁而有分枝，绿色或棕黄色，向内卷曲，枝上密生鳞片状小叶。叶先端具长芒，中叶（腹叶）2 行，卵状矩圆形，斜向上排列，叶缘膜质，有不整齐的细锯齿；背叶（侧叶）背面的膜质边缘常呈棕黑色。基部残留棕色至棕褐色须根，散生或聚生，短干状。质脆，易折断。气微，味淡。

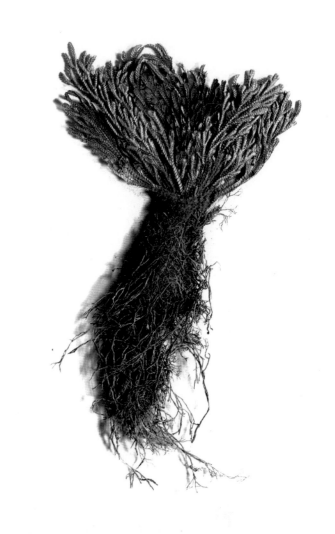

功能主治

活血通经。用于经闭痛经，癥瘕痞块，跌打损伤。卷柏炭化瘀止血。用于吐血，崩漏，便血，脱肛。

用法用量

内服煎汤，5 ~ 10g。

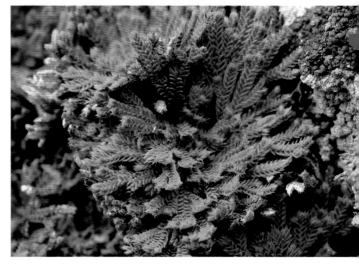

问荆

Equisetum arvense L.

科 名 木贼科　　**别 名** 土麻黄、接续草　　**蒙文名** 奥尼斯-额布斯、枯朱克

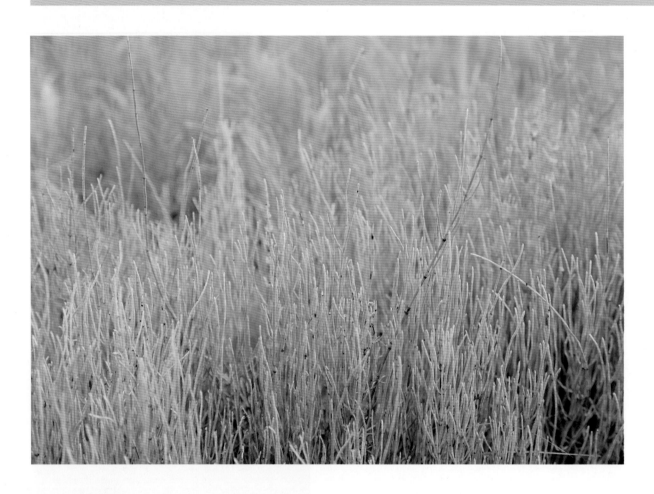

🍃 形态特征

中小型蕨类。根茎斜升、直立或横走，黑棕色；节和根密生黄棕色长毛或无毛。枝二型；地上枝当年枯萎；能育枝春季萌发，高 5 ~ 35cm，中部直径 3 ~ 5mm，节间长 2 ~ 6cm，黄棕色；无轮茎分枝，脊不明显，有密纵沟，鞘筒栗棕色或淡黄色，长约 8mm，鞘齿 9 ~ 12，栗棕色，长 4 ~ 7mm，狭三角形，鞘背上部有浅纵沟，孢子散后能育枝枯萎；不育枝后萌发，高达 40cm；主枝中部直径 1.5 ~ 3mm，节间长 2 ~ 3cm，绿色，轮生分枝多，主枝中部以下有分枝，脊背部弧形，无棱，有横纹，无小瘤，鞘筒窄长，绿色，鞘齿三角形，5 ~ 6，中间黑棕色，边缘膜质，淡棕色，宿存；侧枝柔软纤细，扁平状，有 3 ~ 4 狭而高的脊，脊背部有横纹，鞘齿 3 ~ 5，披针形，绿色，边缘膜质，宿存。孢子囊穗圆柱形，长 1.8 ~ 4cm，直径 0.9 ~ 1cm，先端钝，成熟时柄长 3 ~ 6cm。

适宜生境与分布

中生植物。生于草地、河边、沙地。内蒙古兴安盟、赤峰市、阿拉善盟、通辽市等地有分布。奈曼旗青龙山镇等地有分布。

资源状况

常见。

药用部位

全草或地上部分。

采收加工

夏、秋二季采收，置通风处阴干或鲜用。

药材性状

本品长约30cm，多干缩或枝节脱落。茎呈略扁圆形或圆形，浅绿色，有细纵沟，节间长，每节有退化的鳞片叶，鞘状，先端齿裂，硬膜质。小枝轮生，梢部渐细，基部有时带有部分的根，呈黑褐色。气微，味稍苦、涩。

功能主治

清热，止血，利尿，止咳。用于小便不利，热淋，吐血，衄血，月经过多，咳嗽气喘。

用法用量

内服煎汤，3～15g。外用适量，鲜品捣敷患处。

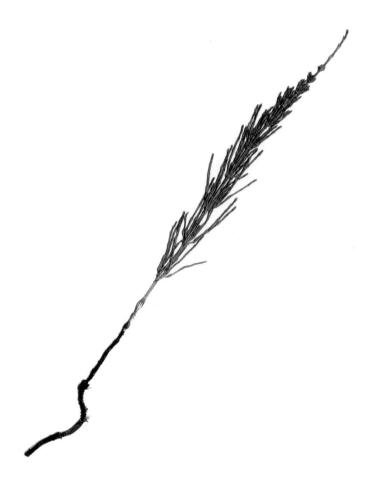

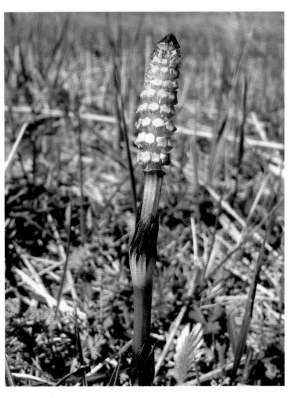

木贼

Equisetum hyemale L.

科 名 木贼科　　　**别 名** 千峰草、锉草、笔头草　　　**蒙文名** 阿日阿、朱勒古日-额布斯

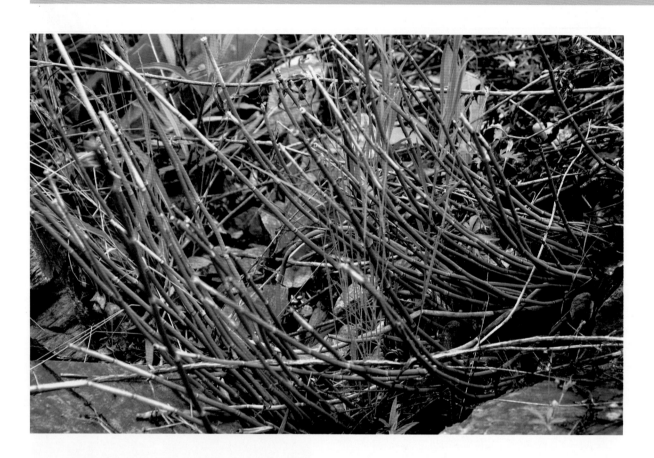

形态特征

　　大型蕨类。根茎横走或直立，黑棕色；节和根有黄棕色长毛。地上枝多年生。枝一型，高达 1m 或更多，中部直径 5～9mm，节间长 5～8cm，绿色，不分枝或基部有少数直立侧枝。地上枝有脊 16～22，脊背部弧形或近方形，有小瘤 2 行；鞘筒长 0.7～1cm，黑棕色或顶部及基部各有 1 圈或顶部有 1 圈黑棕色；鞘齿 16～22，披针形，长 3～4mm，先端淡棕色，膜质，芒状，早落，下部黑棕色，薄革质，基部背面有 4 纵棱，宿存或同鞘筒早落。孢子囊穗卵状，长 1～1.5cm，直径 5～7mm，先端有小尖突，无柄。

适宜生境与分布

　　生于林下、河边潮湿处。分布于我国东北、华北、西北、西南等地。内蒙古各地均有分布。奈曼旗南部地区有分布。

资源状况

少见。

药用部位

干燥地上部分。

采收加工

夏、秋二季采割，除去杂质，晒干或阴干。

药材性状

本品呈长管状，不分枝，长 40 ~ 60cm，直径 0.2 ~ 0.7cm。表面灰绿色或黄绿色，有 16 ~ 22 纵棱，棱上有多数细小光亮的疣状突起；节明显，节间长 2.5 ~ 8cm，节上着生筒状鳞叶，叶鞘基部和鞘齿黑棕色，中部淡棕黄色。体轻，质脆，易折断，断面中空，周边有多数圆形的小空腔。气微，味甘、涩，嚼之有砂粒感。

功能主治

疏散风热，明目退翳。用于风热目赤，迎风流泪，目生云翳。

用法用量

内服煎汤，3 ~ 9g，或入丸、散。外用研末撒于患处。

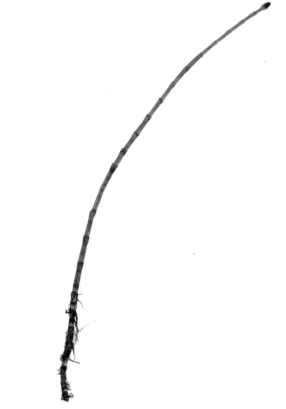

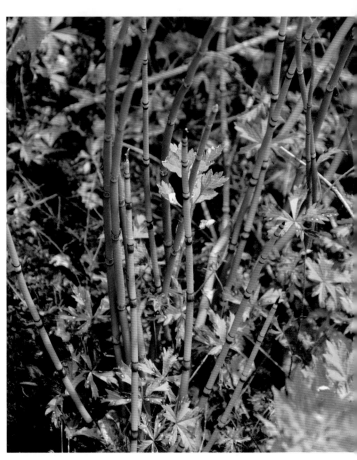

节节草

Equisetum ramosissimum Desf.

科 名 木贼科　　**别 名** 通气草、土木贼、土麻黄、笔头草　　**蒙文名** 乌益图-那日森-额布斯

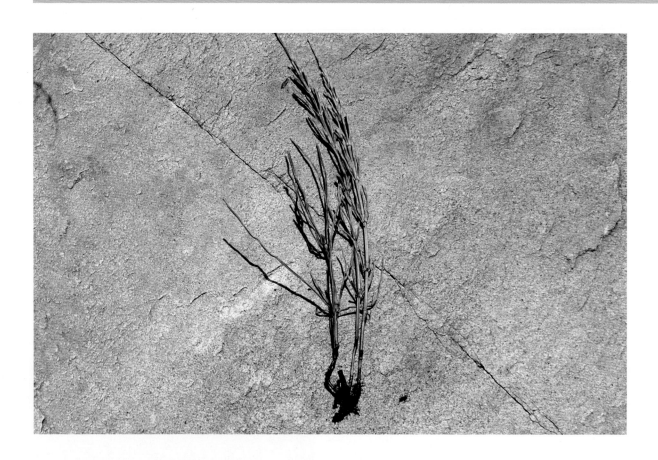

🌿 形态特征

　　中小型蕨类。根茎直立、横走或斜升，黑棕色；节和根疏生黄棕色长毛或无毛。地上枝多年生，枝高 20 ～ 60cm，中部直径 1 ～ 3mm，节间长 2 ～ 6cm，绿色；主枝多下部分枝，常呈簇生状，脊背部弧形，有 1 行小瘤或浅色小横纹；鞘筒窄，长达 1cm，下部灰绿色，上部灰棕色，鞘齿三角形，灰白色或少数中央为黑棕色，边缘（有时上部）膜质，背部弧形，宿存，齿上气孔带明显；侧枝较硬，圆柱状，有脊 5 ～ 8，脊平滑或有 1 行小瘤或有浅色小横纹，鞘齿5 ～ 8，披针形，革质，边缘膜质，上部棕色，宿存。孢子囊穗短棒状或椭圆形，长 0.5 ～ 2.5cm，中部直径 4 ～ 7mm，先端有小尖突，无柄。

🌿 适宜生境与分布

　　中生植物。生于路边、果园、湿地或水边；喜潮湿。内蒙古赤峰市、鄂尔多斯市、阿拉善盟、

通辽市有分布。奈曼旗治安镇等地有分布。

资源状况

常见。

药用部位

全草。

采收加工

春、秋二季采收，洗净泥土，晒干。

药材性状

本品茎呈灰绿色，基部多分枝，长短不等，直径1～2mm，中部以下节处有2～5小枝，表面粗糙，有肋棱6～20，棱上有1列小疣状突起。叶鞘筒似漏斗状，长为直径的2倍，叶鞘背上无棱脊，先端有尖三角形裂齿，黑色，边缘膜质，常脱落。质脆，易折断，断面中央有小孔洞。气微，味淡、微涩。

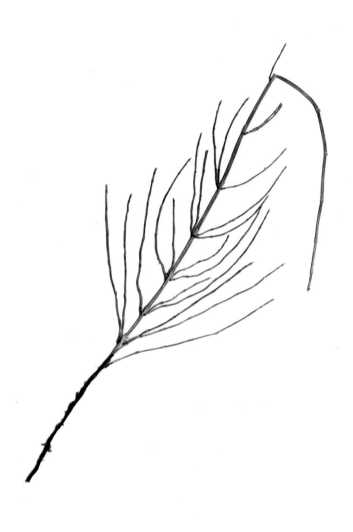

功能主治

清肝明目，祛痰止咳，利尿通淋。用于目赤肿痛，角膜薄翳，肝炎，支气管炎，咳喘，淋浊，小便涩痛，尿血。

用法用量

中医： 内服煎汤，10～30g（鲜品30～60g）。

蒙医： 研末冲服，单用3～5g。

圆柏

Sabina chinensis (L.) Ant.

科 名 柏科　　**别 名** 刺柏、柏树、桧柏　　**蒙文名** 乌赫日-阿日查

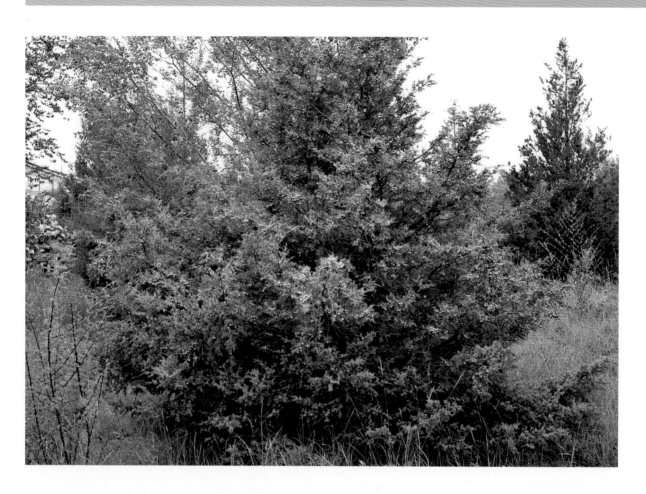

形态特征

乔木，高达 20m，胸径达 3.5m。树皮灰褐色，纵裂，呈条片剥落；树冠塔形。叶二型，刺叶 3 叶交叉轮生，长 6 ~ 12mm，先端渐尖，基部下延，上面微凹，有 2 白色粉带，下面拱圆；鳞叶交叉对生或 3 叶轮生，菱状卵形，排列紧密，长 1.5 ~ 2mm，先端钝或微尖，下面近中部具椭圆形的腺体。雌雄异株，稀同株；雄球花黄色，椭圆形；雄蕊 5 ~ 7 对。球果近圆球形，成熟前淡紫褐色，成熟时暗褐色，直径 6 ~ 8mm，被白粉，微具光泽，有种子 2 ~ 4，稀 1。种子卵圆形，黄褐色，微具光泽，长约 6mm，具棱脊及少数树脂槽。

适宜生境与分布

中生乔木。生于海拔 1300m 以下的山坡丛林中。内蒙古大青山、乌拉山，以及通辽市等地

有分布。奈曼旗大沁他拉镇等地有分布。

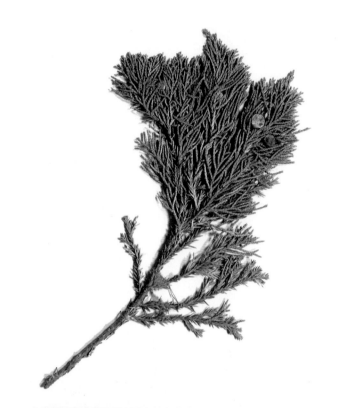

资源状况

常见。

药用部位

枝叶。

采收加工

全年均可采收，鲜用或晒干。

药材性状

本品生鳞叶的小枝呈近圆柱形或近四棱形。叶二型，有刺状叶及鳞叶，生于不同枝上；鳞叶 3 叶轮生，直伸而紧密，近披针形，先端渐尖，长 1.5 ～ 2mm；刺状叶 3 叶互轮生，斜展，疏松，披针形，长 0.6 ～ 1cm。气微香，味微涩。

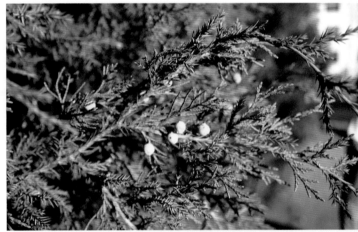

功能主治

祛风散寒，活血解毒。用于风寒感冒，风湿关节痛，荨麻疹，肿毒初起。

用法用量

9 ～ 15g。外用适量，煎汤洗；或燃烧取烟熏烤患处。

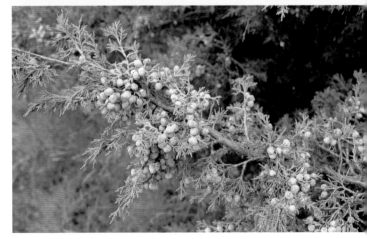

侧柏

Platycladus orientalis (L.) Franco.

科 名 柏科　　　**别 名** 柏叶、扁柏叶　　　**蒙文名** 阿日查

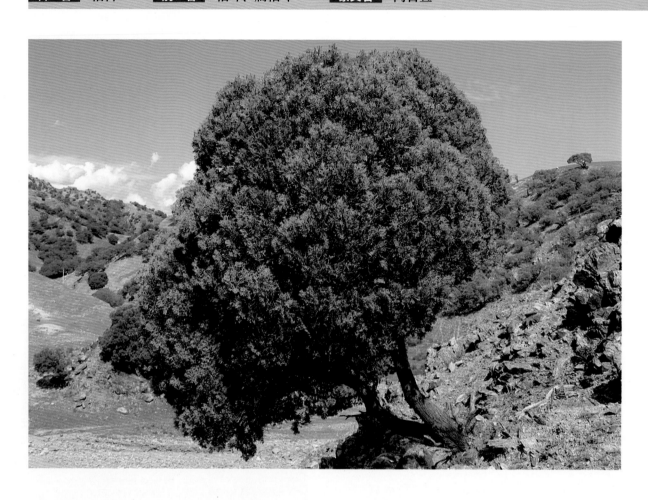

形态特征

乔木，高约20m，胸径1m。树皮薄，浅灰褐色，纵裂成条片；枝条向上伸展或斜展，幼树树冠卵状尖塔形，老树树冠广圆形；生鳞叶的小枝细，向上直展或斜展，扁平，排成一平面。叶鳞形，长1～3mm，先端微钝，小枝中央的叶的露出部分呈倒卵状菱形或斜方形，背面中间有条状腺槽，两侧的叶船形，先端微内曲，背部有钝脊，尖头的下方有腺点。雄球花黄色，卵圆形，长约2mm；雌球花近球形，直径约2mm，蓝绿色，被白粉。球果近卵圆形，长1.5～2cm，成熟前近肉质，蓝绿色，被白粉，成熟后木质，开裂，红褐色；中间2对种鳞倒卵形或椭圆形，鳞背先端的下方有一向外弯曲的尖头，上部1对种鳞窄长，近柱状，先端有向上的尖头，下部1对种鳞极小，长达13mm，稀退化而不显著。种子卵圆形或近椭圆形，先端微尖，灰褐色或紫褐色，长6～8mm，稍有棱脊，无翅或有极窄的翅。花期3～4月，球果10月成熟。

适宜生境与分布

生于海拔 1700m 以下的向阳干山坡、岩缝中；喜光、耐寒、耐高温，浅根性。内蒙古乌兰察布市、呼和浩特市、包头市、鄂尔多斯市、通辽市有分布。奈曼旗南部地区有分布。

资源状况

常见。

药用部位

干燥枝梢、叶。

采收加工

夏、秋二季采收，阴干。

药材性状

本品多分枝，小枝扁平。叶细小鳞片状，交互对生，贴伏于枝上，深绿色或黄绿色。质脆，易折断。气清香，味苦、涩、微辛。

功能主治

中医：凉血止血，化痰止咳，生发乌发。用于吐血，衄血，咯血，尿血，便血，崩漏下血，血热脱发，须发早白，咳喘。

蒙医：用于肾脏损伤，膀胱热，尿血，淋病，尿闭，浮肿，"发症"，游痛症，痛风，"希日乌素"病，创伤。

用法用量

内服煎汤，6 ～ 12g。外用适量。

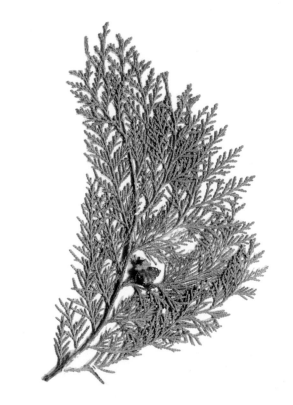

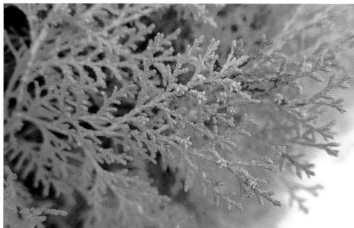

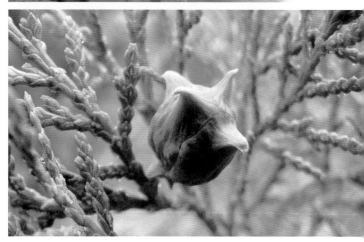

黑弹树

Celtis bungeana Bl.

科 名 榆科　　　**别 名** 小叶朴、黑弹朴、棒棒木　　　**蒙文名** 宝日木都

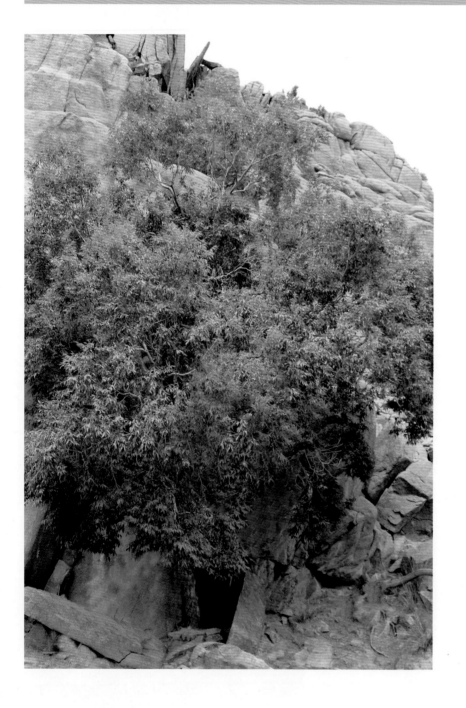

形态特征

落叶乔木，高达10m。树皮灰色或暗灰色；当年生小枝淡棕色，老后色较深，无毛，散生椭圆形皮孔；去年生小枝灰褐色；冬芽棕色或暗棕色，鳞片无毛。叶厚纸质，狭卵形、长圆形、卵状椭圆形至卵形，长3～7cm，宽2～4cm，基部宽楔形至近圆形，稍偏斜至几乎不偏斜，先端尖至渐尖，中部以上疏具不规则浅齿，有时一侧近全缘，无毛；叶柄淡黄色，长5～15mm，上面有沟槽，幼时槽中有短毛，老后脱净；萌发枝上的叶形变异较大，先端可具尾尖且有糙毛。果实单生叶腋；果柄较细软，无毛，长10～25mm，果实成熟时蓝黑色，近球形，直径6～8mm；核近球形，肋不明显，表面极大部分近平滑或略具网孔状凹陷，直径4～5mm。花期4～5月，果期10～11月。

适宜生境与分布

生于路旁、山坡、灌丛或林边；喜光，稍耐阴、耐寒，喜深厚湿润的中性黏质土壤。分布于我国东北南部、华北、华中、华东、西南及西北等地。奈曼旗南部山区有分布。

资源状况

少见。

药用部位

根皮。

采收加工

全年均可剥取，晒干或刮去粗皮晒干。

功能主治

祛痰，止咳，平喘。用于咳嗽痰喘，老年慢性支气管炎。

用法用量

内服煎汤，15～50g。

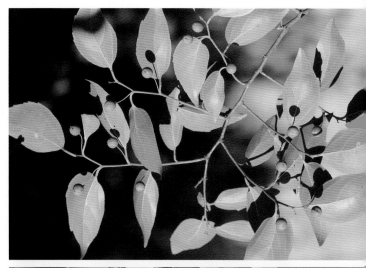
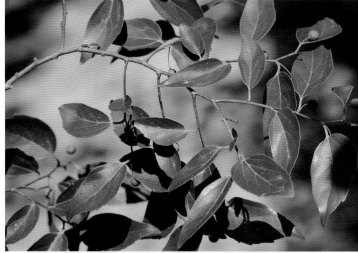
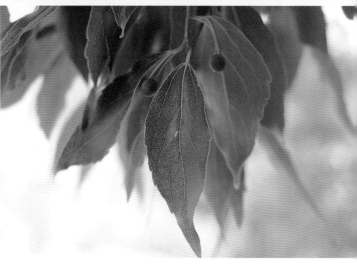

大麻

Cannabis sativa L.

| 科 名 | 桑科 | 别 名 | 线麻、野麻、火麻 | 蒙文名 | 奥鲁斯 |

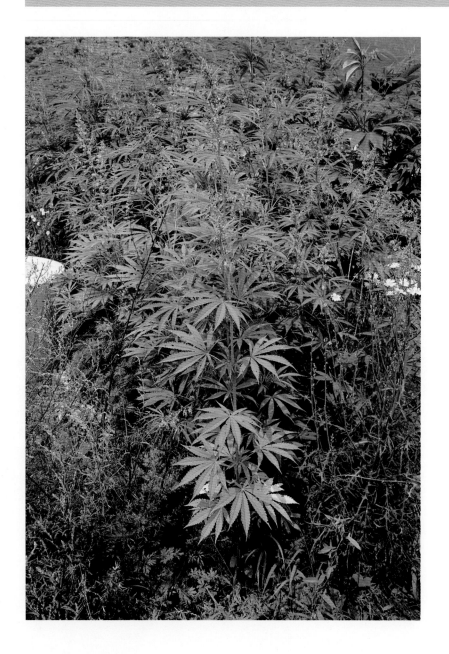

形态特征

一年生草本，高 1 ~ 3m。根木质化。茎直立，皮层富纤维，灰绿色，具纵沟，密被短柔毛。叶互生或下部的对生，掌状复叶，生于茎顶的具 1 ~ 3 小叶，披针形至条状披针形，两端渐尖，边缘具粗锯齿，上面深绿色，粗糙，被短硬毛，下面淡绿色，密被灰白色毡毛；叶柄长 4 ~ 15cm，半圆柱形，上面有纵沟，密被短绵毛；托叶侧生，线状披针形，长 8 ~ 10mm，先端渐尖，密被短绵毛。花单性，雌雄异株；雄株名牡麻或枲麻，雌株名苴麻或苎麻；花序生于上叶的叶腋。雄花排列成长而疏散的圆锥花序，淡黄绿色；萼片 5，长卵形，背面及边缘均有短毛；无花瓣；雄蕊 5，长约 5mm，花丝细长，花药大，黄色、悬垂，富花粉，无雌蕊。雌花序呈短穗状，绿色，每花在外具 1 卵形苞片，先端渐尖，内有薄膜状花被，紧包子房，两者背面均有短柔毛；雌蕊 1，子房球形，无柄，花柱二歧。瘦果扁卵形，质硬，灰色，基部无关节，难以脱落，表面光滑而有细网纹，被宿存的黄褐色苞片。花期 7 ~ 8 月，果期 9 ~ 10 月。

适宜生境与分布

中生植物。生于土层深厚、保水保肥力强且土质松软肥沃、富含有机质的沙丘低地或道路两旁；喜光、耐大气干旱而不耐土壤干旱，生长期不耐涝，对土壤的要求比较严格。奈曼旗治安镇等地有分布。

资源状况

常见。

药用部位

干燥成熟果实。

采收加工

秋季果实成熟时采收，除去杂质，晒干。

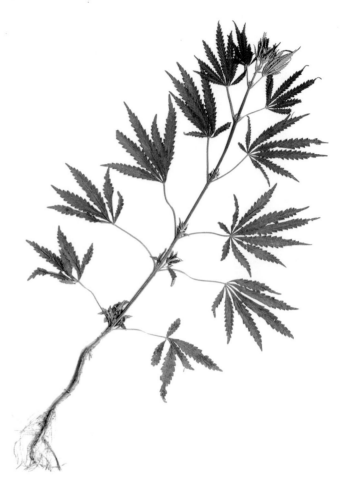

药材性状

本品呈卵圆形，长4～5.5mm，直径2.5～4mm。表面灰绿色或灰黄色，有微细的白色或棕色网纹，两边有棱，先端略尖，基部有1圆形果梗痕。果皮薄而脆，易破碎。种皮绿色，子叶2，乳白色，富油性。气微，味淡。

功能主治

祛风利湿，润肠通便。用于血虚津亏，肠燥便秘。

用法用量

内服煎汤，25～50g，鲜品50～100g。外用适量，捣敷；或煎汤洗。

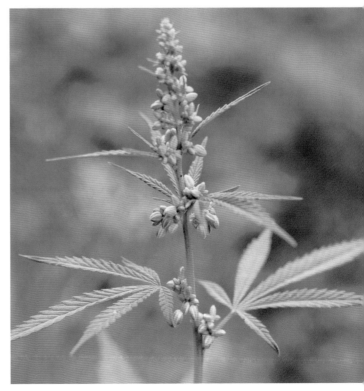

葎草

Humulus scandens (Lour.) Merr.

| 科 名 | 桑科 | 别 名 | 勒草、拉拉秧、葛葎蔓、拉拉藤 | 蒙文名 | 呼格讷-乌润都勒 |

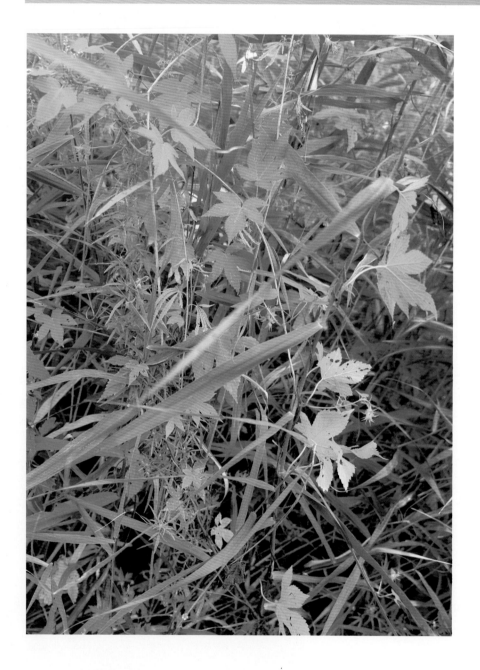

形态特征

缠绕草本。茎、枝、叶柄均具倒钩刺。叶纸质，肾状五角形，掌状 5 ~ 7 深裂，稀 3 裂，长、宽均为 7 ~ 10cm，基部心形，上面疏被糙伏毛，下面被柔毛及黄色腺体，裂片卵状三角形，具锯齿；叶柄长 5 ~ 10cm。雄花小，黄绿色，花序长 15 ~ 25cm；雌花序直径约 5mm，苞片纸质，三角形，被白色茸毛，子房为苞片包被，柱头 2，伸出苞片外。瘦果成熟时露出苞片外。花期 7 ~ 8 月，果期 8 ~ 9 月。

适宜生境与分布

中生植物。生于沟边和路旁荒地。我国除新疆和青海外，其他省（市、区）均有分布。奈曼旗青龙山镇等地有分布。

资源状况

少见。

药用部位

全草。

采收加工

9～10月采收，选晴天，收割地上部分，除去杂质，晒干。

药材性状

本品叶皱缩成团，完整叶展平后近肾形五角状，掌状深裂，裂片5～7，边缘有粗锯齿，两面均有茸毛，下面有黄色小腺点；叶柄长5～10cm，有纵沟和倒刺。茎圆柱形，有倒刺和茸毛。质脆，易碎，茎断面中空，不平坦，皮部与木质部易分离。有的可见花序或果穗。气微，味淡。

功能主治

清热解毒，利尿消肿。用于肺结核潮热，肺脓疡，肺炎，疟疾，胃肠炎，痢疾，消化不良，急性肾炎，肾盂肾炎，热淋，石淋，小便不利。外用于痈疗肿毒，痔疮，毒蛇咬伤，湿疹，荨麻疹。

用法用量

内服煎汤，10～15g，鲜品30～60g；或捣汁。外用适量，捣敷；或煎汤洗。

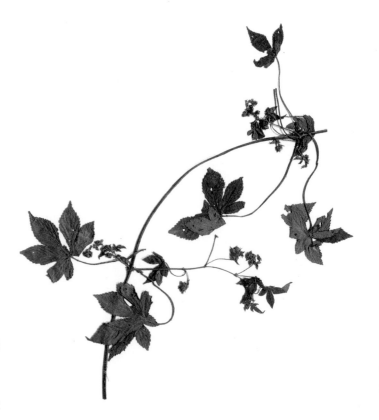

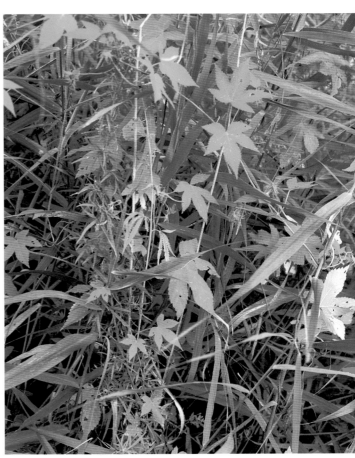

桑

Morus alba L.

| 科 名 | 桑科 | 别 名 | 家桑、白桑 | 蒙文名 | 叶勒门－多日斯 |

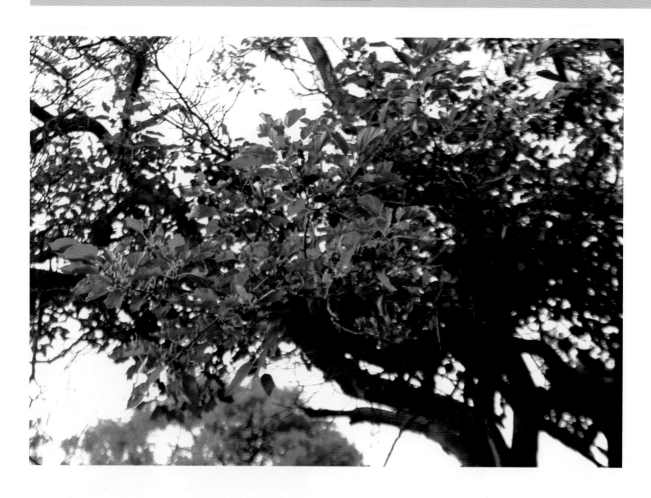

形态特征

乔木或灌木，高 3 ~ 8m。树皮厚，黄褐色，具不规则的浅纵沟；冬芽黄褐色，卵球形；当年生枝细，暗绿褐色，密被短柔毛；小枝淡黄褐色，幼时密被短柔毛，后渐脱。单叶互生，卵形、卵状椭圆形或宽卵形，长 6 ~ 13cm，宽 4 ~ 8cm，先端渐尖、短尖或钝，基部圆形或浅心形，稍偏斜，边缘具不整齐的疏钝锯齿，有时浅裂或深裂，上面暗绿色，无毛，下面淡绿色，沿脉疏被短柔毛，脉腋有簇毛；叶柄长 1 ~ 4.5cm，初有毛，后脱落；托叶披针形，淡黄褐色，长 0.8 ~ 1cm，被毛，早落。花单性，雌雄异株，均排成腋生穗状花序；雄花序长 1 ~ 3cm，被密毛，下垂，具花被片 4，结果时变肉质；花柱几无或极短，柱头 2 裂，宿存。果实称桑椹（聚花果），球形至椭圆状圆柱形，浅红色至暗紫色，有时白色，长 10 ~ 25mm，果柄密被短柔毛；聚花果由多数卵圆形、外被肉质花萼的小瘦果组成。种子小。花期 5 月，果期 6 ~ 7 月。

适宜生境与分布

中生植物。生于田边、村边。内蒙古兴安盟、呼和浩特市近郊有分布。奈曼旗青龙山镇等地有分布。

资源状况

常见。

药用部位

干燥根皮。

采收加工

秋末叶落时至翌年春发芽前采挖根部，刮去黄棕色粗皮，纵向剖开，剥取根皮，晒干。

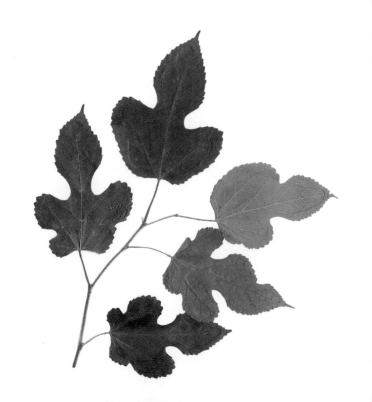

药材性状

本品呈扭曲的卷筒状、槽状或板片状，长短、宽窄不一，厚 1 ~ 4mm。外表面白色或淡黄白色，较平坦，有的残留橙黄色或棕黄色鳞片状粗皮；内表面黄白色或灰黄色，有细纵纹。体轻，质韧，纤维性强，难折断，易纵向撕裂，撕裂时有粉尘飞扬。气微，味微甘。

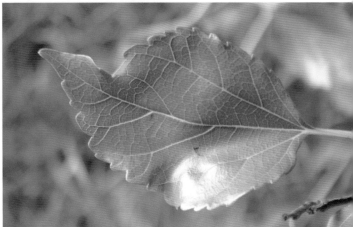

功能主治

泻肺平喘，利水消肿。用于肺热喘咳，水肿胀满尿少，面目肌肤浮肿。

用法用量

内服煎汤，5 ~ 10g。

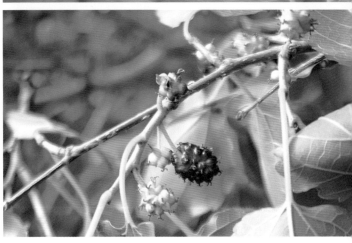

山桑

Morus mongolica (Bur.) Schneid.

科　名 桑科　　　**别　名** 蒙桑　　　**蒙文名** 阿古拉音-衣拉马

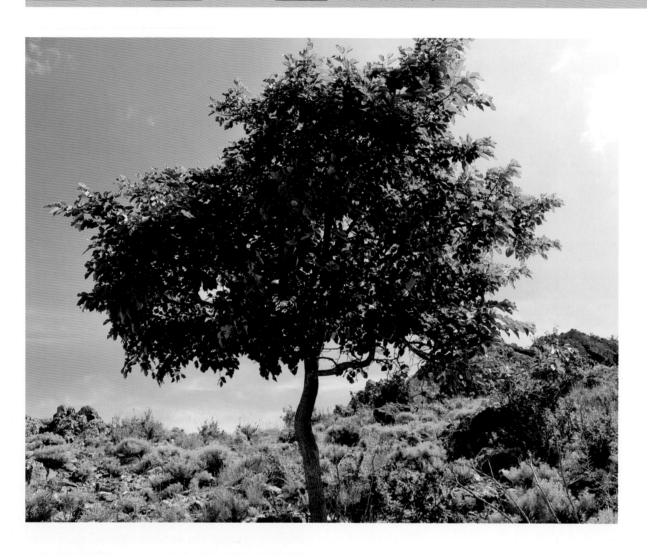

🌿 形态特征

　　小乔木或灌木。枝条粗细中等，较短；树皮灰褐色或紫褐色，粗糙，纵裂；小枝暗红色，老枝灰黑色；冬芽卵圆形，灰褐色。叶卵形或心形，叶面粗糙，叶浓绿色，长 8～15cm，宽 5～8cm，叶肉厚，先端尾尖，基部心形，边缘具三角形单锯齿，稀为重锯齿，齿尖有长刺芒，两面无毛；叶柄长 2.5～3.5cm。雄花序长 3cm，雄花花被暗黄色，外面及边缘被长柔毛，花药 2 室，纵裂；雌花序短圆柱状，长 1～1.5cm，总花梗纤细，长 1～1.5cm，雌花花被片外面上部疏被柔毛或近无毛；花柱长，柱头 2 裂，内面密生乳头状突起。聚花果长 1.5cm，成熟时红色至紫黑色。花期 3～4 月，果期 4～5 月。

适宜生境与分布

中生植物。生于阳坡、低山；喜光、喜温暖湿润气候，耐寒、耐干旱、耐水湿能力极强。分布于我国华北，以及江苏等地。奈曼旗南部山区和河湖周围有分布。

资源状况

少见。

药用部位

叶、嫩枝、根皮、果实。

采收加工

除去杂质，晒干。

药材性状

本品叶多皱缩、破碎，味甘、苦。果实气微，味微酸而甜。

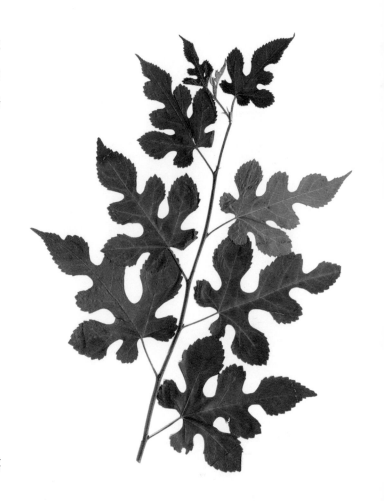

功能主治

中医： 叶疏散风热，清肝明目；用于风热感冒，咳嗽，头晕，头痛，目赤。枝祛风湿，利关节；用于肩臂、关节酸痛麻木。根皮利尿；用于肺热喘咳，面目浮肿，尿少。

蒙医： 补益，清热。用于骨热，血盛症。

用法用量

内服煎汤，适量。外用适量，煎汤洗；或捣敷。

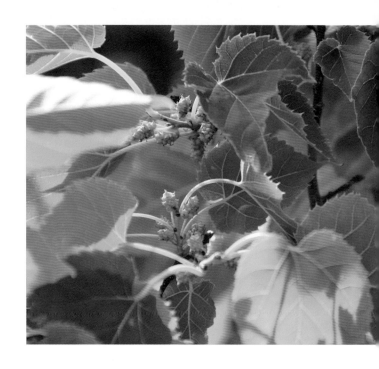

麻叶荨麻

Urtica cannabina L.

科 名 荨麻科　　　**别 名** 蝎子草、火麻草、焮麻　　　**蒙文名** 哈拉盖

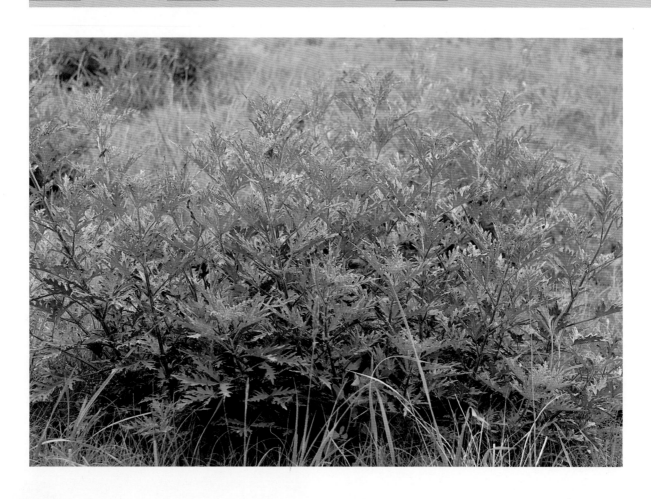

形态特征

　　多年生草本，全株被柔毛和螫毛，具匍匐根茎。茎直立，高 100 ～ 200cm，丛生，通常不分枝，具纵棱和槽。叶片五角形，长 4 ～ 13cm，宽 3.5 ～ 13cm，裂片再成缺刻状羽状深裂或羽状缺刻，小裂片边缘具疏生缺刻状锯齿，最下部的小裂片外侧边缘具 1 长尖齿，各裂片先端小裂片细长，条状披针形，叶片上面深绿色，叶脉凹入，疏生短伏毛或近无毛，密生小颗粒状钟乳体，下面淡绿色，叶脉稍隆起，被短伏毛或疏生螫毛；叶柄长 1.5 ～ 8cm；托叶披针形或宽条形，离生，长 7 ～ 10mm。花单性，雌雄同株或异株，同株者雄花序生于下方；穗状聚伞花序丛生于茎上部叶腋间，分枝，长达 12cm，具密生花簇；苞片膜质，透明，卵圆形；雄花直径约 2mm，花被4 深裂，裂片宽椭圆状卵形，长 1.5mm，先端尖而略呈盔状，雄蕊 4，花丝扁，长于花被裂片，花药椭圆形，黄色，退化子房杯状，浅黄色；雌花花被 4 中裂，裂片椭圆形，背生 2 裂片花后

增大，宽椭圆形，较瘦果长，包着瘦果，侧生 2 裂片小。瘦果宽椭圆状卵形或宽卵形，长 1.5～2mm，稍扁，光滑，具少数褐色斑点。花期 7～8 月，果期 8～9 月。

适宜生境与分布

中生植物。生于人畜经常活动的干燥山坡、丘陵坡地、沙丘坡地、山野路旁、居民点附近。分布于我国东北、华北、西北，以及四川等地。奈曼旗各地均有分布。

资源状况

少见。

药用部位

全草。

采收加工

夏、秋季采收，切段，晒干。

药材性状

本品呈绿色至红紫色，有钝棱，疏生螫毛和短柔毛，节上有对生叶。叶绿色，皱缩易碎。花序穗状，皱缩，数个腋生，具短总梗。瘦果密集，宽卵形，稍扁，长约 1.5mm。味苦、辛。

功能主治

中医：祛风，化痞，解毒，温胃。用于风湿，胃寒，糖尿病，痞证，产后抽风，小儿惊风，荨麻疹，虫蛇咬伤。

蒙医：除"希日乌素"，解毒，镇"赫依"，温胃，破痞。用于腰腿及关节疼痛，虫咬伤。

用法用量

内服煎汤，5～15g。外用适量，煎汤洗；或捣敷患处。

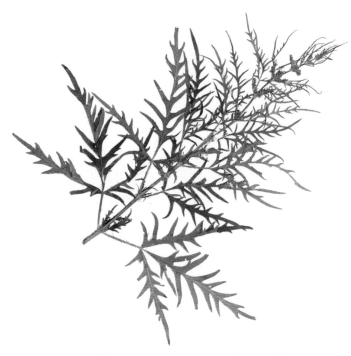

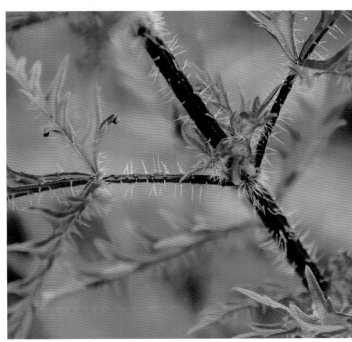

东北木蓼

Atraphaxis manshurica Kitag.

| 科名 | 蓼科 | 别名 | 木蓼、东北针枝、东北针枝蓼 | 蒙文名 | 照巴戈日-额木根-希力毕 |

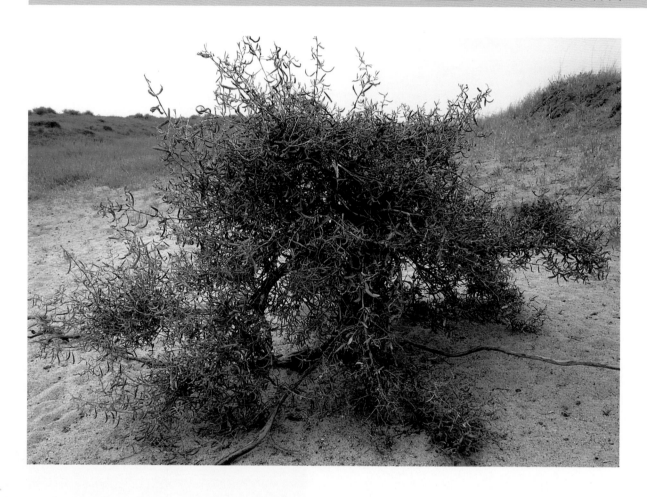

形态特征

灌木，高约 1m。主干粗壮，上部多分枝，树皮灰褐色，呈条状剥离；木质枝向上直伸，不分枝或上部分枝，树皮淡褐色，呈纤细状纵裂；当年生枝圆柱形，褐色，具条纹，无毛。托叶鞘圆筒状，基部褐色，具 2 纤细的脉纹，上部斜形，膜质，透明，先端 2 裂；叶绿色，革质，近无柄，倒披针状长圆形或线形，长 1.5 ~ 3cm，宽 0.2 ~ 1.2cm，先端钝，具短尖，基部渐狭，全缘或稍具波状牙齿，两面无毛，具明显的网脉。花 2 ~ 4，生于一苞内，总状花序生于当年生枝先端，不分枝或分枝组成圆锥状；花梗粗壮，中上部具关节；花被片 5，粉红色，内轮花被片椭圆形、宽椭圆形或卵状椭圆形，先端圆钝，基部宽楔形或圆形，外轮花被片长圆形，果时向下反折。瘦果狭卵形，长 4 ~ 6mm，具 3 棱，先端尖，基部宽楔形，暗褐色，光亮，无毛，密被颗粒状小点。花果期 7 ~ 9 月。

适宜生境与分布

生于沙丘、干旱山坡。分布于我国辽宁、河北、内蒙古、宁夏、陕西。奈曼旗巴嘎波日和苏木等地有分布。

资源状况

少见。

药用部位

全草。

采收加工

花期采收，晒干。

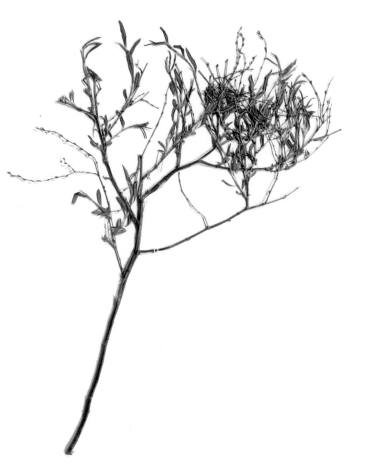

功能主治

明目，温中，耐风寒，下水气。用于面浮肿，痈疡。

用法用量

内服煎汤，适量。

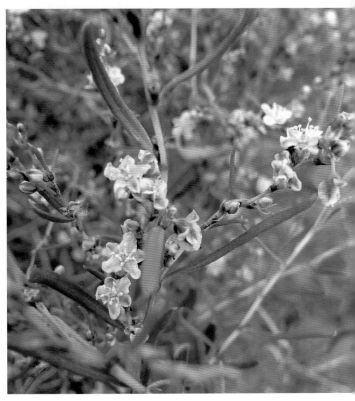

荞麦

Fagopyrum esculentum Moench

科 名 蓼科　　别 名 乌麦、花荞　　蒙文名 萨嘎得

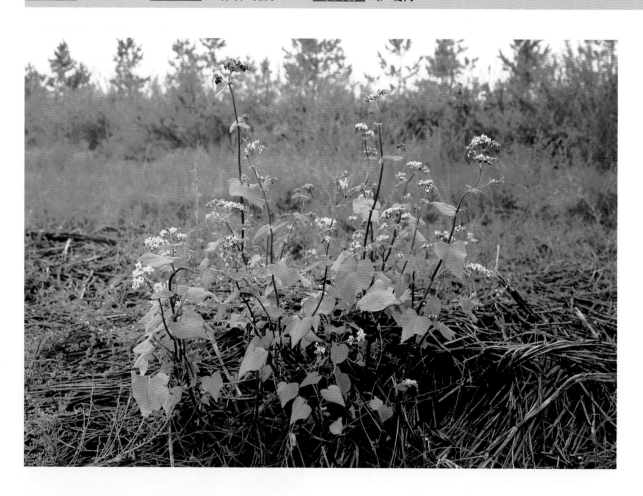

形态特征

一年生草本，高 30 ~ 100cm。茎直立，多分枝，淡绿色或红褐色，质软，光滑，或在茎节处和小枝上具乳头状突起。下部茎生叶具长柄，叶片三角形或三角状箭形，有时近五角形，长 2.5 ~ 5cm，宽 2 ~ 6cm，先端渐尖，下部裂片圆形或渐尖，基部微凹，近心形，两面沿叶脉和叶缘被乳头状突起；上部茎生叶片稍小，无柄；托叶鞘短筒状，先端斜而截平，无毛，常脱落。总状或圆锥花序腋生或顶生，花簇紧密着生；总花梗细长，不分枝；花梗细，中部或中部以上具关节，基部有小苞片；花被淡粉红色或白色，5 深裂，裂片卵形或椭圆形，长约 3mm；雄蕊 8，较花被片短，花药淡红色；花盘具腺状突起；花柱 3，长约 1.5mm，柱头头状，子房具 3 棱。瘦果卵状三棱形或三棱形，具 3 锐棱，先端渐尖，基部稍钝，长 6 ~ 7mm，棕褐色，有光泽。

适宜生境与分布

中生植物。生于荒地、路边或田中；喜凉爽、湿润，不耐高温旱风，畏霜冻。除阿拉善盟外，内蒙古各地普遍栽培。奈曼旗南部地区有分布。

资源状况

常见。

药用部位

种子。

采收加工

秋季采收成熟种子，除去杂质，晒干。

功能主治

中医： 除湿止痛，解毒消肿，健胃。用于跌打损伤，腰腿疼痛，疮痈毒肿。

蒙医： 祛"赫依"，消"奇哈"，治伤。用于"奇哈"，疮痈，跌打损伤。

用法用量

内服入丸、散；或制面食服。外用适量，研末掺或调敷。

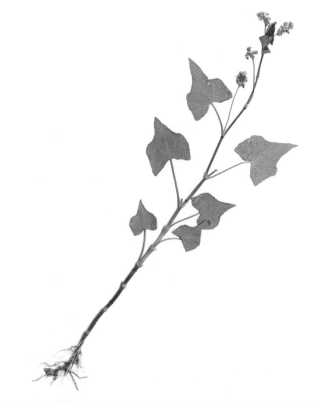

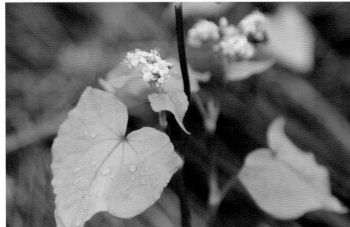

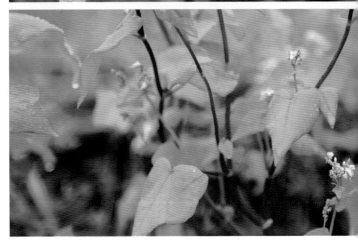

卷茎蓼

Fallopia convolvulus (L.) A. Love

科 名 蓼科　　别 名 荞麦蔓　　蒙文名 萨嘎得音-奥日阳古

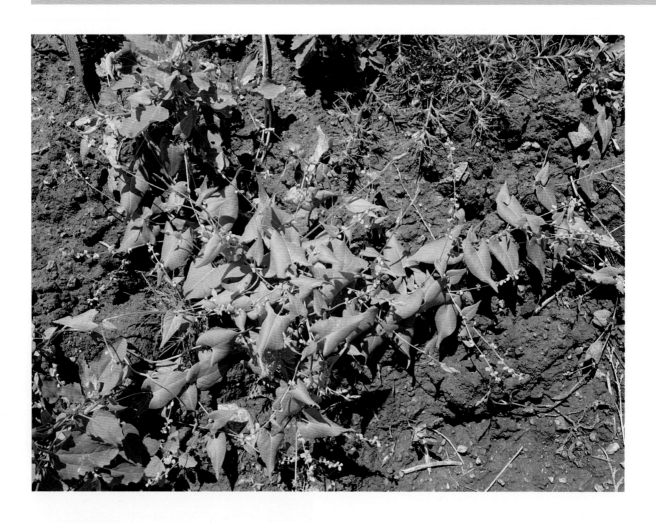

形态特征

　　一年生草本。茎缠绕，细弱，有不明显的条棱，粗糙或生疏柔毛，稀平滑，常分枝。叶有柄，长达 3cm，棱上具极小的钩刺；叶片三角状卵心形或戟状卵心形，长 1.5 ~ 6cm，宽 1 ~ 5cm，先端渐尖，基部心形至戟形，两面无毛或沿叶脉和边缘疏生乳头状小突起；托叶鞘短，斜截形，褐色，长达 4mm，具乳头状小突起。花聚集为腋生花簇，向上而成为间断、具叶的总状花序；苞片近膜质，具绿色的脊，表面被乳头状突起，通常内含花 2 ~ 4；花梗上端具关节，较花被短；花被淡绿色，边缘白色，长达 3mm，5 浅裂，果时稍增大，里面的裂片 2，宽卵形，外面的裂片 3，舟状，背部具脊或狭翅，时常被乳头状突起；雄蕊 8，比花被短；花柱短，柱头 3，头状。瘦果椭圆形，具 3 棱，两端尖，长约 3mm，黑色，表面具小点，无光泽。全体包于花被内。

适宜生境与分布

中生植物。生于阔叶林带、森林草原带和草原带的山地、草甸和农田。分布于我国东北、华北、西北。内蒙古呼伦贝尔市、兴安盟、赤峰市、锡林郭勒盟、乌兰察布市、呼和浩特市、包头市、鄂尔多斯市、阿拉善盟有分布。奈曼旗八仙筒镇等地有分布。

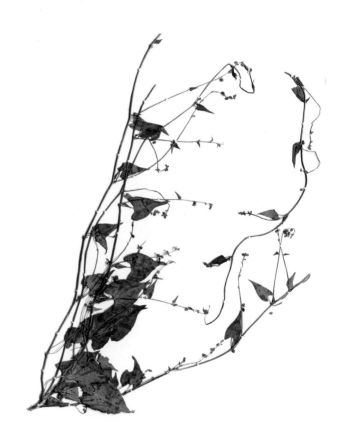

资源状况

少见。

药用部位

全草。

采收加工

夏、秋二季采收，洗净，晒干。

功能主治

清热解毒，消肿止痛。用于腹泻，痢疾，痈疮肿毒，痔疮。

用法用量

内服煎汤，6 ~ 12g；或研末。外用适量，捣敷；或研末调敷。

萹蓄

Polygonum aviculare L.

科 名 蓼科　　**别 名** 扁竹竹、异叶蓼、猪牙草　　**蒙文名** 布都宁-苏勒

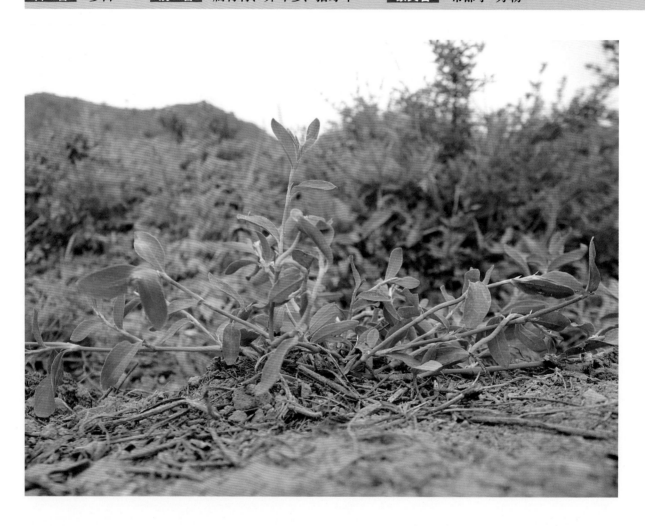

🌿 **形态特征**

　　一年生草本，高 10 ~ 40cm。茎平卧或斜升，稀直立，由基部分枝，绿色，具纵沟纹，无毛，基部圆柱形，幼枝具棱角。叶具短柄或近无柄；叶片狭椭圆形、矩圆状倒卵形、披针形、条状披针形或近条形，长 1 ~ 3cm，宽 0.5 ~ 1.3cm，先端钝圆或锐尖，基部楔形，全缘，蓝绿色，两面均无毛，侧脉明显，叶基部具关节；托叶鞘下部褐色，上部白色、透明，先端多裂，有不明显的脉纹。花几遍生于茎上，常 1 ~ 5 簇生于叶腋；花梗细而短，顶部有关节；花被 5 深裂，裂片椭圆形，长约 2mm，绿色，边缘白色或淡红色；雄蕊 8，比花被片短；花柱 3，柱头头状。瘦果卵形，具 3 棱，长约 3mm，黑色或褐色，表面具不明显的细纹和小点，无光泽，微露出宿存花被外。花果期 6 ~ 9 月。

适宜生境与分布

中生植物。群生或散生于田野、路旁、村舍附近或河边湿地等处，为盐化草甸和草甸群落的伴生种。我国各地均有分布。内蒙古各地均有分布。奈曼旗南部地区有分布。

资源状况

常见。

药用部位

干燥地上部分。

采收加工

夏季叶茂盛时采收，除去根和杂质，晒干。

药材性状

本品茎呈圆柱形而略扁，有分枝，长15～40cm，直径0.2～0.3cm；表面灰绿色或棕红色，有细密微凸起的纵纹；节部稍膨大，有浅棕色膜质的托叶鞘，节间长约3cm；质硬，易折断，断面髓部白色。叶互生，近无柄或具短柄，叶片多脱落或皱缩、破碎，完整者展平后呈披针形，全缘，两面均呈棕绿色或灰绿色。气微，味微苦。

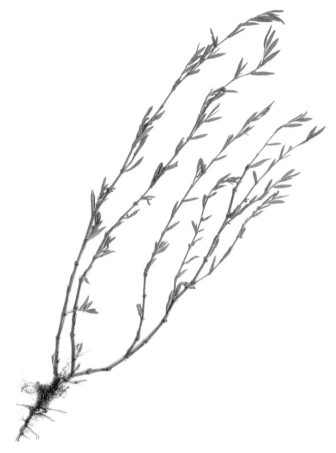

功能主治

利尿通淋，杀虫，止痒。用于热淋涩痛，小便短赤，虫积腹痛，皮肤湿疹，阴痒带下。

用法用量

9～15g。外用适量，煎汤洗患处。

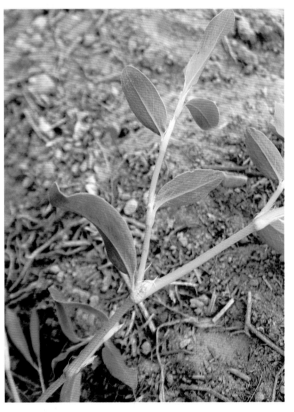

叉分蓼

Polygonum divaricatum L.

科 名 蓼科　　　**别 名** 酸不溜　　　**蒙文名** 希没乐得格

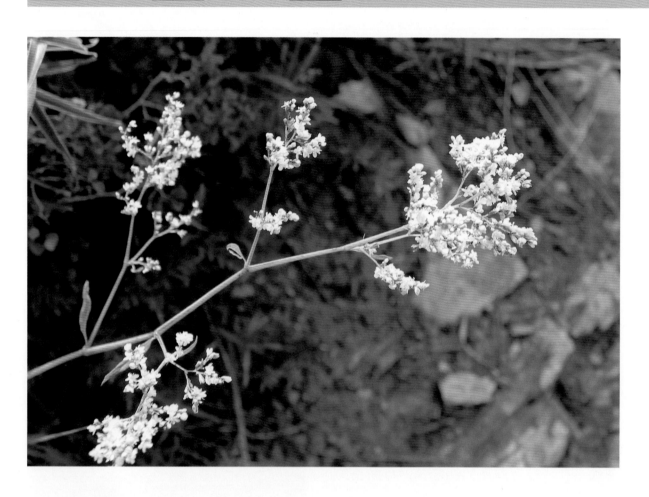

形态特征

多年生草本，高 70 ~ 150cm。茎直立或斜升，有细沟纹，疏生柔毛或无毛，中空，节部通常鼓胀，多分枝，常呈叉状，疏散而开展，外观构成圆球形的株丛。叶具短柄或近无柄，叶片披针形、椭圆形至矩圆状条形，长 5 ~ 12cm，宽 0.5 ~ 2cm，先端锐尖、渐尖或微钝，基部渐狭，全缘或略呈波状，两面被疏长毛或无毛，边缘常具缘毛或无毛；托叶鞘褐色，脉纹明显，有毛或无毛，常破裂而脱落。花序顶生，大型，为疏松开展的圆锥花序；苞片卵形，长 2 ~ 3mm，膜质，褐色，内含 2 ~ 3 花；花梗无毛，上端有关节，长 2 ~ 2.5mm；花被白色或淡黄色，5 深裂，长 2.5 ~ 4mm，裂片椭圆形，大小略相等，开展；雄蕊 7 ~ 8，比花被短；花柱 3，柱头头状。瘦果卵状菱形或椭圆形，具 3 锐棱，长 5 ~ 6mm，比花被长约 1 倍，黄褐色，有光泽。

适宜生境与分布

高大旱中生草本植物。生于森林草原、山地草原的草甸和坡地。分布于我国东北、华北各地。奈曼旗八仙筒镇等地有分布。

资源状况

少见。

药用部位

全草或根。

采收加工

夏、秋二季采收全草，洗净泥土，阴干，切段。春、秋二季采挖根，除去茎叶及杂质，洗净泥土，晒干。

功能主治

全草清热消积，散瘿止泻；用于大、小肠积热，瘿瘤，热泻腹痛。根祛寒温肾；用于寒疝，阴囊出汗。

用法用量

全草内服煎汤，9 ～ 15g；或研末冲服。根内服煎汤，10 ～ 18g。全草或根外用250 ～ 500g，煎汤趁热熏洗患处。

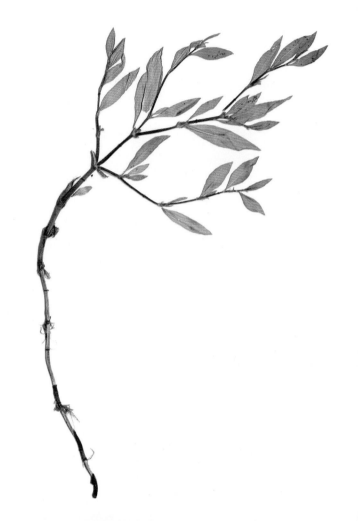

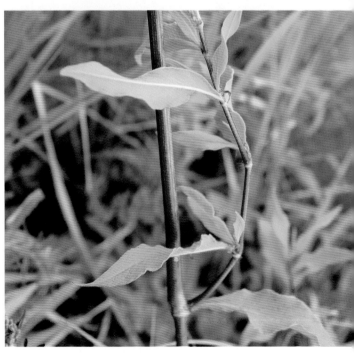

水蓼

Polygonum hydropiper L.

科 名 蓼科　　**别 名** 川蓼、红辣蓼　　**蒙文名** 奥存-希没乐得格

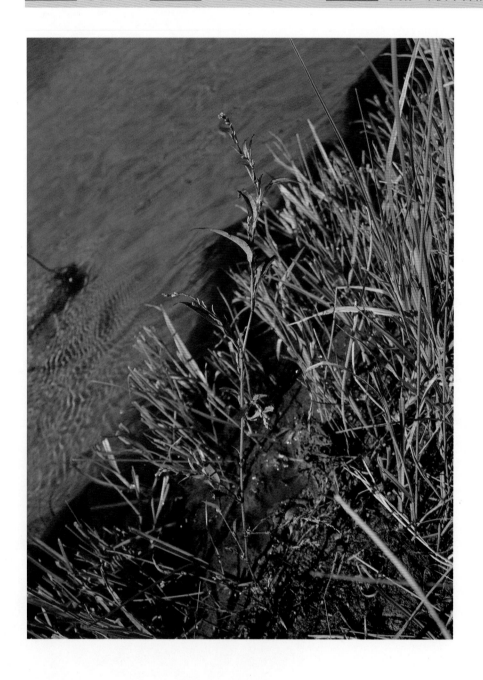

形态特征

一年生草本，高 30 ~ 60cm。茎直立或斜升，不分枝或基部分枝，无毛，基部节上常生根。叶具短柄，叶片披针形，长 3 ~ 7cm，宽 0.5 ~ 1.5cm，先端渐尖，基部狭楔形，全缘，两面被黑褐色腺点，有时沿主脉被稀疏硬伏毛，叶缘具缘毛；托叶鞘筒状，长约 1cm，褐色，被稀疏短伏毛，先端截形，具短睫毛。穗状花序顶生或腋生，长 4 ~ 7cm，常弯垂，花疏生，下部间断；苞片漏斗状，先端斜形，具腺点及睫毛或近无毛；花通常 3 ~ 5 簇生于 1 苞内，花梗比苞片长；花被 4 ~ 5 深裂，淡绿色或粉红色，密被褐色腺点，裂片倒卵形或矩圆形，大小不等；雄蕊通常 6，稀 8，包于花被内；花柱 2 ~ 3，基部稍合生，柱头头状。瘦果卵形，长 2 ~ 3mm，通常一面平、一面凸，稀三棱形，暗褐色，有小点，稍有光泽。

适宜生境与分布

湿生植物。多散生或群生于森林带、森林草原带、草原带的低湿地、水边或路旁。分布于我国东北、华北、西北、华东、华南地区。内蒙古呼伦贝尔市、兴安盟、赤峰市、锡林郭勒盟、呼和浩特市、阿拉善盟等地有分布。奈曼旗固日班花苏木等地有分布。

资源状况

常见。

药用部位

全草。

采收加工

夏、秋二季开花时采收，除去杂质，洗净泥土，晒干。

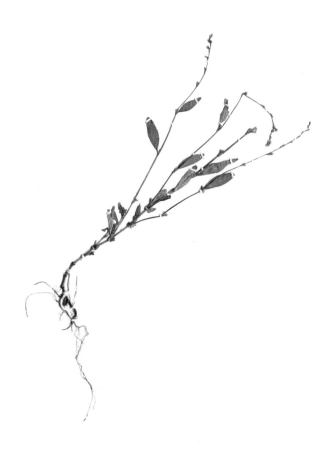

药材性状

本品茎呈圆柱形，有分枝，长30 ~ 70cm；表面灰绿色或棕红色，有细棱线，节膨大；质脆，易折断，断面浅黄色，中空。叶互生，有柄；叶片皱缩或破碎，完整者展平后呈披针形或卵状披针形，长5 ~ 7cm，宽0.7 ~ 1.5cm，先端渐尖，基部楔形，全缘，上表面棕褐色，下表面褐绿色，两面有棕黑色斑点及细小的腺点；托叶鞘筒状，长0.8 ~ 1.1cm，紫褐色，缘毛长1 ~ 3mm。总状花序呈穗状，长4 ~ 7cm，花簇稀疏间断；花被淡绿色，5裂，密被腺点。气微，味辛、辣。

功能主治

祛风利湿，散瘀止痛，解毒消肿，杀虫止痒。用于痢疾，胃肠炎，腹泻，风湿关节痛，跌打肿痛，功能性子宫出血。外用于毒蛇咬伤，皮肤湿疹。

用法用量

内服煎汤，15 ~ 30g，鲜品30 ~ 60g；或捣汁。外用适量，煎汤浸洗；或捣敷。

酸模叶蓼

Polygonum lapathifolium L.

科 名 蓼科　　**别 名** 旱苗蓼、大马蓼　　**蒙文名** 乌赫日-希莫勒德格

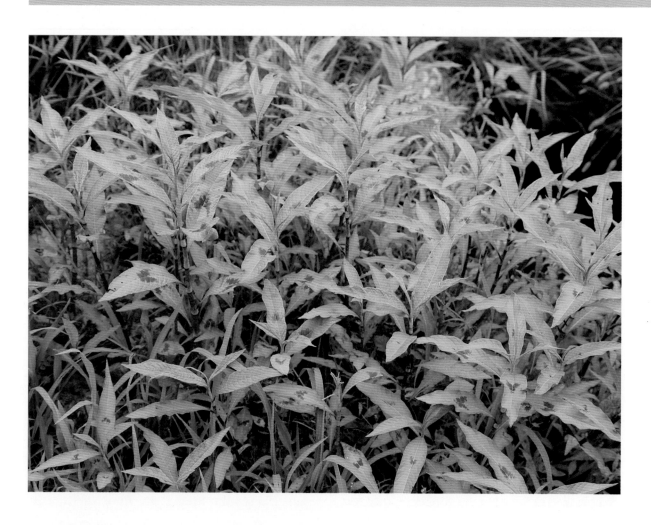

形态特征

　　一年生草本，高 30 ~ 80cm。茎直立，有分枝，无毛，通常紫红色，节部膨大。叶柄短，有短粗硬刺毛；叶片披针形、矩圆形或矩圆状椭圆形，长 5 ~ 15cm，宽 0.5 ~ 3cm，先端渐尖或全缘，叶缘被刺毛；托叶鞘筒状，长 1 ~ 2cm，淡褐色，无毛，具多数脉，先端截形，无缘毛或具稀疏缘毛。圆锥花序由数个花穗组成，花穗顶生或腋生，长 4 ~ 6cm，近直立，具长梗，侧生者梗较短；花序梗密被腺体；苞片漏斗状，边缘斜形并具稀疏缘毛，内含数花；花被淡绿色或粉红色，长 2 ~ 2.5mm，通常 4 深裂，被腺点，外侧 2 裂片各具 3 明显凸起的脉纹；雄蕊通常 6；花柱 2，近基部分离，向外弯曲。瘦果宽卵形，扁平，微具棱，长 2 ~ 3mm，黑褐色，光亮，包于宿存的花被内。花期 6 ~ 8 月，果期 7 ~ 10 月。

适宜生境与分布

中生植物。生于海拔 30 ～ 3900m 的阔叶林带、森林草原、草原及荒漠带的低湿草甸、河谷草甸和山地草甸。我国各地均有分布。内蒙古各地均有分布。奈曼旗南部地区有分布。

资源状况

常见。

药用部位

全草或果实。

药材性状

本品茎直径约 6mm，表面有紫红色斑点。叶上面中央常有黑褐色新月形斑，无毛或稀被白色绵毛，下面密被白色绵毛，有腺点；托叶鞘无缘毛。圆锥花序花密生；花被 4 裂，有腺点。气微，味辛、辣。

功能主治

中医：全草利湿解毒，散瘀消肿，止痒；用于肠炎，痢疾，湿疹，瘰疬，无名肿毒，毒蛇咬伤，外伤出血。果实活血消积，健脾利湿，清热解毒，明目；用于胁腹癥积，胃脘痛，食少腹胀，火眼，疮肿，瘰疬。

蒙医：祛"希日乌素"，止痛，止吐。用于"希日乌素"病，关节痛，疥癣，脓疱疮。

用法用量

全草内服煎汤，10 ～ 15g。外用适量，煎汤洗；或鲜品捣敷患处。果实 3 ～ 9g；或研末冲服；或绞汁服。外用适量，煎汤洗；或研末调敷患处。

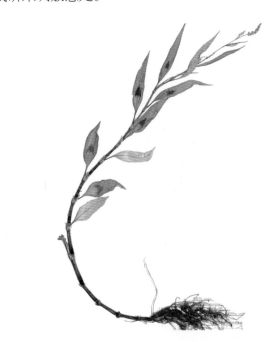

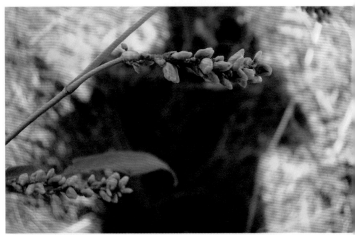

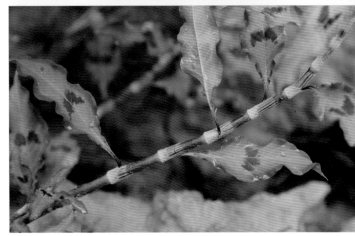

红蓼

Polygonum orientale L.

| 科名 | 蓼科 | 别名 | 天蓼、东方蓼 | 蒙文名 | 乌兰-混迪 |

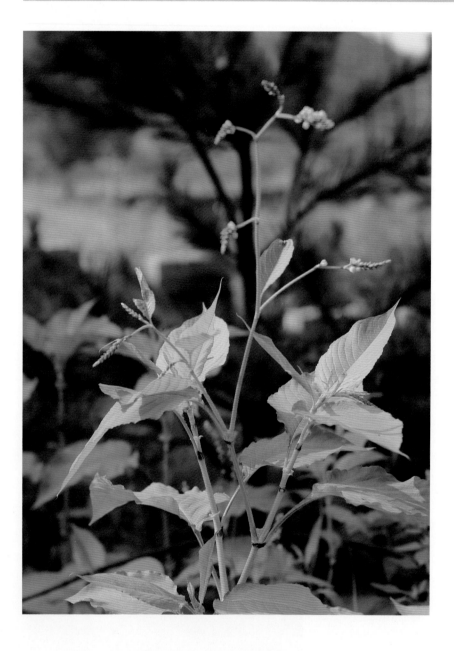

🌿 形态特征

一年生草本，高1～2m。茎直立，中空，分枝，多少被直立或伏贴的粗长毛。叶具长柄，比叶片短，被长毛，基部扩展；叶片卵形或宽卵形，长8～20cm，宽4～12cm，先端渐狭成锐尖头，基部近圆形或微带楔形，有时略呈心形，全缘，两面均被疏长毛及腺点，主脉及侧脉显著，两面均突出；茎下部的叶较大，上部的叶渐狭而呈卵状披针形；托叶鞘杯状或筒状，被长毛，先端绿色而呈叶状，或为干膜质状裂片，具缘毛。花穗紧密，顶生或腋生，圆柱形，长2～8cm，直径1～1.5cm，下垂，常由数个排列成圆锥状；苞片鞘状，宽卵形，外侧被疏长毛，边缘具长缘毛，内含1～5花；花梗细，被柔毛；花粉红色至白色；花被5深裂，裂片椭圆形，长约3mm；雄蕊7，露出花被外，其中5与裂片互生，着生于裂片近缘部，其余2与裂片对生，着生于裂片基部；花盘具数个裂片；花柱2，基部合生，稍露出花被外，柱头头状。瘦果近圆形，扁平，两面中央微凹，先端具短尖头，直径约3mm，黑色，有光泽，包于花被内。花果期6～9月。

适宜生境与分布

高大中生草本植物。生于田边、路旁、水沟边、庭园或住舍附近。我国各地均有分布。内蒙古兴安盟、赤峰市、呼和浩特市、包头市、鄂尔多斯市、通辽市有分布。奈曼旗全旗均有分布。

资源状况

常见。

药用部位

干燥成熟果实。

采收加工

秋季果实成熟时割取果穗，晒干，打下果实，除去杂质。

药材性状

本品呈扁圆形，直径 2 ~ 3mm，厚 1 ~ 1.5mm。表面棕黑色，有的红棕色，有光泽，两面微凹，中部略有纵向隆起。先端有凸起的柱基，基部有浅棕色略凸起的果梗痕，有的有膜质花被残留。质硬。气微，味淡。

功能主治

散血消癥，消积止痛，利水消肿。用于癥瘕痞块，瘿瘤，食积不消，胃脘胀痛，水肿腹水。

用法用量

内服煎汤，15 ~ 30g。外用适量，熬膏敷患处。

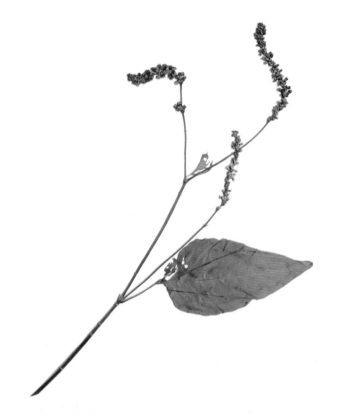

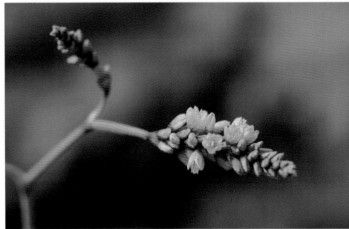

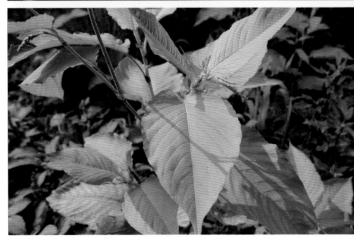

皱叶酸模

Rumex crispus L.

| 科 名 蓼科 | 别 名 羊蹄、土大黄、牛耳大黄 | 蒙文名 乌日其格日-胡日根-齐赫 |

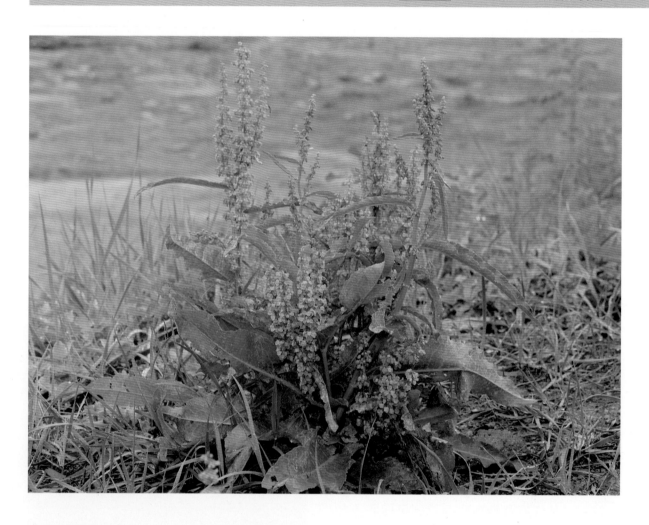

🌿 **形态特征**

多年生草本，高 50 ~ 80cm，粗大。茎直立，单生，通常不分枝，具浅沟槽，无毛。叶柄比叶片稍短；叶片薄纸质，披针形或矩圆状披针形，长 9 ~ 25cm，宽 1.5 ~ 4cm，先端锐尖或渐尖，基部楔形，边缘皱波状，两面均无毛；茎上部叶渐小，披针形或狭披针形，具短柄；托叶鞘筒状，常破裂脱落。花两性，多数花簇生于叶腋，或在叶腋形成短的总状花序，合成一狭长的圆锥花序；花梗细，长 2 ~ 5mm，果时稍伸长，中部以下具关节；花被片 6，外花被片椭圆形，长约 1mm，内花被片宽卵形，先端锐尖或钝，基部浅心形，全缘或微波状，网纹明显，各具 1 小瘤，小瘤卵形，长 1.7 ~ 2.5mm；雄蕊 6；花柱 3，柱头画笔状。瘦果椭圆形，具 3 锐棱，褐色，有光泽，长约 3mm。花果期 6 ~ 9 月。

适宜生境与分布

中生植物。生于阔叶林区及草原区的山地、沟谷、河边；喜冷凉湿润气候，土壤以排水良好的砂质土壤为宜。分布于我国东北、华北、西北及南方地区。奈曼旗土城子镇等地有分布。

资源状况

少见。

药用部位

根、叶。

采收加工

春、秋二季采挖根，洗净，切片，晒干。夏季采收叶，洗净，鲜用或晒干。

药材性状

本品叶枯绿色，皱缩，展平后基生叶具长叶柄，叶片薄纸质，披针形至长圆形，长16～22cm，宽1.5～4cm，基部多楔形；茎生叶较小，叶柄较短，叶片多长披针形，先端急尖，基部圆形、截形或楔形，边缘波状皱褶，两面无毛；托叶鞘筒状，膜质。气微，味苦、涩。

功能主治

清热解毒，止血，通便，杀虫。用于鼻出血，功能性子宫出血，血小板减少性紫癜，慢性肝炎，肛门周围炎，大便秘结。外用于外痔，急性乳腺炎，黄水疮，疖肿，皮癣等。

用法用量

内服煎汤，15～25g，鲜品25～50g。外用适量，研末敷患处。

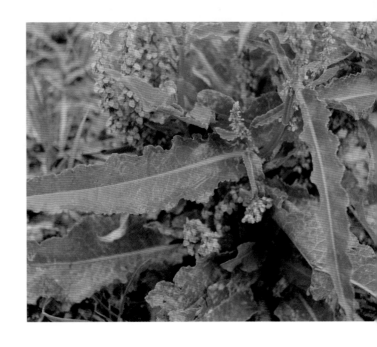

蔓茎蝇子草

Silene repens Patr.

| 科 名 | 石竹科 | 别 名 | 蔓麦瓶草、匍生蝇子草、毛萼麦瓶草 | 蒙文名 | 吉乐图-扫根-齐赫 |

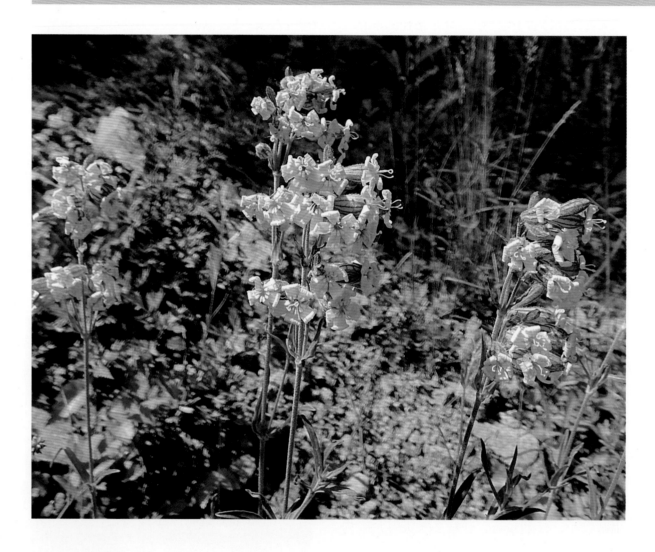

🌿 **形态特征**

多年生草本，高达 50cm，全株被柔毛。根茎细长，匍匐。茎疏丛生或单生。叶线状披针形、披针形或倒披针形，长 2 ~ 7cm，宽 0.2 ~ 1.2cm，基部渐窄，两面被柔毛，具缘毛，中脉明显。聚伞花序顶生或腋生，小聚伞花序对生；苞片披针形；花梗长 3 ~ 8mm；花萼筒状，长 1.1 ~ 1.5cm，直径 3 ~ 5mm，常带紫色，被柔毛，萼齿卵形，先端钝，边缘膜质，具缘毛；雌、雄蕊柄长 4 ~ 8mm，被柔毛；花瓣白色，爪倒披针形，内藏，瓣片平展，倒卵形，2 浅裂或深达中部；副花冠长圆形，有时具裂片；雄蕊微伸出；花柱 3，伸出。蒴果卵圆形，长 6 ~ 8mm，短于宿萼，6 齿裂。种子肾形，长约 1mm，黑褐色，具细纹。花果期 6 ~ 9 月。

适宜生境与分布

中生植物。生于山坡草地、固定沙丘、山沟溪边、林下、林缘草甸、沟谷草甸、河滩草甸、泉水边及荒地。分布于我国东北、华北、西北，以及西藏。内蒙古呼伦贝尔市、兴安盟、赤峰市、锡林郭勒盟、呼和浩特市、包头市、阿拉善盟有分布。奈曼旗南部地区有分布。

资源状况

常见。

药用部位

根。

采收加工

夏、秋二季采收，洗净，鲜用或晒干。

功能主治

清热凉血，除骨蒸，开窍，清肺。用于肺结核，疟疾发热，肠炎，淋病等。

用法用量

内服煎汤，9 ～ 15g。

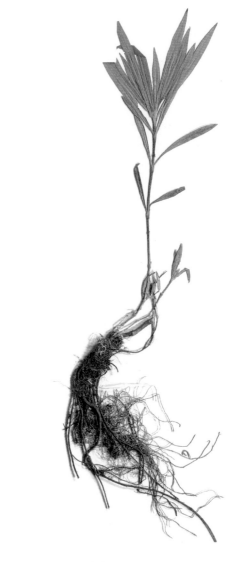

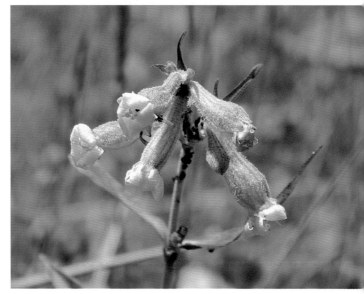

沙蓬

Agriophyllum squarrosum (L.) Moq.

| 科 名 | 藜科 | 别 名 | 沙米、登相子 | 蒙文名 | 楚力赫日、吉刺日 |

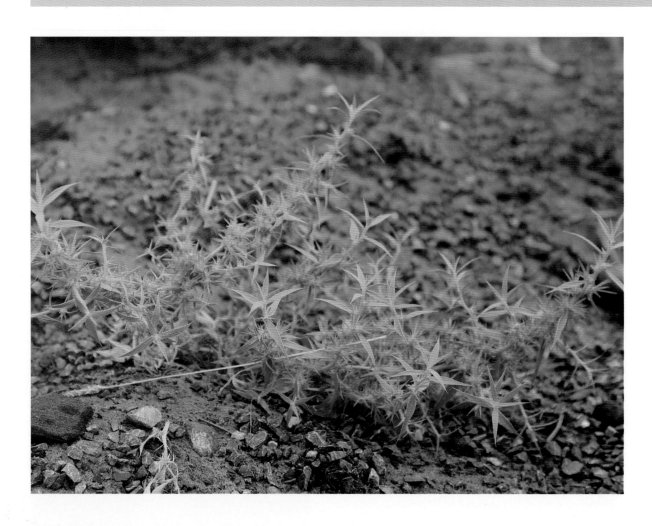

🍃 形态特征

  植株高 15 ~ 50cm。茎坚硬，浅绿色，具不明显条棱，幼时全株密被分枝状毛，后脱落，多分枝；最下部枝条通常对生或轮生，平卧；上部枝条互生，斜展。叶无柄，披针形至条形，长 1.3 ~ 7cm，宽 0.4 ~ 1cm，先端渐尖，有小刺尖，基部渐狭，有 3 ~ 9 纵行的脉，幼时下面密被分枝状毛，后脱落。花序穗状紧密，宽卵形或椭圆状，无梗；苞片宽卵形，先端急缩，具短刺尖，后期反折；花被片 1 ~ 3，膜质；雄蕊 2 ~ 3，花丝扁平，锥形，花药宽卵形；子房扁卵形，被毛，柱头 2。胞果圆形或椭圆形，两面扁平或背面稍凸，除基部外周围有翅，顶部具果喙，果喙深裂成 2 条状扁平的小喙，在小喙先端外侧各有 1 小齿。种子近圆形，扁平，光滑。花果期 8 ~ 10 月。

适宜生境与分布

生于流动、半流动沙地和沙丘，在草原区沙地和沙漠中分布极为广泛，往往可以形成大面积的先锋植物群聚。分布于我国东北、华北、西北，以及河南和西藏等地。内蒙古除兴安北部外，各地均有分布。奈曼旗全旗均有分布。

资源状况

常见。

药用部位

全草或种子。

采收加工

秋季果实成熟后打下种子，除去杂质，晒干。夏、秋二季采收全草，除去杂质，切段，晒干。

功能主治

发表解热，消食化积。用于感冒发热，肾炎，饮食积滞，胸膈反胃。

用法用量

内服煎汤，9～15g；或熟食。

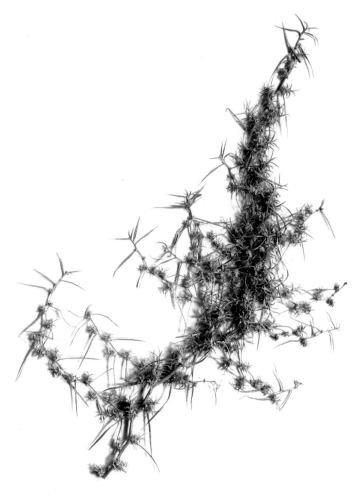

雾冰藜 *Bassia dasyphylla* (Fisch. et C. A. Mey.) Kuntze

| 科 名 | 藜科 | 别 名 | 巴西藜、五星蒿、毛脊梁、星状刺果藜 | 蒙文名 | 马能–哈麻哈格 |

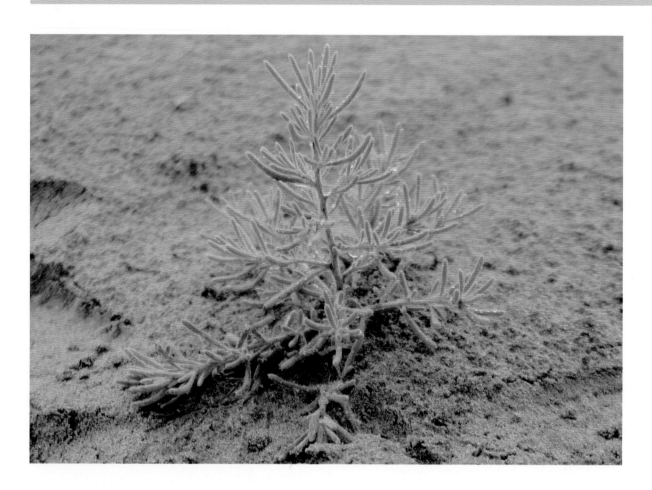

形态特征

一年生草本，高 5 ~ 30cm，全株被灰白色长毛。茎直立，具条纹，黄绿色或浅红色，多分枝，开展，细弱，后变硬。叶肉质，圆柱状或半圆柱状条形，长 0.3 ~ 1.5cm，宽 0.1 ~ 0.5cm，先端钝，基部渐狭。花单生或 2 集生于叶腋，但仅 1 花发育；花被球状壶形，草质，5 浅裂，果时在裂片背侧中部生 5 锥状附属物，呈五角星状。胞果卵形。种子横生，近圆形，压扁，直径 1 ~ 2mm，平滑，黑褐色。花果期 8 ~ 10 月。

适宜生境与分布

旱生草本植物。散生或群生于草原、半荒漠和荒漠地区的砂质或砂砾质土壤中，也多见于半固定或固定沙丘、平坦沙地以及轻度盐碱地，常见于沙漠和流动沙地的边缘地区，在沙地上常可形成单优种的群落。分布于我国东北西部、华北北部、西北，以及山东、西藏等地。奈曼旗固日班花苏木等地有分布。

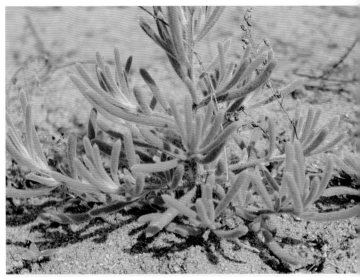

资源状况

少见。

药用部位

全草。

采收加工

夏季采收，除去杂质，晒干。

功能主治

清热除湿。用于脂溢性皮炎。

用法用量

外用适量，煎汤洗。

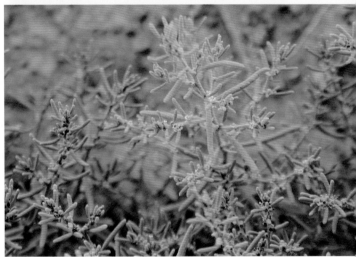

尖头叶藜

Chenopodium acuminatum Willd.

| 科 名 | 藜科 | 别 名 | 绿珠藜、渐尖藜、油杓杓 | 蒙文名 | 道古日格-诺衣乐 |

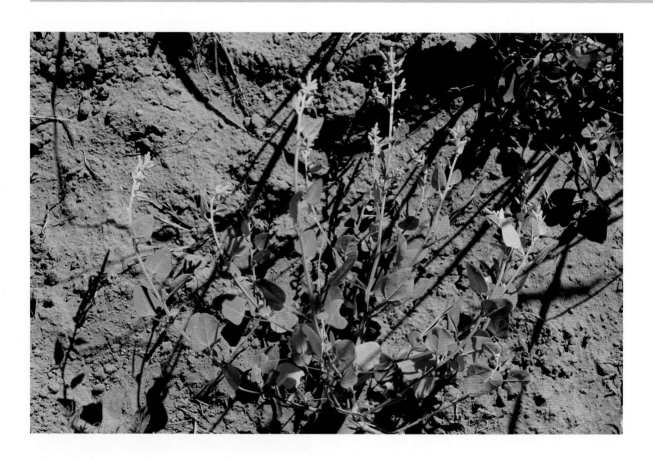

形态特征

　　一年生草本，高 10 ～ 30cm。茎直立，分枝或不分枝，枝通常平卧或斜升，粗壮或细弱，无毛，具条纹，有时带紫红色。叶具柄，长 1 ～ 3cm；叶片卵形、宽卵形、三角状卵形、长卵形或菱状卵形，长 2 ～ 4cm，宽 1 ～ 3cm，先端钝圆或锐尖，具短尖头，基部宽楔形或圆形，有时近平截，全缘，通常具红色或黄褐色半透明的环边，上面无毛，淡绿色，下面被粉粒，灰白色或带红色；茎上部叶渐狭小，几为卵状披针形或披针形。花每 8 ～ 10 聚生为团伞花簇，花簇紧密地排列于花枝上，形成有分枝的圆柱形花穗，或再聚为尖塔形大圆锥花序；花序轴密生玻璃管状毛；花被片 5，宽卵形，背部中央具绿色龙骨状隆脊，边缘膜质，白色，向内弯曲，疏被膜质透明的片状毛，果时包被果实，全部呈五角星状；雄蕊 5，花丝极短。胞果扁球形，近黑色，具不明显放射状细纹及细点，稍有光泽。种子横生，直径约 1mm，黑色，有光泽，表面有不规则点纹。花期 6 ～ 8 月，果期 8 ～ 9 月。

适宜生境与分布

中生杂草。生于盐碱地、河岸砂质地、摞荒地和农田、道路两旁等地，是固定沙丘的优势物种。分布于我国东北、西北，以及河南、浙江等地。奈曼旗东明镇等地有分布。

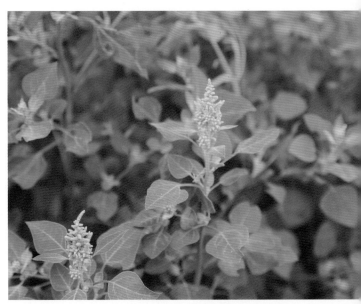

资源状况

常见。

药用部位

全草。

采收加工

夏季采收，除去杂质，晒干。

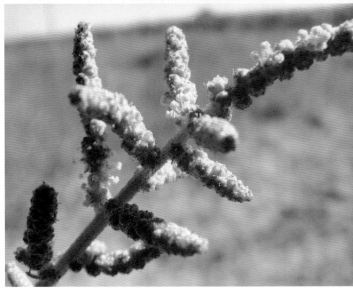

功能主治

用于风寒头痛，四肢胀痛。

用法用量

内服煎汤，15～30g。外用适量，煎汤漱口或熏洗；或捣涂。

灰绿藜　　　　　　　　*Chenopodium glaucum* L.

科 名 藜科　　　　**别 名** 水灰菜、胭脂菜　　　　**蒙文名** 呼和-诺干-诺衣乐

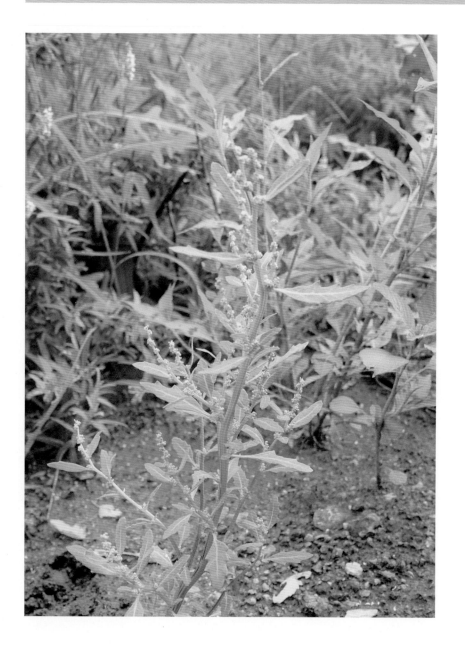

形态特征

一年生草本，高15～30cm。茎通常由基部分枝，斜升或平卧，有沟槽及红色或绿色条纹，无毛。叶有短柄，柄长3～10mm；叶片稍厚，带肉质，矩圆状卵形、椭圆形、卵状披针形、披针形或条形，长2～4cm，宽0.7～1.5cm，先端钝或锐尖，基部渐狭，边缘具波状牙齿，稀近全缘，上面深绿色，下面灰绿色或淡紫红色，密被粉粒，中脉黄绿色。花序穗状或复穗状，顶生或腋生；花被片3～4，稀5，狭矩圆形，先端钝，内曲，背部绿色，边缘白色膜质，无毛；雄蕊通常3～4，稀1～5，花丝较短；柱头2，甚短。胞果不完全包于花被内，果皮薄膜质。种子横生，稀斜生，扁球形，暗褐色，有光泽，直径约1mm。花期6～9月，果期8～10月。

适宜生境与分布

耐盐中生杂草。生于农田、平原荒地、水渠沟旁或山间谷地等。分布于我国长江以北区域。

奈曼旗东明镇等地有分布。

资源状况

常见。

药用部位

全草。

采收加工

春、夏二季采收，除去杂质，鲜用或晒干。

药材性状

本品呈灰黄绿色。叶多皱缩或破碎，完整者展平后呈矩圆状卵形至披针形，边缘具波状牙齿，上面平滑，下面有粉而呈灰绿白色。小花在枝上排列成断续的穗状或圆锥状。味甘、平。

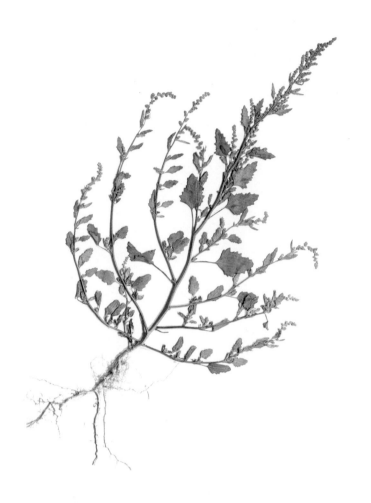

功能主治

清热利湿，杀虫止痒。用于发热，咳嗽，痢疾，腹泻，湿疹，疥癣，疮疡肿痛，毒虫咬伤。

用法用量

内服煎汤，15 ～ 30g。外用适量，煎汤漱口或熏洗；或捣涂。

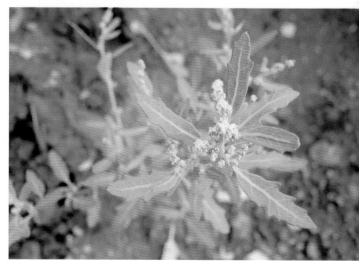

兴安虫实

Corispermum chinganicum lljin

科名 藜科　　**别名** 绵蓬、红蓬草　　**蒙文名** 查干-哈木胡乐

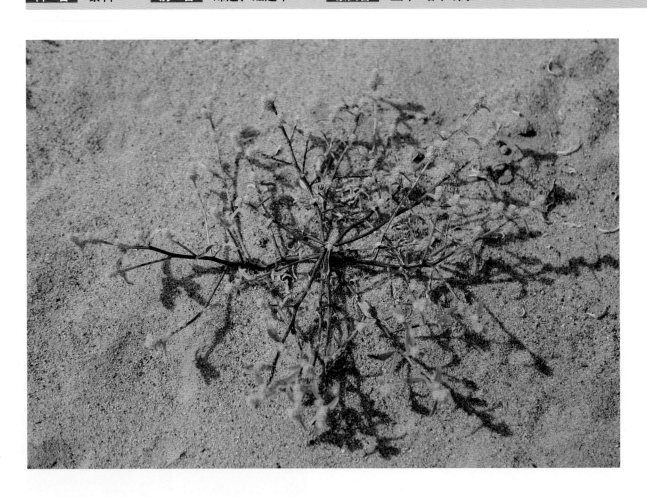

形态特征

　　一年生草本，高 10 ～ 50cm。茎直立，圆柱形，直径约 2.5mm，绿色或紫红色，由基部分枝，下部分枝较长，上升，上部分枝较短，斜展。叶条形，长 2 ～ 5cm，宽约 0.2cm，先端渐尖，具小尖头，基部渐狭，1 脉。穗状花序顶生和侧生，细圆柱形，稍紧密，长（1.5 ～）4 ～ 5cm，直径 3 ～ 8mm，通常约 5mm；苞片由披针形（少数花序基部的）至卵形和卵圆形，先端渐尖或骤尖，具较宽的膜质边缘；花被片 3，近轴花被片 1，宽椭圆形，先端具不规则细齿，远轴花被片 2，小，近三角形，稀不存在；雄蕊 5，稍超过花被片。果实矩圆状倒卵形或宽椭圆形，长 2 ～ 4mm，宽 1.5 ～ 2mm，先端圆形，基部心形，背面凸起，中央稍微压扁，腹面扁平，无毛；果核椭圆形，黄绿色或米黄色，光亮，有时具少数深褐色斑点；果喙粗短；果翅明显，浅黄色，不透明，全缘。花果期 6 ～ 8 月。

适宜生境与分布

生于疏松砂质土壤，常见于固定、半固定沙丘或草原沙地。分布于我国黑龙江、吉林、辽宁、内蒙古、河北、宁夏、甘肃等地。奈曼旗东明镇等地有分布。

资源状况

少见。

药用部位

全草。

采收加工

夏、秋二季采收，晒干。

功能主治

清湿热，利小便。用于小便不利，热涩疼痛，黄疸。

用法用量

内服煎汤，9 ~ 12g。

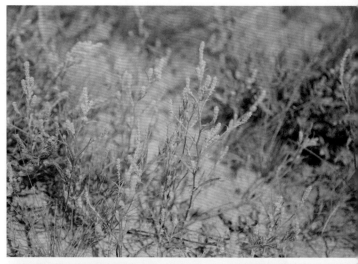
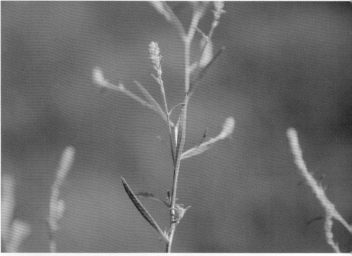
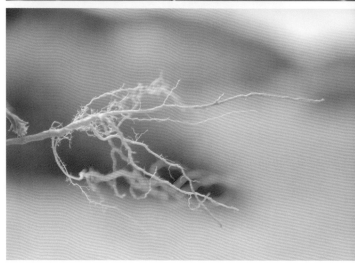

绳虫实

Corispermum declinatum Steph. ex Stev.

| 科 名 | 藜科 | 别 名 | 虫实、喙虫实、棉蓬、七条腿、粘蓬 | 蒙文名 | 布呼根-哈麻哈格 |

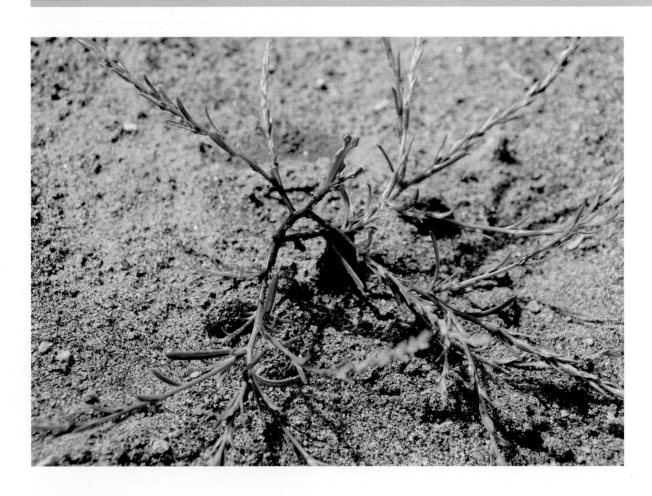

形态特征

茎高达 50cm，圆柱状，具疏分枝。叶线形，长 3 ~ 5cm，宽 0.2 ~ 0.3cm，先端渐尖，具小尖头，基部渐窄，1脉。穗状花序细瘦，长 5 ~ 15cm，直径约 5mm，花排列稀疏；苞片较叶稍宽，线状披针形或窄卵形，具膜质边缘；花被片 1，稀 3，近轴花被片宽长圆形，上部边缘常呈啮蚀状；雄蕊 1，花丝较花被片长 1 倍。胞果倒卵状长圆形，长 3 ~ 4mm，直径约 2mm，无毛，先端尖，基部近圆，边缘近无翅；果喙长约 0.5mm。花果期 6 ~ 9 月。

适宜生境与分布

生于草原区砂质土壤和固定沙丘。分布于我国辽宁、河北、山西、河南、陕西、甘肃、新疆等地。内蒙古赤峰市、锡林郭勒盟、乌兰察布市有分布。奈曼旗八仙筒镇等地有分布。

资源状况

少见。

药用部位

全草。

采收加工

夏、秋二季采收，晒干。

功能主治

清湿热，利小便。用于小便不利，热淋疼痛，黄疸。

用法用量

内服煎汤，9 ~ 12g。

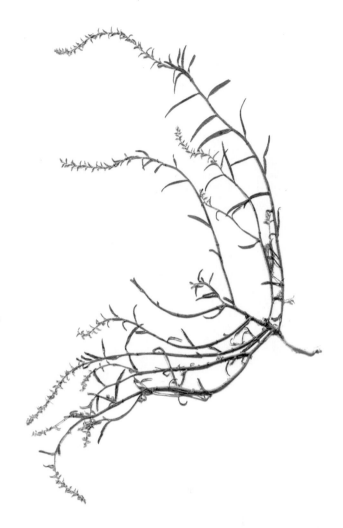

地肤

Kochia scoparia (L.) Schrad.

| 科 名 | 藜科 | 别 名 | 扫帚菜 | 蒙文名 | 舒古日-额布斯 |

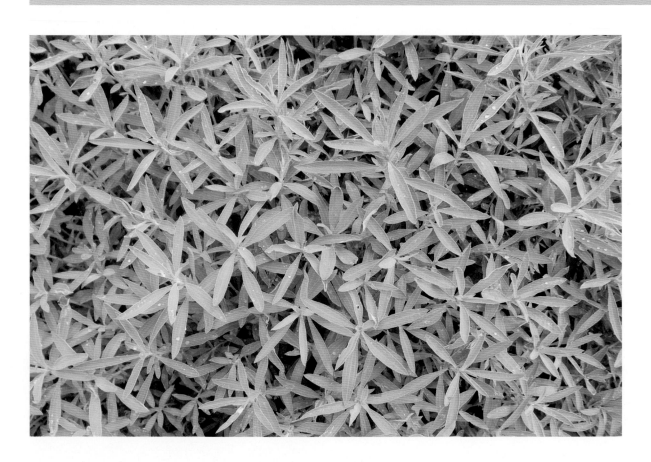

形态特征

一年生草本，被具节长柔毛。茎直立，高达 1m，基部分枝。叶扁平，线状披针形或披针形，长 2 ~ 5cm，宽 0.3 ~ 0.7cm，先端短，渐尖，基部渐窄成短柄，常具 3 主脉。花两性或雌性，常 1 ~ 3 簇生于上部叶腋；花被近球形，5 深裂，裂片近角形，翅状附属物角形或倒卵形，边缘微波状或具缺刻。胞果扁；果皮膜质，与种子离生。种子卵形或近圆形，直径 1.5 ~ 2mm，稍有光泽。花期 6 ~ 9 月，果期 8 ~ 10 月。

适宜生境与分布

生于山沟湿地、河滩、路边等；喜温、喜光，耐干旱，不耐寒，对土壤要求不严格，较耐碱性土壤；在肥沃、疏松、富含腐殖质的土壤中生长旺盛。我国各地均有分布。奈曼旗东明镇等地有分布。

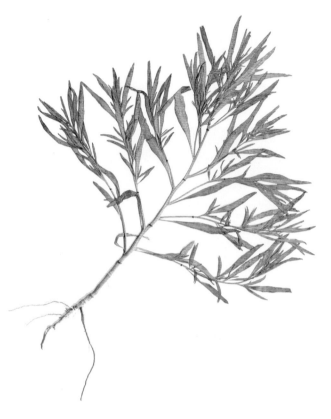

资源状况

常见。

药用部位

干燥成熟果实。

采收加工

秋季果实成熟时采收植株，晒干，打下果实，除去杂质。

药材性状

本品呈扁球状五角星形，直径 1 ~ 3mm。外被宿存花被，表面灰绿色或浅棕色，周围具膜质小翅 5，背面中心有微凸起的点状果梗痕及 5 ~ 10 放射状脉纹。剥离花被，可见膜质果皮，半透明。种子扁卵形，长约 1mm，黑色。气微，味微苦。

功能主治

清热利湿，祛风止痒。用于小便涩痛，阴痒带下，风疹，湿疹，皮肤瘙痒。

用法用量

内服煎汤，9 ~ 15g。外用适量，煎汤熏洗。

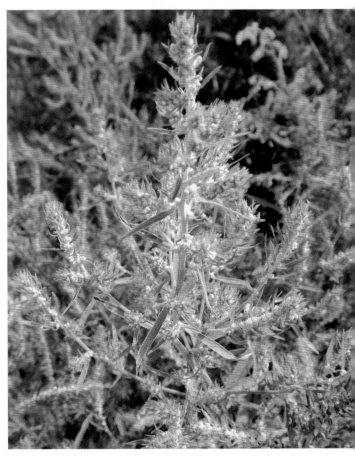

猪毛菜

Salsola collina Pall.

| 科 名 | 藜科 | 别 名 | 山叉明棵、札蓬棵、沙蓬 | 蒙文名 | 哈木呼乐 |

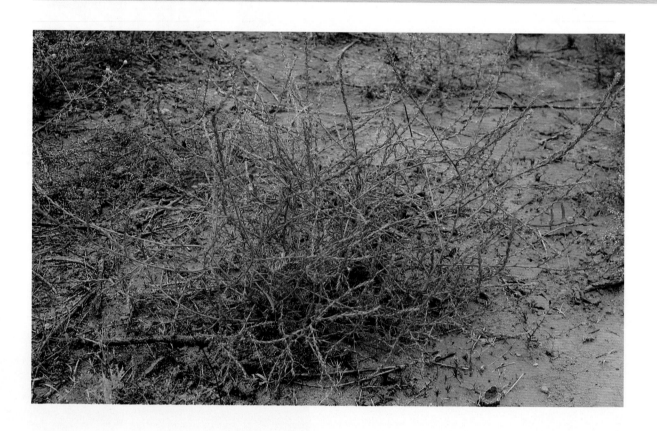

形态特征

一年生草本，高 30 ～ 60cm。茎近直立，通常由基部分枝，开展，茎及枝淡绿色，有白色或紫色条纹，被稀疏的短糙硬毛或无毛。叶条状圆柱形，肉质，长 20 ～ 50mm，宽 0.5 ～ 1mm，先端具小刺尖，基部稍扩展，下延，深绿色，有时带红色，无毛或被短糙硬毛。花通常多数，生于茎及枝上端，排列为细长的穗状花序，稀单生于叶腋；苞片卵形，具锐长尖，绿色，边缘膜质，背面有白色隆脊，花后变硬；小苞片狭披针形，先端具针尖；花被片披针形，膜质，透明，直立，长约 2mm，短于苞片，果时背部生有鸡冠状革质突起，有时为 2 浅裂；雄蕊 5，稍超出花被，花丝基部扩展，花药矩圆形，顶部无附属物；柱头丝形，长为花柱的 1.5 ～ 2 倍。胞果倒卵形，果皮膜质。种子倒卵形，先端截形。花期 7 ～ 9 月，果期 8 ～ 10 月。

适宜生境与分布

生于沟边、荒地、沙丘或盐碱化砂质地，为草原和荒漠群落中成伴生种，亦为农田、撂荒地杂草，可形成群落或纯群落；适宜生长在砂质、松软的土壤中，耐寒、耐碱，适宜性、再生性、抗逆性强。分布于我国东北、华北，以及陕西、甘肃、青海、四川、西藏和云南。内蒙古各地均有分布。奈曼旗大沁他拉镇等地有分布。

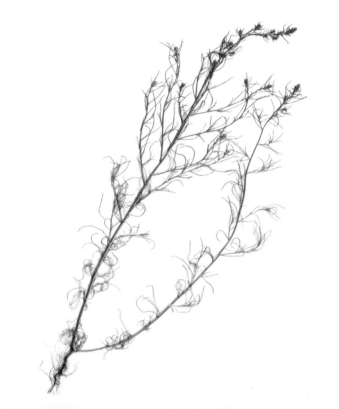

资源状况

常见。

药用部位

全草。

采收加工

夏、秋二季开花时采收，晒干，除去泥沙，打成捆，备用。

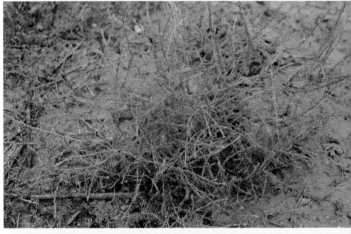

药材性状

本品呈黄白色。叶多破碎，完整叶呈丝状圆柱形，长 20 ~ 50mm，宽 0.5 ~ 1mm，先端有硬针刺。花序穗状，着生于枝上部；苞片硬，卵形，顶部延伸成刺尖，边缘膜质，背部有白色隆脊；花被片先端向中央折曲，紧贴果实，在中央聚成小圆锥体。种子直径约 1.5mm，先端平。味淡。

功能主治

平肝潜阳，润肠通便。用于高血压，头痛，眩晕，肠燥便秘。

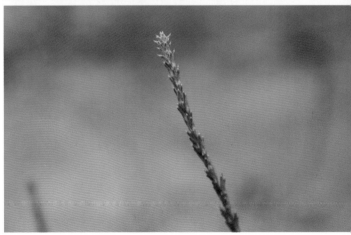

用法用量

内服煎汤，15 ~ 30g；或开水泡后代茶饮。

碱蓬

Suaeda glauca (Bunge) Bunge

科 名 藜科　　　　**别 名** 猪尾巴草、灰绿碱蓬、和尚头　　　　**蒙文名** 和日斯

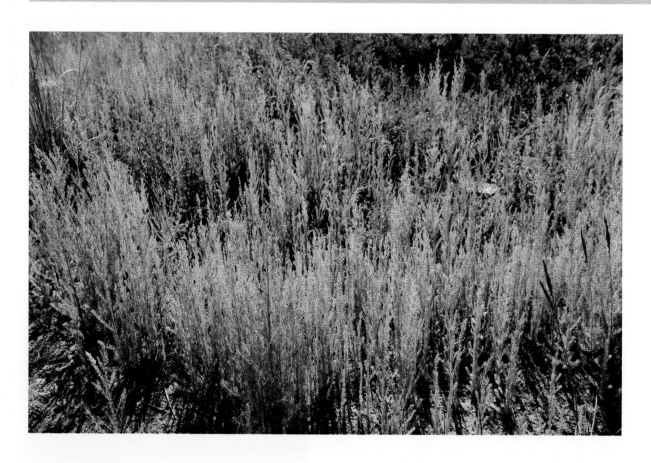

形态特征

一年生草本，高 30 ~ 60cm。茎直立，圆柱形，浅绿色，具条纹，上部多分枝，分枝细长，斜升或开展。叶条形，半圆柱状或扁平，灰绿色，长 15 ~ 30mm，宽 0.7 ~ 1.5mm，先端钝或稍尖，光滑或被粉粒，通常稍向上弯曲；茎上部叶渐变短。花两性，单生或 2 ~ 5 簇生于叶腋的短柄上，或呈团伞状，通常与叶具共同柄；小苞片短于花被，卵形，锐尖；花被片 5，矩圆形，向内包卷，果时花被增厚，具隆脊，呈五角星状。胞果有 2 型，其一扁平，圆形，紧包于五角星形的花被内；另一球形，上端稍裸露，花被不为五角星形。种子近圆形，横生或直立，有颗粒状点纹，直径约 2mm，黑色。花期 7 ~ 8 月，果期 9 月。

适宜生境与分布

盐生植物。生于海滨、荒地、渠岸、田边等含盐碱的土壤。分布于我国东北、华北及西北。

内蒙古呼伦贝尔市、赤峰市、呼和浩特市、包头市、阿拉善盟有分布。奈曼旗新镇等地有分布。

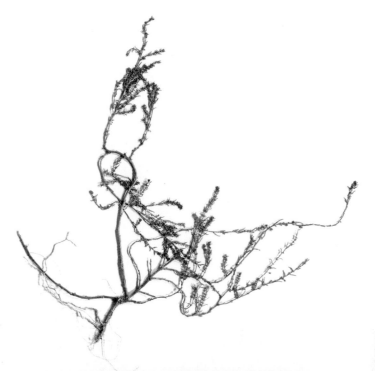

资源状况

少见。

药用部位

全草。

采收加工

夏、秋二季采收，除去泥沙、杂质，晒干备用，亦可鲜用。

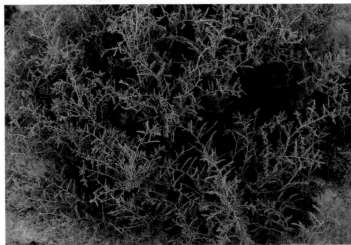

药材性状

本品呈灰黄色。叶多破碎，完整者为丝状条形，无毛。花多着生于叶基部。果实包于宿存的花被内，果皮膜质。种子黑色，直径约 2mm，表面具清晰的颗粒状点纹，稍有光泽。

功能主治

清热，消积。用于食积停滞，发热。

用法用量

内服煎汤，6 ~ 9g，鲜品 15 ~ 30g。

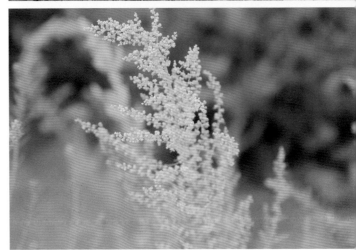

牛膝

Achyranthes bidentata Blume

| 科 名 | 苋科 | 别 名 | 怀牛膝、牛夕 | 蒙文名 | 乌赫仁-西勒比 |

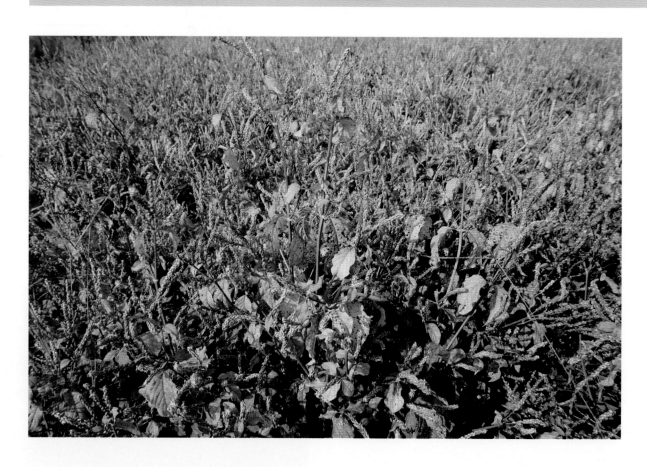

形态特征

多年生草本，高达 1m。根细长。茎四棱形，节略膨大，有对生的分枝。叶对生，有柄，叶片椭圆形或椭圆状披针形，长 4.5 ~ 12cm，先端渐尖，基部楔形，全缘，两面被柔毛。穗状花序腋生或顶生，花期后，花向下折贴近总花梗；苞片 1，宽卵形，先端渐尖；小苞片 2，坚刺状，基部两侧各具卵状小裂片；花被片 5，绿色，边缘膜质；雄蕊 5，退化雄蕊先端齿形或浅波状；子房长椭圆形。胞果长圆形，果皮薄，包于宿萼内。种子卵形，红褐色。花期 7 ~ 9月，果期 9 ~ 10 月。

适宜生境与分布

中生植物，为深根系植物。喜温暖干燥气候，不耐严寒和高温，在气温 -17℃时植株易冻死。黏土及碱性土不宜生长。主要分布于我国华北、华中、华东、西南等地。奈曼旗沙日浩来镇等地有分布。

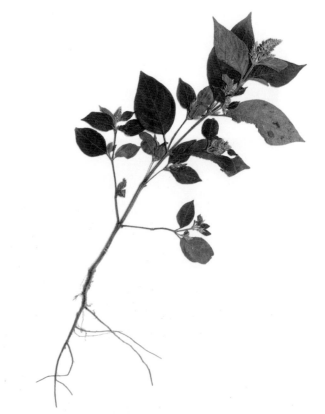

资源状况

少见。

药用部位

干燥根。

采收加工

冬季茎叶枯萎时采挖，除去须根及泥沙，捆成小把，晒至干皱后，将先端切齐，晒干。

药材性状

本品呈细长圆柱形，挺直或稍弯曲，长15～70cm，直径0.4～1cm。表面灰黄色或淡棕色，有微扭曲的细纵皱纹、排列稀疏的侧根痕和横长皮孔样突起。质硬脆，易折断，受潮后变软，断面平坦，淡棕色，略呈角质样而油润，中心维管束木质部较大，黄白色，其外周散有多数黄白色点状维管束，断续排列成2～4轮。气微，味微甜而稍苦、涩。

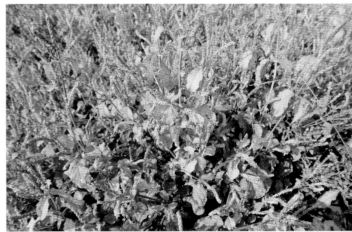

功能主治

逐瘀通经，补肝肾，强筋骨，利尿通淋，引血下行。用于经闭，痛经，腰膝酸痛，筋骨无力，淋证，水肿，头痛，眩晕，牙痛，口疮，吐血，衄血。

用法用量

内服煎汤，3～9g；或入丸、散。

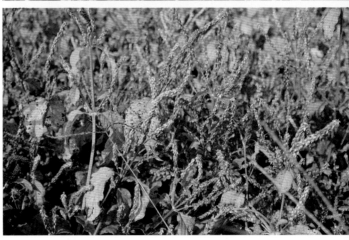

反枝苋 *Amaranthus retroflexus* L.

| **科 名** 苋科 | **别 名** 野苋菜、野千穗谷、西风谷、苋菜 | **蒙文名** 阿日柏-淖高 |

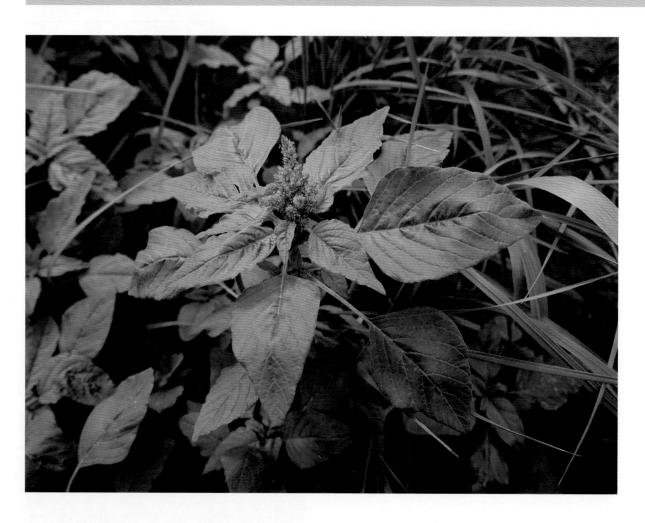

形态特征

一年生草本，高 20 ~ 60cm。茎直立，粗壮，分枝或不分枝，被短柔毛，淡绿色，有时具淡紫色条纹，略有钝棱。叶片椭圆状卵形或菱状卵形，长 5 ~ 10cm，宽 3 ~ 6cm，先端锐尖或微缺，具小凸尖，基部楔形，全缘或呈波状，两面及边缘被柔毛，下面毛较密，叶脉隆起；叶柄长 3 ~ 5cm，有柔毛。圆锥花序顶生及腋生，直立，由多数穗状花序组成，顶生花穗较侧生花穗长；苞片及小苞片锥状，长 4 ~ 6mm，先端针芒状，背部具隆脊，边缘透明、膜质；花被片 5，矩圆形或倒披针形，长约 2mm，先端锐尖或微凹，具芒尖，透明，膜质，有绿色隆起的中肋；雄蕊 5，超出花被；柱头 3，长刺锥状。胞果扁卵形，环状横裂，包于宿存的花被内。种子近球形，直径约 1mm，黑色或黑褐色，边缘钝。花期 7 ~ 8 月，果期 8 ~ 9 月。

适宜生境与分布

喜湿润环境，亦耐旱，适应性极强，为棉花、玉米等早作物地及菜园、果园、荒地、路旁常见杂草；不耐荫蔽，在密植田或高秆作物中生长不好。分布于我国东北、华北及西北。内蒙古各地均有分布。奈曼旗东明镇等地有分布。

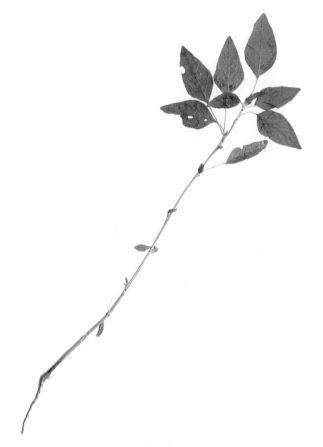

资源状况

常见。

药用部位

全草或种子。

采收加工

夏、秋二季采收，洗净泥土，晒干。

药材性状

本品种子呈近球形，直径约1mm。棕色或黑色，边缘钝，略有光泽。气微，味淡。

功能主治

全草清热解毒，利尿止痛，止痢；用于痈肿疮毒，便秘，下痢。种子清热，明目；用于肝热目赤，翳障。

用法用量

内服煎汤，5～15g。

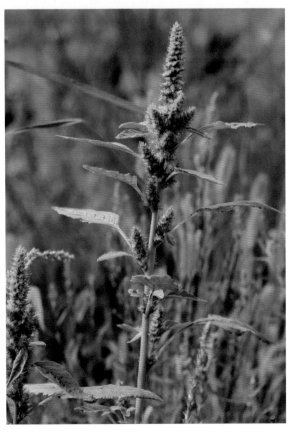

鸡冠花

Celosia cristata L.

科 名 苋科　　**别 名** 鸡公花、鸡冠头、鸡骨子花　　**蒙文名** 铁汉-斯其格-其其格

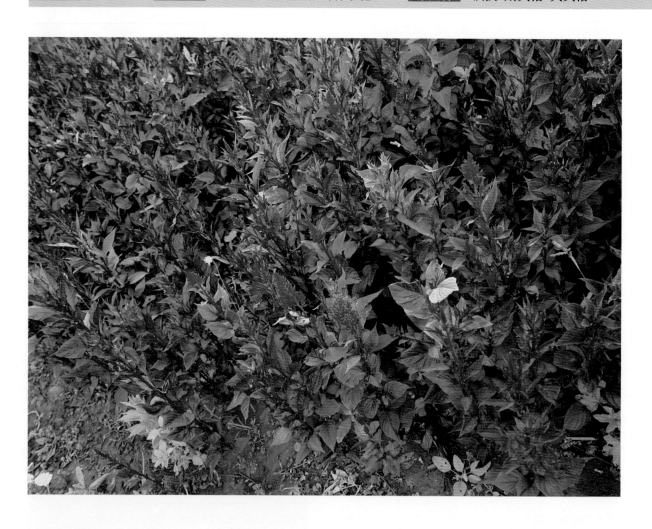

🌿 形态特征

一年生草本，高 30 ～ 90cm。茎直立，粗壮，绿色或带红色。单叶互生，长椭圆形至卵状披针形，长 5 ～ 13cm，宽 2 ～ 6cm，先端渐尖，基部渐狭成柄，全缘。花序扁平鸡冠状，中部以下密生多数小花；苞片、小苞片及花被片紫色、红色、淡红色或黄色，干膜质；雄蕊 5，花丝下部合生成环状；雌蕊 1，柱头 2 浅裂。胞果卵形，盖裂。种子小，扁圆形或略呈肾形，黑色，有光泽。花期 7 ～ 10 月，果期 9 ～ 11 月。

🌿 适宜生境与分布

中生植物。我国各地均有栽培。内蒙古通辽市有分布。奈曼旗沙日浩来镇等地有分布。

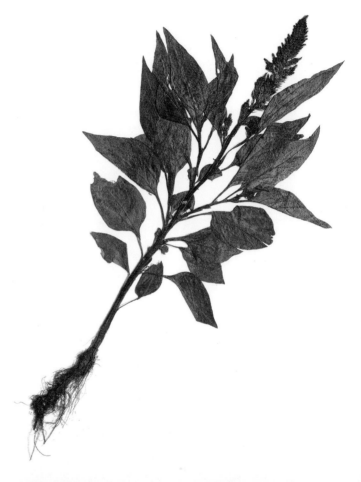

资源状况

少见。

药用部位

花。

采收加工

秋季花盛开，花序充分长大时采摘，晒干。

药材性状

本品多扁平而肥厚，呈鸡冠状，长 8 ~ 25cm，宽 5 ~ 20cm，上缘宽，具皱褶，密生线状鳞片，下端渐窄，常残留扁平的茎；表面红色、紫红色或黄白色；中部以下密生多数小花，每花宿存的苞片和花被片均呈膜质。果实盖裂。种子扁圆肾形，黑色，有光泽。体轻，质柔韧。气微，味淡。

功能主治

收敛止血，止带，止痢。用于吐血，崩漏，便血，痔血，赤白带下，久痢不止。

用法用量

内服煎汤，6 ~ 12g。

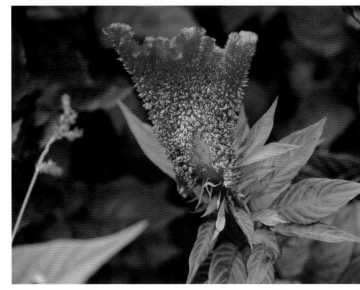

棉团铁线莲

Clematis hexapetala Pall.

科 名 毛茛科　　**别 名** 山蓼、山棉花、依日绘　　**蒙文名** 哈得衣日音-查干-额布斯

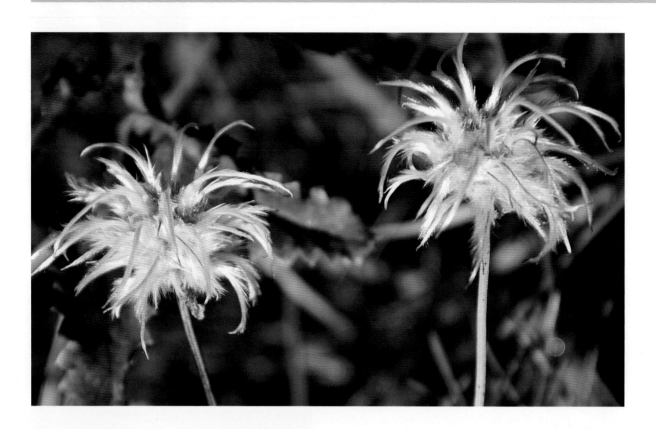

形态特征

多年生直立草本。茎高达 1m，疏被柔毛。叶 1 ~ 2 回羽状全裂，裂片革质，线状披针形、线形或长椭圆形，长 1.5 ~ 10cm，基部楔形，全缘，两面疏被柔毛或近无毛，网脉隆起；叶柄长 0.5 ~ 2cm。花序顶生并腋生，具 3 至多花；苞片叶状或披针形；花梗长 1 ~ 7cm；萼片 4 ~ 8，白色，平展，窄倒卵形，长 1 ~ 2.5cm，被茸毛；雄蕊无毛，花药窄长圆形，长 2.6 ~ 3.2mm，先端具小尖头。瘦果倒卵圆形，长 2.5 ~ 3.5mm，被柔毛；宿存花柱长 1.5 ~ 3cm，羽毛状。花期 6 ~ 8 月，果期 7 ~ 9 月。

适宜生境与分布

旱中生植物。生于石质山坡及沙地柳丛中，也见于河谷草甸。分布于我国华北、西北。内蒙古兴安南部、燕山北部、阴山，以及乌兰察布市、鄂尔多斯市、阿拉善盟有分布。奈曼旗青龙山镇等地有分布。

资源状况

少见。

药用部位

全草或根、根茎。

采收加工

秋季采挖根及根茎，除去茎叶，洗净泥土，晒干。

药材性状

本品根茎呈不规则圆柱形，横长；表面灰黄色至棕褐色，有隆起的节，两侧及下方着生有多数细长的根。根呈圆柱形，长5～8cm，直径1～2cm；表面棕褐色；质坚脆，易折断，木质部淡黄色，木心较小。气微，味微苦。

功能主治

中医：祛风湿，通经络，止痛。用于风湿关节痛，肢体麻木，筋脉拘挛，关节屈伸不利，骨鲠咽喉。

蒙医：破痞，助温，燥"希日乌素"，消肿，止泻，去腐，排脓。用于痞，积食，"希日乌素"病，水肿，寒泻，疮疡，肠痈。

用法用量

内服煎汤，6～10g，治骨鲠咽喉可用至30g；或入丸、散；或浸酒。外用适量，捣敷；或煎汤熏洗；或作发泡剂。

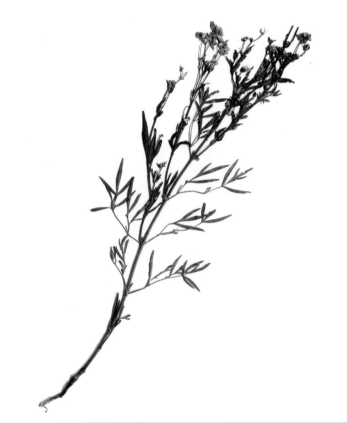

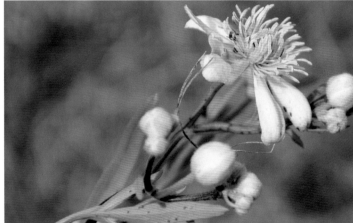

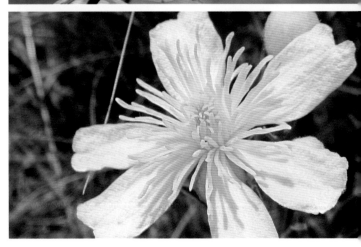

翠雀

Delphinium grandiflorum L.

| 科 名 | 毛茛科 | 别 名 | 大花飞燕草、鸽子花、摇咀咀花 | 蒙文名 | 伯日-其其格 |

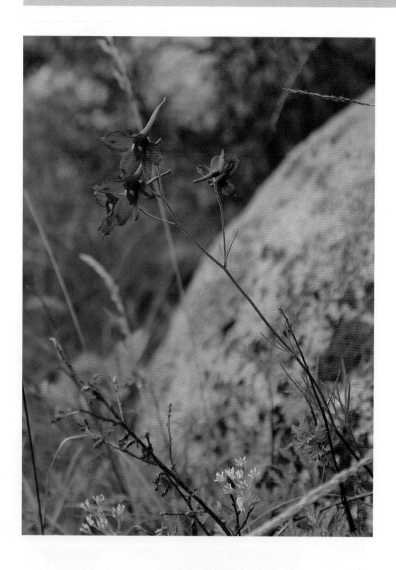

形态特征

多年生草本，高 20 ～ 65cm，全株被反曲的短柔毛。直根，暗褐色。茎直立，单一或分枝。基生叶与茎下部叶具长柄，柄长达 10cm，茎中上部叶叶柄较短，茎最上部叶近无柄；叶片圆肾形，长 2 ～ 6cm，宽 4 ～ 8cm，掌状 3 全裂，裂片再细裂，小裂片条形，宽 0.5 ～ 2mm。总状花序具花 3 ～ 15，花梗上部具 2 条形或钻形小苞片，长 3 ～ 4mm；萼片 5，蓝色、紫蓝色或粉紫色，椭圆形或卵形，长 12 ～ 18cm，宽 0.6 ～ 1cm，上萼片向后伸长成中空的距，距长 1.7 ～ 2.3cm，钻形，末端稍向下弯曲，外面密被白色短毛；花瓣 2，瓣片小，白色，基部有距，伸入萼距中；

退化雄蕊 2，瓣片蓝色，宽倒卵形，里面中部有 1 小撮黄色髯毛及鸡冠状突起，基部有爪，爪具短突起；雄蕊多数，花丝下部加宽，花药深蓝色及紫黑色。蓇葖果 3，长 1.5 ～ 2cm，宽 0.3 ～ 0.5cm，密被短毛，具宿存花柱。种子多数，四面体形，具膜质翅。花期 7 ～ 8 月，果期 8 ～ 9 月。

适宜生境与分布

旱中生植物。生于森林草原、山地草原及典型草原带的草甸草原、砂质草原及灌丛中，也可生于山地草甸及河谷草甸中；喜凉爽、通风、日照充足的干燥环境和排水通畅的砂质土壤，耐旱、耐寒，喜光，忌炎热。分布于我国东北、华北、西南等地。奈曼旗巴嘎波日和苏木等地有分布。

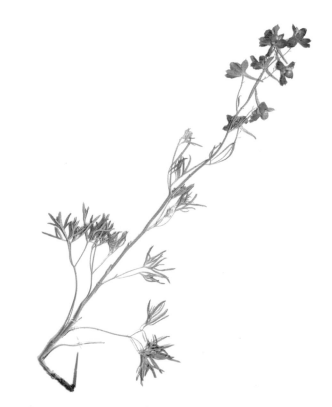

资源状况

少见。

药用部位

全草或根、种子。

采收加工

7～8月采收全草，切段，晒干。秋、冬二季采收块根，洗去泥土，剪去须根，切片，晒干。

药材性状

本品根呈长圆柱形，长2～7cm，直径1～3mm；表面深棕色，有明显的横纹；折断面黄色。茎表面棕黄色，具棱，断面中空。叶皱缩，黄绿色，湿润展平后呈肾状五角形，长0.8～1.4cm，宽0.7～2.3cm，3全裂，中央全裂片宽菱形，侧全裂片近扇形，1～2回细裂，小裂片狭卵形；叶柄长。种子倒圆锥状四面体形。气微，味苦。

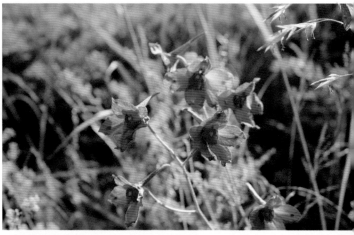

功能主治

中医： 有毒。泻火止痛，杀虫。外用于牙痛，关节疼痛，疮痈溃疡，火虱。

蒙医： 用于肠炎，腹泻。

用法用量

外用适量，煎汤含漱；或捣汁浸洗；或研末水调涂擦。

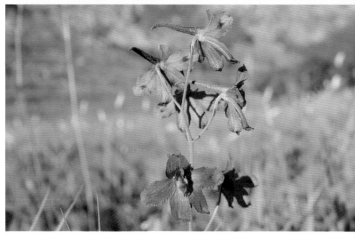

黄戴戴

Halerpestes ruthenica (Jacq.) Ovcz.

| 科 名 | 毛茛科 | 别 名 | 长叶碱毛茛、金戴戴 | 蒙文名 | 格乐–其其格 |

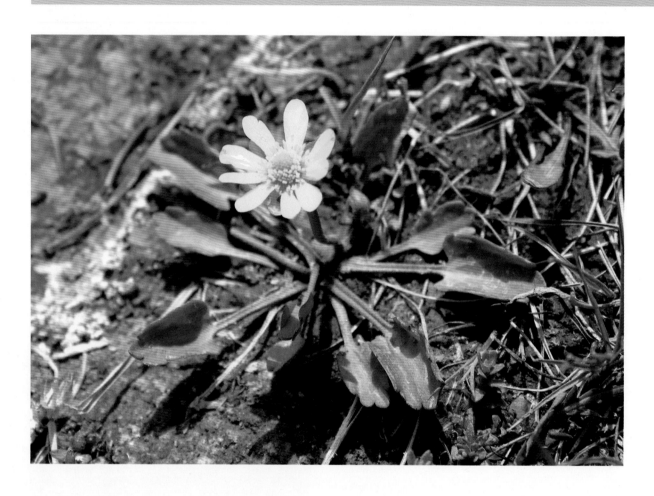

形态特征

多年生草本，高 10 ~ 25cm。匍匐茎细长，节上生根长叶。叶全部基生，具长柄，柄长 2 ~ 14cm，基部加宽成鞘，无毛或近无毛；叶片宽梯形或卵状梯形，长 1.2 ~ 4cm，宽 0.7 ~ 2.5cm，基部宽楔形、近截形、圆形或微心形，两侧常全缘，稀有牙齿，先端具 3（稀 5）圆齿，中央牙齿较大，两面无毛，近革质。花葶较粗而直，疏被柔毛，单一或上部分枝，具 1 ~ 3 花；苞片披针状条形，长约 1cm，基部加宽，膜质，抱茎，着生于分枝处；花直径约 2cm；萼片 5，淡绿色，膜质，狭卵形，长约 7mm，外面有毛；花瓣 6 ~ 9，黄色，狭倒卵形，长约 10mm，宽约 5mm，基部狭窄，具短爪，有蜜槽，先端钝圆；花托圆柱形，被柔毛。聚合果球形或卵形，长约 1cm，瘦果扁，斜倒卵形，长约 3mm，具纵肋，先端有微弯的果喙。花期 5 ~ 6 月，果期 7 月。

适宜生境与分布

中生植物。生于各种低湿地草甸及轻度盐化草甸，为轻度耐盐的中生植物，可成为草甸优势物种，并常与水葫芦苗在同一群落中混生。内蒙古呼伦贝尔市、兴安盟、赤峰市、锡林郭勒盟、呼和浩特市、包头市、阿拉善盟、通辽市、乌兰察布市、鄂尔多斯市有分布。奈曼旗八仙筒镇等地有分布。

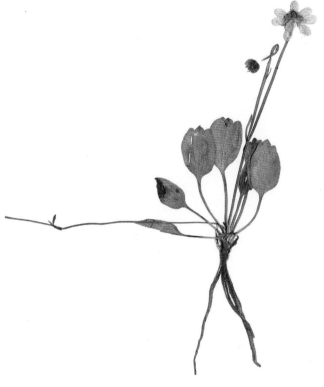

资源状况

少见。

药用部位

全草。

采收加工

夏季花期采收，洗净，晒干。

功能主治

中医： 利水消肿，祛风除湿。用于水肿，关节炎。

蒙医： 清热，续断。用于骨热，咽喉病，关节筋脉酸痛，金伤。

用法用量

内服煎汤，2～5g。

白头翁

Pulsatilla chinensis (Bunge) Regel

科 名 毛茛科　　**别 名** 毛姑朵花、野丈人、胡王使者、白头公　　**蒙文名** 伊日贵-其其格

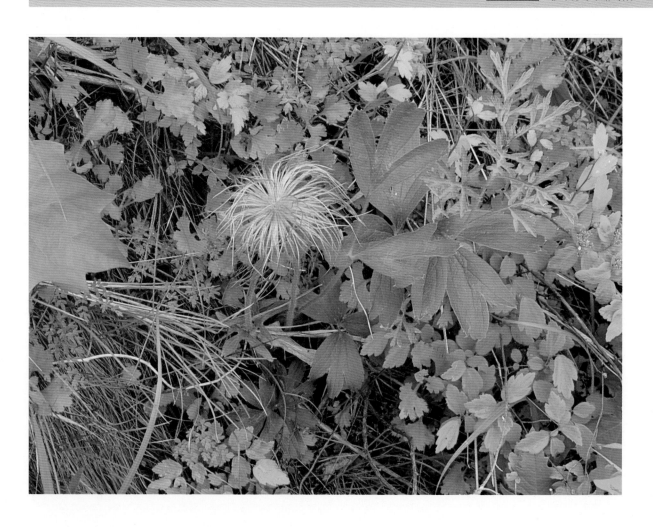

🌿 **形态特征**

多年生草本，高 15 ~ 50cm，全株密被白色柔毛，早春时毛更密。根茎粗壮，具直根数条。基生叶数枚，叶片宽卵形，长 4 ~ 14cm，宽 6 ~ 16cm，3 全裂，中全裂片有短柄或近无柄，宽卵形，3 深裂，深裂片楔状倒卵形，全缘或有疏齿，上面无毛，下面被长柔毛；叶柄长 5 ~ 20cm，密被长柔毛。花葶 1 ~ 2，被长柔毛；总苞 3 深裂，裂片又 2 ~ 3 深裂，小裂片全缘或先端具 2 ~ 3 齿，条形或披针形，里面无毛，外面密被长柔毛；花柄长 2 ~ 5cm，结果时长达 20cm；花直立，钟状；萼片蓝紫色，矩圆状卵形，长 3 ~ 5cm，宽 1 ~ 2cm，里面无毛，外面密被长伏毛；雄蕊长约为萼片之半。瘦果纺锤形，扁，长 3 ~ 4mm，被长柔毛，宿存花柱长 4 ~ 6.5cm，被开展的长柔毛，末端无毛。花期 5 ~ 6 月，果期 6 ~ 7 月。

适宜生境与分布

中生植物。生于山地林缘和草甸。分布于我国东北、华北、华中、华东等。内蒙古呼伦贝尔市、兴安盟、赤峰市有分布。奈曼旗青龙山镇等地有分布。

资源状况

少见。

药用部位

干燥根。

采收加工

春、秋二季采挖，除去泥沙，干燥。

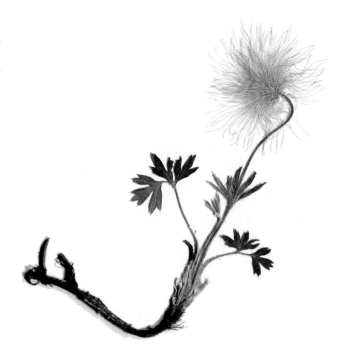

药材性状

本品呈类圆柱形或圆锥形，稍扭曲，长6～20cm，直径0.5～2cm。表面黄棕色或棕褐色，具不规则纵皱纹或纵沟，皮部易脱落，露出黄色的木质部，有的有网状裂纹或裂隙，近根头处常有朽状凹洞。根头部稍膨大，有白色茸毛，有的可见鞘状叶柄残基。质硬而脆，断面皮部黄白色或淡黄棕色，木质部淡黄色。气微，味微苦、涩。

功能主治

中医：清热解毒，凉血止痢。用于热毒血痢，阴痒带下。

蒙医：破痞，燥"希日乌素"，消食，排脓，祛腐。用于食积，"希日乌素"症，黄水疮。

用法用量

内服煎汤，9～15g；或入丸、散。

石龙芮

Ranunculus sceleratus L.

科 名	毛茛科	别 名	水堇、姜苔、水姜苔、黄花菜	蒙文名	乌热乐和格-其其格

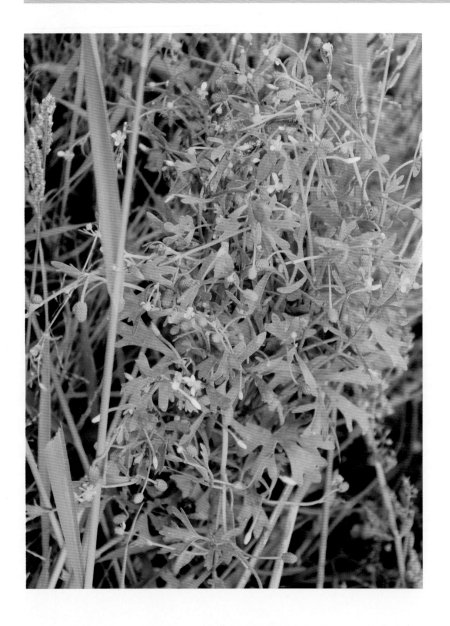

形态特征

一年生草本，高约30cm。须根细长，呈束状，淡褐色。茎直立，无毛，稀上部疏被毛，中空，具纵槽，分枝，稍肉质。基生叶具长柄，柄长4～8cm，叶片肾形，长2～3cm，宽3～4.5cm，3～5深裂，裂片楔形，再2～3浅裂，小裂片具牙齿，两面无毛；茎生叶与基生叶同形，叶柄较短，分裂或不分裂，裂片较狭。聚伞花序多花，花梗近无毛或微被毛，花直径约7mm；萼片5，卵状椭圆形，长约3mm，膜质，反卷，外面被柔毛；花瓣5，倒卵形，长约4mm，黄色；花托矩圆形，长约7mm，宽约3mm，被柔毛。聚合果矩圆形，长约8mm，宽约5mm；瘦果近圆形，长约1mm，两侧扁，无毛，果喙极短。花果期7～9月。

适宜生境与分布

湿生植物。生于沼泽草甸及草甸；喜热带、亚热带温暖潮湿气候，野生于水田边、溪边、潮湿地区，忌土壤干旱，在肥沃、富含腐殖质的土壤中生长良好；常见于河沟边及平原湿地。

我国各地均有分布。奈曼旗巴嘎波日和苏木等地有分布。

资源状况

少见。

药用部位

全草。

采收加工

开花末期 5 月份左右采收，洗净，鲜用或阴干。

药材性状

本品长 10 ~ 30cm，疏生短柔毛或无毛。基生叶及下部叶具长柄，叶片肾状圆形，棕绿色，长 0.7 ~ 3cm，3 深裂，中央裂片 3 浅裂；茎上部叶变小。聚伞花序有多数小花，花托被毛；萼片 5，船形，外面被短柔毛；花瓣 5，狭倒卵形。聚合果矩圆形；瘦果小而极多，倒卵形，稍扁，长约 1mm。气微，味苦、辛。

功能主治

消肿，拔毒，散结，截疟。外用于淋巴结结核，疟疾，蛇咬伤，慢性下肢溃疡。

用法用量

内服煎汤，干品 3 ~ 9g；亦可炒研为散，每次 1 ~ 1.5g。外用适量，捣敷；或煎膏涂患处及穴位。

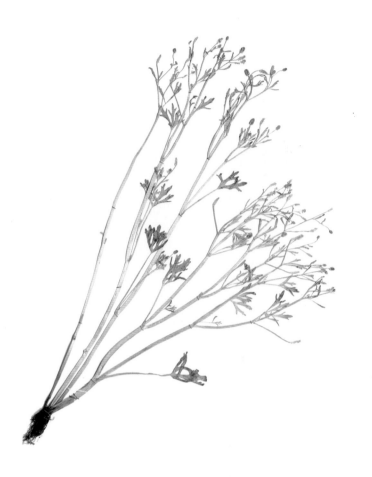

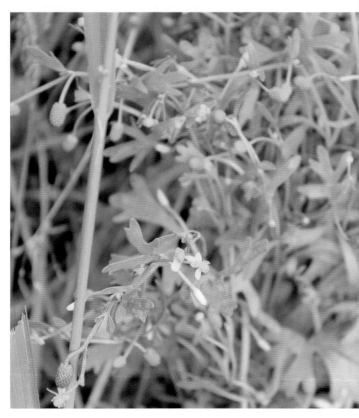

展枝唐松草

Thalictrum squarrosum Steph

科 名 毛茛科　　**别 名** 叉枝唐松草、歧序唐松草、坚唐松草　　**蒙文名** 萨格斯格日-查森-其其格

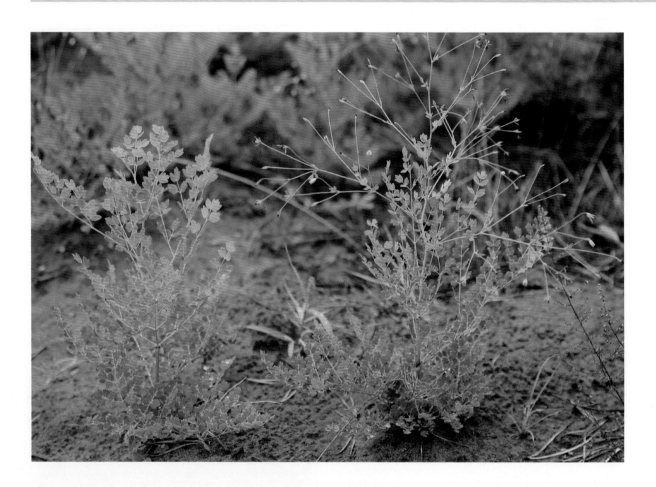

🌿 形态特征

多年生草本，植株全部无毛。根茎细长，自节生出长须根。茎高 60 ~ 600cm，有细纵槽，通常自中部近二歧状分枝。基生叶在开花时枯萎；茎下部及中部叶有短柄，为二至三回羽状复叶，叶片长 8 ~ 18cm，小叶坚纸质或薄革质，顶生小叶楔状倒卵形、宽倒卵形、长圆形或圆卵形，长 0.8 ~ 2cm，宽 0.6 ~ 1.5cm，先端急尖，基部楔形至圆形，通常 3 浅裂，裂片全缘或有 2 ~ 3 小齿，表面脉常稍下陷，背面有白粉，脉平或稍隆起，脉网稍明显，叶柄长 1 ~ 4cm。花序圆锥状，近二歧状分枝；花梗细，长 1.5 ~ 3cm，在结果时稍增长；萼片 4，淡黄绿色，狭卵形，长约 3mm，宽约 0.8mm，脱落；雄蕊 5 ~ 14，长 3 ~ 5mm；花药长圆形，长约 2.2mm，有短尖头，花丝丝形；心皮 1 ~ 3，无柄；柱头箭头状。瘦果狭倒卵球形或近纺锤形，稍斜，长 4 ~ 5.2mm，有 8 粗纵肋，柱头长约 1.6mm。花期 7 ~ 8 月，果期 8 ~ 9 月。

适宜生境与分布

旱生伴生植物。生于草原、砂质草原群落中。分布于我国东北、华北等地。内蒙古兴安盟、乌兰察布市、鄂尔多斯市、阿拉善盟，以及燕山北部等地有分布。奈曼旗巴嘎波日和苏木等地有分布。

资源状况

少见。

药用部位

全草。

采收加工

秋季采收，洗净泥土，晒干。

药材性状

本品根茎呈结节状；细根数十条，密生于根茎下，长 10 ～ 15cm，直径 0.5 ～ 1mm；表面浅棕色，外皮常脱落，脱落处黄色；质脆，易折断，断面略呈纤维性；气微，味苦。茎叶呈黄绿色，光滑无毛，纤细，多碎断；叶柄基部加宽，呈膜质鞘状；叶片近革质，卵形或广倒卵形，先端具 3 钝牙齿或全缘。味苦。

功能主治

清热利湿，解毒，利尿。用于黄疸，痢疾，咳喘，小便不利，目赤肿痛，热疮。

用法用量

内服煎汤，3 ～ 10g。

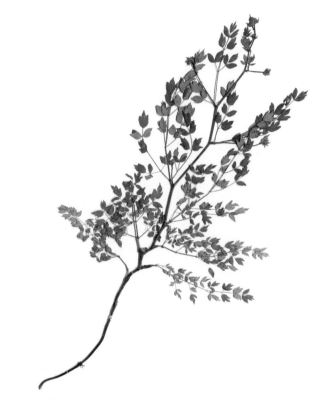

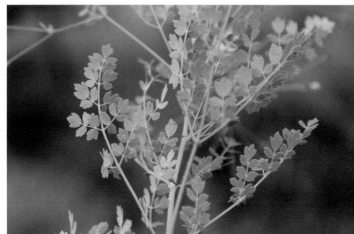

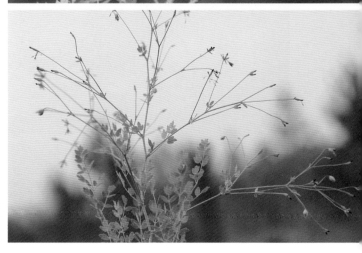

垂果南芥

Arabis pendula L.

科 名	十字花科	别 名	野白菜、垂果南芥菜	蒙文名	温吉格日-少布多海

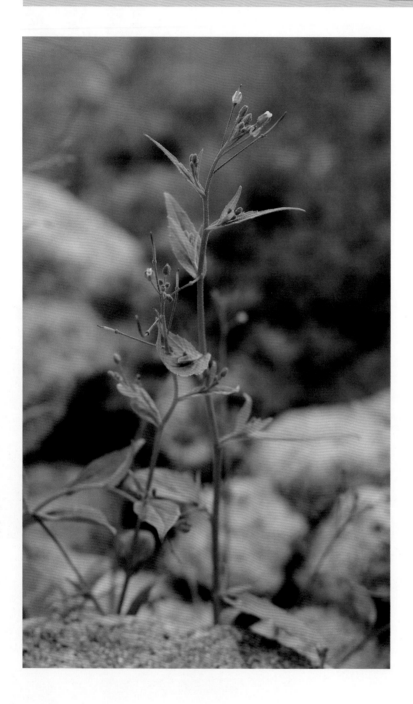

🌿 形态特征

二年生草本，高 30 ~ 150cm，全株被硬单毛，杂有 2 ~ 3 叉毛。主根圆锥状，黄白色。茎直立，上部有分枝。茎下部的叶长椭圆形至倒卵形，长 3 ~ 10cm，宽 1.5 ~ 3cm，先端渐尖，边缘有浅锯齿，基部渐狭而成叶柄，长达 1cm；茎上部的叶狭长椭圆形至披针形，较茎下部的叶略小，基部呈心形或箭形，抱茎，上面黄绿色至绿色。总状花序顶生或腋生，有花 10 或更多；萼片椭圆形，长 2 ~ 3mm，背面被单毛、2 ~ 3 叉毛及星状毛，花蕾期更密；花瓣白色，匙形，长 3.5 ~ 4.5mm，宽约 3mm。长角果线形，长 4 ~ 10cm，宽 0.1 ~ 0.2cm，弧曲，下垂。种子每室 1 行，种子椭圆形，褐色，长 1.5 ~ 2mm，边缘有环状的翅。花期 6 ~ 9 月，果期 7 ~ 10 月。

适宜生境与分布

中生植物。生于山地林缘、灌丛、沟谷、河边。内蒙古呼伦贝尔市、兴安盟、赤峰市、乌兰察布市、鄂尔多斯市、阿拉善盟有分布。奈曼旗东南部地区有分布。

资源状况

少见。

药用部位

果实、种子。

采收加工

秋季采收果实，洗净，鲜用或晒干。秋季果实成熟时采摘果序，晒干，打下种子，除去杂质，晒干。

功能主治

中医：果实清热解毒，消肿；用于痈疮肿毒，阴道炎，阴道滴虫。种子清热；用于发热。

蒙医：清热，解毒，祛痰，止咳，平喘。用于搏热，毒热，血热，咳嗽，肺感，气喘。

用法用量

内服煎汤，3 ~ 9g。外用适量，煎汤熏洗患处。

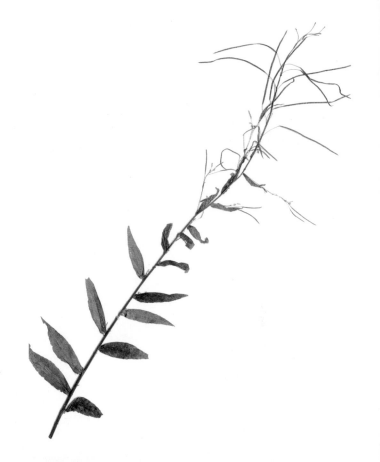

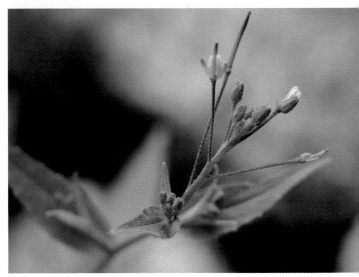

荠

Capsella bursa-pastoris (L.) Medic.

科 名 十字花科　　　**别 名** 荠菜　　　**蒙文名** 阿布嘎、扫克嘎巴

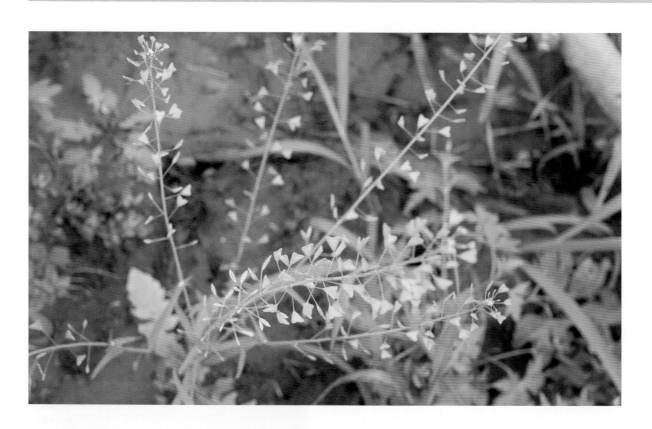

形态特征

一年生或二年生草本，高 10 ~ 50cm，无毛、有单毛或分叉毛。茎直立，单一或在下部分枝。基生叶丛生，呈莲座状，大头羽状分裂，长可达 12cm，宽可达 2.5cm，顶裂片卵形至长圆形，长 5 ~ 30mm，宽 2 ~ 20mm，侧裂片 3 ~ 8 对，长圆形至卵形，长 5 ~ 15mm，先端渐尖，近全缘、浅裂或有不规则粗锯齿，叶柄长 5 ~ 40mm；茎生叶窄披针形或披针形，长 5 ~ 6.5mm，宽 2 ~ 15mm，基部箭形，抱茎，边缘有缺刻或锯齿。总状花序顶生及腋生，果期延长达 20cm；花梗长 3 ~ 8mm；萼片长圆形，长 1.5 ~ 2mm；花瓣白色，卵形，长 2 ~ 3mm，有短爪花柱长约 0.5mm。短角果倒三角形或倒心状三角形，长 5 ~ 8mm，宽 4 ~ 7mm，扁平，无毛，先端微凹，裂瓣具网脉；果梗长 5 ~ 15mm。种子 2 行，长椭圆形，长约 1mm，浅褐色。花果期 4 ~ 6 月。

适宜生境与分布

生于山坡、田边及路旁；多为野生，偶有栽培。我国各地均有分布。内蒙古各地均有分布。

奈曼旗中部地区有分布。

资源状况

少见。

药用部位

全草或根、种子。

采收加工

春、秋二季采收全草，除去杂质，洗净泥土，鲜用，或晒干，切段。夏季采收成熟果实，打下种子，除去杂质，晒干。

药材性状

本品主根较细，微弯曲，长 2 ~ 6cm，直径 1.5 ~ 3mm；表面黄白色，并具须状分枝；质较硬，断面黄白色。茎纤细，长 15 ~ 40cm；表面黄绿色，分枝。基生叶常脱落；茎生叶互生，抱茎，灰绿色或黄绿色；叶片皱缩，多破碎，完整叶片湿润展平后呈披针形，全缘或具不规则锯齿。茎梢带有白色小花。短角果呈扁倒三角形，有细柄，淡黄色。种子细小，长椭圆形，长约 0.8mm，淡褐色。气微，味淡。

功能主治

中医：和脾，利水，止血，明目。用于痢疾，水肿，淋病，乳糜尿，吐血，便血，血崩，月经过多，目赤肿痛等。

蒙医：止呕，降血压，利尿。用于呕吐，水肿，小便不利，脉热。

用法用量

种子内服煎汤，3 ~ 9g。外用适量，研末用醋调敷患处。根、茎、叶内服煎汤，6 ~ 12g。

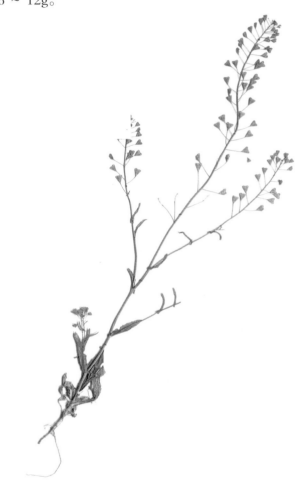

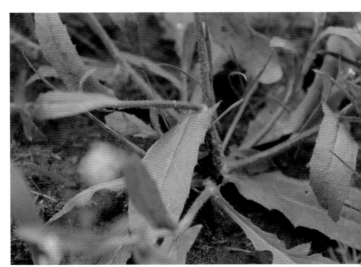

瓦松

Orostachys fimbriatus (Turcz.) Berger

科 名 景天科　　别 名 酸溜溜、酸窝窝　　蒙文名 艾日格–额布斯

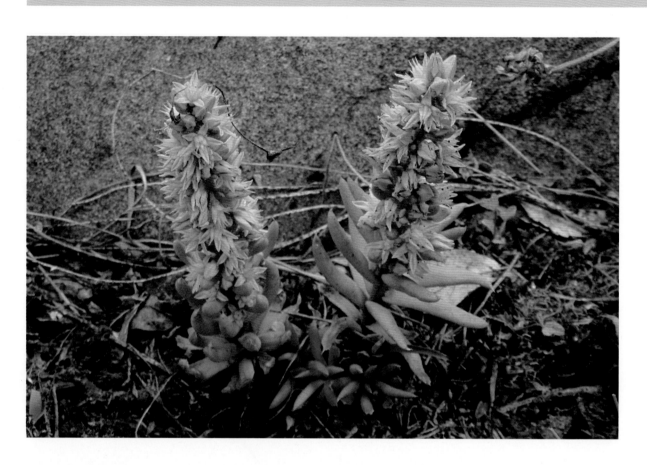

🍃 形态特征

二年生草本。一年生莲座叶短线形，先端增大，为白色软骨质，半圆形，有齿；二年生花茎一般高 10 ~ 20cm，叶互生，疏生，有刺，线形至披针形，长可达 3cm，宽 0.2 ~ 0.5cm。花序总状，紧密，或下部分枝，可呈宽 20cm 的金字塔形；苞片线状渐尖；花梗长达 1cm；萼片 5，长圆形；花瓣 5，红色，披针状椭圆形；雄蕊 10，与花瓣等长或稍短，花药紫色；鳞片 5，近四方形；心皮 5。蓇葖果 5，矩圆形，长 5mm，喙细，长 1mm。种子多数，卵形，细小。花期 8 ~ 9月，果期 9 ~ 10 月。

🍃 适宜生境与分布

生于石质山坡、石质丘陵和沙地，在草原零星生长。分布于我国东北、华北、西北地区。奈曼旗南部山区有分布。

资源状况

常见。

药用部位

全草。

采收加工

夏、秋二季花开时采收，除去根及杂质，晒干。

药材性状

本品茎呈细长圆柱形，长 10 ~ 20cm，直径 2 ~ 6mm；表面灰棕色，具多数凸起的残留叶基，有明显的纵棱线。叶多脱落，破碎或卷曲，灰绿色。圆锥花序穗状，小花白色或粉红色，花梗长约 5mm。体轻，质脆，易碎。气微，味酸。

功能主治

中医：凉血止血，解毒，敛疮。用于血痢，便血，痔血，疮口久不愈合。

蒙医：清热，解毒，止泻。用于血热，毒热，热性泻下，便血。

用法用量

内服煎汤，3 ~ 9g。外用适量，研末涂敷患处。

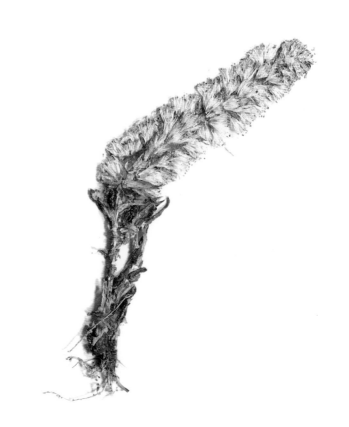

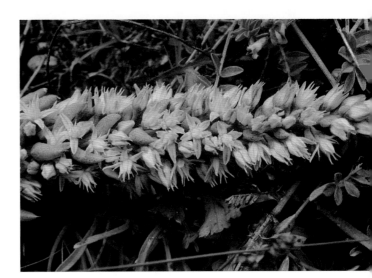

钝叶瓦松

Orostachys malacophylla (Pall.) Fisch.

科 名 景天科　　　**别 名** 石莲华　　　**蒙文名** 毛浩日-斯琴-额布斯

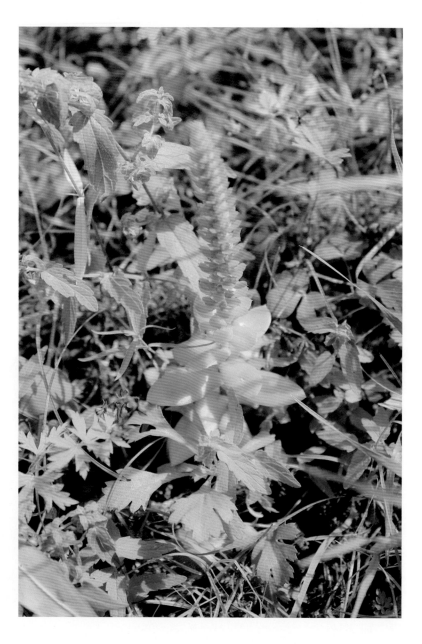

形态特征

二年生草本，高 10 ～ 30cm。第一年仅有莲座状叶，叶矩圆形、椭圆形、倒卵形、矩圆状披针形或卵形，先端钝；第二年抽出花茎。茎生叶互生，无柄，近生，匙状倒卵形、倒披针形、矩圆状披针形或椭圆形，较莲座状叶大，长达 7cm，先端有短尖或钝，绿色，两面有紫红色斑点。总状花序圆柱状，长 5 ～ 20cm；苞片宽卵形或菱形，先端尖，长 3 ～ 5mm，边缘膜质，有齿；花紧密，无梗或有短梗；萼片 5，矩圆形，长 3 ～ 4mm，锐尖；花瓣 5，白色或淡绿色，干后呈淡黄色，矩圆状卵形，长 4 ～ 6mm，上部边缘常有齿缺，基部合生；雄蕊 10，较花瓣稍长，花药黄色；鳞片 5，条状长方形；心皮 5。蓇葖果卵形，先端渐尖，几与花瓣等长；种子细小，多数。花期 7 月，果期 8 ～ 9 月。

适宜生境与分布

肉质旱生植物。多生于山地、丘陵的砾石质坡地及平原的砂质地，常为草原及草甸草原植被的伴生植物。分布于我国东北、华北。内蒙古呼伦贝尔市、赤峰市、锡林郭勒盟、呼和浩特市有分布。奈曼旗南部山区有分布。

资源状况

少见。

药用部位

全草。

采收加工

夏、秋二季开花时采收，将全株连根拔起，除去根及杂质，反复晒至全干或鲜用。

药材性状

本品茎呈细长圆柱形，长 10 ~ 30cm；表面灰棕色，具多数凸起的残留叶基，有明显的纵棱线。叶多脱落，破碎或卷曲，灰绿色，无刺尖。圆锥花序穗状，小花白色或粉红色，花梗长约 5mm。体轻，质脆，易碎。气微，味酸。

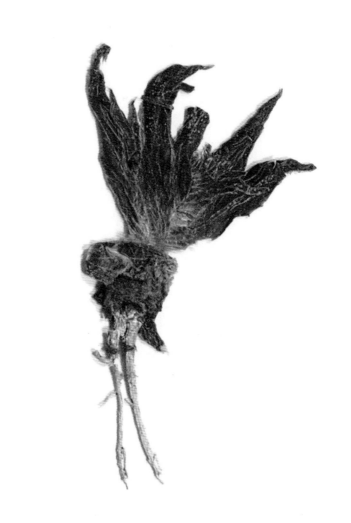

功能主治

中医： 活血，止血，敛疮。用于痢疾，便血，子宫出血；鲜品捣烂或焙干研末外敷，用于疮口久不愈合；煎汤含漱，用于齿龈肿痛。

蒙医： 清热，解毒，止泻。用于血热，毒热，热性泻下，便血。

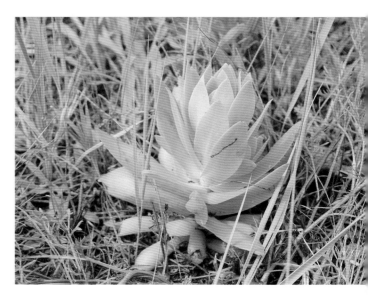

用法用量

内服煎汤，5 ~ 15g；或捣汁；或入丸剂。外用适量，捣敷；或煎汤熏洗；或研末调敷。

费菜

Sedum aizoon L.

科 名 景天科　　**别 名** 土三七、景天三七、血连根　　**蒙文名** 矛钙–伊得

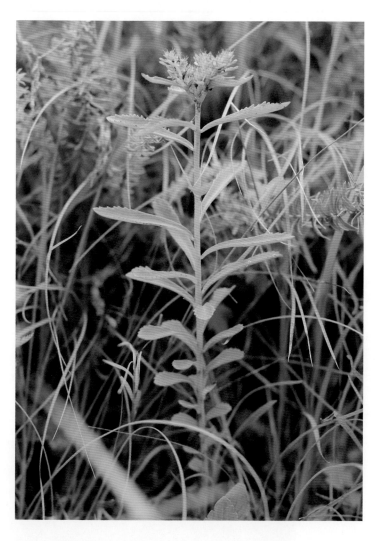

形态特征

多年生草本。根茎短，粗。茎高 20 ~ 50cm，有 1 ~ 3 茎，直立，无毛，不分枝。叶互生，狭披针形、椭圆状披针形至卵状倒披针形，长 3.5 ~ 8cm，宽 1.2 ~ 2cm，先端渐尖，基部楔形，边缘有不整齐的锯齿；叶坚实，近革质。聚伞花序有多花，水平分枝，平展，下托以苞叶；萼片 5，线形，肉质，不等长，长 3 ~ 5mm，先端钝；花瓣 5，黄色，长圆形至椭圆状披针形，长 6 ~ 10mm，有短尖；雄蕊 10，较花瓣短；鳞片 5，近正方形，长 0.3mm；心皮 5，卵状长圆形，基部合生，腹面突出，花柱长钻形。蓇葖果呈星芒状排列，长 7mm。种子椭圆形，长约 1mm。花期 6 ~ 8 月，果期 8 ~ 10 月。

适宜生境与分布

旱中生植物。生于石质山地疏林、灌丛、林间草甸及草甸草原，为偶见伴生植物。分布于我国东北、华北、西北至长江流域。内蒙古呼伦贝尔市、兴安盟、赤峰市、锡林郭勒盟有分布。奈曼旗沙日浩来镇等地有分布。

资源状况

少见。

药用部位

全草或根。

采收加工

夏、秋二季开花时采收全草，除去杂质，鲜用或晒干，切段。春、秋二季采挖根，洗净泥土，晒干。

药材性状

本品根短小，略呈块状；表面灰棕色。根数条，粗细不等；质硬，断面呈暗棕色或类灰白色。茎圆柱形，长 15 ~ 40cm，直径 0.2 ~ 0.5cm；表面暗棕色或紫棕色，有纵棱；质脆，易折断，断面常中空。叶互生或近对生，几无柄；叶片皱缩，展平后呈长披针形至倒披针形，长 3 ~ 8cm，宽 1 ~ 2cm，灰绿色或棕褐色，先端渐尖，基部楔形，边缘上部有锯齿，下部全缘。聚伞花序顶生，花黄色。气微，味微涩。

功能主治

散瘀止血，安神镇痛。用于血小板减少性紫癜，衄血，吐血，咯血，便血，齿龈出血，子宫出血，心悸，烦躁，失眠。外用于跌打损伤，外伤出血，烫火伤，疮疖痈肿等。

用法用量

内服煎汤，9 ~ 15g；或研末冲服。外用适量，鲜品捣敷患处。

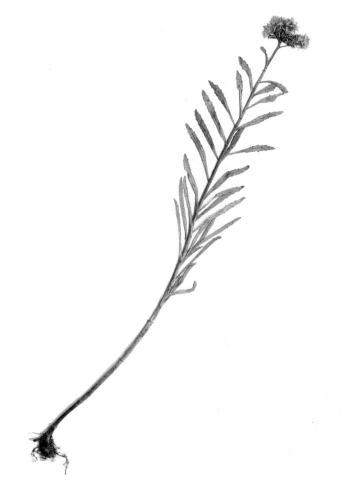

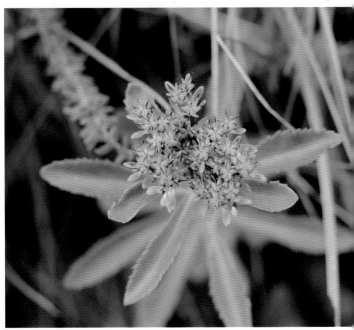

小丛红景天 *Rhodiola dumulosa* (Franch.) S. H. Fu

科 名 景天科　**别 名** 香景天、凤凰草、凤尾七　**蒙文名** 宝特-刚奴日-额布苏、扫日劳-玛日布

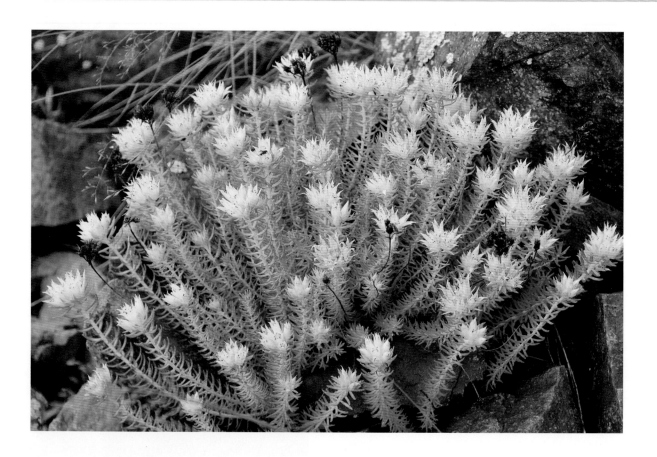

形态特征

多年生草本。根颈粗壮，分枝，地上部分常被残留老枝。花茎聚生于主轴先端，长达28cm，不分枝。叶互生，线形或宽线形，长 0.7 ~ 1cm，全缘；无柄。花序聚伞状，有 4 ~ 7 花；萼片 5，线状披针形，长 4mm；花瓣 5，直立，白色或红色，披针状长圆形，直立，长 0.8 ~ 1.1cm，边缘平直或多少流苏状；雄蕊 10，较花瓣短，对萼片的长 7mm，对花瓣的长 3mm，着生于花瓣基部以上 3mm 处；鳞片 5，横长方形，长 0.4mm，宽 0.8 ~ 1mm，先端微缺；心皮 5，卵状长圆形，直立，长 6 ~ 9mm，基部 1 ~ 1.5mm 合生。种子长圆形，长 1.2mm，有微乳头状突起，有窄翅。花期 7 ~ 8 月，果期 9 ~ 10 月。

适宜生境与分布

旱中生肉质草本。生于山地阳坡及山脊的岩石裂缝中。分布于我国吉林、河北、山西、

陕西、甘肃、四川、青海、湖北。内蒙古分布于兴安盟、呼和浩特市。奈曼旗东南部地区有分布。

资源状况

少见。

药用部位

全草或根。

采收加工

春、夏二季采收全草，洗净泥土，晒干。夏、秋二季采挖根，除去残茎及须根，洗净泥土，晒干。

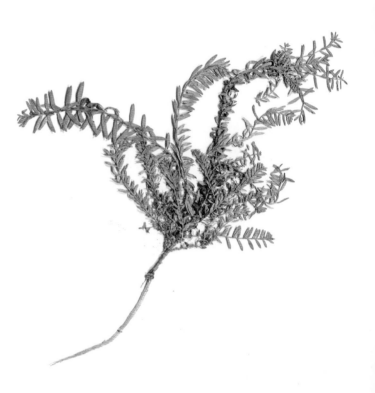

药材性状

本品根头部粗大，其上残存多数丛生的茎基；断面中空，茎基有芽。根部纺锤形，长 6 ~ 10cm，直径 1 ~ 1.5cm；表面凹凸不平，被灰棕色栓皮，片状脱落，脱落处颜色较深，暗棕色至紫棕色。气微，味苦。

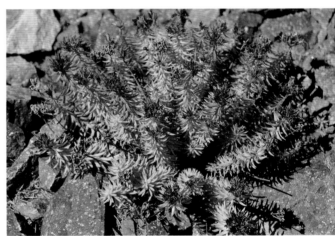

功能主治

中医： 养心安神，滋阴补肾，清热明目。用于虚损，劳伤，干血痨及妇女月经不调等。

蒙医： 清热，滋补，润肺。用于肺热，咳嗽，气喘，感冒发热。

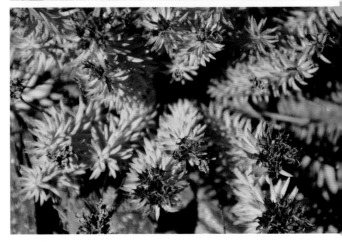

用法用量

中医： 内服煎汤，9 ~ 12g。

蒙医： 多配方用。

糖茶藨子

Ribes himalense Royle ex Decne.

科 名 虎耳草科　　**别 名** 埃牟茶藨子　　**蒙文名** 哈达

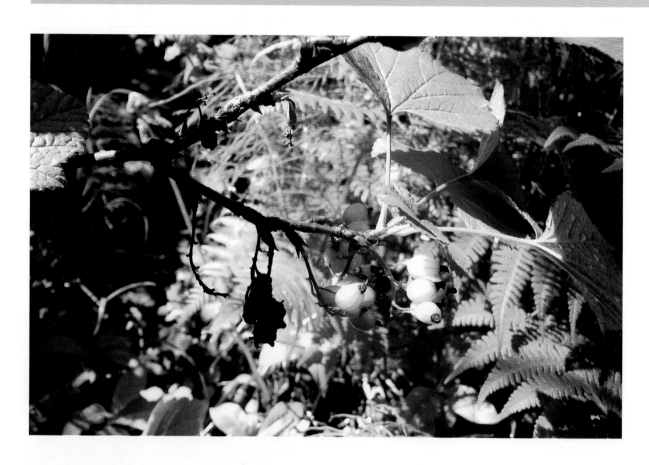

🌿 **形态特征**

落叶小灌木，高 1 ~ 2m。枝粗壮，小枝黑紫色或暗紫色，皮呈长条状或长片状剥落。叶互生，卵圆形或近圆形，长 5 ~ 10cm，宽 6 ~ 11cm，基部心形，上面无柔毛，常贴生腺毛，下面无毛，稀微具柔毛，或混生少数腺毛，掌状 3 ~ 5 裂，裂片卵状三角形，先端急尖至短渐尖，顶生裂片比侧生裂片稍长大，边缘具粗锐重锯齿或杂以单锯齿；叶柄长 3 ~ 5cm，稀与叶片近等长，红色，无柔毛或有少许短柔毛，近基部有少数褐色长腺毛。花两性，开花时直径 4 ~ 6mm；总状花序长 5 ~ 10cm，具花 8 ~ 20 或更多，花排列较密集；花序轴和花梗具短柔毛，或杂以稀疏短腺毛；花梗长 1.5 ~ 3mm；苞片卵圆形，稀长圆形；花萼绿色带紫红色晕或紫红色，外面无毛，萼筒钟形，长 1.5 ~ 2mm，宽 2.5 ~ 3.5mm，萼片倒卵状匙形或近圆形，长 2 ~ 3.5mm，宽 2 ~ 3mm，先端圆钝，边缘具睫毛，直立；花瓣近匙形或扇形，长 1 ~ 1.7mm，宽 1 ~ 1.4mm，先端圆钝或平截，边缘微有睫毛，红色或绿色带浅紫红色；雄蕊几与花瓣等长，着生于与花瓣同一水平上，花丝丝状，花药圆形，白色；子房无毛，花柱约与雄蕊等长，先端2浅裂。果实球形，直径6～7mm，红色，成熟后转变成紫黑色，无毛。花期4～6月，果期7～8月。

适宜生境与分布

中生灌木。生于海拔1200～4000m的山谷、河边灌丛及针叶林林下和林缘。分布于我国湖北、四川、云南、内蒙古、西藏等地。内蒙古兴安盟、赤峰市、乌兰察布市、阿拉善盟、呼和浩特市有分布。奈曼旗南部山区有分布。

资源状况

少见。

药用部位

茎枝皮、果实。

采收加工

5～6月割取茎枝，刮去外层皮，剥取内层皮，晒干。9～10月采收成熟果实，以纸遮蔽，晒干。

药材性状

本品茎枝皮干缩成筒状、槽状，厚约0.5mm。外表面呈灰棕色，具凸起的黑腺点和短的锐刺以及刺落后的疤痕，且表面多呈剥离状，露出红棕色的木栓层；内表面灰白色，近光滑。质脆，易折断，断面平坦。气弱，味微涩。

功能主治

解毒，退热。用于肝炎，肾病，关节积黄水等。

用法用量

内服煎汤，3～10g。

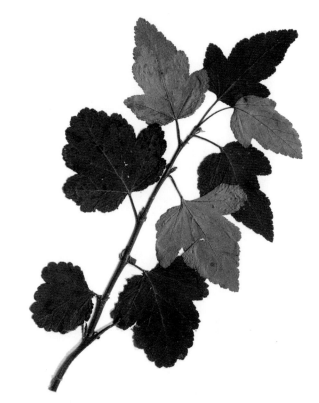

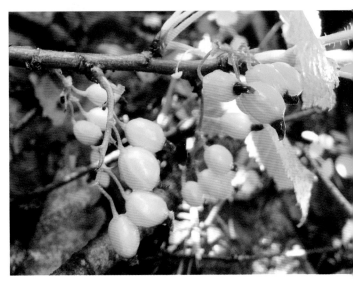

龙芽草

Agrimonia pilosa Ldb.

科 名 蔷薇科　　**别 名** 仙鹤草、黄龙尾　　**蒙文名** 陶吉如-额布斯

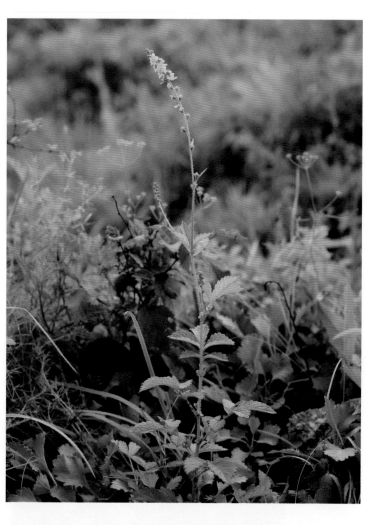

形态特征

多年生草本。根多呈块茎状，周围长出若干侧根。根茎短，基部常有 1 至数个地下芽。茎高 30 ~ 120cm，被疏柔毛及短柔毛，稀下部被稀疏长硬毛。叶为间断奇数羽状复叶，通常有小叶 3 ~ 4 对，稀 2 对，向上减少至 3 小叶；叶柄被稀疏柔毛或短柔毛；小叶片无柄或有短柄，倒卵形、倒卵状椭圆形或倒卵状披针形，长 1.5 ~ 5cm，宽 1 ~ 2.5cm，先端急尖至圆钝，稀渐尖，基部楔形至宽楔形，边缘有急尖至圆钝锯齿，上面被疏柔毛，稀脱落几无毛，下面通常脉上伏生疏柔毛，稀脱落几无毛，有显著腺点；托叶草质，绿色，镰形，稀卵形，

先端急尖或渐尖，边缘有尖锐锯齿或裂片，稀全缘，茎下部托叶有时卵状披针形，常全缘。花序穗状总状顶生，分枝或不分枝；花序轴被柔毛；花梗长 1 ~ 5mm，被柔毛；苞片通常 3 深裂，裂片带形，小苞片对生，卵形，全缘或分裂；花直径 6 ~ 9mm；萼片 5，三角卵形；花瓣黄色，长圆形；雄蕊 5 ~ 8（~ 15）；花柱 2，丝状，柱头头状。果实倒卵状圆锥形，外面有 10 肋，被疏柔毛，先端有数层钩刺，幼时直立，成熟时靠合，连钩刺长 7 ~ 8mm，最宽处直径 3 ~ 4mm。花果期 5 ~ 12 月。

适宜生境与分布

中生植物。散生于林缘草甸、低湿地草甸、河边、路旁，主要见于落叶阔叶林地区，往南

可进入常绿阔叶林北部。我国各地均有分布。内蒙古呼伦贝尔市、兴安盟、通辽市、锡林郭勒盟、赤峰市、乌兰察布市、巴彦淖尔市、呼和浩特市、包头市有分布。奈曼旗南部山区分布较多。

资源状况

常见。

药用部位

地上部分、根、冬芽。

采收加工

夏、秋二季茎叶茂盛时采割地上部分，除去杂质，洗净泥土，鲜用或晒干，切段。深冬、早春采挖根，除去残茎及须根，掰下冬芽，洗净泥土，刮去外皮，分别晒干。

药材性状

本品全体被白色柔毛。茎下部圆柱形，红棕色，直径 4～6mm，上部方柱形，绿褐色，茎节明显；质硬，易折断，断面中空。单数羽状复叶互生，暗绿色，皱缩，易碎；叶片有大小 2 种，相间生于叶轴上；托叶 2，抱茎。总状花序细长。气微，味微苦。

功能主治

全草收敛止血，益气补虚；用于各种出血证，中气不足，劳伤脱力，肺虚劳嗽等。根、冬芽驱虫；用于绦虫，阴道滴虫。

用法用量

内服煎汤，6～12g。外用适量。

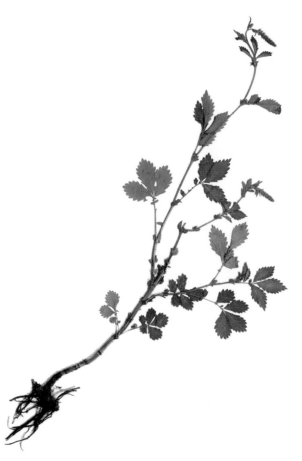

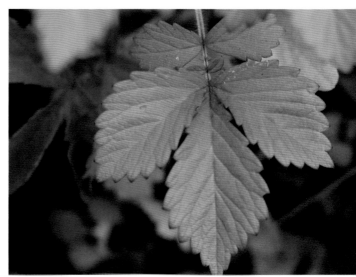

山楂

Crataegus pinnatifida Bunge

| 科 名 | 蔷薇科 | 别 名 | 山里红、裂叶山楂 | 蒙文名 | 道老纳 |

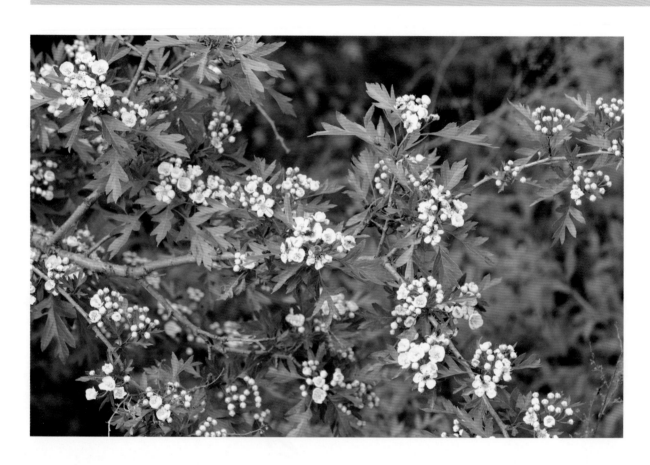

形态特征

落叶乔木，高达 6m，树皮粗糙，暗灰色或灰褐色。刺长 1 ～ 2cm，有时无刺。小枝圆柱形，当年生枝紫褐色，无毛或近无毛，疏生皮孔，老枝灰褐色；冬芽三角卵形，先端圆钝，无毛，紫色。叶片宽卵形或三角状卵形，稀菱状卵形，长 5 ～ 10cm，宽 4 ～ 7.5cm，先端短渐尖，基部截形至宽楔形，通常两侧各有 3 ～ 5 羽状深裂片，裂片卵状披针形或带形，先端短渐尖，边缘有尖锐、稀疏、不规则重锯齿，上面暗绿色，有光泽，下面沿叶脉疏生短柔毛或在脉腋有髯毛，侧脉 6 ～ 10 对，有的达裂片先端，有的至裂片分裂处；叶柄长 2 ～ 6cm，无毛；托叶草质，镰形，边缘有锯齿。伞房花序具多花，直径 4 ～ 6cm，总花梗和花梗均被柔毛，花后脱落，减少，花梗长 4 ～ 7mm；苞片膜质，线状披针形，长 6 ～ 8mm，先端渐尖，边缘具腺齿，早落；花直径约1.5cm；萼筒钟状，长 4 ～ 5mm，外面密被灰白色柔毛，萼片三角状卵形至披针形，先端渐尖，全缘，约与萼筒等长，内外两面均无毛，或在内面先端有髯毛；花瓣倒卵形或近圆形，长 7 ～ 8mm，宽 5 ～ 6mm，白色；

雄蕊 20，短于花瓣，花药粉红色；花柱 3 ～ 5，基部被柔毛，柱头头状。果实近球形或梨形，直径 1 ～ 1.5cm，深红色，有浅色斑点；小核 3 ～ 5，外面稍具棱，内面两侧平滑；萼片脱落很迟，先端留 1 圆形深洼。花期 5 ～ 6 月，果期 9 ～ 10 月。

适宜生境与分布

中生落叶阔叶乔木。生于森林区或森林草原区的山地沟谷。分布于我国黑龙江、吉林、辽宁、河北、河南、山西、陕西、山东、江苏。内蒙古呼伦贝尔市、根河市、兴安盟、通辽市、赤峰市、锡林郭勒盟东部及南部山地、乌兰察布市、呼和浩特市有分布。奈曼旗全旗均有分布。

资源状况

常见。

药用部位

果实、叶、根。

采收加工

秋季采摘成熟果实，切片，晒干。夏季采摘叶，晒干。春、秋二季采挖根，洗净泥土，晒干，切片。

药材性状

本品果实近球形，直径 1 ～ 1.5cm；表面鲜红色至紫红色，有光泽，满布灰白色斑点，先端有宿存花萼，基部有果柄残痕。商品常

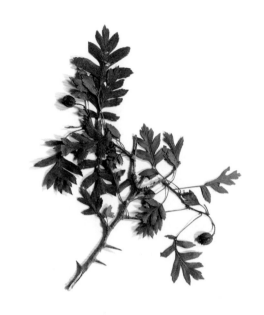

加工成纵切或横切的 2 ～ 4mm 厚的片，多卷曲或皱缩不平；果肉厚，深黄色至浅棕色，切面可见浅黄色种子 5 ～ 6，有的已脱落。质坚硬。气微清香，味酸、甜。

功能主治

中医： 果实甘，微温；归脾、胃、肝经；消食积，散瘀血，消食健胃，驱绦虫；用于肉食积滞，癥瘕，痰饮，痞满，吞酸，泻痢，肠风，腰痛，疝气，产后儿枕痛，恶露不尽，小儿乳食停滞。叶酸，平；归肺经；止痒，敛疮，降血压；用于漆疮，溃疡不敛，高血压。根甘，平；归胃、肝经；消积和胃，祛风，止血，消肿；用于食积，反胃，痢疾，风湿痹痛，咯血，痔漏，水肿。

蒙医： 用于血热，黄疸，肭"协日"症，发热烦渴，瘟疫，尿涩，胆陈热。

用法用量

果实内服煎汤，9 ～ 12g；或入丸、散。叶适量，泡水代茶饮。根内服煎汤，9 ～ 15g。

路边青

Geum aleppicum Jacq.

| 科 名 | 蔷薇科 | 别 名 | 水杨梅、兰布政 | 蒙文名 | 高浩-图如 |

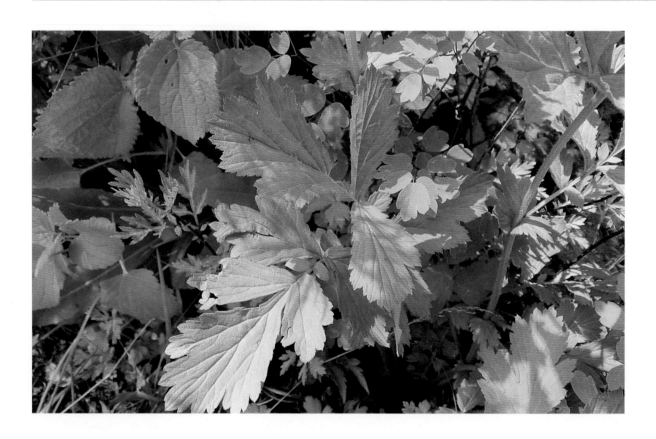

形态特征

多年生草本。须根簇生。茎直立，高 30 ～ 100cm，被开展粗硬毛，稀几无毛。基生叶为大头羽状复叶，通常有小叶 2 ～ 6 对，连叶柄长 10 ～ 25cm；叶柄被粗硬毛，小叶大小极不相等，顶生小叶最大，菱状广卵形或宽扁圆形，长 4 ～ 8cm，宽 5 ～ 10cm，先端急尖或圆钝，基部宽心形至宽楔形，边缘常浅裂，有不规则粗大锯齿，锯齿急尖或圆钝，两面绿色，疏生粗硬毛；茎生叶为羽状复叶，有时重复分裂，向上小叶逐渐减少，顶生小叶披针形或倒卵状披针形，先端常渐尖或短渐尖，基部楔形；茎生叶托叶大，绿色，叶状，卵形，边缘有不规则粗大锯齿。花序顶生，疏散排列，花梗被短柔毛或微硬毛；花直径 1 ～ 1.7cm；花瓣黄色，几圆形，比萼片长；萼片卵状三角形，先端渐尖，副萼片狭小，披针形，先端渐尖，稀 2 裂，比萼片短 1 倍多，外面被短柔毛及长柔毛；花柱顶生，在上部 1/4 处扭曲，成熟后自扭曲处脱落，脱落部分下部被疏柔毛。聚合果倒卵球形；瘦果被长硬毛，花柱宿存部分无毛，先端有小钩；果托被短硬毛，长约 1mm。花果期 7 ～ 10 月。

适宜生境与分布

中生植物。散生于林缘草甸、河滩沼泽草甸、河边；喜湿润。分布于我国东北、华北、西北、华中、西南地区。内蒙古呼伦贝尔市、兴安盟、赤峰市、锡林郭勒盟、乌兰察布市、呼和浩特市、包头市有分布。奈曼旗南部山区有分布。

资源状况

常见。

药用部位

全草。

采收加工

夏、秋二季采收，除去杂质，洗净泥土，鲜用或晒干，切段。

药材性状

本品主根呈短圆柱形，棕褐色，有多数棕色细须根。茎呈圆柱形，表面黄绿色，基部黄棕色，有纵条纹；质硬而脆，易折断，断面中空。叶互生，有长柄，叶片多皱缩，淡绿色或绿褐色，两面具毛；质脆，易破碎。茎顶或枝端有花，花萼、花冠常脱落或不全。聚合瘦果近球形，直径 6 ~ 10mm，宿存花柱灰黄色，先端有黄色或黄棕色长钩刺。气微香，叶味苦、涩，根味淡、涩、微辛。

功能主治

清热解毒，利尿，消肿止痛，解痉。用于跌打损伤，腰腿疼痛，疔疮，肿毒，痈疽发背，痢疾，小儿惊风，水肿等。

用法用量

内服煎汤，10 ~ 15g。外用适量，鲜品捣敷；或研末调敷患处。

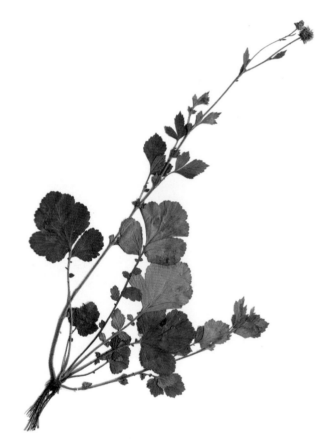

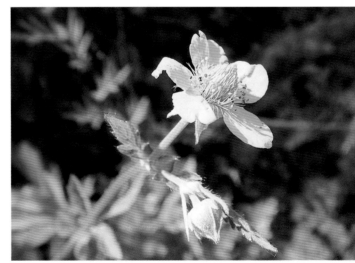

山荆子

Malus baccata (L.) Borkh.

科 名 蔷薇科　　**别 名** 山定子、林荆子　　**蒙文名** 乌日勒

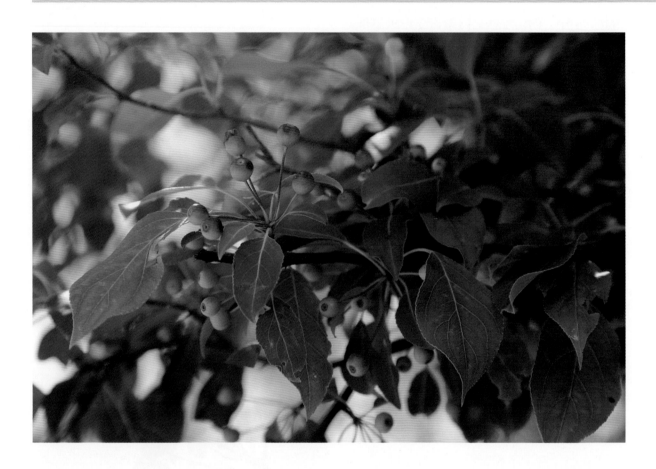

🍃 形态特征

　　乔木，高达 10 ~ 14m。树冠广圆形；幼枝细弱，微屈曲，圆柱形，无毛，红褐色，老枝暗褐色；冬芽卵形，先端渐尖，鳞片边缘微具茸毛，红褐色。叶片椭圆形或卵形，长 3 ~ 8cm，宽 2 ~ 3.5cm，先端渐尖，稀尾状渐尖，基部楔形或圆形，边缘有细锐锯齿，嫩时稍有短柔毛或完全无毛；叶柄长 2 ~ 5cm，幼时有短柔毛及少数腺体，不久即全部脱落，无毛；托叶膜质，披针形，长约 3mm，全缘或有腺齿，早落。伞形花序具花 4 ~ 6，无总梗，集生在小枝先端，直径 5 ~ 7cm；花梗细，长 1.5 ~ 4cm，无毛；苞片膜质，线状披针形，边缘具腺齿，无毛，早落；花直径 3 ~ 3.5cm；萼筒外面无毛，萼片披针形，先端渐尖，全缘，长 5 ~ 7mm，外面无毛，内面被茸毛，长于萼筒；花瓣倒卵形，长 2 ~ 2.5cm，先端圆钝，基部有短爪，白色；雄蕊 15 ~ 20，长短不等，约等于花瓣的 1/2；花柱 4 或 5，基部有长柔毛，较雄蕊长。果实近球形，直径 8 ~ 10mm，红色或黄色，柄洼及萼洼稍微陷入，萼片脱落；果梗长 3 ~ 4cm。花期 4 ~ 6 月，果期 9 ~ 10 月。

适宜生境与分布

中生落叶阔叶小乔木或乔木。喜肥沃、潮湿的土壤，常生于落叶阔叶林区河流两岸的谷地，为河岸杂木林的优势种；也生于山地林缘及森林草原带的沙地。分布于我国黑龙江、吉林、辽宁、山东、山西、河北、陕西、甘肃。内蒙古呼伦贝尔市、兴安盟、通辽市、赤峰市、锡林郭勒盟、乌兰察布市、巴彦淖尔市、呼和浩特市有分布。奈曼旗东南部等地有分布。

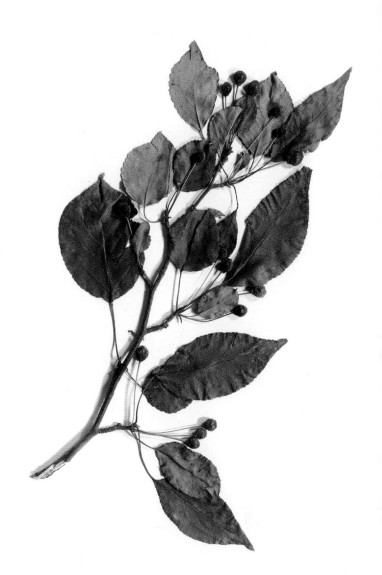

资源状况

常见。

药用部位

果实。

采收加工

秋季果实成熟时采摘，晒干。

药材性状

本品呈规则扁球形，直径约1cm，先端有萼洼，稍凹陷，基部偶有果柄，果柄长2～3cm。表面红棕色，剖开后分5室，偶有扁三角形种子，内果皮稍革质，质较重。味酸、微涩。

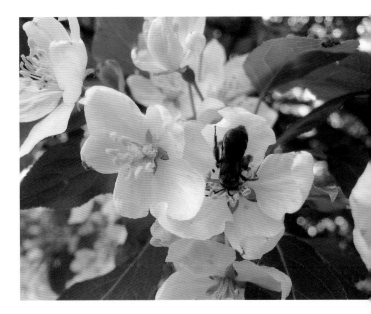

功能主治

止泻痢。用于痢疾，吐泻。

用法用量

内服煎汤，15～30g；或研末冲服。

二裂委陵菜

Potentilla bifurca L.

| 科 名 | 蔷薇科 | 别 名 | 叉叶委陵菜 | 蒙文名 | 阿叉-托连-汤乃 |

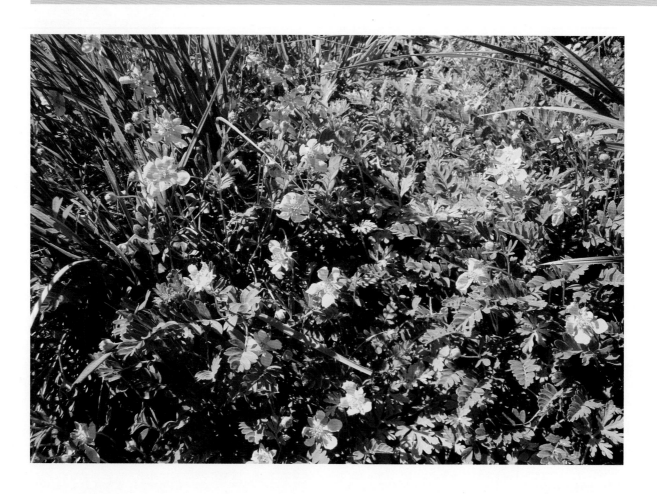

形态特征

多年生草本或亚灌木。根圆柱形，纤细，木质。花茎直立或上升，高5～20cm，密被疏柔毛或微硬毛。羽状复叶有小叶5～8对，最上面2～3对小叶基部下延与叶轴汇合，连叶柄长3～8cm；叶柄密被疏柔毛或微硬毛，小叶片无柄，对生，稀互生，椭圆形或倒卵状椭圆形，长0.5～1.5cm，宽0.4～0.8cm，先端常2裂，稀3裂，基部楔形或宽楔形，两面绿色，伏生疏柔毛；下部叶托叶膜质，褐色，外面被微硬毛，稀脱落几无毛；上部叶托叶草质，绿色，卵状椭圆形，常全缘，稀有齿。近伞房状聚伞花序顶生，疏散；花直径0.7～1cm；萼片卵圆形，先端急尖，副萼片椭圆形，先端急尖或钝，比萼片短或近等长，外面被疏柔毛；花瓣黄色，倒卵形，先端圆钝，比萼片稍长；心皮沿腹部有稀疏柔毛；花柱侧生，棒形，基部较细，先端缢缩，柱头扩大。瘦果表面光滑。花果期5～9月。

适宜生境与分布

生于山坡草丛中。分布于我国辽宁、河北、吉林、内蒙古，以及西北地区。奈曼旗全旗均有分布。

资源状况

常见。

药用部位

全草。

采收加工

夏、秋二季采收，除去杂质，洗净泥土，切碎，晒干。

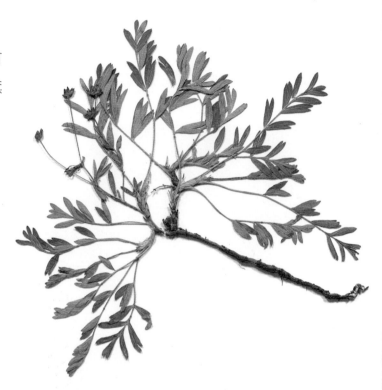

功能主治

甘、微辛，凉。凉血，止血，止痢，解毒。用于功能失调性子宫出血，崩漏，产后出血，痢疾，痔疮。

用法用量

内服煎汤，25 ～ 50g。外用适量，鲜叶捣敷。

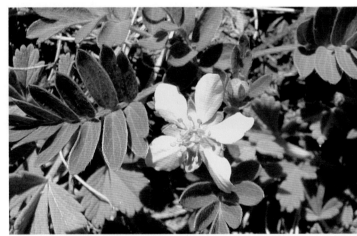

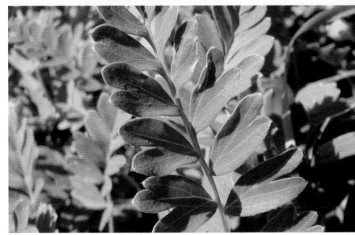

委陵菜

Potentilla chinensis Ser.

| 科 名 | 蔷薇科 | 别 名 | 翻白草、白头翁、蛤蟆草、天青地白 | 蒙文名 | 托连-汤乃 |

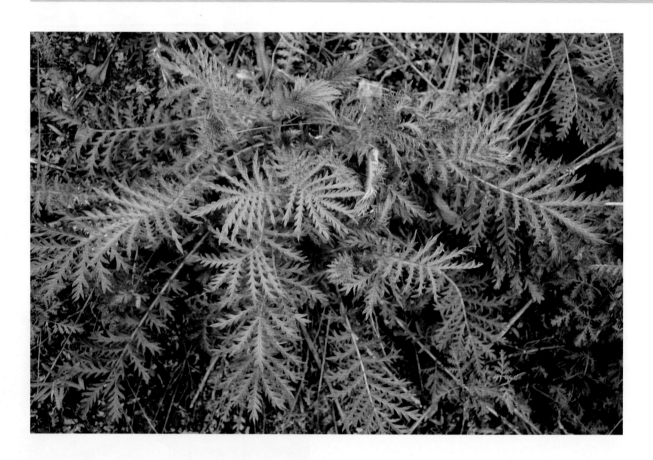

🍃 形态特征

多年生草本，高 30 ~ 60cm。根肥大，木质化。茎丛生，直立或斜升，有白色柔毛。羽状复叶，基生叶有小叶 15 ~ 31，小叶矩圆状倒卵形或矩圆形，长 3 ~ 5cm，宽约 1.5cm，羽状深裂，裂片三角状披针形，下面密生白色绵毛，叶柄长约 1.5cm，托叶和叶柄基部合生；叶轴有长柔毛；茎生叶与基生叶相似。聚伞花序顶生，总花梗和花梗有白色茸毛或柔毛；黄色，直径约 1cm。瘦果卵球形，深褐色，有明显皱纹，聚生于有绵毛的花托上。花果期 7 ~ 9 月。

🍃 适宜生境与分布

生于山坡草地、沟谷、林缘、灌丛或疏林下。分布于我国黑龙江、吉林、辽宁、河北、河南、山东、山西、陕西、甘肃、青海、四川、安徽、江苏、江西、湖北等地。内蒙古兴安盟、锡林郭勒盟、赤峰市、乌兰察布市、鄂尔多斯市有分布。奈曼旗全旗均有分布。

资源状况

十分常见。

药用部位

干燥全草。

采收加工

春季未抽茎时采收，除去泥沙，晒干。

药材性状

本品根呈圆柱形或类圆锥形，略扭曲，有的有分枝，长 5 ~ 17cm，直径 0.5 ~ 1.5cm；表面暗棕色或暗紫红色，有纵纹，粗皮易呈片状剥落；根颈部稍膨大；质硬，易折断，断面皮部薄，暗棕色，常与木质部分离，射线呈放射状排列。叶基生，单数羽状复叶，有柄；小叶 15 ~ 31，狭长椭圆形，边缘羽状深裂，下表面和叶柄均呈灰白色，密被灰白色茸毛。气微，味涩、微苦。

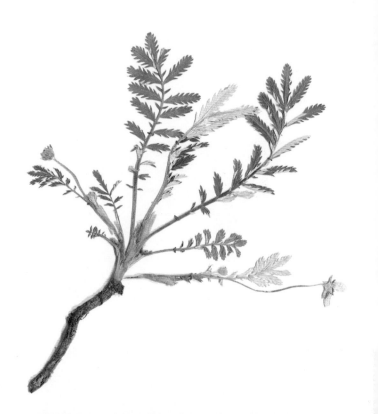

功能主治

清热解毒，凉血止痢。用于赤痢腹痛，久痢不止，痔疮出血，痈肿疮毒。

用法用量

内服煎汤，9 ~ 15g。外用适量。

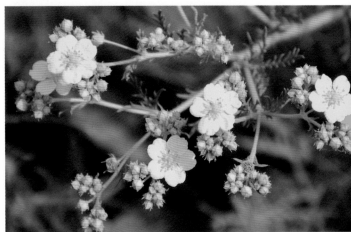

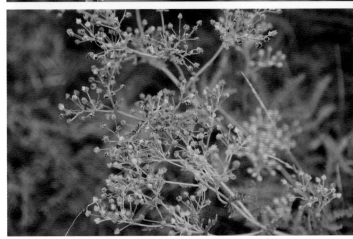

莓叶委陵菜

Potentilla fragarioides L.

科 名 蔷薇科　　**别 名** 雉子筵　　**蒙文名** 奥衣音-陶来音-汤乃

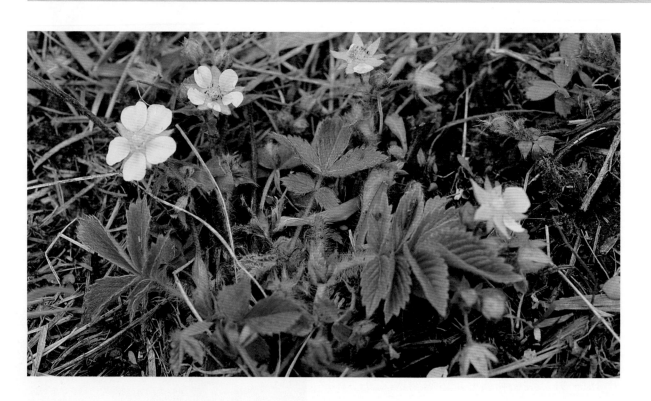

形态特征

　　多年生草本。花茎多数，丛生，上升或铺散，长达 25cm，被长柔毛。基生叶为羽状复叶，有小叶 2 ～ 3 对，连叶柄长 5 ～ 22cm，叶柄被疏柔毛，小叶有短柄或几无柄，小叶倒卵形、椭圆形或长椭圆形，长 0.5 ～ 7cm，边缘多数急尖或圆钝锯齿，近基部全缘，两面绿色，被平铺疏柔毛，下面沿脉较密，锯齿边缘有时密被缘毛；茎生叶常有 3 小叶，小叶与基生叶小叶相似或长圆形，先端有锯齿，下半部全缘，叶柄短或几无柄；基生叶托叶膜质，褐色，外面有稀疏长柔毛；茎生叶托叶草质，绿色，卵形，全缘，外被疏柔毛。伞房状聚伞花序顶生，多花，松散；花梗纤细，长 1.5 ～ 2cm，被疏柔毛；花直径 1 ～ 1.7cm；萼片三角状卵形，副萼片长圆状披针形，与萼片近等长或稍短；花瓣黄色，倒卵形，先端圆钝或微凹；花柱近顶生，上部大，基部小。瘦果近肾形，直径约 1mm，有脉纹。花期 5 ～ 6 月，果期 6 ～ 7 月。

适宜生境与分布

　　中生植物。生于山地林下、林缘、灌丛、林间草甸，也稀见于草甸化草原，一般为伴生种。

分布于我国东北、华北、西北、华东、西南。内蒙古呼伦贝尔市、兴安盟、锡林郭勒盟、乌兰察布市、呼和浩特市有分布。奈曼旗青龙山镇等地有分布。

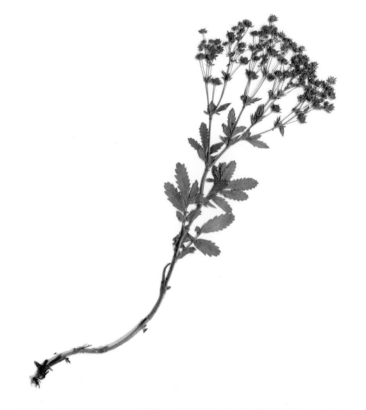

资源状况

常见。

药用部位

全草。

采收加工

夏季采收，洗净，晒干。

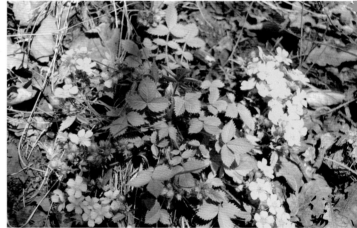

药材性状

本品根茎呈短圆柱状或块状，有的略弯曲，长 0.5 ～ 2cm，直径 0.3 ～ 1.5cm；表面棕褐色，粗糙，周围着生多数须根或圆形根痕，先端有棕色叶基及芽，叶基边缘膜质，与芽均被淡黄色毛茸；质坚硬，断面皮部较薄，黄棕色至棕色，木质部导管群黄色，中心有髓。根细长，弯曲，长 5 ～ 10cm，直径 1 ～ 4mm，表面具纵沟纹；质脆，易折断，折断面略平整，黄棕色至棕色。无臭，味涩。

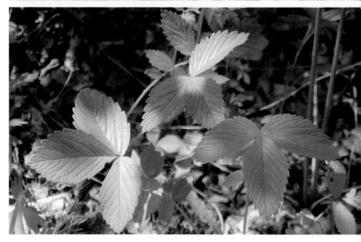

功能主治

益中气，补阴虚，止血。用于疝气，干血痨，崩漏，产后出血，子宫肌瘤出血。

用法用量

内服煎汤，9 ～ 15g；或黄酒煎服。

金露梅

Potentilla fruticosa L.

| 科 名 | 蔷薇科 | 别 名 | 金老梅、金蜡梅、老鸹爪 | 蒙文名 | 阿拉坦-乌日啊拉格、哈日-奔麻 |

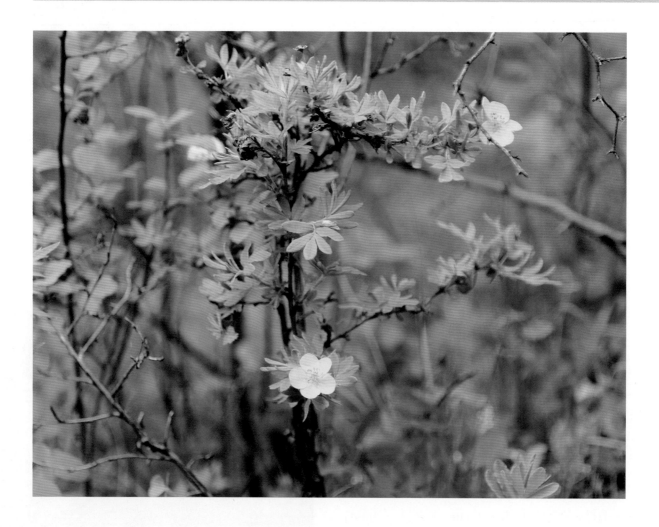

形态特征

灌木，高达 2m，多分枝。小枝红褐色，幼时被长柔毛。羽状复叶有 5 小叶，上面 1 对小叶基部下延，与叶轴汇合，叶柄被绢毛或疏柔毛；小叶长圆形、倒卵状长圆形或卵状披针形，长 0.7 ~ 2cm，边缘平或稍反卷，全缘，先端急尖或圆钝，基部楔形，两面疏被绢毛或柔毛或近无毛；托叶薄膜质，宽大，外面被长柔毛或脱落。花单生或数朵生于枝顶；花梗密被长柔毛或绢毛；花直径 2.2 ~ 3cm；萼片卵形，先端急尖至短渐尖，副萼片披针形至倒卵状披针形，先端渐尖至急尖，与萼片近等长，外面疏被绢毛；花瓣黄色，宽倒卵形；花柱近基生，棒状，基部稍细，先端缢缩，柱头扩大。瘦果近卵圆形，成熟时褐棕色，长约 1.5mm，外被长柔毛。花期 6 ~ 8 月，果期 8 ~ 10 月。

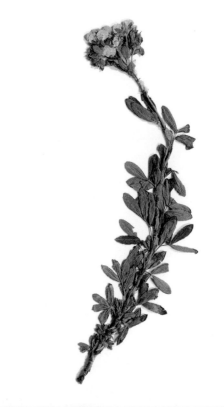

适宜生境与分布

较耐寒的中生灌木。生于山地、河谷、沼泽、灌丛，为建群种或伴生种，也常散生于落叶松林及云杉林下的灌木层中。分布于我国东北、华北、西南，以及黄土高原。内蒙古呼伦贝尔市、赤峰市、锡林郭勒盟、乌兰察布市、阿拉善盟有分布。奈曼旗南部山区有分布。

资源状况

少见。

药用部位

花、叶。

采收加工

夏季花期采摘花序、叶，分别阴干。

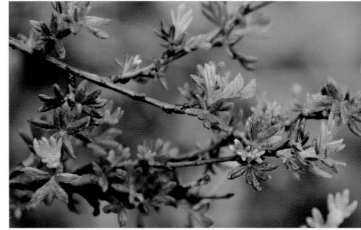

功能主治

中医：花健脾化湿；用于消化不良，浮肿，赤白带下，乳腺炎。叶清暑，益脑清心，健胃消食，调经；用于中暑，眩晕，食滞，月经不调。

蒙医：消食，止咳，消肿，燥"希日乌素"；用于消化不良，咳嗽，水肿，"希日乌素"病，乳腺炎。

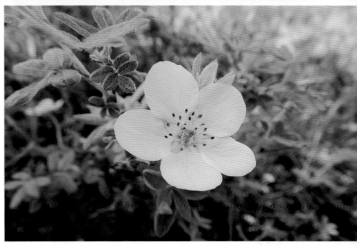

用法用量

中医：内服煎汤，6～10g；或泡水代茶饮。

蒙医：多入丸、散。

山杏

Armeniaca sibirica (L.) Lam.

| 科 名 | 蔷薇科 | 别 名 | 野杏、苦杏仁、杏子 | 蒙文名 | 赫格仁-桂勒斯 |

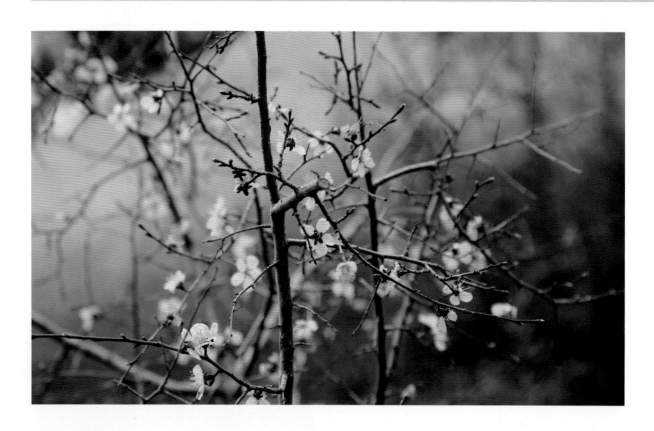

🍃 形态特征

灌木或小乔木，高 2 ~ 5m。小枝无毛，稀幼时疏生柔毛。叶卵形或近圆形，长 5 ~ 10cm，先端长渐尖或尾尖，基部圆形或近心形，有细钝锯齿，两面无毛，稀下面脉腋具柔毛；叶柄长 2 ~ 3.5cm，无毛。花单生，直径 1.5 ~ 2cm，先叶开放；花梗长 1 ~ 2mm；花萼紫红色，萼筒钟形，基部微被柔毛或无毛，萼片长圆状椭圆形，先端尖，花后反折；花瓣近圆形或倒卵形，白色或粉红色；雄蕊与花瓣近等长。核果扁球形，直径 1.5 ~ 2.5cm，成熟时黄色或橘红色，有时具红晕，被柔毛；果肉较薄而干燥，成熟时沿腹缝线开裂，味酸涩，不可食；核扁球形，易与果肉分离，两侧扁，先端圆，基部一侧偏斜，不对称，较平滑，腹面宽而锐利。种仁味苦。花期 5 月，果期 7 ~ 8 月。

🍃 适宜生境与分布

中生乔木。多散生于向阳石质山坡，栽培或野生。分布于我国东北、华北、西北等地。

内蒙古锡林郭勒盟、乌兰察布市，以及大青山、乌拉山、蛮汗山有分布。奈曼旗全旗均有分布。

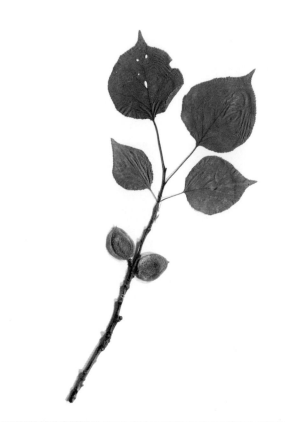

资源状况

常见。

药用部位

种子。

采收加工

6～7月果实成熟时采收，鲜用或晒干。

药材性状

本品呈扁心形，长1～1.9cm，宽0.8～1.5cm，厚0.5～0.8cm。表面黄棕色至深棕色，一端尖，另一端钝圆，肥厚，左右不对称，尖端一侧有短线形种脐，圆端合点处向上具多数深棕色的脉纹。种皮薄，子叶2，乳白色，富油性。气微，味苦。

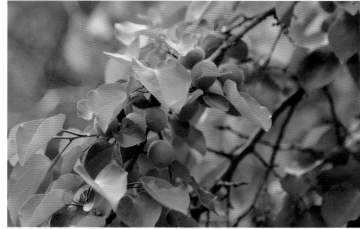

功能主治

中医： 降气止咳平喘，润肠通便。用于咳嗽气喘，痰多不利。

蒙医： 止咳，祛痰，平喘，燥"希日乌素"，生发。用于感冒，咳嗽，哮喘，"希日乌素"病，便秘，脱发。

用法用量

内服煎汤，5～10g，生品入煎剂后下。

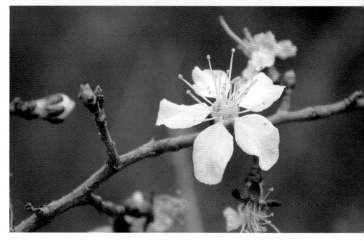

欧李

Cerasus humilis (Bunge) Sok.

科 名　蔷薇科　　　别 名　小李仁、欧梨、郁子　　　蒙文名　乌拉那

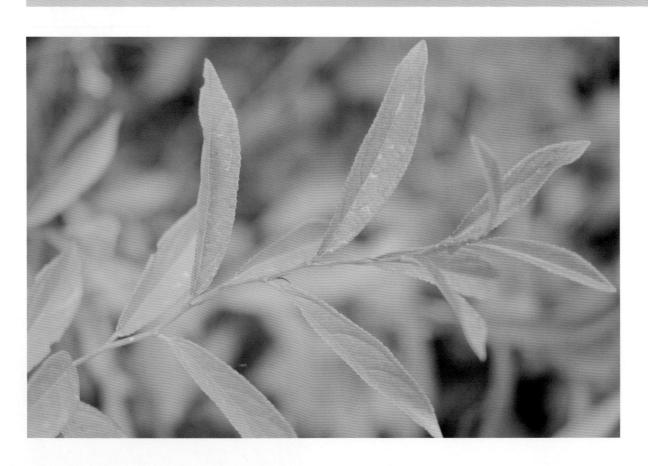

形态特征

灌木，高达 1.5m。小枝被短柔毛；冬芽疏被短柔毛或几无毛。叶倒卵状长圆形或倒卵状披针形，长 2.5 ~ 5cm，有单锯齿或重锯齿，上面无毛，下面浅绿色，无毛或被稀疏短柔毛，侧脉 6 ~ 8 对；叶柄长 2 ~ 4mm，无毛或被稀疏短柔毛；托叶线形，长 5 ~ 6mm，边缘有腺体。花单生或 2 ~ 3 簇生，花叶同放；花梗长 0.5 ~ 1cm，被稀疏短柔毛；萼筒长、宽均约 3mm，外面被稀疏柔毛，萼片三角状卵形；花瓣白色或粉红色，长圆形或倒卵形；花柱与雄蕊等长，无毛。核果近球形，成熟时红色或紫红色，直径 1.5 ~ 1.8cm；核除背部两侧外无棱纹。花期 5 月，果期 7 ~ 8 月。

适宜生境与分布

中生小灌木或灌木。生于山地灌丛或林缘坡地，也见于固定沙丘；对土壤要求不严，各种

土质都符合其生长要求。分布于我国东北、华北、陕西及华东北部的落叶阔叶林地区。内蒙古兴安盟、赤峰市、锡林郭勒盟、乌兰察布市有分布。奈曼旗山地灌丛中有分布，中部和南部有栽培。

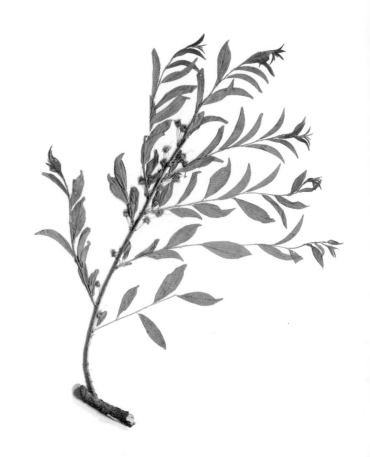

资源状况

少见。

药用部位

种仁。

采收加工

夏、秋二季采收成熟果实，除去果肉及核壳，取出种子，晒干。

药材性状

本品呈卵形，长 5 ~ 8mm，直径 3 ~ 5mm。表面黄白色或浅棕色，一端尖，另一端钝圆，尖端一侧有线形种脐，圆端中央有深色合点，自合点处向上具多条纵向维管束脉纹。种皮薄，子叶 2，乳白色，富油性。气微，味微苦。

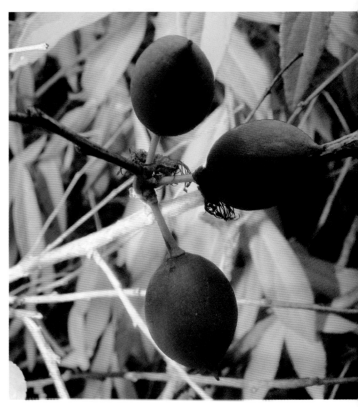

功能主治

润燥滑肠，下气利水。用于津枯肠燥，食积气滞，腹胀便秘，水肿，脚气，小便不利。

用法用量

内服煎汤，3 ~ 9g；或入丸、散。

玫瑰

Rosa rugosa Thunb.

科 名 蔷薇科　　**别 名** 玫瑰花　　**蒙文名** 萨日盖-其其格

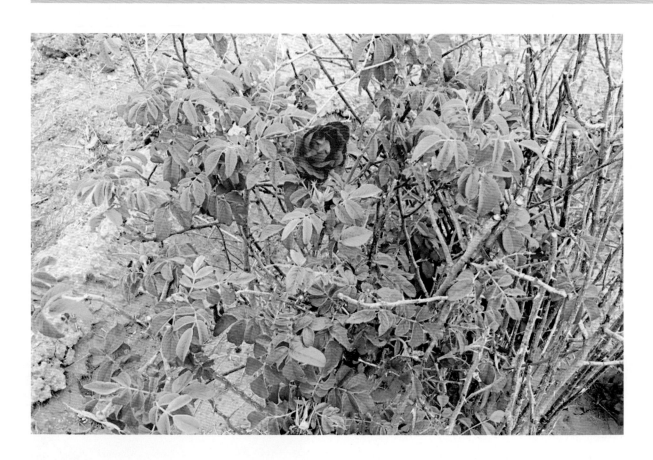

形态特征

灌木，高 1 ~ 2m。茎枝密被茸毛、腺毛及皮刺。羽状复叶互生，小叶 5 ~ 9，椭圆形至卵状椭圆形，边缘有细锯齿，下面被毛；叶柄生柔毛及刺；托叶附着于总叶柄处。花单生或数朵簇生，直径 6 ~ 8cm；萼片 5，披针形，内面有绵毛；花瓣 5 或重瓣，紫红色至白色；雄蕊多数；雌蕊多数。果实扁球形，萼宿存。花期 5 ~ 8 月，果期 6 ~ 9 月。

适宜生境与分布

生于排水良好、疏松肥沃的壤土或轻壤土，喜阳光，耐寒、耐旱。我国各地均有栽培。内蒙古通辽市有分布。内蒙古呼伦贝尔市、通辽市、锡林郭勒盟、乌兰察布市、包头市、巴彦淖尔市、鄂尔多斯市等地有栽培。奈曼旗全旗均有分布。

资源状况

常见。

药用部位

花。

采收加工

春末夏初花将开放时分批采摘，及时低温干燥。

药材性状

本品呈半球形或不规则团状，直径 0.7 ~ 1.5cm。残留花梗被细柔毛，花托半球形，与花萼基部合生；萼片 5，披针形，黄绿色或棕绿色，被细柔毛；花瓣多皱缩，展平后宽卵形，呈覆瓦状排列，紫红色，有的黄棕色；雄蕊多数，黄褐色；花柱多数，柱头在花托口集成头状，略突出，短于雄蕊。体轻，质脆。气芳香、浓郁，味微苦、涩。

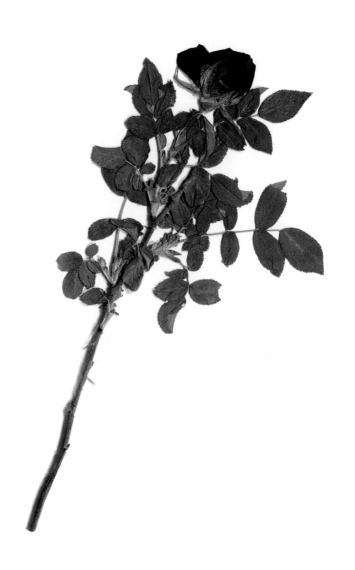

功能主治

行气解郁，和血，止痛。用于肝胃气痛，食少呕恶，月经不调，跌打伤痛。

用法用量

内服煎汤，3 ~ 6g。

地榆

Sanguisorba officinalis L.

科 名 蔷薇科　　**别 名** 蒙古枣、黄瓜香　　**蒙文名** 苏都-额布斯、呼仁-图如

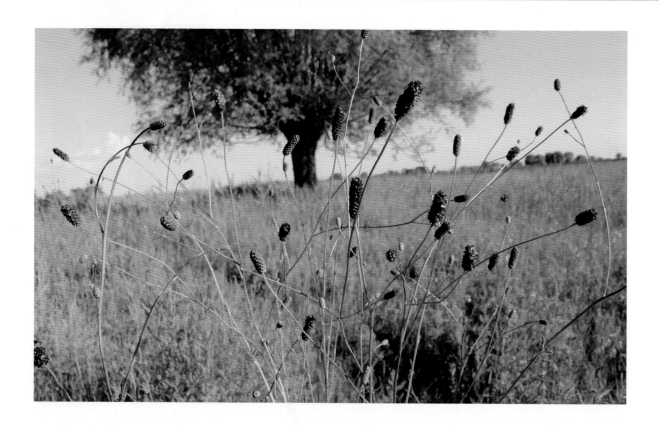

形态特征

多年生草本，高达 1.2m。根粗壮，多呈纺锤形，稀呈圆柱形，表面棕褐色或紫褐色，有纵皱及横裂纹，横切面黄白色或紫红色。茎有棱，无毛或基部有稀疏腺毛。基生叶为羽状复叶，小叶 4 ~ 6 对；叶柄无毛或基部有稀疏腺毛；小叶有短柄，卵形或长圆状卵形，长 1 ~ 7cm，先端圆钝，稀急尖，基部心形或浅心形，有粗大圆钝、稀急尖锯齿，两面绿色，无毛；基生叶托叶膜质，褐色，外面无毛或被稀疏腺毛。穗状花序椭圆形、圆柱形或卵球形，直立，长 1 ~ 3cm，从花序先端向下开放，花序梗光滑或偶有稀疏腺毛；苞片膜质，披针形，比萼片短或近等长，背面及边缘有柔毛；萼片 4，紫红色，椭圆形或宽卵形，背面被疏柔毛。瘦果包藏于宿存萼筒内，有 4 棱。花期 7 ~ 8 月，果期 8 ~ 9 月。

适宜生境与分布

生于草甸、林缘草甸、山坡草地、林下、灌丛或疏林下。分布于我国黑龙江、吉林、辽宁、

河北、河南、山东、山西、甘肃、湖北、湖南、
安徽、江苏、江西、浙江、四川、贵州、广
西、广东等地。内蒙古兴安盟、呼伦贝尔市、
锡林郭勒盟、鄂尔多斯市、阿拉善盟有分布。
奈曼旗全旗均有分布。

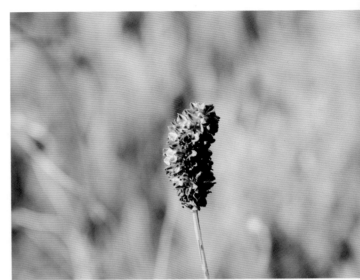

资源状况

常见。

药用部位

干燥根。

采收加工

春季将发芽时或秋季植株枯萎后采挖，
除去须根，洗净，干燥；或趁鲜切片，干燥。

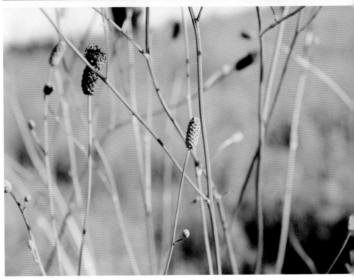

药材性状

本品呈不规则纺锤形或圆柱形，稍弯曲，
长 5 ~ 25cm，直径 0.5 ~ 2cm。表面灰褐色
至暗棕色，粗糙，有纵纹。质硬，断面较平坦，
粉红色或淡黄色，木质部略呈放射状排列。
气微，味微苦、涩。

功能主治

凉血止血，解毒敛疮。用于便血，痔血，
血痢，崩漏，烫火伤，痈肿疮毒。

用法用量

内服煎汤，9 ~ 15g。外用适量，研末涂
敷患处。

花楸树

Sorbus pohuashanensis (Hance) Hedl.

科 名 蔷薇科　　**别 名** 山槐子、百华花楸、马加木　　**蒙文名** 钦登-毛都

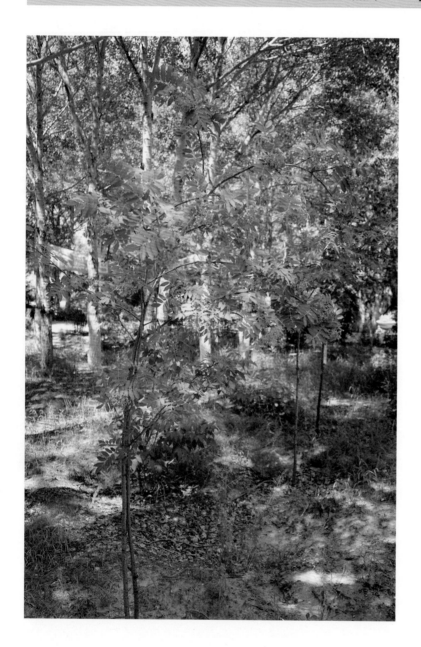

形态特征

乔木，高达 8m。小枝粗壮，圆柱形，灰褐色，嫩枝具茸毛，逐渐脱落，老时无毛；冬芽长、大，长圆状卵形，先端渐尖，具数枚红褐色鳞片，外面密被灰白色茸毛。奇数羽状复叶，连叶柄长 12 ~ 20cm，叶柄长 2.5 ~ 5cm；小叶片 5 ~ 7 对，间隔 1 ~ 2.5cm，基部和顶部的小叶片常稍小，卵状披针形或椭圆状披针形，长 3 ~ 5cm，宽 1.4 ~ 1.8cm，先端急尖或短渐尖，基部偏斜圆形，边缘有细锐锯齿，基部或中部以下近全缘，上面具稀疏茸毛或近无毛，下面苍白色，有稀疏或较密集茸毛，间或无毛，侧脉 9 ~ 16 对，在叶边缘稍弯曲，下面中脉显著凸起。复伞房花序具多数密集花，总花梗和花梗均密被白色茸毛，成长时逐渐脱落；花梗长 3 ~ 4mm；花直径 6 ~ 8mm；萼筒钟状，外面有茸毛或近无毛，内面有茸毛，萼片三角形，先端急尖，内外两面均具茸毛；花瓣宽卵形或近圆形，长 3.5 ~ 5mm，宽 3 ~ 4mm，先端圆钝，白色，内面微具短柔毛；雄蕊 20，几与花瓣等长；花柱 3，基部具短柔毛，较雄蕊短。果实近球形，直径 6 ~ 8mm，红色或橘红色，具宿存闭合萼片。花期 6 月，果期 9 ~ 10 月。

适宜生境与分布

喜湿润土壤，多沿溪涧山谷的阴坡生长；常生于海拔 900 ~ 2500m 的山坡或山谷杂木林内。分布于我国黑龙江、吉林、辽宁、河北、山西、甘肃、山东。内蒙古呼伦贝尔市、兴安盟、锡林郭勒盟、赤峰市、乌兰察布市、呼和浩特市有分布。奈曼旗南部山区有分布。

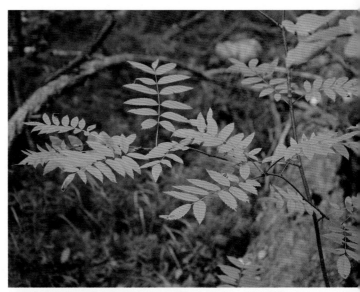

资源状况

少见。

药用部位

果实、茎、茎皮。

采收加工

秋季采收成熟果实，鲜用或晒干。春季采收茎及茎皮，晒干。

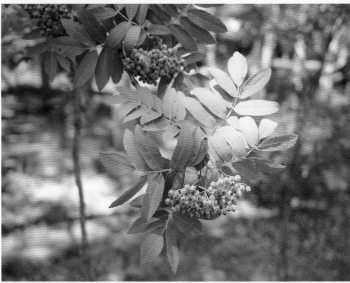

药材性状

本品梨果近球形，长 6 ~ 8mm，橙色或红色，具皱纹，先端有残存花被。中部横切片具浅黄色果核数枚。气微弱，味酸、苦。

功能主治

果实健胃补虚；用于胃炎，维生素 A、C 缺乏症。茎、茎皮清肺止咳；用于肺结核，哮喘，咳嗽。

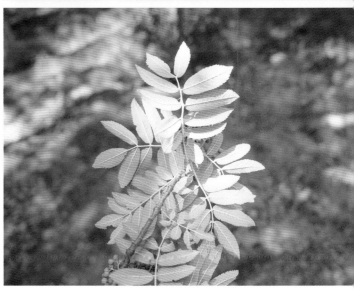

用法用量

内服煎汤，果实 50 ~ 200g，茎、茎皮 15 ~ 25g。

土庄绣线菊

Spiraea pubescens Turcz.

科 名 蔷薇科　　　　**别 名** 柔毛绣线菊、土庄花　　　　**蒙文名** 哈登-切

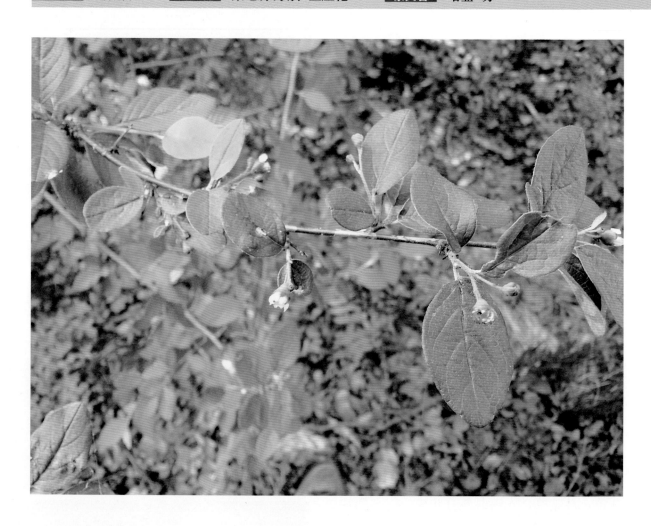

形态特征

　　灌木，高达 2m。小枝稍弯曲，嫩时被短柔毛，老时无毛；冬芽具短柔毛，外被数枚鳞片。叶菱状卵形或椭圆形，长 2 ~ 4.5cm，先端急尖，基部宽楔形，中部以上有粗齿或缺刻状锯齿，有时 3 裂，两面被短柔毛；叶柄长 2 ~ 4mm，被短柔毛。伞形花序具花序梗，有 15 ~ 20 花；花梗长 0.7 ~ 1.2cm，无毛；苞片线形，被柔毛；花直径 5 ~ 7mm；花萼外面无毛，萼片卵状三角形；花瓣卵形、宽倒卵形或近圆形，长、宽均为 2 ~ 3.5mm，白色；雄蕊 25 ~ 30，约与花瓣等长；花盘环形，具 10 裂片，裂片先端稍凹陷；子房无毛或腹部及基部有短柔毛，花柱短于雄蕊。蓇葖果开张，腹缝线微被短柔毛，宿存花柱顶生，宿存萼片直立。花期 5 ~ 6 月，果期 7 ~ 8 月。

适宜生境与分布

中生灌木。多生于山地林缘及灌丛，也见于草原带的沙地，有时可成为优势种，一般零星生长。分布于我国黑龙江、吉林、辽宁、河北、河南、山西、甘肃、陕西、山东、安徽、湖北。内蒙古呼伦贝尔市、兴安盟、赤峰市、锡林郭勒盟、呼和浩特市、包头市有分布。奈曼旗青龙山镇等地有分布。

资源状况

常见。

药用部位

茎髓。

采收加工

秋季采收，取地上茎，截段，趁鲜取出茎髓，理直，晒干。

功能主治

利尿，消肿。用于小便不利，水肿。

用法用量

内服煎汤，10 ~ 15g。

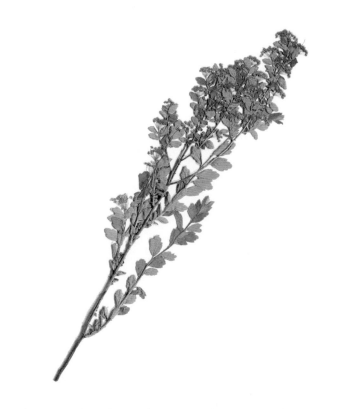

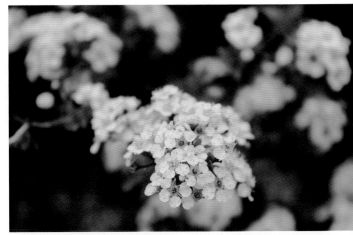

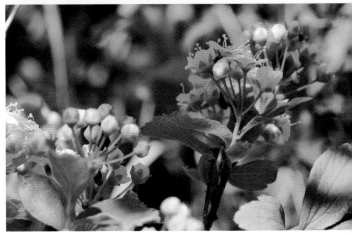

三裂绣线菊

Spiraea trilobata L.

科 名	蔷薇科	别 名	三桠绣球、三裂叶绣线菊	蒙文名	哈日-塔比勒千纳

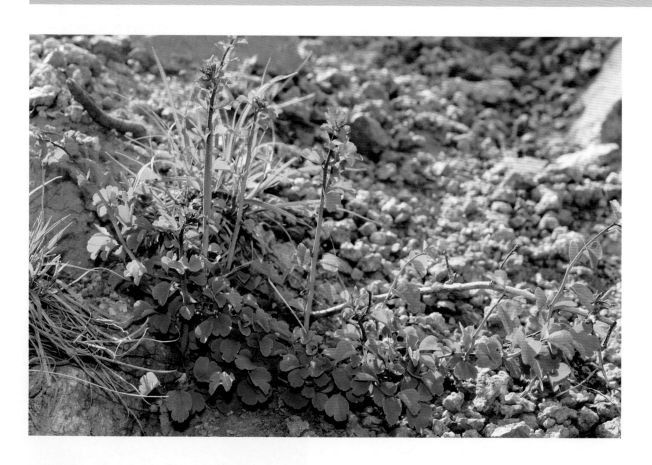

🍃 形态特征

灌木。小枝无毛；冬芽无毛，外被数枚鳞片。叶近圆形，长 1.7 ~ 3cm，先端钝，常 3 裂，基部圆或近心形，稀楔形，中部以上具少数钝圆齿，两面无毛，基脉 3 ~ 5。伞形花序具花序梗，无毛；花梗长 0.8 ~ 1.3cm，无毛；苞片线形或倒披针形，上部深裂成细裂片；花直径 6 ~ 8mm；花萼无毛，萼片三角形；花瓣宽倒卵形，先端常微凹，长、宽均为 2.5 ~ 4mm；雄蕊 18 ~ 20，比花瓣短；花盘约有 10 大小不等的裂片，裂片先端微凹；子房被柔毛，花柱比雄蕊短。蓇葖果开张，沿腹缝线微被短柔毛或无毛，宿存花柱顶生，具宿存萼片。花期 5 ~ 7 月，果期 7 ~ 9 月。

🍃 适宜生境与分布

中生灌木。多生于石质山坡，为山地灌丛的建群种。分布于我国黑龙江、辽宁、山东、山西、河北、河南、甘肃、陕西、安徽等地。内蒙古赤峰市、锡林郭勒盟、乌兰察布市、鄂尔多斯市、呼和浩特市、包头市、通辽市有分布。奈曼旗南部地区有分布。

资源状况

少见。

药用部位

果实、叶。

采收加工

夏、秋二季采收果实，除去杂质，晒干。夏季采摘嫩叶。

功能主治

中医： 清热解毒。用于目赤肿痛，头痛，牙痛，肺热咳嗽。外用于创伤出血。

蒙医： 活血祛瘀，消肿止痛。

用法用量

内服煎汤，50 ~ 100g；或入丸、散。外用适量，捣敷。

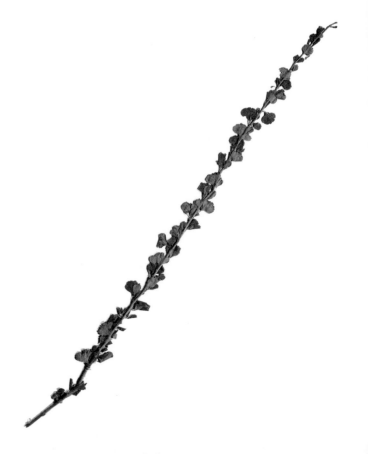

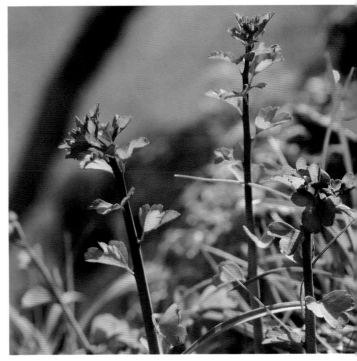

紫穗槐

Amorpha fruticosa L.

科 名 豆科　　**别 名** 棉槐、椒条　　**蒙文名** 宝日-特如图-槐子

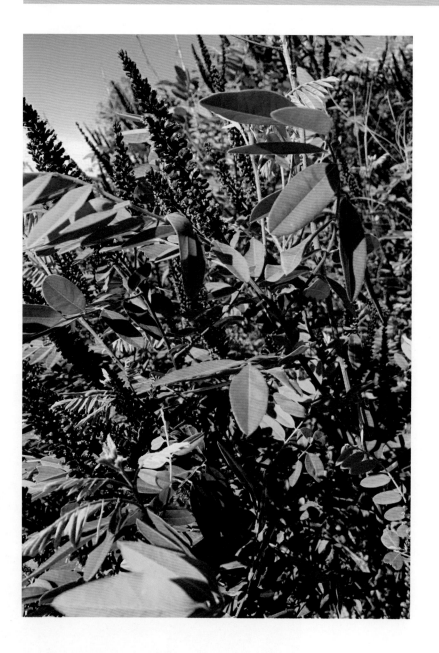

形态特征

落叶灌木。茎丛生，高 1 ~ 4m。小枝幼时密被短柔毛，后渐变无毛。奇数羽状复叶长 10 ~ 15cm；叶柄长 1 ~ 2cm；托叶线形，脱落；小叶 11 ~ 25，卵形或椭圆形，长 1 ~ 4cm。穗状花序顶生或生于枝条上部叶腋，长 7 ~ 15cm；花序梗与花序轴均密被短柔毛；花多数，密生；花萼钟状，长 2 ~ 3mm，疏被毛或近无毛；萼齿 5，三角形，近等长，长约为萼筒的 1/3；花冠紫色，旗瓣心形，长 6 ~ 7mm，先端裂至瓣片的 1/3，基部具短瓣柄，翼瓣与龙骨瓣均缺；雄蕊 10，花丝基部合生，与子房同包于旗瓣之中，成熟时伸出花冠外；子房无柄，花柱被毛。荚果长圆形，下垂，长 0.6 ~ 1cm，微弯曲，具小突尖，成熟时棕褐色，有疣状腺点。花期 6 ~ 7 月，果期 8 ~ 9 月。

适宜生境与分布

中生灌木。耐寒性极强，对土壤要求不严，用于园林绿化。分布于我国东北、华北、华东、西南等地。奈曼旗南部地区有分布。

资源状况

少见。

药用部位

叶。

采收加工

春、夏二季采收，鲜用或晒干。

功能主治

祛湿消肿。用于痈肿，湿疹，烫火伤。

用法用量

外用适量，捣敷；或煎汤洗。

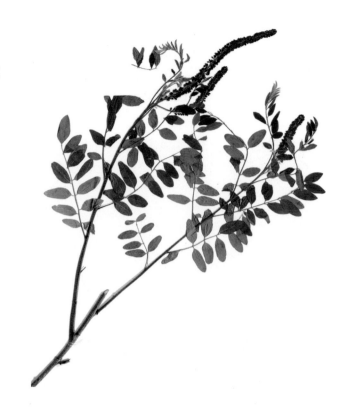

斜茎黄耆

Astragalus adsurgens Pall.

| 科 名 | 豆科 | 别 名 | 马拌肠 | 蒙文名 | 矛日音-好恩其日 |

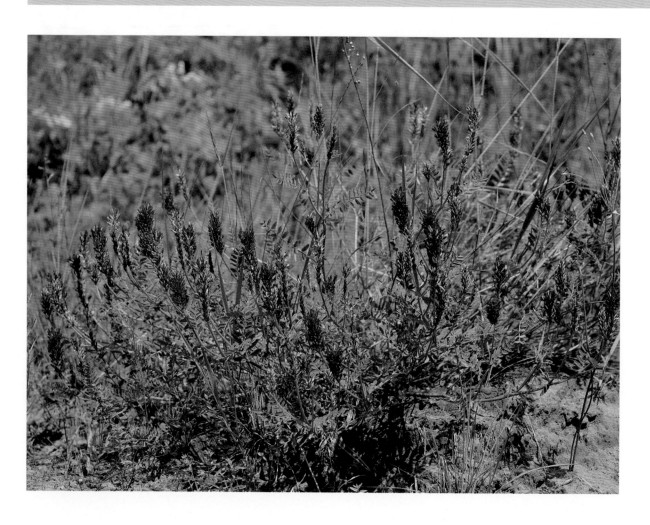

🌿 形态特征

多年生草本，高 20 ~ 100cm。根较粗壮，暗褐色，有时有长主根。茎多数或数个丛生，直立或斜上，有毛或近无毛。羽状复叶有 9 ~ 25 小叶；叶柄较叶轴短；小叶长圆形、近椭圆形或狭长圆形，长 10 ~ 25mm，宽 2 ~ 8mm，基部圆形或近圆形。总状花序长圆柱状、穗状，稀近头状，生多数花，排列密集，有时较稀疏；总花梗生于茎的上部，较叶长或与其等长；花梗极短；苞片狭披针形至三角形，先端尖；花萼管状钟形，长 5 ~ 6mm，被黑褐色或白色毛，或有时被黑白混生毛，萼齿狭披针形，长为萼筒的 1/3；花冠近蓝色或红紫色，旗瓣长 11 ~ 15mm，倒卵圆形，先端微凹，基部渐狭，翼瓣较旗瓣短，瓣片长圆形，与瓣柄等长，龙骨瓣长 7 ~ 10mm，瓣片较瓣柄稍短；子房被密毛，有极短的柄。荚果长圆形，长 7 ~ 18mm，两侧稍扁，背缝线凹入成沟槽，先端具下弯的短喙，被黑色、褐色和白色混生毛，假2室。花期7～8月，果期8～10月。

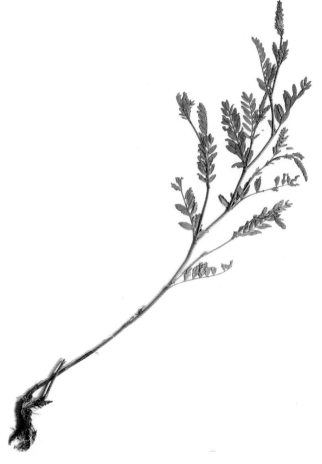

适宜生境与分布

中旱生植物。生于森林草原带、草原、河滩草甸、向阳山坡灌丛、林缘、森林山坡草地及路旁草地。内蒙古兴安盟、通辽市、赤峰市、锡林郭勒盟、乌兰察布市、呼和浩特市、包头市、巴彦淖尔市、鄂尔多斯市有分布。奈曼旗全旗均有分布。

资源状况

常见。

药用部位

种子。

采收加工

秋末冬初果实成熟尚未开裂时采割植株，晒干，打下种子，除去杂质，晒干。

功能主治

益肾固精，补肝明目。用于头晕眼花，腰膝酸软，遗精，早泄，尿频，遗尿。

用法用量

内服煎汤，5～15g；或入丸、散。

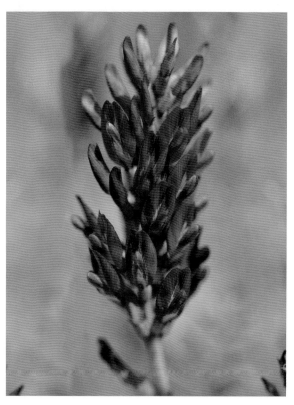

华黄耆

Astragalus chinensis L. f.

| **科 名** 豆科 | **别 名** 地黄芪、忙牛花 | **蒙文名** 道木大图音-好恩其日 |

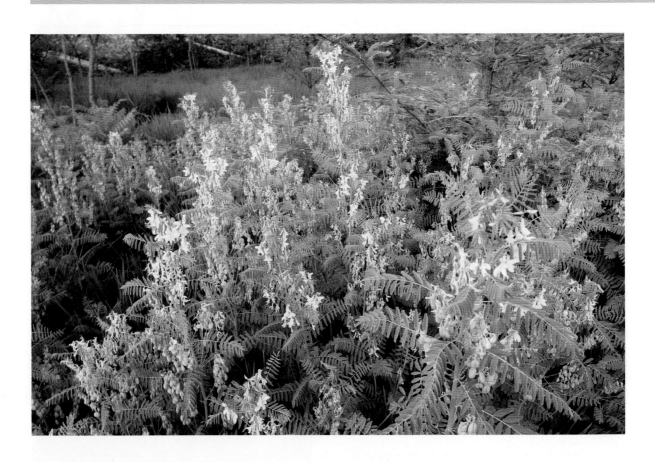

形态特征

多年生草本，高 30 ～ 90cm。茎直立，通常单一，无毛，具深沟槽。奇数羽状复叶具 17 ～
25 小叶，长 5 ～ 12cm；叶柄长 1 ～ 2cm；托叶离生，基部与叶柄稍贴生，披针形，长 7 ～ 11mm，
无毛或下面有白色短柔毛。总状花序生多数花，稍密集；总花梗上部腋生，较叶短；苞片披
针形，膜质，长 2 ～ 3mm；花梗长 4 ～ 5mm，连同花序轴散生白色柔毛；花萼管状钟形，长
6 ～ 7mm，外面疏被白色伏毛，萼齿三角状披针形，长约 2mm，内面被伏贴的白色短柔毛；小
苞片披针形；花冠黄色，旗瓣宽椭圆形或近圆形，长 12 ～ 16mm，先端微凹，基部渐狭成瓣柄，
翼瓣小，长 9 ～ 12mm，瓣片长圆形，宽约 2mm，先端钝尖，基部具短耳，瓣柄长 4 ～ 5mm，
龙骨瓣与旗瓣近等长，瓣片半卵形，瓣柄长约为瓣片的 1/2；子房无毛，具长柄。荚果椭圆形，
长 10 ～ 15mm，宽 5 ～ 6mm，先端具长约 1mm 的弯喙，无毛，密生横纹，果瓣坚厚，假 2 室。
种子肾形，长 2.5 ～ 3mm，褐色。花期 6 ～ 7 月，果期 7 ～ 8 月。

适宜生境与分布

旱中生植物。生于轻度盐碱地、河岸砂砾地；为草原带的草甸草原群落中为数不多的伴生种。分布于我国东北、华北，以及黄土高原。内蒙古呼伦贝尔市、兴安盟、锡林郭勒盟、鄂尔多斯市、通辽市有分布。奈曼旗西南部地区有分布。

资源状况

少见。

药用部位

种子。

采收加工

秋季果实成熟时，采收种子，除去杂质，晒干。

药材性状

本品略呈圆形而一侧凹陷，长 0.2 ~ 0.3cm。黄棕色至灰棕色。气微，嚼之有豆腥味。

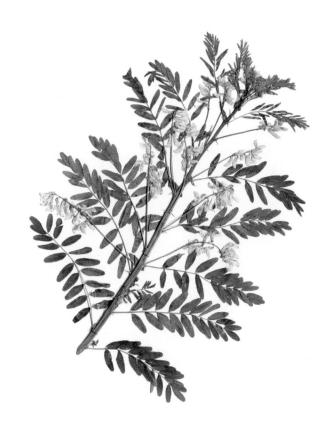

功能主治

益肾固精，补肝明目。用于头晕眼花，腰膝酸软，遗精，早泄，尿频，遗尿。

用法用量

内服煎汤，6 ~ 9g；或入丸、散。

草木樨状黄耆

Astragalus melilotoides Pall.

科 名 豆科　　　**别 名** 扫帚苗、层头、小马层子　　　**蒙文名** 哲格仁-西勒比

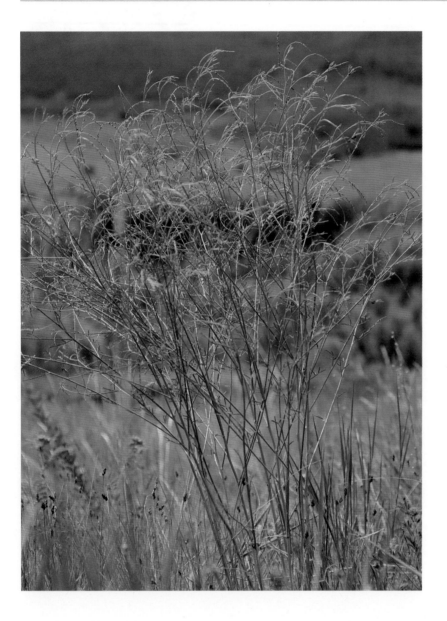

形态特征

多年生草本。主根粗壮。茎直立或斜升，高 30 ~ 50cm，多分枝，具条棱，被白色短柔毛或近无毛。羽状复叶有 5 ~ 7 小叶，长 1 ~ 3cm；叶柄与叶轴近等长；托叶离生，三角形或披针形，长 1 ~ 1.5mm；小叶长圆状楔形或线状长圆形，长 7 ~ 20mm，宽 1.5 ~ 3mm，先端截形或微凹，基部渐狭，具极短的柄，两面均被白色细伏贴柔毛。总状花序生多数花，稀疏；总花梗远较叶长；花小；苞片小，披针形，长约 1mm；花梗长 1 ~ 2mm，与花序轴均被白色短伏贴柔毛；花萼短钟状，长约 1.5mm，被白色短伏贴柔毛，萼齿三角形，较萼筒短；花冠白色或带粉红色，旗瓣近圆形或宽椭圆形，长约 5mm，先端微凹，基部具短瓣柄，翼瓣较旗瓣稍短，先端有不等的 2 裂或微凹，基部具短耳，瓣柄长约 1mm，龙骨瓣较翼瓣短，瓣片半月形，先端带紫色，瓣柄长为瓣片的 1/2；子房近无柄，无毛。荚果宽倒卵状球形或椭圆形，先端微凹，具短喙，长 2.5 ~ 3.5mm，假 2 室，背部具稍深的沟，有横纹。种子 4 ~ 5，肾形，暗褐色，长约 1mm。花期 7 ~ 8 月，果期 8 ~ 9 月。

适宜生境与分布

中旱生植物。为典型草原及森林草原最常见的伴生植物，多适宜于干砂质及轻壤质土壤中。分布于我国东北、华北、西北。内蒙古呼伦贝尔市、兴安盟、赤峰市、锡林郭勒盟、乌兰察布市有分布。奈曼旗全旗均有分布。

资源状况

常见。

药用部位

全草。

采收加工

夏、秋二季采收，除去泥土及杂质，晒干，切段。

药材性状

本品长 30 ～ 100cm。茎多数由基部丛生，多分枝，有条棱，绿色。叶多脱落破碎，完整者为单数羽状复叶。蝶形花冠粉红色或白色。荚果近圆形或椭圆形，长 0.2 ～ 0.3cm，先端微凹，具短喙，表面有横纹，无毛，背部具稍深的沟，2 室。气微，味淡。

功能主治

祛风除湿，止痛。用于风湿痹痛，四肢麻木。

用法用量

内服煎汤，9 ～ 15g。

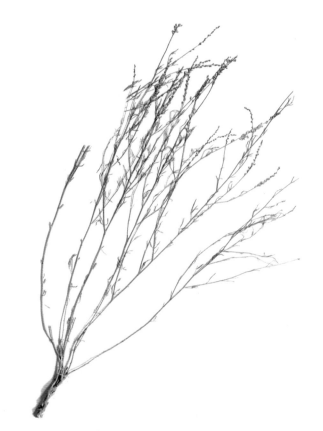
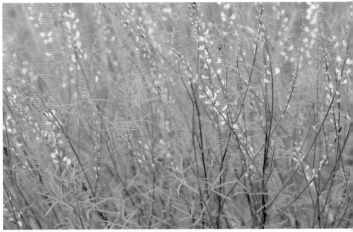
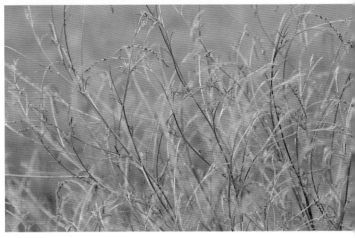

糙叶黄耆

Astragalus scaberrimus Bunge

科名 豆科　　**别名** 春黄芪　　**蒙文名** 希日古恩-好恩其日

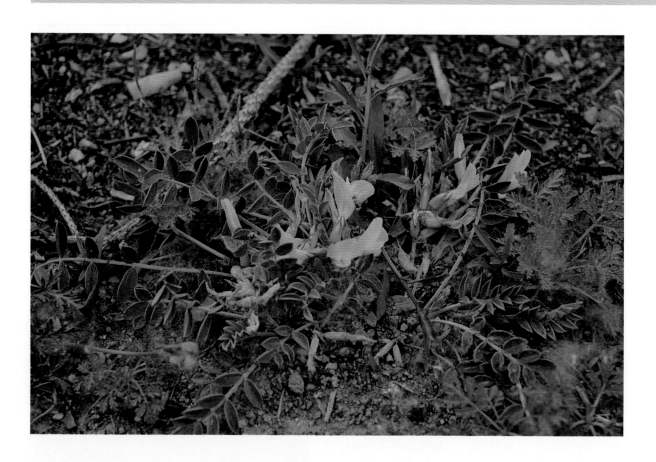

🌱 **形态特征**

　　多年生草本，密被白色伏贴毛。根茎短缩，多分枝，木质化；地上茎不明显或极短，有时伸长而匍匐。羽状复叶有 7 ～ 15 小叶，长 5 ～ 17cm；叶柄与叶轴等长或稍长；托叶下部与叶柄贴生，长 4 ～ 7mm，上部呈三角形至披针形；小叶椭圆形或近圆形，有时披针形，长 7 ～ 20mm，宽 3 ～ 8mm，先端锐尖、渐尖，有时稍钝，基部宽楔形或近圆形，两面密被伏贴毛。总状花序生 3 ～ 5 花，排列紧密或稍稀疏；总花梗极短或长达数厘米，腋生；花梗极短；苞片披针形，较花梗长；花萼管状，长 7 ～ 9mm，被细伏贴毛，萼齿线状披针形，与萼筒等长或稍短；花冠淡黄色或白色，旗瓣倒卵状椭圆形，先端微凹，中部稍缢缩，下部稍狭成不明显的瓣柄，翼瓣较旗瓣短，瓣片长圆形，先端微凹，较瓣柄长，龙骨瓣较翼瓣短，瓣片半长圆形，与瓣柄等长或稍短；子房有短毛。荚果披针状长圆形，微弯，长 8 ～ 13mm，宽 2 ～ 4mm，具短喙，背缝线凹入，革质，密被白色伏贴毛，假 2 室。花期 5 ～ 8 月，果期 7 ～ 9 月。

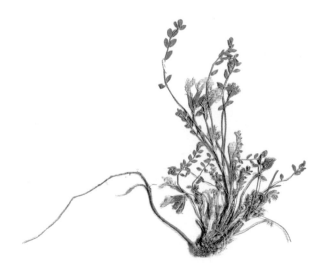

适宜生境与分布

旱生植物。多生于山坡、草地和砂质地，为草原带中常见的伴生植物。分布于我国东北、华北。内蒙古呼伦贝尔市、兴安盟、赤峰市、锡林郭勒盟、乌兰察布市、呼和浩特市、包头市、鄂尔多斯市有分布。奈曼旗东南部地区有分布。

资源状况

常见。

药用部位

根。

采收加工

春、秋二季采挖，洗净泥土，除去须根，晒干。

功能主治

健脾利水。用于水肿，胀满，也用于抗肿瘤。

用法用量

内服煎汤，9 ~ 30g。

小叶锦鸡儿 *Caragana microphylla* Lam.

科 名 豆科　　**别 名** 柠条、连针　　**蒙文名** 热米匝瓦、乌赫日–哈日根

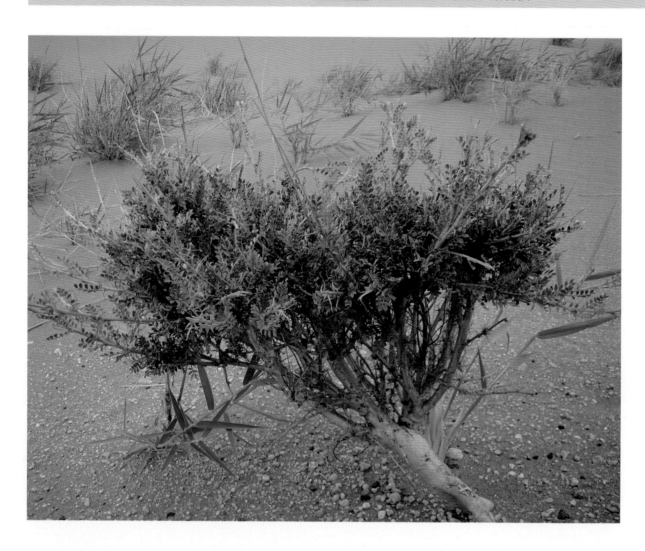

形态特征

灌木，高达 2 ～ 3m。老枝深灰色或黑绿色，幼枝被毛。羽状复叶有 5 ～ 10 对小叶；托叶长 1.5 ～ 5cm，脱落；小叶倒卵形或倒卵状长圆形，长 3 ～ 10mm，宽 2 ～ 8mm，先端圆或钝，具短刺尖，幼时被短柔毛。花单生，花梗长约 1cm，近中部具关节，被柔毛；花萼管状钟形，长 9 ～ 12mm，宽 5 ～ 7mm，萼齿宽三角形，先端尖；花冠黄色，长约 2.5cm，旗瓣宽倒卵形，基部具短瓣柄，翼瓣的瓣柄长为瓣片的 1/2，耳齿状，龙骨瓣的瓣柄与瓣片近等长，瓣片基部无明显的耳；子房无毛，无柄。荚果圆筒形，长 4 ～ 5cm，宽 0.4 ～ 0.5cm，稍扁，无毛，具锐尖头，无柄。花期 5 ～ 6 月，果期 8 ～ 9 月。

适宜生境与分布

旱生灌木。在砂砾质、砂壤质或轻壤质土壤的针茅草原群落中形成灌木层片。分布于我国东北、华北，以及甘肃东部。内蒙古呼伦贝尔市、兴安盟、赤峰市、锡林郭勒盟、通辽市、乌兰察布市、包头市有分布。奈曼旗全旗均有分布。

资源状况

十分常见。

药用部位

花、果实、根。

采收加工

秋季采收花及果实，阴干。夏、秋二季采挖根，除去残茎及须根，洗净泥土，晒干，切片。

药材性状

本品花皱缩成条状，密被绢状短柔毛；花萼钟形或筒状钟形，基部偏斜，密被短柔毛；花冠黄色至棕黄色。气微，味微甘、涩。

功能主治

中医：花甘，平；养血安神；用于头昏，眩晕。果实苦、寒；清热利咽；用于咽喉肿痛。根甘、微辛，微湿；祛风止痛，祛痰止咳；用于眩晕头痛，风湿痹痛，咳嗽痰喘。

蒙医：苦，凉、轻、燥。清热，消"奇哈"。用于脉热，高血压，头痛，痈疮，咽喉肿痛，肉毒症。

用法用量

内服煎汤，5～15g；或入散剂。

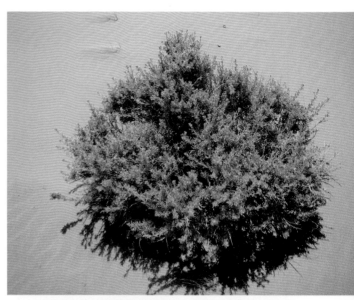

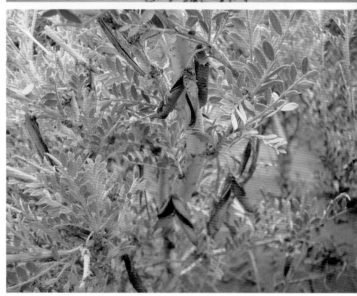

野大豆

Glycine soja Sieb. et Zucc.

科 名 豆科　　　**别 名** 乌豆　　　**蒙文名** 哲日勒格-希日-宝日其格

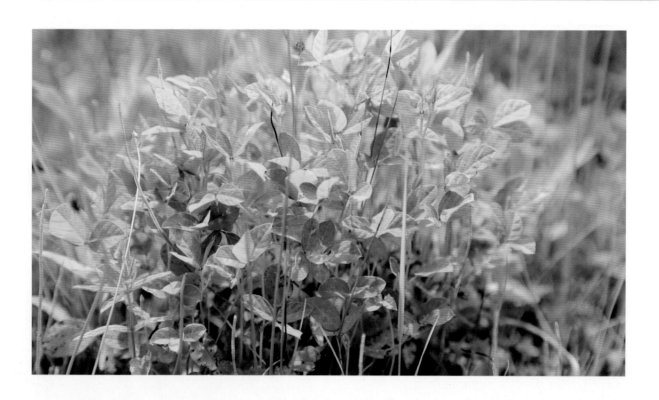

形态特征

一年生缠绕草本，长 1 ~ 4m。茎、小枝纤细，全体疏被褐色长硬毛。叶具 3 小叶，长可达 14cm；托叶卵状披针形，急尖，被黄色柔毛；顶生小叶卵圆形或卵状披针形，长 3.5 ~ 6cm，宽 1.5 ~ 2.5cm，先端锐尖至钝圆，基部近圆形，全缘，两面均被绢状的糙伏毛，侧生小叶斜卵状披针形。总状花序通常短，稀长可达 13cm；花小，长约 5mm；花梗密生黄色长硬毛；苞片披针形；花萼钟状，密生长毛，裂片 5，三角状披针形，先端锐尖；花冠淡红紫色或白色，旗瓣近圆形，先端微凹，基部具短瓣柄，翼瓣斜倒卵形，有明显的耳，龙骨瓣比旗瓣及翼瓣短小，密被长毛；花柱短而向一侧弯曲。荚果长圆形，稍弯，两侧稍扁，长 17 ~ 23mm，宽 4 ~ 5mm，密被长硬毛，种子间稍缢缩，干时易裂。种子 2 ~ 3，椭圆形，稍扁，长 2.5 ~ 4mm，宽 1.8 ~ 2.5mm，褐色至黑色。果期 8 月。

适宜生境与分布

中生植物。生于河岸、灌丛、山地或田野；喜湿润。分布于我国东北、华北、华东。内蒙古呼伦贝尔市、兴安盟、赤峰市、呼和浩特市、包头市、鄂尔多斯市有分布。奈曼旗东南部地区有分布。

资源状况

少见。

药用部位

全草或种子。

采收加工

秋季采收全草，除去杂质，洗净泥土，晒干，切段。果实成熟时采收种子，除去杂质，晒干。

药材性状

本品种子呈矩圆形，略扁，长约 4mm，宽约 3mm。种皮外面被黄褐色污状物，擦净后，可见黑褐色的外种皮，上面有黄白色斑纹，微具光泽，一侧有长椭圆形种脐。质坚硬。种皮内有黄白色肥厚的子叶 2。嚼之有豆腥气。

功能主治

中医：全草甘，凉；归肝、脾经；清热敛汗，舒筋止痛；用于盗汗，劳伤筋痛，胃脘痛，小儿食积。种子甘，凉；归肾、肝经；无毒；补益肝肾，祛风解毒；用于肾虚腰痛，风痹，筋骨疼痛，阴虚盗汗，内热消渴，目昏头晕，产后风，小儿疳积，痈肿。

蒙医：用于肺脓肿，咯血，肾热，毒热，创伤。

用法用量

内服煎汤，10 ~ 30g；或入丸、散。

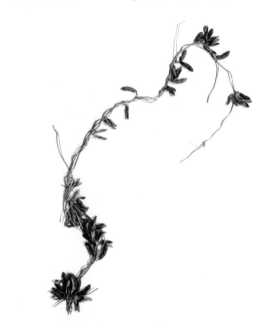

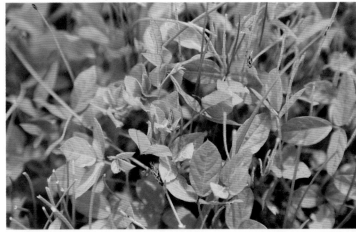

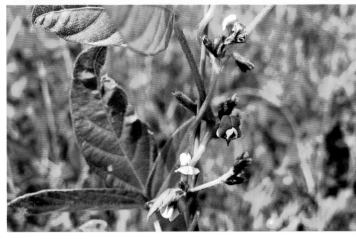

少花米口袋 *Gueldenstaedtia verna* (Georgi) Boriss.

科 名 豆科　　**别 名** 地丁、多花米口袋　　**蒙文名** 莎勒吉日

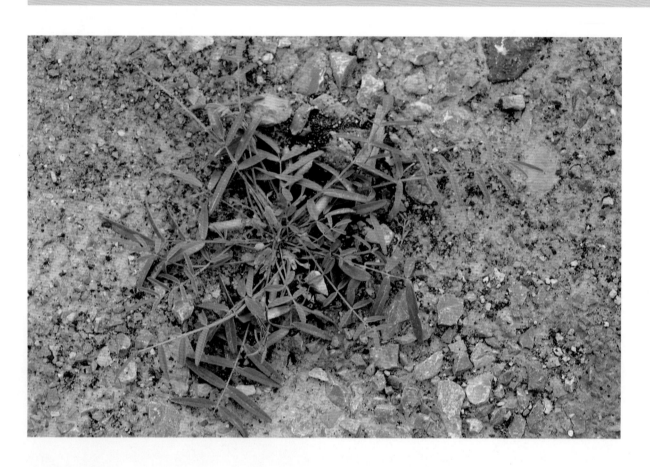

形态特征

多年生草本。主根直下。分茎具宿存托叶。叶长 2 ~ 20cm；托叶三角形，基部合生；叶柄具沟，被白色疏柔毛；小叶 7 ~ 19，长椭圆形至披针形，长 5 ~ 25mm，宽 1.5 ~ 7mm，钝头或急尖，先端具细尖，两面被疏柔毛，有时上面无毛。伞形花序有花 2 ~ 4，总花梗约与叶等长；苞片长三角形，长 2 ~ 3mm；花梗长 0.5 ~ 1mm；小苞片线形，长约为萼筒的 1/2；花萼钟状，长 5 ~ 7mm，被白色疏柔毛，萼齿披针形，上 2 萼齿约与萼筒等长，下 3 萼齿较短小，最下 1 最小；花冠红紫色，旗瓣卵形，长 13mm，先端微缺，基部渐狭成瓣柄，翼瓣瓣片倒卵形，具斜截头，长 11mm，具短耳，瓣柄长 3mm，龙骨瓣瓣片倒卵形，长 5.5mm，瓣柄长 2.5mm；子房椭圆状，密被疏柔毛，花柱无毛，内卷。荚果长圆筒状，长 15 ~ 20mm，直径 3 ~ 4mm，被长柔毛，成熟时毛稀疏，开裂。种子圆肾形，直径 1.5mm，具不深凹点。花期 5 月，果期 6 ~ 7 月。

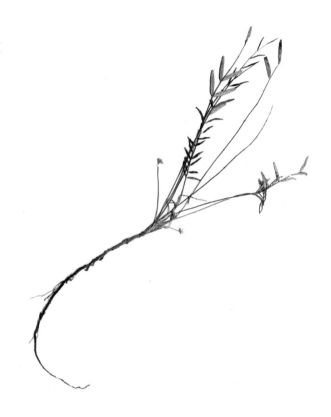

适宜生境与分布

草原旱生植物。散生于草原带的砂质草原或石质草原。分布于我国黑龙江、吉林、内蒙古等地。内蒙古呼伦贝尔市、兴安盟、赤峰市、锡林郭勒盟、呼和浩特市有分布。奈曼旗东南部地区有分布。

资源状况

少见。

药用部位

全草。

采收加工

春、夏二季采收，除去杂质，洗净泥土，晒干。

功能主治

清热解毒。用于痈疽肿毒，瘰疬，恶疮，黄疸，痢疾，腹泻，目赤，喉痹，毒蛇咬伤。

用法用量

内服煎汤，10 ~ 50g。外用适量，鲜品捣敷患处；或煎汤洗患处。

鸡眼草

Kummerowia striata (Thunb.) Schindl.

| 科 名 | 豆科 | 别 名 | 掐不齐 | 蒙文名 | 巴嘎-他黑延-尼都-额布苏 |

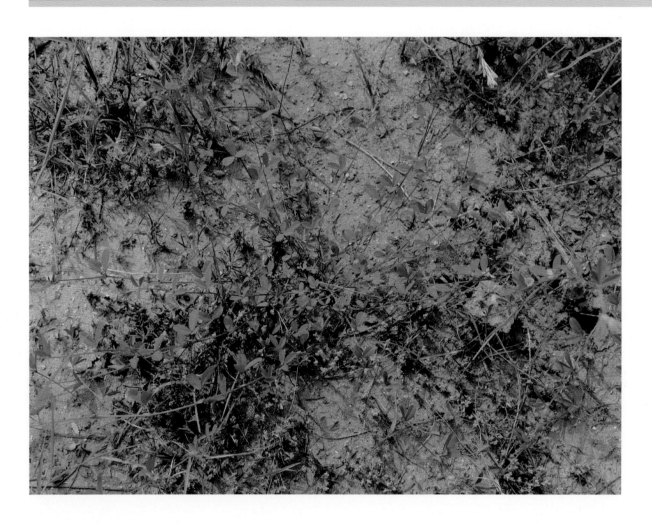

形态特征

一年生草本，披散或平卧，多分枝，高 10 ~ 45cm。茎和枝上被倒生的白色细毛。三出羽状复叶；托叶大，膜质，卵状长圆形，比叶柄长，长 3 ~ 4mm，具条纹，有缘毛；叶柄极短；小叶纸质，倒卵形、长倒卵形或长圆形，较小，长 6 ~ 22mm，宽 3 ~ 8mm，先端圆形，稀微缺，基部近圆形或宽楔形，全缘；两面沿中脉及边缘有白色粗毛，但上面毛较稀少，侧脉多而密。花小，单生或 2 ~ 3 簇生于叶腋；花梗下端具 2 大小不等的苞片；花萼基部具 4 小苞片，其中 1 极小，位于花梗关节处，小苞片常具 5 ~ 7 纵脉；花萼钟状，带紫色，5 裂，裂片宽卵形，具网状脉，外面及边缘具白毛；花冠粉红色或紫色，长 5 ~ 6mm，较花萼约长 1 倍，旗瓣椭圆形，下部渐狭成瓣柄，具耳，龙骨瓣比旗瓣稍长或近等长，翼瓣比龙

骨瓣稍短。荚果圆形或倒卵形，稍侧扁，长
3.5 ～ 5mm，较萼稍长或长达 1 倍，先端短尖，
被小柔毛。花期 7 ～ 9 月，果期 8 ～ 10 月。

适宜生境与分布

生于向阳山坡的路旁、田中、林中及水
边。分布于我国黑龙江、吉林、辽宁、河北、
山东、江苏、湖北、湖南、福建、广东、云
南、贵州、四川等地。内蒙古呼伦贝尔市、
赤峰市、通辽市等地有分布。奈曼旗东明镇
等地有分布。

资源状况

少见。

药用部位

全草。

采收加工

7 ～ 8 月采收，晒干或鲜用。

药材性状

本品茎枝呈圆柱形，多分枝，长 5 ～
30cm，被白色向下的细毛。三出复叶互生，
叶多皱缩，完整小叶长椭圆形或倒卵状长椭
圆形，长 5 ～ 15mm；叶端钝圆，有小突刺，
叶基楔形；沿中脉及叶缘疏生白色长毛；托
叶 2。花腋生，花萼钟状，深紫褐色；蝶形花
冠浅玫瑰色，较萼长 1 倍。荚果卵状矩圆形，
先端稍急尖，有小喙，长达 4mm。种子 1，
黑色，具不规则褐色斑点。气微，味淡。

功能主治

清热解毒，健脾利湿，活血止血。用于
感冒发热，暑湿吐泻，黄疸，痈疖疔疮，痢疾，
疳积，血淋，咯血，衄血，跌打损伤，赤白
带下。

用法用量

内服煎汤，9 ～ 30g，鲜品 30 ～ 60g；或
捣汁；或研末。外用适量，捣敷。

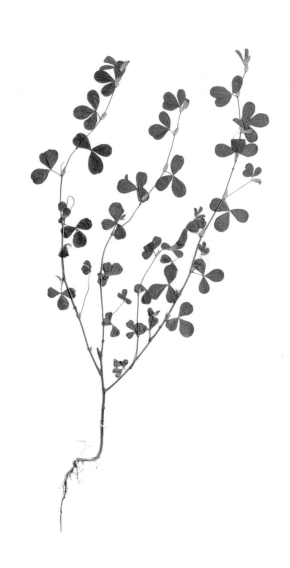

胡枝子

Lespedeza bicolor Turcz.

科 名 豆科　　　**别 名** 横条、横笆子、扫条　　　**蒙文名** 胡吉苏

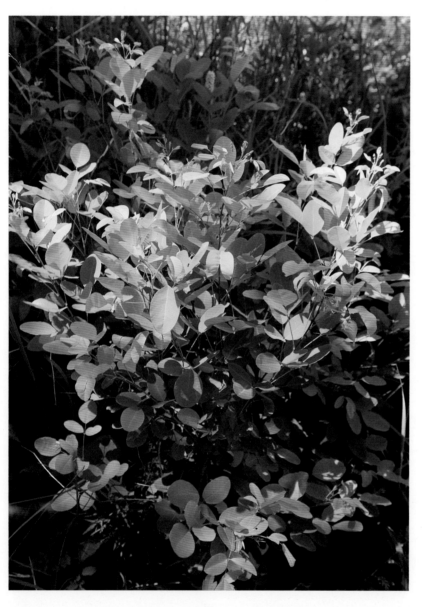

形态特征

直立灌木，高 1 ～ 3m，多分枝。小枝黄色或暗褐色，有条棱，被疏短毛；芽卵形，长 2 ～ 3mm，具数枚黄褐色鳞片。羽状复叶具 3 小叶；托叶 2，线状披针形，长 3 ～ 4.5mm；叶柄长 2 ～ 7cm；小叶质薄，卵形、倒卵形或卵状长圆形，长 1.5 ～ 6cm，宽 1 ～ 3.5cm，先端钝圆或微凹，稀稍尖，具短刺尖，基部近圆形或宽楔形，全缘。总状花序腋生，比叶长，常构成大型、较疏松的圆锥花序；总花梗长 4 ～ 10cm；小苞片 2，卵形，长不到 1cm，先端钝圆或稍尖，

黄褐色，被短柔毛；花梗短，长约 2mm，密被毛；花萼长约 5mm，5 浅裂，裂片通常短于萼筒，上方 2 裂片合生成 2 齿，裂片卵形或三角状卵形，先端尖，外面被白色毛；花冠红紫色，极稀白色，长约 10mm，旗瓣倒卵形，先端微凹，翼瓣较短，近长圆形，基部具耳和瓣柄，龙骨瓣与旗瓣近等长，先端钝，基部具较长的瓣柄；子房被毛。荚果斜倒卵形，稍扁，长约 10mm，宽约 5mm，表面具网纹，密被短柔毛。花期 7 ～ 9 月，果期 9 ～ 10 月。

适宜生境与分布

生于海拔 150 ~ 1000m 的山坡、林缘、路旁、灌丛及杂木林间。分布于我国黑龙江、吉林、辽宁、河北、内蒙古、山西、陕西、甘肃、山东、江苏、安徽、浙江、福建、河南、湖南、广东、广西等地。内蒙古通辽市有分布。奈曼旗全旗均有分布。

资源状况

常见。

药用部位

茎、叶、根。

采收加工

夏、秋二季采收，除去杂质，洗净泥土，晒干，切段。

功能主治

润肺清热，利水通淋。用于肺热咳嗽，百日咳，鼻衄，淋病。

用法用量

内服煎汤，9 ~ 15g。

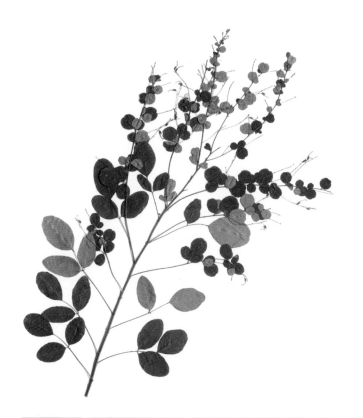

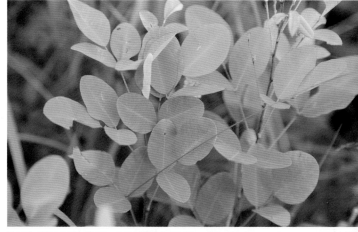

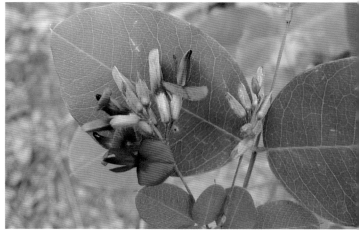

兴安胡枝子 *Lespedeza daurica* (Laxm.) Schindl.

| 科 名 | 豆科 | 别 名 | 牦牛茶、牛枝子 | 蒙文名 | 呼日布格 |

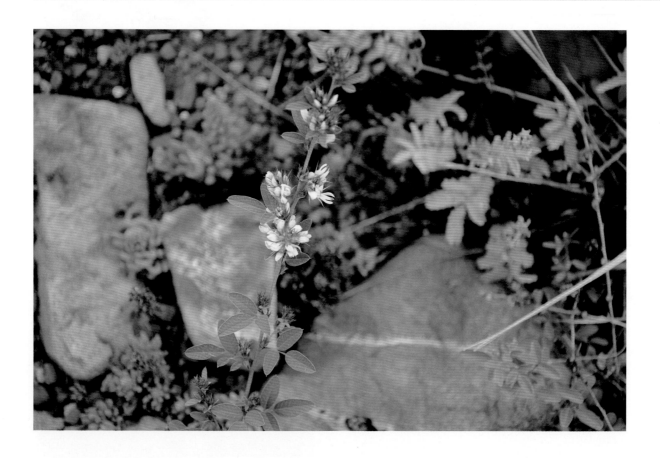

形态特征

多年生草本，高 20～60cm。茎单一或数个簇生，通常稍斜升。羽状三出复叶；小叶披针状长圆形，长 1.5～3cm，宽 0.5～1cm，先端圆钝，有短刺尖，基部圆形，全缘，有平伏柔毛。总状花序腋生，较叶短或与叶等长；萼筒杯状，萼齿刺卷曲状；花冠蝶形，黄白色至黄色。荚果小，包于宿存萼内，倒卵形或长倒卵形，两面突出，伏生白色柔毛。花期 7～8 月，果期 8～10 月。

适宜生境与分布

中旱生小半灌木。生于森林草原和草原带的干山坡、丘陵坡地、沙地以及草原群落中，为草原群落的次优势成分或伴生成分。分布于我国东北、华北、西北、华中、西南地区。内蒙古呼伦贝尔市、兴安盟、通辽市、锡林郭勒盟、呼和浩特市、包头市有分布。奈曼旗全旗均有分布。

资源状况

常见。

药用部位

全草。

采收加工

春、夏、秋三季采收，除去杂质，晒干，切段。

功能主治

解表散寒，止咳。用于风寒感冒，发热，咳嗽。

用法用量

内服煎汤，9 ~ 15g。

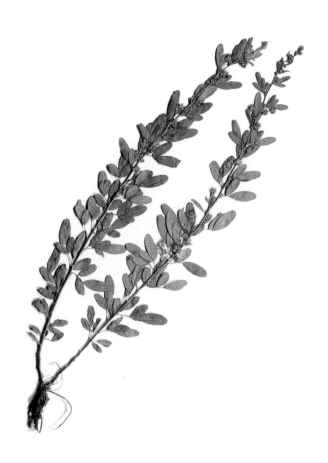

花苜蓿 *Medicago ruthenica* (L.) Trautv.

科 名 豆科　　**别 名** 扁蓿豆、野苜横　　**蒙文名** 照嘎扎德召日

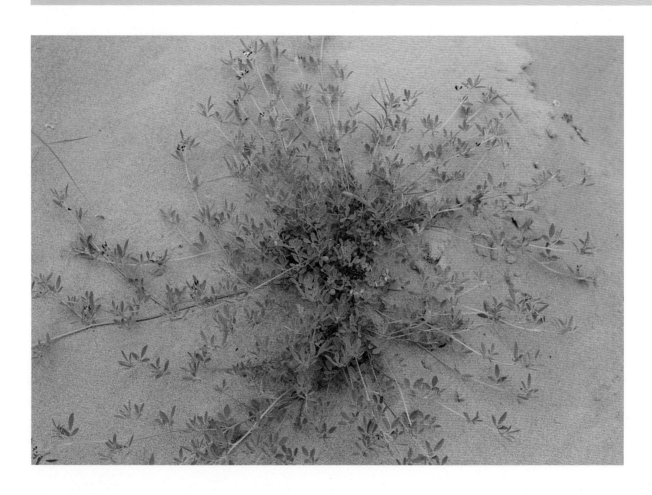

形态特征

多年生草本，高 0.2 ～ 1m。茎直立或上升，四棱形，基部分枝，丛生，多少被毛。羽状三出复叶；托叶披针形，锥尖，耳状，具 1 ～ 3 浅齿；小叶倒披针形、楔形或线形，长 10 ～ 15mm，宽 3 ～ 7mm，边缘 1/4 以上具尖齿，上面近无毛，下面被贴伏柔毛，侧脉 8 ～ 18 对；顶生小叶稍大，小叶柄长 2 ～ 6mm，侧生小叶柄甚短，被毛。花序伞形，腋生，有时长达 2cm，具 6 ～ 9 密生的花；花序梗通常比叶长；苞片刺毛状；花长 5 ～ 9mm；花梗长 1.5 ～ 4mm，被柔毛；花萼钟形；花冠黄褐色，中央有深红色或紫色条纹，旗瓣倒卵状长圆形、倒心形或匙形，翼瓣稍短，龙骨瓣明显短，均具长瓣柄；子房线形，无毛，花柱短。荚果长圆形或卵状长圆形，扁平，长 8 ～ 20mm，宽 3.5 ～ 5mm，先端具短喙，基部窄尖并稍弯曲，具短柄，脉纹横向倾斜，分叉，腹缝线有时具流苏状的窄翅，有种子 2 ～ 6。种子椭圆状卵圆形，平滑。花期 7 ～ 8 月，

果期 8 ～ 9 月。

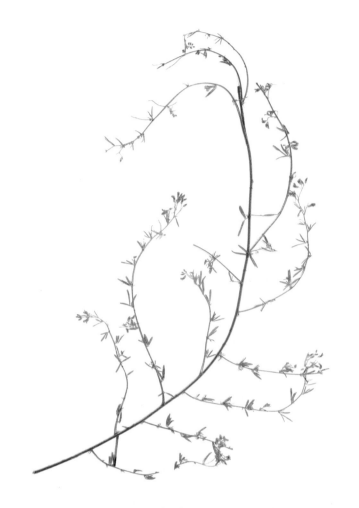

适宜生境与分布

中旱生植物。生于丘陵坡地、砂质地、路旁草地。分布于我国东北、西北、西部。内蒙古呼伦贝尔市、兴安盟、赤峰市、锡林郭勒盟、乌兰察布市、呼和浩特市、包头市、乌海市有分布。奈曼旗全旗均有分布。

资源状况

常见。

药用部位

全草。

采收加工

夏、秋二季采收，除去杂质，洗净泥土，晒干，切段。

功能主治

清热解毒，止咳，止血。用于发热，肺热咳嗽，赤痢腹痛。外用于出血。

用法用量

内服煎汤，9 ～ 15g。外用适量，研末敷患处。

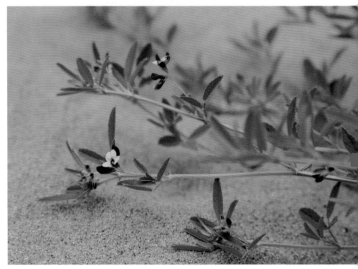

紫苜蓿

Medicago sativa L.

科名 豆科　　**别名** 紫花苜蓿、苜蓿　　**蒙文名** 宝日-查日嘎斯

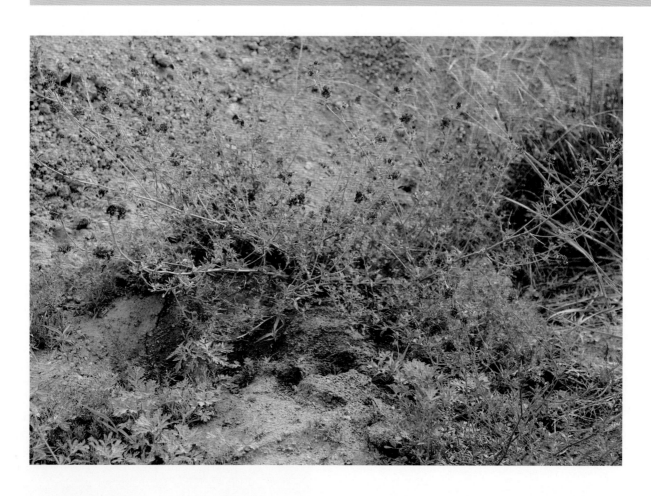

形态特征

多年生草本，高 30 ~ 100cm。根粗壮，深入土层，根颈发达。茎直立、丛生至平卧，四棱形，无毛或微被柔毛，枝叶茂盛。羽状三出复叶；托叶大，卵状披针形，先端锐尖，基部全缘或具 1 ~ 2 裂齿，脉纹清晰；叶柄比小叶短；小叶长卵形、倒长卵形至线状卵形，等大，或顶生小叶稍大，长 10 ~ 25mm，宽 3 ~ 10mm，纸质，先端钝圆，具由中脉伸出的长齿尖，基部狭窄，楔形，边缘 1/3 以上具锯齿，上面无毛，深绿色，下面被贴伏柔毛，侧脉 8 ~ 10 对，与中脉成锐角，在近叶边缘处略有分叉；顶生小叶叶柄比侧生小叶叶柄略长。花序总状或头状，长 1 ~ 2.5cm，具花 5 ~ 30；总花梗挺直，比叶长；苞片线状锥形，比花梗长或等长；花长 6 ~ 12mm；花梗短，长约 2mm；花萼钟形，长 3 ~ 5mm，萼齿线状锥形，比萼筒长，被贴伏柔毛；花冠各色，淡黄色、深蓝色至暗紫色；花瓣均具长瓣柄，旗瓣长圆形，先端微凹，明显较翼瓣和龙骨瓣长，

翼瓣较龙骨瓣稍长；子房线形，具柔毛。荚果螺旋状紧卷 2 ~ 4 圈，中央无孔或近无孔，直径 5 ~ 9mm，被柔毛或渐脱落，脉纹细，不清晰，成熟时棕色；有种子 10 ~ 20。种子卵形，长 1 ~ 2.5mm，平滑，黄色或棕色。花期 6 ~ 7 月，果期 7 ~ 8 月。

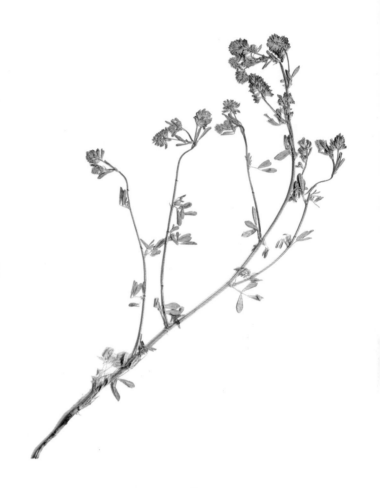

适宜生境与分布

适宜在土层深厚疏松且富含钙的壤土中生长；用于园林绿化，亦可作为牧草。内蒙古准格尔旗，以及乌兰察布市南部有栽培。奈曼旗新镇等地有分布。

资源状况

常见。

药用部位

全草。

采收加工

夏、秋二季采收，晒干或鲜用。

功能主治

清脾胃，清湿热，利尿，消肿。用于尿结石，膀胱结石，水肿，淋证，消渴。

用法用量

内服捣汁，150 ~ 250g；或研末，10 ~ 15g。

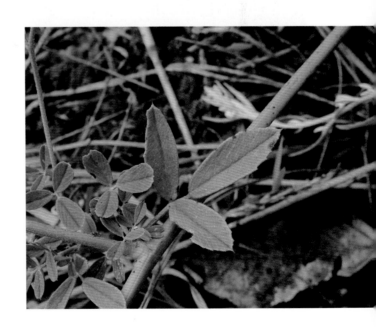

硬毛棘豆

Oxytropis fetissovii Bunge

科 名 豆科　　**别 名** 毛棘豆　　**蒙文名** 希如文-奥日图哲

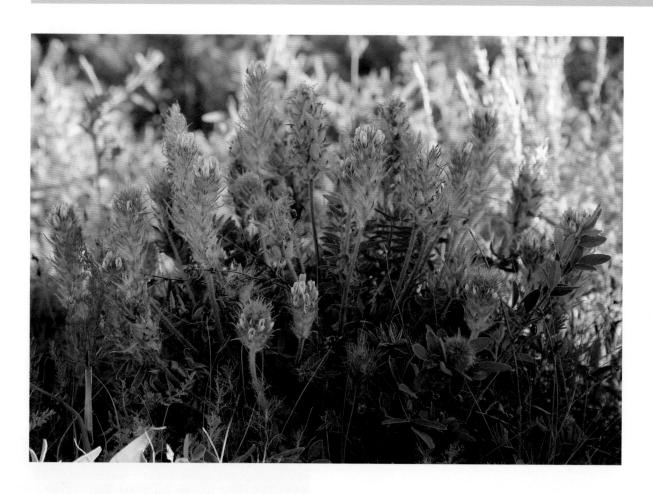

形态特征

多年生草本，高 7 ~ 10cm。根直伸，直径 5 ~ 7mm。茎缩短，密被枯萎叶柄和托叶。轮生羽状复叶长 4 ~ 7cm；托叶膜质，于基部与叶柄贴生，于中部彼此合生，分离部分卵形，被贴伏白色柔毛；叶柄与叶轴被开展硬毛；小叶 8 ~ 12 轮，每轮 3 ~ 4，长圆状披针形，长 5 ~ 10mm，宽 1 ~ 2mm，先端尖，边缘内卷，两面疏被白色长硬毛。穗形总状花序具 8 花；总花梗坚硬，略长于叶，被开展白色柔毛；苞片草质，卵状披针形，长 4 ~ 6mm；花长 26mm；花萼筒状，微膨胀，长 12 ~ 13mm，被白色柔毛，萼齿披针形，长 5 ~ 7mm；花冠红紫色，旗瓣长 22 ~ 26mm，瓣片卵形，先端圆，翼瓣长 17 ~ 19mm，上部扩展，先端斜截形，微凹，背部凸起，龙骨瓣长 16 ~ 18mm，喙长 2.5 ~ 3mm；子房被硬毛，胚珠 22 ~ 27。荚果革质，长圆形，长 18 ~ 22mm，宽 5 ~ 6mm，腹面具深沟，被贴伏白色柔毛，隔膜宽 1mm，不完全 2 室。花期 6 ~ 7 月，果期 7 ~ 8 月。

适宜生境与分布

草甸旱中生植物。生于干山坡、丘陵、山地林缘草甸、草甸草原。分布于我国东北、华北、西北、华中地区。内蒙古呼伦贝尔市、兴安盟、赤峰市、锡林郭勒盟、呼和浩特市、包头市有分布。奈曼旗青龙山镇等地有分布。

资源状况

常见。

药用部位

全草。

采收加工

夏、秋二季采收，除去杂质，洗净泥土，晒干，切段。

功能主治

中医：清热解毒，消肿，祛风湿，止血。用于流行性感冒，咽喉肿痛，痈疮肿毒，创伤，瘀血肿胀，各种出血。

蒙医：杀"粘"，消热，燥"黄水"，愈伤，生肌，止血，消肿，通便。用于瘟疫，"发症"，丹毒，腮腺炎，阵刺痛，肠刺痛，脑刺痛，麻疹，痛风，游痛症，创伤，月经过多，创伤出血，吐血，咳痰。

用法用量

内服研末，1.5 ~ 3g；或入散剂。

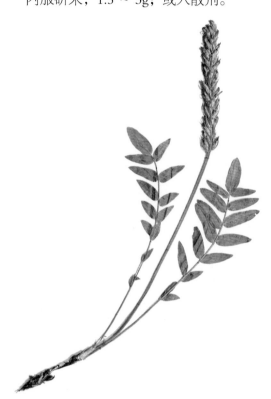

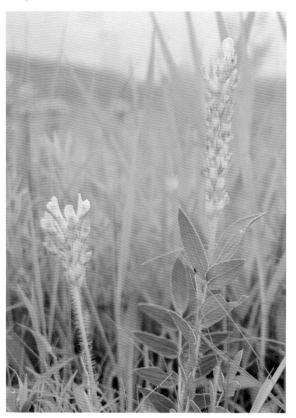

多叶棘豆

Oxytropis myriophylla (Pall.) DC.

科 名 豆科　　**别 名** 狐尾藻棘豆、鸡翎草　　**蒙文名** 那布其日克-奥日都扎、查干-达格沙

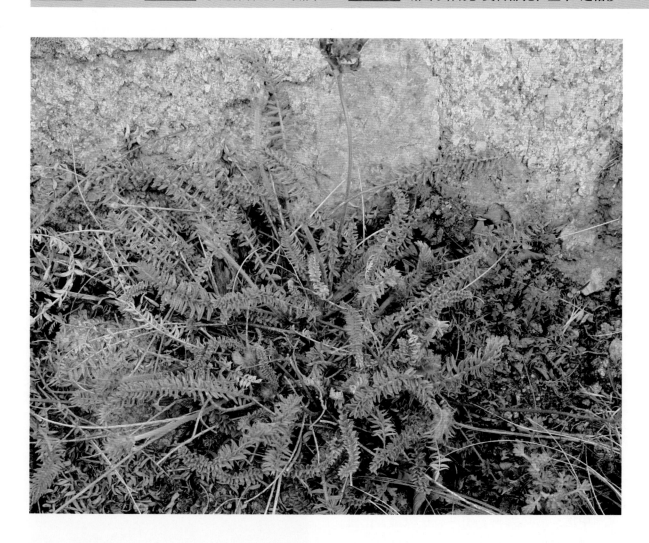

🌿 形态特征

多年生草本，高达 30cm，全株被白色或黄色长柔毛。茎缩短，丛生。羽状复叶轮生，长 10 ~ 30cm；小叶 12 ~ 16 轮，每轮 4 ~ 8，线形、长圆形或披针形，长 0.3 ~ 1.5cm，先端渐尖，基部圆，两面密被长柔毛；托叶膜质，卵状披针形，密被黄色长柔毛。多花组成紧密或较疏松的总状花序，疏被长柔毛；苞片披针形，长 0.8 ~ 1.5cm，被长柔毛；花萼筒状，长约 1.1cm，被长柔毛，萼齿披针形，长约 4mm，两面被长柔毛；花冠淡红紫色，长 2 ~ 2.5cm，旗瓣长椭圆形，长约 1.8cm，先端圆或微凹，基部下延成瓣柄，翼瓣长约 1.5cm，先端急尖，耳长约 2mm，瓣柄长约 8mm，龙骨瓣长约 1.2cm，耳长约 1.5cm，喙长 5 ~ 7mm；子房线形，被毛。荚果披针状椭圆形，革质，长约 1.5cm，先端喙长 5 ~ 7mm，密被长柔毛。花期 6 ~ 7 月，果期 7 ~ 9 月。

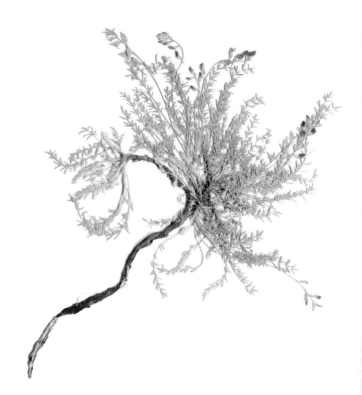

适宜生境与分布

中旱生植物。多生于森林草原带的丘陵顶部和山地砾石性土壤。分布于我国华北、东北地区。内蒙古呼伦贝尔市、兴安盟、赤峰市、锡林郭勒盟、乌兰察布市、呼和浩特市、包头市、鄂尔多斯市有分布。奈曼旗治安镇等地有分布。

资源状况

常见。

药用部位

地上部分。

采收加工

夏、秋二季采收，除去残根和杂质，洗净，切段，晒干。

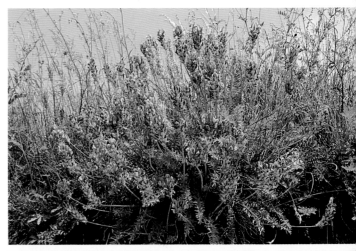

功能主治

中医：愈伤，生肌，止血，消肿，通便。用于风热感冒，咽喉肿痛，痈疮肿毒，创伤，瘀血肿胀，各种出血。

蒙医：杀"粘"虫，消热，燥"希日乌素"。用于瘟疫，"发症"，丹毒，腮腺炎，阵刺痛，肠刺痛，脑刺痛，麻疹，痛风，游痛症，创伤，抽筋，鼻出血，月经过多，吐血，咯血。

用法用量

中医：内服煎汤，6～9g。外用适量，研敷患处。

蒙医：内服研末，单用1.5～3g；或入丸、散。

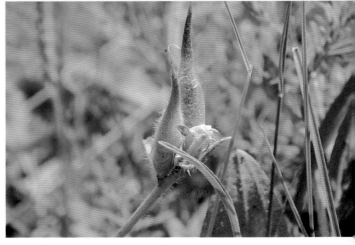

砂珍棘豆

Oxytropis racemosa Turcz.

科 名 豆科　　**别 名** 泡泡草、砂棘豆　　**蒙文名** 额勒森-奥日都扎

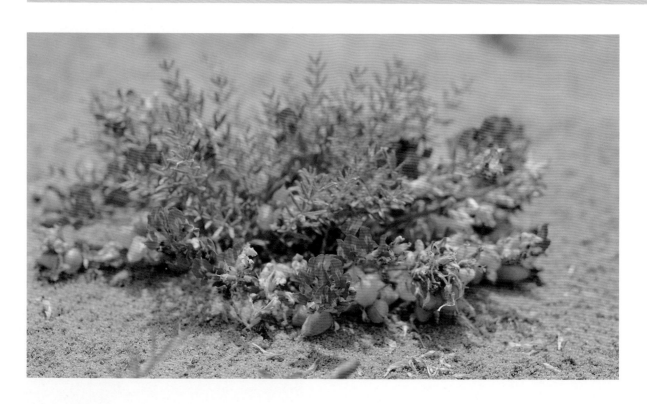

形态特征

多年生草本，高达 15 ~ 30cm。茎缩短，多头。奇数羽状复叶，长 5 ~ 14cm；托叶膜质，卵形，被柔毛；叶柄密被长柔毛；小叶 6 ~ 12 轮，每轮 4 ~ 6，长圆形、线形或披针形，长 0.5 ~ 1cm，先端尖，基部楔形，边缘有时内卷，两面密被贴伏长柔毛。顶生头形总状花序，被微卷曲柔毛；苞片披针形，短于花萼，宿存；花萼管状钟形，长 5 ~ 7mm，萼齿线形，长 1.5 ~ 3mm，被短柔毛；花冠红紫色或淡紫红色，旗瓣匙形，长约 1.2cm，先端圆或微凹，基部渐窄成瓣柄，翼瓣卵状长圆形，长 1.1cm，龙骨瓣长 9.5mm，喙长约 1mm；子房微被毛或无毛，花柱先端弯曲。荚果膜质，球状，膨胀，长约 1cm，先端具钩状短喙，腹缝线内凹，被短柔毛，隔膜宽约 0.5mm。花期 5 ~ 7月，果期 6 ~ 9 月。

适宜生境与分布

草原沙地旱生植物。生于沙丘、河岸沙地及砂质坡地；在草原带和森林草原带的沙生植被中为偶见成分。分布于我国华北、东北，以及陕西、宁夏。内蒙古呼伦贝尔市、赤峰市、锡林

郭勒盟、乌兰察布市、呼和浩特市、包头市、鄂尔多斯市有分布。奈曼旗全旗均有分布。

资源状况

常见。

药用部位

全草。

采收加工

夏、秋二季采收，除去残根及杂质，洗净泥土，晒干，切段。

药材性状

本品皱缩成团，被灰白色长柔毛。根呈长圆柱形，直径 0.2 ～ 0.5cm；表面黄褐色。湿润展平后，羽状复叶丛生在根茎上，小叶线形或倒披针形，对生或 4 ～ 6 轮生，长 3 ～ 10mm，宽 1 ～ 2mm，枯绿色。总状花序近头状，花梗细长，花淡棕红色或棕紫色。荚果长约 10mm，宽约 6mm，膨胀，呈桃状，先端尖，有微弯曲的短喙，被短柔毛，1 室。气微，味微苦、甘。

功能主治

中医：愈伤，生肌，止血，消肿，通便。用于风热感冒，咽喉肿痛，痈疮肿毒，创伤，瘀血肿胀，各种出血。

蒙医：杀"粘"虫，消热，燥"希日乌素"。用于瘟疫，"发症"，丹毒，腮腺炎，阵刺痛，肠刺痛，脑刺痛，麻疹，痛风，游痛症，创伤，

抽筋，鼻出血，月经过多，吐血，咯血。

用法用量

中医：内服煎汤，6 ～ 9g。外用适量，研末敷患处。

蒙医：内服研末，1.5 ～ 3g；或入丸、散。

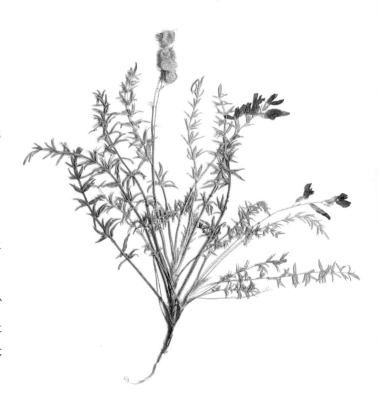

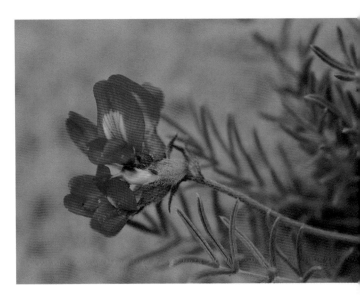

刺槐

Robinia pseudoacacia L.

科 名 豆科　　**别 名** 洋槐　　**蒙文名** 乌日格苏图-槐子

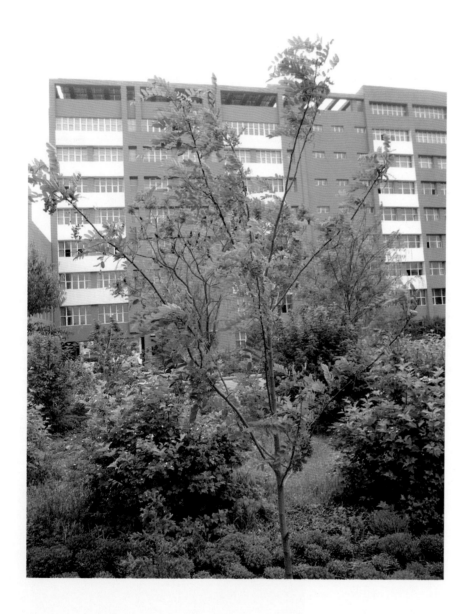

形态特征

落叶乔木，高 10 ~ 25m。树皮浅裂至深纵裂，稀光滑；小枝初被毛，后无毛；具托叶刺。羽状复叶长 10 ~ 25cm；小叶 2 ~ 12 对，常对生，椭圆形、长椭圆形或卵形，长 2 ~ 5cm，先端圆，微凹，基部圆或宽楔形，全缘，幼时被短柔毛，后无毛。总状花序腋生，长 10 ~ 20cm，下垂；花芳香；花序轴与花梗被平伏细柔毛；花萼斜钟形，萼齿5，三角形或卵状三角形，密被柔毛；花冠白色；花瓣均具瓣柄，旗瓣近圆形，反折，翼瓣斜倒卵形，与旗瓣几等长，长约1.6cm，龙骨瓣镰状，三角形；雄蕊二体；子房线形，无毛；花柱钻形，先端具毛，柱头顶生。荚果线状长圆形，褐色或具红褐色斑纹，扁平，无毛，先端上弯，果颈短，沿腹缝线具窄翅；花萼宿存，具种子 2 ~ 15。种子近肾形，种脐圆形，偏于一端。花期 5 ~ 6 月，果期 8 ~ 9 月。

适宜生境与分布

适于土层深厚、肥沃、疏松、湿润的壤土、砂质壤土、砂土或黏壤土。用于园林绿化。内蒙古通辽市、包头市、巴彦淖尔市、鄂尔多斯市等有栽培。奈曼旗全旗均有栽培。

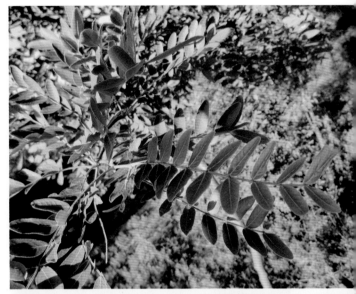

资源状况

少见。

药用部位

花、嫩枝、叶。

采收加工

春、夏二季采收，除去杂质，阴干。

药材性状

本品花呈蝶形，黄白色，皱缩而卷曲，花瓣多散落；气微香，味微苦。叶皱缩不平，完整者为单数羽状复叶，对生或互生，叶轴与叶柄具纵条纹，基部膨大，大叶展平后为圆形、椭圆形、卵状矩圆形或矩圆状披针形；气微，味微涩。

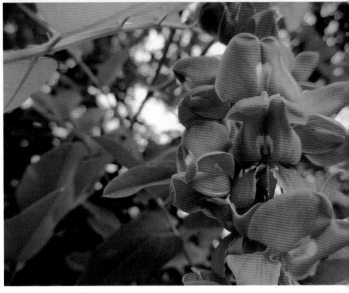

功能主治

凉血，止血。用于便血，咯血，吐血，子宫出血。

用法用量

内服煎汤，9 ~ 15g。

苦豆子

Sophora alopecuroides L.

| 科 名 | 豆科 | 别 名 | 苦甘草、苦豆根 | 蒙文名 | 霍林-宝亚 |

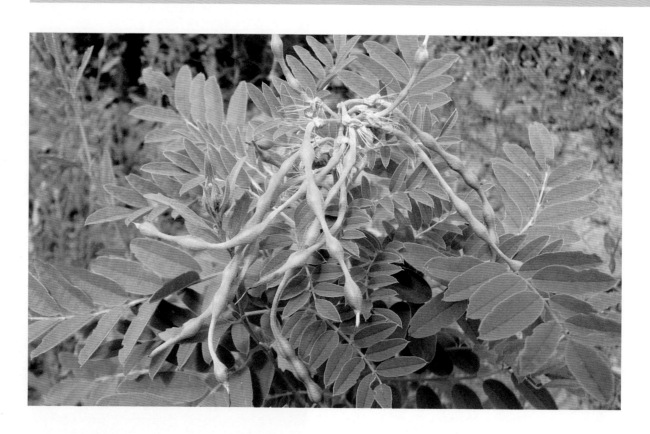

形态特征

　　草本或亚灌木，高约 1m。芽外露；枝密被灰色平伏绢毛。叶长 6 ～ 15cm，叶柄基部不膨大，与叶轴均密被灰色平伏绢毛；小叶 15 ～ 27，对生或近互生，披针状长圆形或椭圆状长圆形，长 1.5 ～ 3cm，先端钝圆，基部圆或宽楔形，灰绿色，两面密被灰色平伏绢毛；托叶小，钻形，宿存，无小托叶。总状花序顶生，花多数密集；花萼斜钟状，长 5 ～ 6mm，密被平伏灰色绢质长柔毛，萼齿短三角形，不等大；花冠白色或淡黄色，旗瓣长 1.5 ～ 2cm，瓣片长圆形，基部渐窄成爪，翼瓣与龙骨瓣近等长，稍短于旗瓣；雄蕊 10，花丝多少联合，有时近二体；子房密被白色伏贴柔毛。荚果串珠状，长 8 ～ 13cm，密被短而平伏绢毛，成熟时表面撕裂，后 2 瓣裂，具种子 6 ～ 12。种子卵圆形，直而稍扁，褐色或黄褐色。花期 5 ～ 6 月，果期 6 ～ 8 月。

适宜生境与分布

　　耐盐旱生植物。多生于河滩覆沙地、平坦沙地以及固定、半固定沙地；在暖温草原带和荒漠区的盐化覆沙地上，可成为优势植物或建群植物。分布于我国河北、山西、陕西、甘肃、宁夏、新疆、河南、西藏。内蒙古包头市、鄂尔多斯市、乌海市、乌兰察布市、阿拉善盟等地有分布。奈曼旗西南部巴嘎波日和苏木等地有分布。

资源状况

少见。

药用部位

全草或根及根茎、种子。

采收加工

夏季采收全草，晒干，切段。春、秋二季采挖根，除去杂质，洗净泥土，晒干，切片。秋季采收种子，晒干。

药材性状

本品茎直立，分枝多呈帚状，密被白色柔毛；质硬，折断面皮部黄绿色，髓部类白色。叶互生，单数羽状复叶，小叶片多脱落或破碎，完整者椭圆状矩形，灰绿色，两面有白色柔毛，稍革质。花冠蝶形，黄白色。气微，味苦。

功能主治

中医：根清热解毒；用于痢疾，湿疹，黄疸，咳嗽，咽痛，牙痛。全草或种子清热燥湿，止痛，杀虫；全草用于痢疾，湿疹；种子用于胃痛吐酸，湿疹，癣，疱疖，带下。

蒙医：化热，表疹，调元。用于感冒发热，瘟病初起，麻疹，风热，痛风，游痛症，风湿性关节炎，疮疡。

用法用量

根内服煎汤，3 ~ 9g。全草内服煎汤，1 ~ 3g。种子5 ~ 15粒，生服或炒黑研末服。

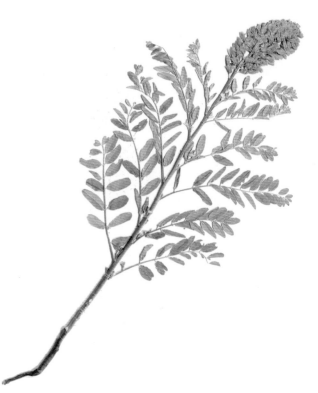

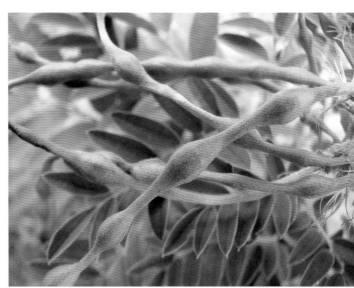

苦马豆　　　　　　*Sphaerophysa salsula* (Pall.) DC.

科 名 豆科　　　**别 名** 羊卵蛋、羊尿泡　　　**蒙文名** 炮京-额布斯

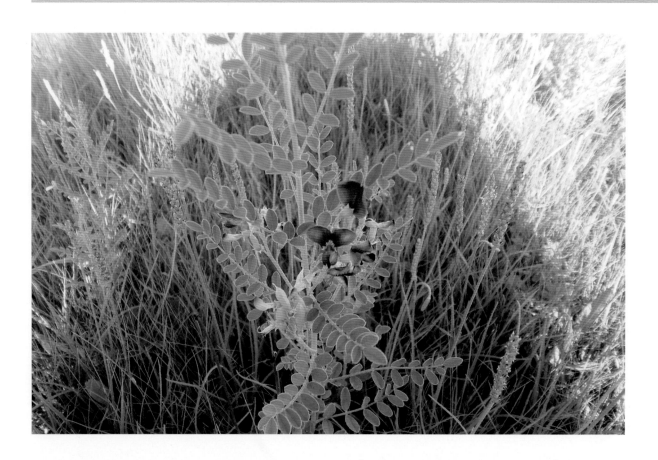

形态特征

半灌木或多年生草本。茎直立或下部匍匐，高达60cm，被或疏或密的白色"丁"字形毛。羽状复叶有11～21小叶；小叶倒卵形或倒卵状长圆形，长0.5～1.5(～2.5)cm，先端圆或微凹，基部圆或宽楔形，上面几无毛，下面被白色"丁"字形毛。总状花序长于叶，有花6～16；花萼钟状，萼齿三角形，被白色柔毛；花冠初时鲜红色，后变紫红色，旗瓣瓣片近圆形，反折，长1.2～1.3cm，基部具短瓣柄，翼瓣长约1.2cm，基部具微弯的短柄，龙骨瓣与翼瓣近等长；子房密被白色柔毛；花柱弯曲，内侧疏被纵裂髯毛。荚果椭圆形或卵圆形，长1.7～3.5cm，膜质，膨胀，疏被白色柔毛。花期6～7月，果期7～8月。

适宜生境与分布

耐碱耐旱草本。在草原带的盐碱性荒地、河岸低湿地及砂质地上常可见到，也进入荒漠带。

内蒙古兴安盟、赤峰市、锡林郭勒盟、乌兰察布市、呼和浩特市、包头市、鄂尔多斯市、阿拉善盟、通辽市有分布。奈曼旗全旗均有分布。

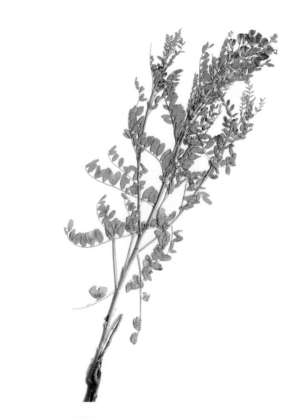

资源状况

常见。

药用部位

全草或果实。

采收加工

夏、秋二季采收，除去杂质，洗净泥土，晒干，切段。

药材性状

本品根略呈圆柱状，棕褐色，长 20 ~ 25cm，直径 0.5 ~ 1cm；质脆而易折断，断面黄白色。茎直立，具展开的分枝，绿色或黄绿色。叶多脱落破碎，完整者为单数羽状复叶，小叶倒卵状椭圆形或椭圆形。荚果宽卵形或矩圆形，膜质，膀胱状。种子肾形，褐色。气微，味淡。

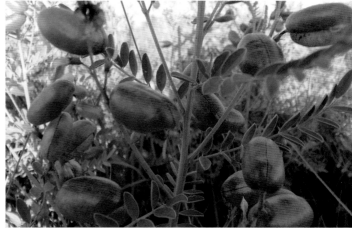

功能主治

清暑，利尿，消肿，止血。用于中暑头晕，肾炎水肿，肝硬化腹水，慢性肝炎，咯血，吐血，衄血，便血，产后出血。

用法用量

内服煎汤，全草 9 ~ 15g，果实 20 ~ 30 枚；或浸酒。

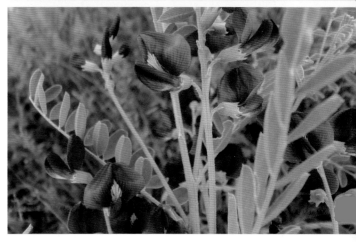

披针叶野决明 *Thermopsis lanceolata* R. Br.

科 名 豆科　　　　**别 名** 苦豆子、牧马豆、土马豆、野决明　　　　**蒙文名** 他日巴干-希日

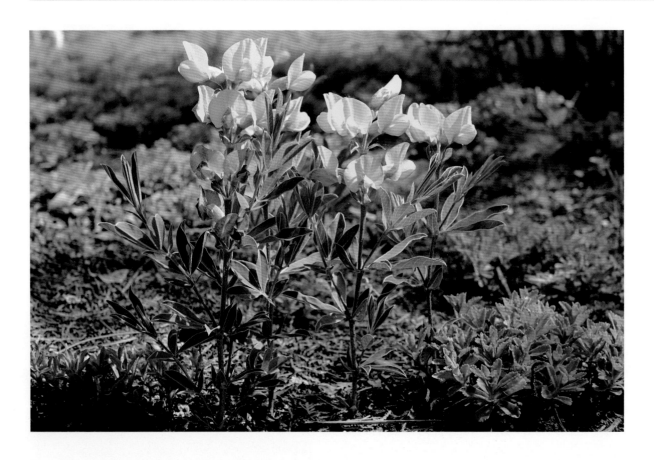

形态特征

多年生草本，高 12 ~ 30cm。茎直立，分枝或单一，具沟棱，被黄白色贴伏或伸展柔毛。3 小叶；叶柄短，长 3 ~ 8mm；托叶叶状，卵状披针形，先端渐尖，基部楔形，长 1.5 ~ 3cm，宽 0.4 ~ 1cm，上面近无毛，下面被贴伏柔毛；小叶狭长圆形、倒披针形，长 2.5 ~ 7.5cm，宽 0.5 ~ 1.6cm，上面通常无毛，下面多少被贴伏柔毛。总状花序顶生，长 6 ~ 17cm，具花 2 ~ 6 轮，排列疏松；苞片线状卵形或卵形，先端渐尖；花萼钟形，背部稍呈囊状隆起，上方 2 齿联合，三角形，下方萼齿披针形，与萼筒近等长；花冠黄色，旗瓣近圆形，长 2.5 ~ 2.8cm，宽 1.7 ~ 2.1cm，先端微凹，基部渐狭成瓣柄，瓣柄长 7 ~ 8mm，翼瓣长 2.4 ~ 2.7cm，先端有长 4 ~ 4.3mm 的狭窄头，龙骨瓣长 2 ~ 2.5cm，宽为翼瓣的 1.5 ~ 2 倍；子房密被柔毛，具柄，柄长 2 ~ 3mm，胚珠 12 ~ 20。荚果线形，长 5 ~ 9cm，宽 0.7 ~ 1.2cm，先端具尖喙，被细柔毛，黄褐色，种子 6 ~ 14，位于中央。种子圆肾形，黑褐色，具灰色蜡层，有光泽，长 3 ~ 5mm，宽 2.5 ~ 3.5mm。

花期 5 ~ 7 月，果期 7 ~ 10 月。

适宜生境与分布

耐盐中旱生植物。生于草甸草原和草原带的草原化草甸、盐化草甸，也见于荒漠草原和荒漠区的河岸盐化草甸、砂质地或石质山坡。内蒙古呼伦贝尔市、兴安盟、通辽市、赤峰市、锡林郭勒盟、乌兰察布市、呼和浩特市、包头市、巴彦淖尔市、鄂尔多斯市有分布。奈曼旗南部地区有分布。

资源状况

常见。

药用部位

全草。

采收加工

夏、秋二季采收，除去杂质，洗净泥土，晒干，切段。

药材性状

本品茎直立，单一或稍有分枝。叶皱缩不平，展平后为单数羽状复叶，互生；小叶倒披针形或矩圆状倒卵形。荚果扁平，条状长圆形，先端具喙，密生短柔毛，含种子 6 ~

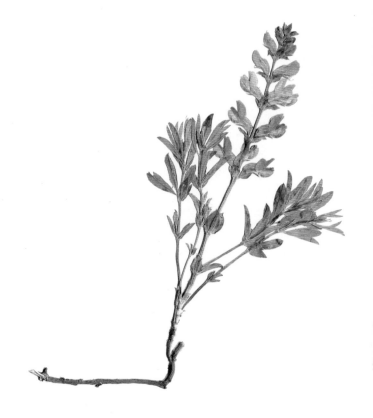

14。种子卵状球形或近肾形，长约 0.4cm，黑褐色，坚硬，有光泽，除去种皮，内为黄白色。气微，味淡，种子嚼之有豆腥味。

功能主治

祛痰，止咳。用于风寒咳嗽，痰多喘息。

用法用量

内服煎汤，6 ~ 9g。

山野豌豆

Vicia amoena Fisch. ex DC.

科 名 豆科　　**别 名** 山黑豆、落豆秧、透骨草　　**蒙文名** 乌拉音-给希

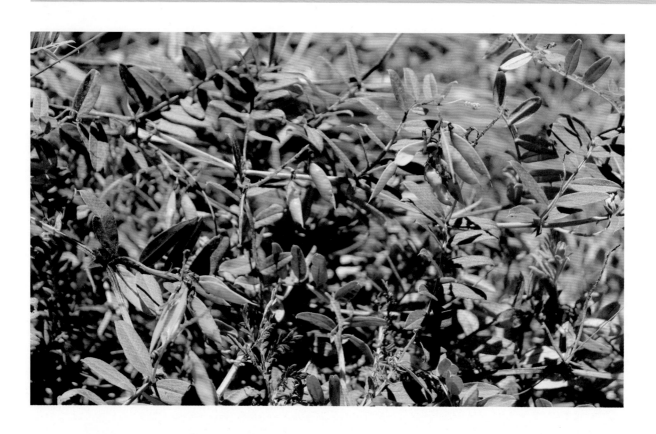

形态特征

多年生草本，高 0.3 ~ 1m，全株疏被柔毛，稀近无毛。茎具棱，多分枝，斜升或攀缘。偶数羽状复叶长 5 ~ 12cm，几无柄，卷须有 2 ~ 3 分枝；托叶半箭头形，边缘有 3 ~ 4 裂齿，长 1 ~ 2cm；小叶 4 ~ 7 对，互生或近对生，革质，椭圆形或卵状披针形，长 1.3 ~ 4cm，上面被贴伏长柔毛，下面粉白色，沿中脉毛被较密，先端圆或微凹，侧脉羽状开展，直达叶缘。总状花序通常长于叶；花序轴具 10 ~ 20 密生的花；花冠红紫色、蓝紫色或蓝色；花萼斜钟状，萼齿近三角形，上萼齿明显短于下萼齿；旗瓣倒卵圆形，长 1 ~ 1.6cm，瓣柄较宽，翼瓣与旗瓣近等长，瓣片斜倒卵形，龙骨瓣短于翼瓣；子房无毛，花柱上部四周被毛，子房柄长约 0.4cm。荚果长圆形，长 1.8 ~ 2.8cm，两端渐尖，无毛。种子 1 ~ 6，圆形，深褐色，具花斑。花期 6 ~ 7 月，果期 7 ~ 8 月。

适宜生境与分布

旱中生植物。生于山地林缘、灌丛和广阔的草甸草原，为草甸草原和林缘草甸的优势种或

伴生种。分布于我国东北、华北、西北、华东、西南地区。内蒙古呼伦贝尔市、兴安盟、赤峰市、锡林郭勒盟、乌兰察布市、呼和浩特市有分布。奈曼旗全旗均有分布。

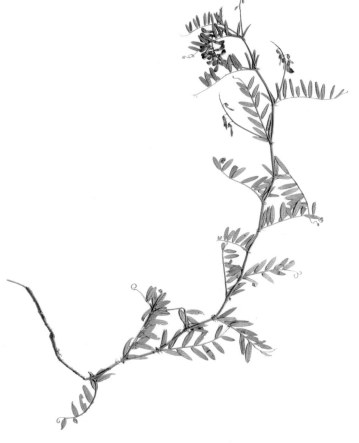

资源状况

少见。

药用部位

地上部分。

采收加工

夏季采收，除去残根及杂质，晒干，切段。

药材性状

本品茎呈四棱形，细长盘绕，直径 1.5 ~ 2mm，灰绿色或灰棕色；质轻脆，易折断。羽状复叶，小叶片多已脱落散在，先端有卷须。小花呈蝶形，紫色。有时可见荚果，内含种子。种子呈圆球形，黑褐色。气微弱，味淡。

功能主治

止咳平喘，镇痉，止痛。用于咳嗽痰喘，咽喉肿痛，疟腮，胃脘疼痛，痛经，产后腹痛。外用于目赤肿痛，溃疡。

用法用量

内服煎汤，15 ~ 30g。外用适量，煎汤熏洗患处。

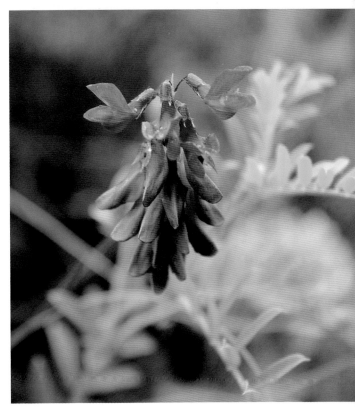

牻牛儿苗

Erodium stephanianum Willd.

| 科 名 | 牻牛儿苗科 | 别 名 | 太阳花、狼怕怕、长嘴老鹳草 | 蒙文名 | 蔓韭海 |

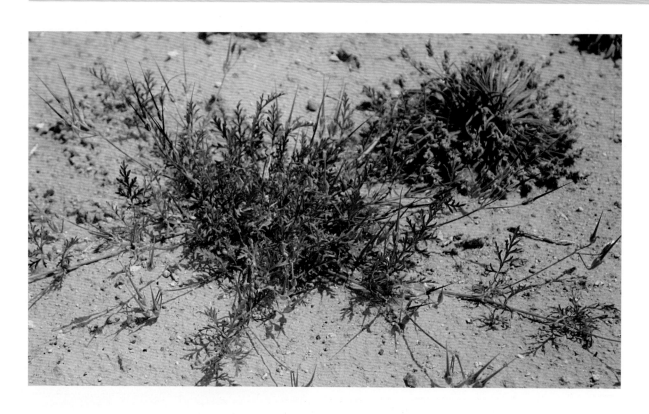

形态特征

一年生或二年生草本，高 10 ~ 50cm。根圆柱形。茎平铺地面或斜升，多分枝，有节，具柔毛。叶对生，叶柄长 4 ~ 6cm；托叶披针形，长 5 ~ 10mm，边缘膜质；叶片长卵形或圆三角形，长 4 ~ 6cm，宽 3 ~ 4cm，2 回羽状深裂，羽片 5 ~ 9 对，基部下延，小羽片条形，全缘或有 1 ~ 3 粗齿，两面具柔毛。伞形花序腋生；花序梗长 5 ~ 15cm，通常有 2 ~ 5 花，花梗长 1 ~ 3cm；萼片长圆形，先端具芒尖，芒长 2 ~ 3cm；花瓣 5，倒卵形，淡紫色或蓝紫色，与萼片近等长，先端圆钝，基部被白毛；雄蕊 10，2 轮，外轮 5 无药，内轮 5 具药，蜜腺 5，子房密被白色柔毛。蒴果长 3 ~ 4cm，先端具长喙，成熟时 5 果瓣与中轴分离，喙部呈螺旋状扭曲，其内侧有棕色毛。花期 4 ~ 8 月，果期 6 ~ 9 月。

适宜生境与分布

生于林内、林缘、灌丛间、河岸沙地、草甸。分布于我国东北、华北、西北、西南，以及长江流域。内蒙古各地均有分布。奈曼旗全旗均有分布。

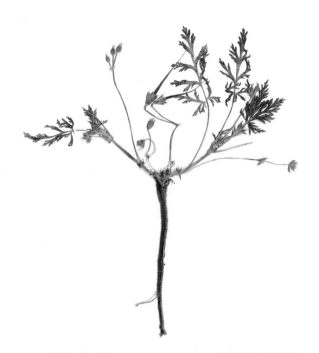

资源状况

常见。

药用部位

干燥全草。

采收加工

夏、秋二季采收，除去杂质，洗净泥土，晒干，切段。

药材性状

本品被白色柔毛。茎呈类圆形，长 30 ～ 50cm 或更长，直径 1 ～ 7mm；表面灰绿色或带紫色，有分枝，节明显而稍膨大，具纵沟及稀疏茸毛；质脆，折断后纤维性。叶片卷曲皱缩，质脆，易碎，完整者为 2 回羽状深裂，裂片狭线形，全缘或具 1 ～ 3 粗齿。蒴果长椭圆形，长约 4cm，宿存花柱长 2.5 ～ 3cm，形似鹳喙，成熟时 5 裂，向上卷曲成螺旋。气微，味淡。

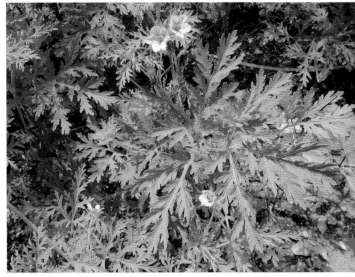

功能主治

中医： 祛风湿，通经络，止泻痢。用于风湿痹痛，麻木拘挛，筋骨酸痛，泄泻痢疾。

蒙医： 清热，消“奇哈”。用于脉热，头痛，痈疮，咽喉肿痛，内毒症。

用法用量

内服煎汤，9 ～ 15g；或浸酒；或熬膏。外用适量，捣烂，加酒炒热外敷，或制成软膏涂敷。

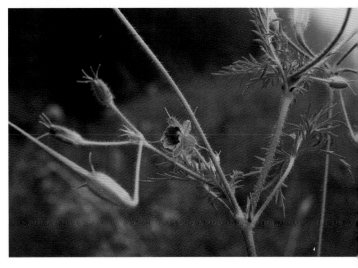

蒺藜

Tribulus terrester L.

| 科 名 | 蒺藜科 | 别 名 | 白蒺藜、刺蒺藜 | 蒙文名 | 亚曼-章古 |

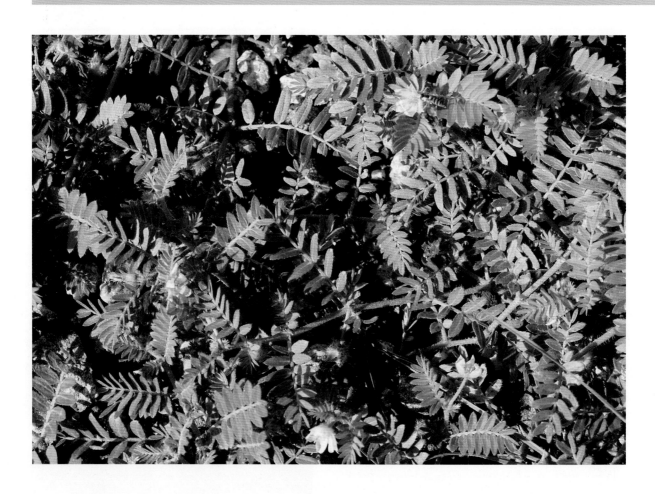

形态特征

一年生草本，全株被绢丝状柔毛。茎通常由基部分枝，平卧地面，具棱条，长可达 1m。托叶披针形，形小而尖，长约 3mm；叶为偶数羽状复叶，对生，一长一短，长叶长 3 ~ 5cm，宽 1.5 ~ 2cm，通常具 6 ~ 8 对小叶，短叶长 1 ~ 2cm，具 3 ~ 5 对小叶；小叶对生，长圆形，长 4 ~ 15mm，先端尖或钝，表面无毛或仅沿中脉有丝状毛，背面被白色伏生的丝状毛。花淡黄色，小型，整齐，单生于短叶的叶腋；花梗长 4 ~ 10mm，有时达 20mm；花萼 5，卵状披针形，渐尖，长约 4mm，背面有毛，宿存；花瓣 5，倒卵形，先端略呈截形，与萼片互生；雄蕊 10，着生于花盘基部，基部有鳞片状腺体；子房具 5 棱。果实为离果，五角形或球形，由 5 呈星状排列的果瓣组成，每果瓣具长、短棘刺各 1 对，背面有短硬毛及瘤状突起。花期 5 ~ 8 月，果期 6 ~ 9 月。

适宜生境与分布

生于荒丘、田边、田间、居民点附近，亦见于荒漠区石质残丘坡地及干河床边。我国各地均有分布。奈曼旗全旗均有分布。

资源状况

十分常见。

药用部位

干燥成熟果实。

采收加工

秋季果实成熟时采割植株，晒干，打下果实，除去杂质。

药材性状

本品由5分果瓣组成，呈放射状排列，直径7 ~ 12mm。常裂为单一的分果瓣，分果瓣呈斧状，长3 ~ 6mm；背部黄绿色，隆起，有纵棱和多数小刺，并有对称的长刺和短刺各1对，两侧面粗糙，有网纹，灰白色。质坚硬。气微，味苦、辛。

功能主治

中医： 平肝解郁，活血祛风，明目，止痒。用于头痛眩晕，胸胁胀痛，乳闭乳痈，目赤翳障，风疹瘙痒。

蒙医： 补肾，祛寒，利尿，消肿，强壮。用于肾寒腰痛，耳鸣，尿频，水肿，浮肿，尿闭，痛风，阳痿，遗精，久病体虚。

用法用量

内服煎汤，6 ~ 10g；或入丸、散。

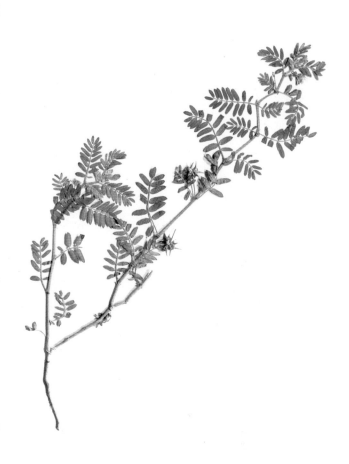

野亚麻 *Linum stelleroides* Planch.

科　名　亚麻科　　　别　名　山胡麻　　　蒙文名　哲日力格-麻嘎领古

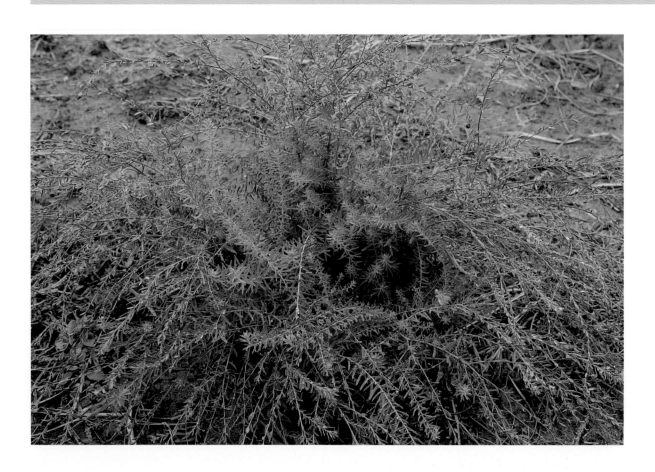

形态特征

一年生或二年生草本，高达 90cm。茎直立，基部木质化。叶互生，线形、线状披针形或窄倒披针形，长 1～4cm，宽 0.1～0.4cm，先端钝、尖或渐尖，基部渐窄，两面无毛，基出脉 3。单花或多花组成聚伞花序，花直径约 1cm；萼片 5，长椭圆形或宽卵形，长 3～4mm，先端尖，基部具不明显 3 脉，有黑色头状腺点，宿存；花瓣 5，淡红色、淡紫色或蓝紫色，倒卵形，长达 9mm，先端啮蚀状，基部渐窄；雄蕊 5，与花柱等长。蒴果球形或扁球形，直径 3～5mm，有 5 纵沟，室间开裂。花果期 6～8 月。

适宜生境与分布

中生杂草。生于干燥山坡、路旁。分布于我国东北、华北、西北、华东地区。内蒙古呼伦贝尔市、兴安盟、赤峰市、乌兰察布市、呼和浩特市、通辽市有分布。奈曼旗中东部等地有分布。

资源状况

少见。

药用部位

全草或根、种子。

采收加工

8 ~ 10 月果实成熟时采收全草，鲜用或晒干。春、秋二季采挖根，洗净泥土，晒干，切段。秋季果实成熟时，采收种子，晒干。

药材性状

本品种子呈扁平卵圆形，一端钝圆，另一端尖而歪向一侧，长 4 ~ 6mm，宽 2 ~ 3mm。表面红棕色或灰褐色，平滑而有光泽，放大镜下可见微小的凹点；种脐位于尖端凹入部分；种脊浅棕色，位于一侧边缘。种皮薄，除去种皮后可见棕色薄膜状的胚乳，内有子叶 2，黄白色，富油性，胚根朝向种子的尖端。气无，嚼之有豆腥味。以饱满、色红棕、光亮者为佳。

功能主治

中医：全草外用于疔疮肿毒。根平肝，补虚，活血；用于慢性肝病，睾丸炎，跌仆损伤。种子润燥通便，养血祛风；用于肠燥便秘，眩晕，病后虚弱，皮肤瘙疹，皮肤干燥起屑，脱发，痈疮肿毒。

蒙医：祛"赫依"，润燥，排脓。用于"赫依"病，便秘，皮肤瘙痒，老年皮肤粗糙，疮疖，睾丸肿痛，痛风。

用法用量

内服煎汤，10 ~ 15g。全草外用适量，捣烂敷；或煎汤熏洗患处。

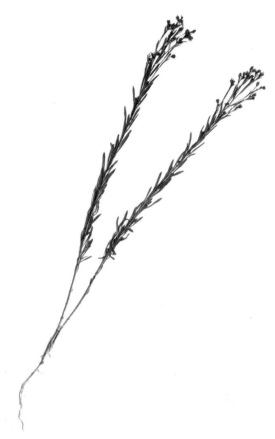

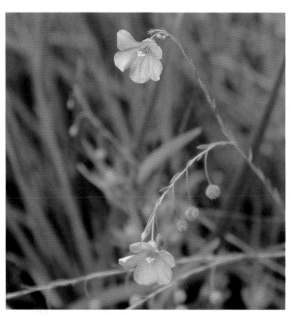

狼毒大戟 *Euphorbia fischeriana* Steud.

科 名 大戟科　　**别 名** 狼毒、猫眼草　　**蒙文名** 伊和-塔日努、塔日努

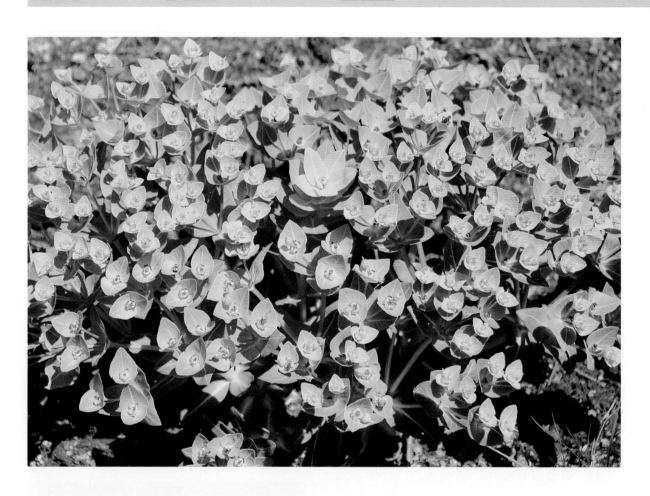

形态特征

多年生草本。根圆柱状，肉质，常分枝。叶互生，茎下部叶鳞片状、卵状长圆形；茎生叶长圆形；总苞叶常5，伞幅5，次苞叶2，三角状卵形。花序单生于二歧分枝先端，无梗；总苞钟状，边缘圆形4裂，被毛；腺体4，半圆形，淡褐色；雄花多枚，伸出总苞；花柱中下部合生。蒴果卵圆形，被毛，具果柄。种子扁球状，灰褐色。花果期5～7月。

适宜生境与分布

中旱生植物。生于森林草原及草原区石质山地向阳山坡。分布于我国东北和华北地区。内蒙古呼伦贝尔市、兴安盟、锡林郭勒盟、乌兰察布市、通辽市有分布。奈曼旗新镇等地有分布。

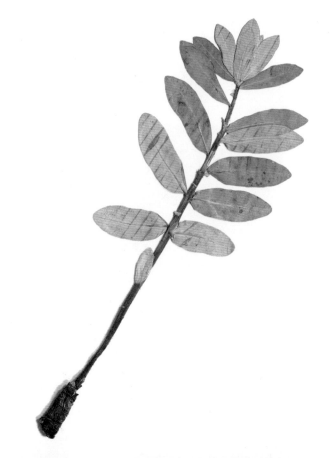

资源状况

常见。

药用部位

根。

采收加工

春、秋二季采挖，除去残茎，洗净泥土，晒干，切片。

药材性状

本品外皮棕黄色，切面纹理或环纹显黑褐色。水浸后有黏性，撕开可见黏丝。

功能主治

中医：利尿消肿，拔毒止痒。用于水肿，小便不利，疟疾。外用于瘰疬，肿毒，疥癣。

蒙医：泻下，消肿，消"奇哈"，杀虫，燥"黄水"。用于结喉，发症，疳肿胀，黄水疮，疥癣，水肿，痛风，游痛症。

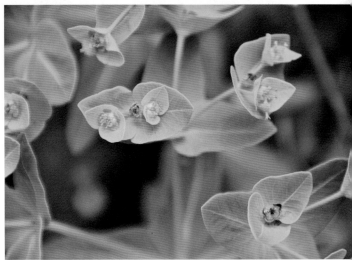

用法用量

中医：内服入丸、散，0.1～2g。外用适量，熬膏外敷；或煎汤洗患处。

蒙医：多入丸、散。

地锦

Euphorbia humifusa Willd. ex Schlecht.

| 科 名 | 大戟科 | 别 名 | 地锦草、铺地锦 | 蒙文名 | 马拉根-扎拉-额布斯、毕日达萨参 |

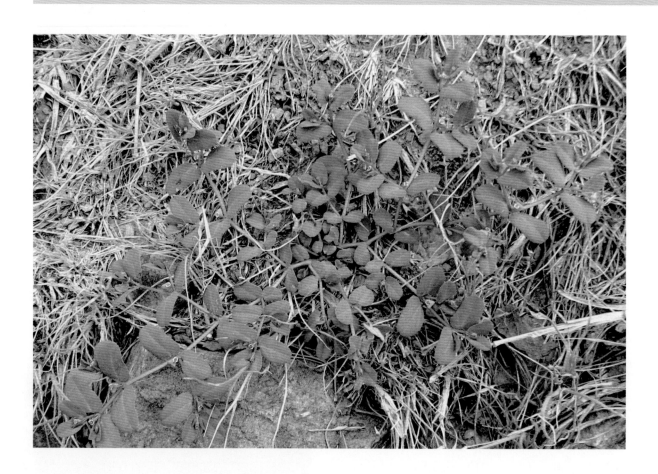

🌿 **形态特征**

一年生草本。茎纤细，匍匐，近基部分枝，带红紫色，无毛。叶对生，叶柄极短；托叶线形，通常 3 裂；叶片长圆形，长 4 ~ 10mm，宽 4 ~ 6mm，先端钝圆，基部偏狭，边缘有细齿，绿色或带淡红色，两面无毛或有时具疏生柔毛。杯状花序单生于叶腋；总苞倒圆锥形，浅红色，先端 4 裂，裂片长三角形；腺体 4，长圆形，具白色花瓣状附属物；子房 3 室，花柱 3，2 裂。蒴果三棱状球形，光滑无毛。种子卵形，黑褐色，外被白色蜡粉，长约 1.2mm，宽约 0.7mm。花期 6 ~ 10 月，果期 7 月。

🌿 **适宜生境与分布**

生于田野、路旁、河滩及固定沙地。我国除广东、广西外，其他各地均有分布。奈曼旗全旗均有分布。

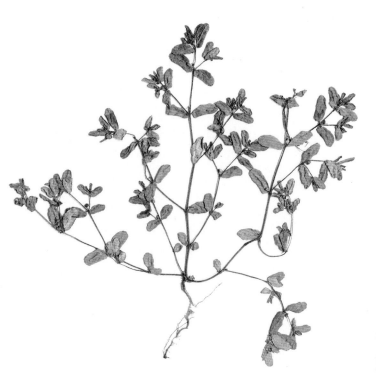

资源状况

常见。

药用部位

干燥全草。

采收加工

夏、秋二季采收，除去杂质，晒干。

药材性状

本品常皱缩卷曲。根细小。茎细，呈叉状分枝；表面带紫红色，光滑无毛或疏生白色细柔毛；质脆，易折断，断面黄白色，中空。单叶对生，具淡红色短柄或几无柄；叶片多皱缩或已脱落，展平后呈长椭圆形，长5～10mm，宽4～6mm；绿色或带紫红色，通常无毛或疏生细柔毛；先端钝圆，基部偏斜，边缘具小锯齿或呈微波状。杯状聚伞花序腋生，细小。蒴果三棱状球形，表面光滑。种子细小，卵形，褐色。气微，味微涩。

功能主治

中医：清热解毒，凉血止血，利湿退黄。用于痢疾，泄泻，咯血，便血，崩漏，疮疖痈肿，湿热黄疸。

蒙医：止血，燥"希日乌素"，愈伤，清脉热。用于鼻衄、外伤出血、吐血、咯血、月经过多、便血等各种出血，皮肉伤、脉伤、筋伤、骨伤等各种外伤，"白脉"病，"希日乌素"病。

用法用量

内服煎汤，9～20g。外用适量。

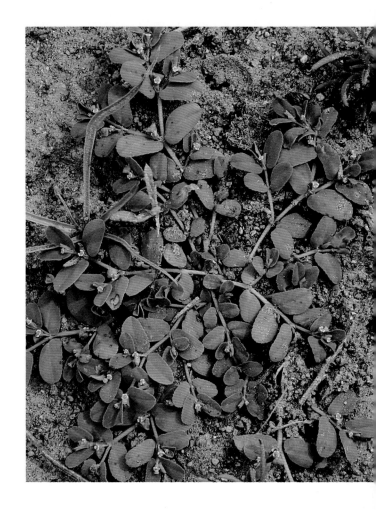

地构叶

Speranskia tuberculata (Bunge) Baill.

科名 大戟科　　别名 珍珠透骨草、瘤果地构叶　　蒙文名 波特格图-额布斯

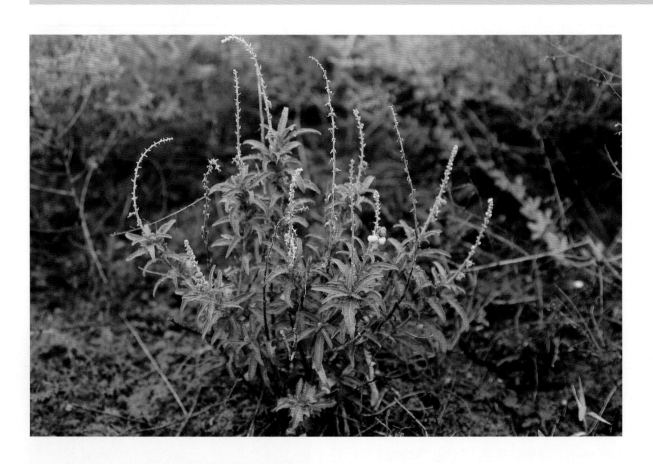

形态特征

多年生草本，高达 50cm。叶披针形或卵状披针形，长 1.8 ~ 5.5cm，宽 0.5 ~ 2.5cm，先端渐尖，基部宽楔形，疏生腺齿及缺刻，两面疏被柔毛；叶柄长不及 5mm。花序长 6 ~ 15cm，上部雄花 20 ~ 30，下部雌花 6 ~ 10。雄花 2 ~ 4 聚生于苞腋，花梗长约 1mm；花萼裂片卵形，长约 1.5cm，疏被长柔毛；花瓣倒心形，具爪，长约 0.5mm，雄蕊 8 ~ 15。雌花 1 ~ 2 生于苞腋，花梗长约 1mm；花萼裂片卵状披针形，长约 1.5mm，疏被长柔毛；花瓣较短。蒴果扁球形，直径约 6mm，具瘤状突起；果柄长达 5mm，常下弯。种子卵形，长约 2mm。花期 6 月，果期 7 月。

适宜生境与分布

旱中生植物。多生于落叶阔叶林区和森林草原区的石质山坡，也生于草原区的山地。分布于

我国东北、华北、西北、华东等地。内蒙古兴
安盟、通辽市、赤峰市、乌兰察布市、鄂尔多
斯市等地有分布。奈曼旗土城子乡等地有分布。

资源状况

常见。

药用部位

全草或根。

采收加工

夏、秋二季采收，除去杂质，洗净泥土，
晒干，切段。

药材性状

本品茎呈圆柱形或微有棱，长 10 ～
20cm，直径 1 ～ 4mm，多分枝；表面淡绿色
或灰紫色，被灰白色柔毛；质脆，易折断，
断面外圈具紫色环。单叶互生，多皱缩破碎
或脱落，呈灰绿色，两面密被灰白色柔毛。
蒴果三棱状扁圆形或呈 3 瓣裂。种子类球形，
表面有点状突起。气微，味淡而微苦。

功能主治

全草散风祛湿，活血止痛；用于风湿痹痛，
筋骨挛缩，寒湿脚气，皮肤湿疹，疮疖肿毒。
根泻下利水；用于水肿，便秘。

用法用量

内服煎汤，10 ～ 15g。外用适量，煎汤
熏洗患处。

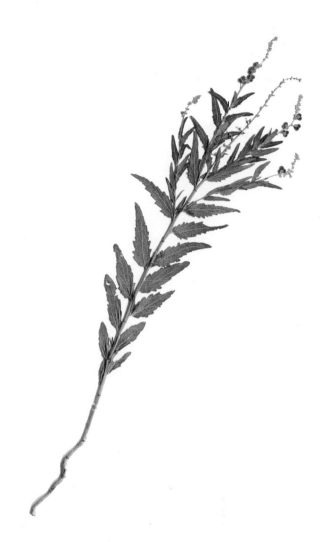

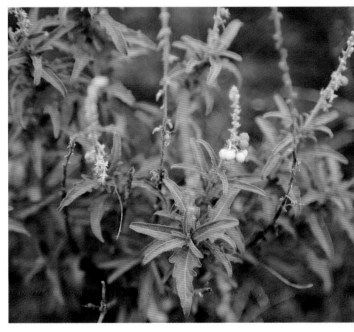

北芸香

Haplophyllum dauricum (L.) G. Don

科 名 芸香科　　**别 名** 草芸香、假芸香、单叶芸香　　**蒙文名** 呼吉-额布苏

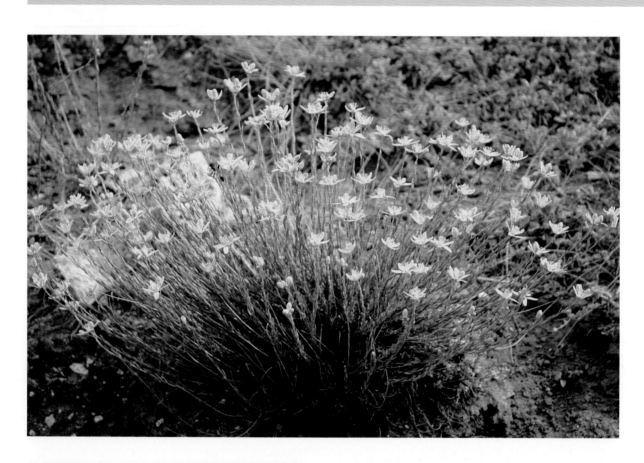

形态特征

　　多年生宿根草本。茎的地下部分颇粗壮，木质，地上部分的茎枝甚多，密集成束状或松散，小枝细长，长 10 ~ 20cm，初时被短细毛且散生油点。叶狭披针形至线形，长 5 ~ 20mm，宽 1 ~ 5mm，两端尖；位于枝下部的叶片较小，通常倒披针形或倒卵形，灰绿色，厚纸质，油点甚多，中脉不明显，几无叶柄。伞房状聚伞花序，顶生，通常多花，很少为 3 花的聚伞花序；苞片细小，线形；萼片 5，基部合生，长约 1mm，边缘被短柔毛；花瓣 5，黄色，边缘薄膜质，淡黄色或白色，长圆形，长 6 ~ 8mm，散生半透明颇大的油点；雄蕊 10，与花瓣等长或较短，花丝中部以下增宽，宽阔部分的边缘被短毛，内面被短柔毛；花药长椭圆形，药隔先端有大而稍凸起的油点 1；子房球形而略伸长，3 室，稀 2 或 4 室，花柱细长，柱头略增大。成熟果实自顶部开裂，在果柄处分离而脱落，每分果瓣有 2 种子。种子肾形，褐黑色，长 2 ~ 2.5mm，厚 1 ~ 15mm。花期 6 ~ 7 月，果期 8 ~ 9 月。

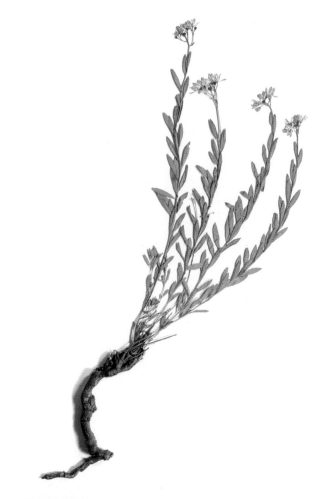

适宜生境与分布

旱生植物。生于草原和森林草原地区，亦见于荒漠草原区的山地，为草原群落的伴生种。分布于我国东北、华北、西北。内蒙古兴安盟、呼伦贝尔市、赤峰市、乌兰察布市、巴彦淖尔市、鄂尔多斯市有分布。奈曼旗土城子乡等地有分布。

资源状况

常见。

药用部位

全草。

采收加工

秋季采收，洗净，鲜用或晒干。

功能主治

清热解毒，散瘀止痛。用于感冒发热，牙痛，月经不调，小儿湿疹。外用于疮疖肿毒，跌打损伤。

用法用量

内服煎汤，15～30g；或浸酒，9～15g。

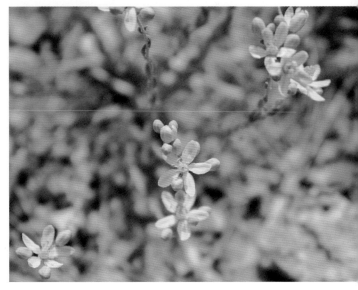

元宝槭

Acer truncatum Bunge

| 科 名 | 槭树科 | 别 名 | 华北五脚槭 | 蒙文名 | 哈图-查干 |

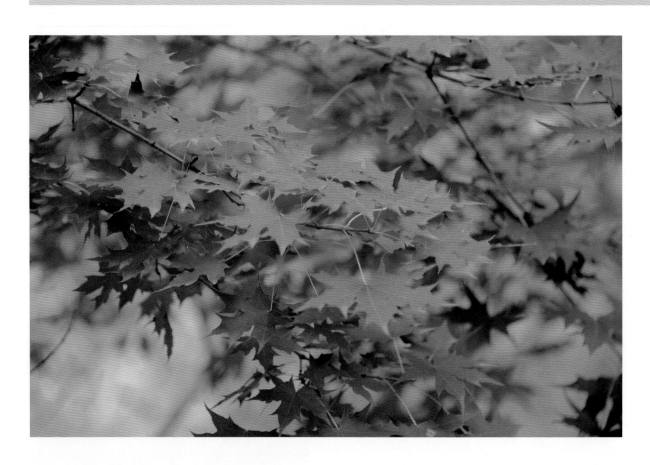

🍃 形态特征

落叶乔木，高 8 ~ 10m。树皮灰褐色或深褐色，深纵裂；小枝无毛，当年生枝绿色，多年生枝灰褐色，具圆形皮孔；冬芽小，卵圆形；鳞片锐尖，外侧微被短柔毛。叶纸质，长 5 ~ 10cm，宽 8 ~ 12cm，常 5 裂，稀 7 裂，基部截形，稀近心形，裂片三角状卵形或披针形，先端锐尖或尾状锐尖，全缘，长 3 ~ 5cm，宽 1.5 ~ 2cm，有时中央裂片的上段再 3 裂，裂片间的凹缺锐尖或钝尖，上面深绿色，无毛，下面淡绿色，嫩时脉腋被丛毛，其余部分无毛，渐老全部无毛；主脉 5，在上面显著，在下面微凸起，侧脉在上面微显著，在下面显著；叶柄长 3 ~ 5cm，稀达9cm，无毛，稀嫩时先端被短柔毛。花黄绿色，杂性，雄花与两性花同株，常成无毛的伞房花序，长 5cm，直径 8cm；总花梗长 1 ~ 2cm；萼片 5，黄绿色，长圆形，先端钝形，长 4 ~ 5mm；花瓣 5，淡黄色或淡白色，长圆状倒卵形，长 5 ~ 7mm；雄蕊 8，生于雄花者长 2 ~ 3mm，生于两性花者较短，着生于花盘的内缘，花药黄色，花丝无毛；花盘微裂；子房嫩时有黏性，无

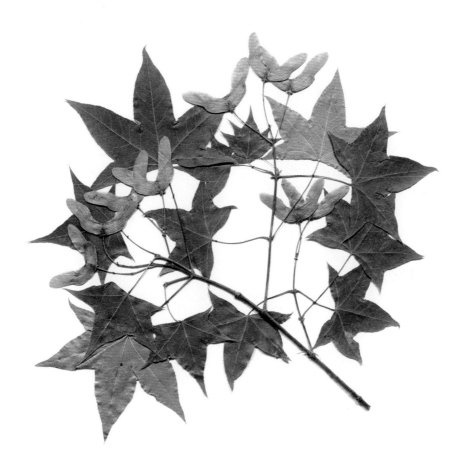

毛，花柱短，仅长 1mm，无毛，2 裂，柱头反卷，微弯曲；花梗细瘦，长约 1cm，无毛。翅果嫩时淡绿色，成熟时淡黄色或淡褐色，常成下垂的伞房果序；小坚果压扁状，长 1.3 ~ 1.8cm，宽 1 ~ 1.2cm；翅长圆形，两侧平行，宽 8mm，常与小坚果等长，稀稍长，张开成锐角或钝角。花期 4 月，果期 8 月。

适宜生境与分布

喜温凉气候和湿润肥沃土壤，在山区多见于半阴坡、阴坡及沟谷底部，但在干燥山坡砂质土壤上也能生长。分布于我国东北、华北、华东地区。内蒙古赤峰市、呼和浩特市、包头市有栽培。奈曼旗大沁他拉镇等地有分布。

资源状况

少见。

药用部位

根皮。

采收加工

夏季采挖，洗净，切片，晒干。

功能主治

祛风除湿。用于腰背痛。

用法用量

内服煎汤，15 ~ 30g；或浸酒，9 ~ 15g。

文冠果

Xanthoceras sorbifolium Bunge

| 科名 | 无患子科 | 别名 | 木瓜、文冠树 | 蒙文名 | 沙日–僧登 |

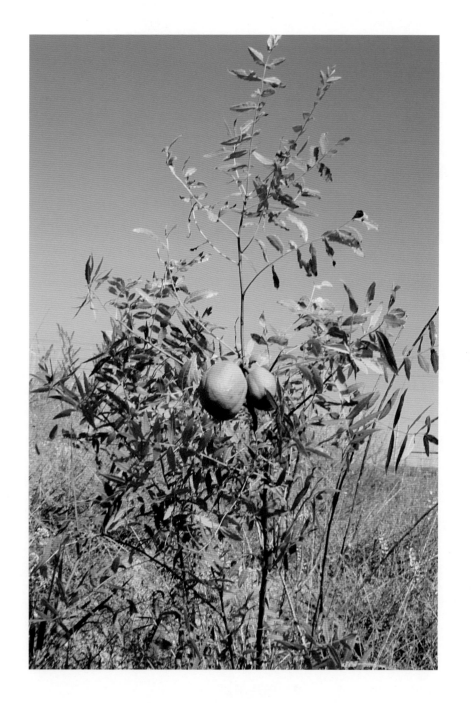

形态特征

落叶灌木或小乔木。小枝粗壮，褐红色。小叶 4 ~ 8 对，披针形或近卵形，两侧稍不对称，先端渐尖，基部楔形，边缘有锐利锯齿，顶生小叶通常 3 深裂。花序先叶抽出或与叶同时抽出，两性花的花序顶生，雄花序腋生，直立；花瓣白色，基部紫红色或黄色，有清晰的脉纹；子房被灰色茸毛。蒴果。种子黑色而有光泽。花期 4 ~ 5 月，果期 7 ~ 8 月。

适宜生境与分布

中生植物。生于山坡。分布于我国江苏、山东、山西、陕西、河南、河北、甘肃、辽宁、吉林等。内蒙古赤峰市、乌兰察布市、阿拉善盟有分布。奈曼旗全旗均有分布。

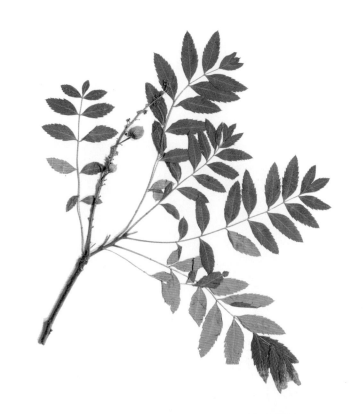

资源状况

常见。

药用部位

木材、枝叶。

采收加工

春、夏二季采收，剥去外皮，取木材截段，劈成小块，晒干备用；或取鲜枝叶切碎，熬膏用。

药材性状

本品木材呈不规则的块片状；表面红棕色或黄褐色；横断面红棕色，有同心性环纹。枝条多呈细圆柱形；表面黄白色或黄绿色；断面有年轮环纹，外侧黄白色，内部红棕色。质坚硬。气微，味甘、涩、苦。

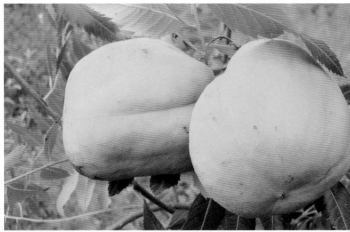

功能主治

中医：祛风湿。用于风湿痹痛。

蒙医：木材（蒙药名：霞日－森登）燥黄水，清热，消肿，止痛；用于游痛症，痛风症，热性黄水病，麻风病，青腿病，皮肤瘙痒，癣，脱发，黄水疮，风湿性心脏病，关节疼痛，淋巴结肿大，浊热。

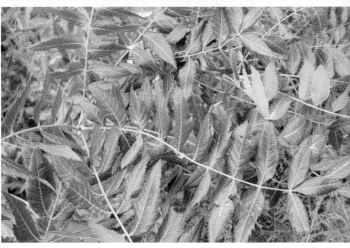

用法用量

中医：内服煎汤，3 ~ 9g；或制成流浸膏服用。外用适量，熬膏敷患处。

蒙医：内服煎汤，单用 1.5 ~ 3g；或者入丸、散、油或膏剂。

凤仙花

Impatiens balsamina L.

| 科 名 | 凤仙花科 | 别 名 | 急性子、指甲花 | 蒙文名 | 浩木森-宝德格-其其格 |

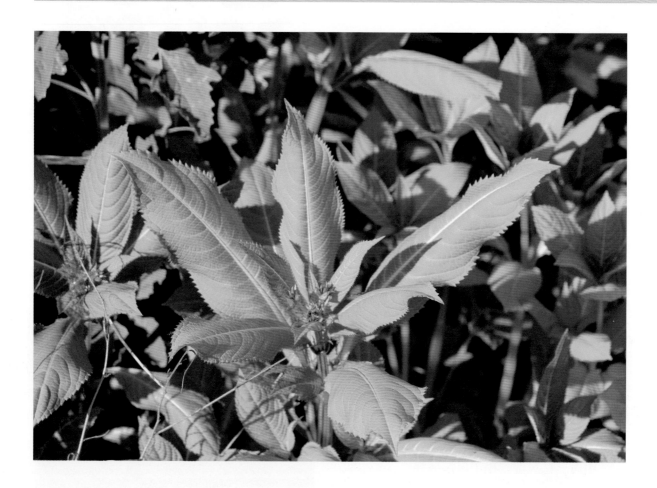

形态特征

一年生草本，高40～60cm。茎直立，肉质。叶互生，披针形，长4～12cm，宽1～2.5cm，先端长渐尖，基部渐狭，边缘具锐锯齿；叶柄长1～3cm。花单生或数朵簇生于叶腋，大型，粉红色、紫色、白色；萼片3，侧生2较小，下面1较大，舟形，花瓣状，基部延长成内弯的距；旗瓣近圆形，长约1.5cm；翼瓣2裂，长约2.5cm；雄蕊5，花丝短，花药聚合成帽状；子房纺锤形，被短柔毛。蒴果纺锤形或椭圆形，被茸毛，成熟时5瓣开裂，弹出种子。花期7～8月，果期8～9月。

适宜生境与分布

生于土壤疏松肥沃的向阳处，在较贫瘠的土壤中也可生长。喜阳光，怕湿，耐热，不耐寒。

我国各地均有栽培。内蒙古偶见栽培。奈曼旗全旗均有栽培。

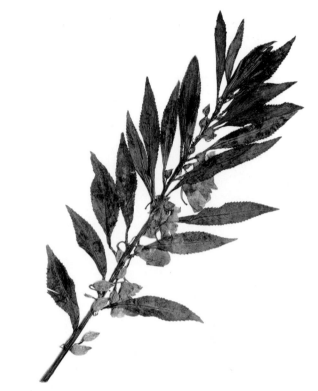

资源状况

常见。

药用部位

干燥花。

采收加工

夏、秋二季花开时，下午采收，晒干。

药材性状

本品多皱缩。花梗短，被短柔毛。萼片3，侧生2较小，下面1舟形，花瓣状，基部延长成距，距长约1.5cm，绿色、暗绿色、紫色或紫褐色，被短柔毛。花瓣浅棕色、红色、红褐色、紫色或紫褐色，单瓣或重瓣。气微，味微苦。

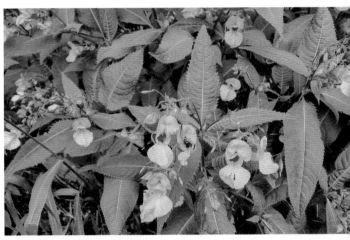

功能主治

中医：破血软坚，消积。用于癥瘕痞块，经闭，噎膈。

蒙医：利尿，敛伤，燥"希日乌素"。用于尿闭，水肿，膀胱热，关节肿痛，"希日乌素"病。

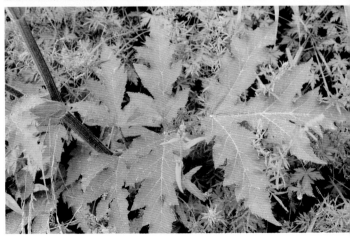

用法用量

中医：内服煎汤，3～5g。
蒙医：多配方用。

桃叶卫矛

Euonymus bungeanus Maxim.

| 科 名 | 卫矛科 | 别 名 | 丝棉木、明开夜合、白杜 | 蒙文名 | 额漠根–查干 |

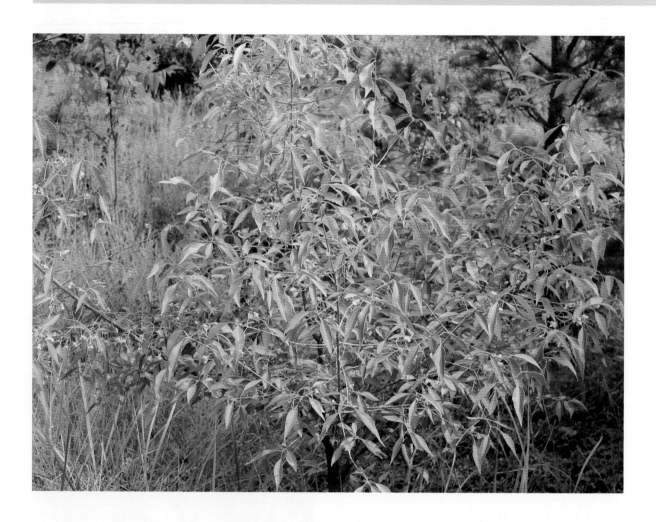

形态特征

落叶小乔木或灌木。树冠圆形或卵形，树皮灰褐色，小枝绿色，近四棱形。叶对生，椭圆状卵形或宽卵形，边缘有细锯齿。聚伞花序腋生，花 3 ~ 7，黄绿色。蒴果 4 瓣裂，淡红色或带黄色。种子有橘红色假种皮。花期 5 ~ 6 月，果期 9 ~ 10 月。

适宜生境与分布

中生植物。喜光，散生于落叶阔叶林区，亦见于较温暖的草原区南部山地。分布于我国东北、华北、华中及华东等地。内蒙古赤峰市、锡林郭勒盟、乌兰察布市有分布。奈曼旗新镇等地有分布。

◢ **资源状况**

少见。

◢ **药用部位**

带翅嫩枝。

◢ **采收加工**

夏、秋二季采收，除去杂质，晒干，切片。

◢ **功能主治**

祛风湿，活血通经，止血。用于风湿痹痛，腰痛，经闭，血栓闭塞性脉管炎，衄血，漆疮，痔疮。

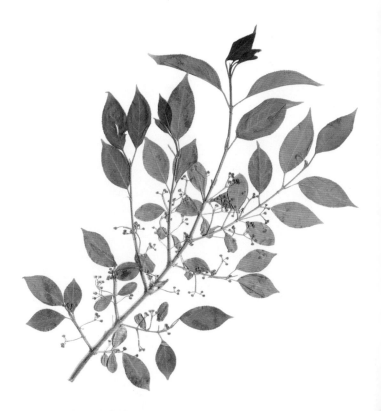

◢ **用法用量**

内服煎汤，15 ～ 30g；或酒浸服。外用适量，煎汤熏洗患处。

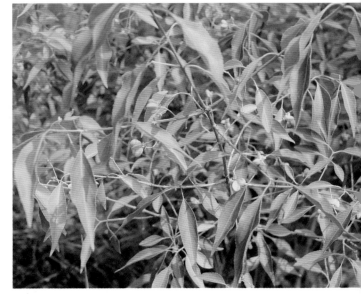

酸枣 *Ziziphus jujuba* Mill. var. *spinosa* (Bunge) Hu ex H. F. Chow

科 名 鼠李科　　**别 名** 棘　　**蒙文名** 哲日力格-查巴嘎

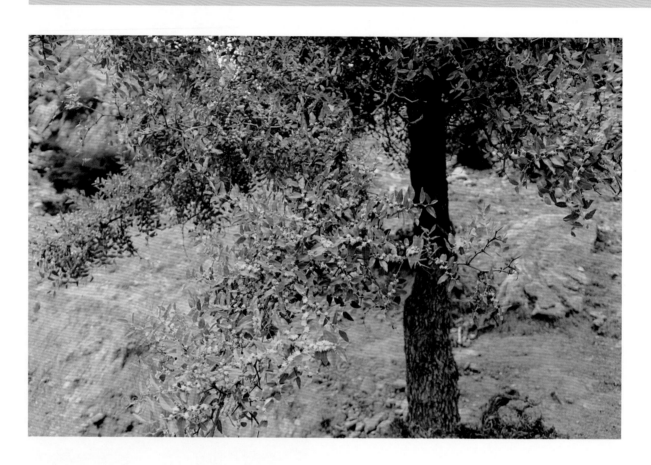

形态特征

灌木。树皮褐色或灰褐色；有长枝，短枝和无芽小枝（即新枝）比长枝光滑，紫红色或灰褐色，呈"之"字形曲折，具2托叶刺，长刺可达3cm，粗直，短刺下弯，长4～6mm；短枝短粗，矩状，自老枝发出；当年生小枝绿色，下垂，单生或2～7簇生于短枝上。叶较小，纸质，卵形、卵状椭圆形或卵状矩圆形，长3～7cm，宽1.5～4cm，先端钝或圆形，稀锐尖，具小尖头，基部稍不对称，近圆形，边缘具圆齿状锯齿，上面深绿色，无毛，下面浅绿色，无毛或仅沿脉多少被疏微毛，基出脉3；叶柄长1～6mm，或在长枝上的可达1cm，无毛或有疏微毛；托叶刺纤细，后期常脱落。花黄绿色，两性，5基数，无毛，具短总花梗，单生或2～8密集成腋生聚伞花序；花梗长2～3mm；萼片卵状三角形；花瓣倒卵圆形，基部有爪，与雄蕊等长；花盘厚，肉质，圆形，5裂；子房下部藏于花盘内，与花盘合生，2室，每室有1胚珠，花柱2半裂。核果小，近球形或短矩圆形，直径0.7～1.2cm，具薄的中果皮，成熟时红色，后变红紫色，味酸；核两端钝，2室，具1或2种子，果梗长2～5mm。种子扁椭圆形，长约1cm，宽0.8cm。花期6～7月，果期8～9月。

适宜生境与分布

旱中生植物。生于海拔1000m以下的向阳干燥平原、丘陵及山谷等地。分布于我国东北、华北等地。内蒙古乌兰察布市、巴彦淖尔市、阿拉善盟有分布。奈曼旗青龙山镇等地有分布。

资源状况

常见。

药用部位

种子。

采收加工

秋末、冬初采收成熟果实，除去果肉和核壳，收集种子，晒干。

药材性状

本品呈扁圆形或扁椭圆形，长5～9mm，宽5～7mm，厚约3mm。表面紫红色或紫褐色，平滑有光泽，有的有裂纹；有的两面均呈圆隆状凸起，有的一面较平坦，中间有1隆起的纵线纹，另一面稍凸起；一端凹陷，可见线形种脐，另一端有细小凸起的合点。种皮较脆，胚乳白色，子叶2，浅黄色，富油性。气微，味淡。

功能主治

养心补肝，宁心安神，敛汗，生津。用于虚烦不眠，惊悸多梦，体虚多汗，津伤口渴。

用法用量

内服煎汤，10～15g。

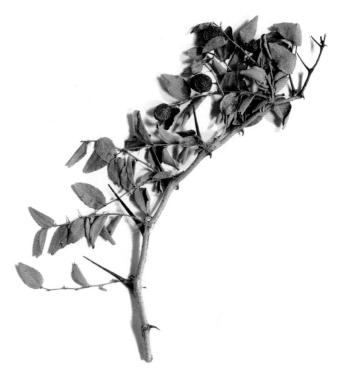

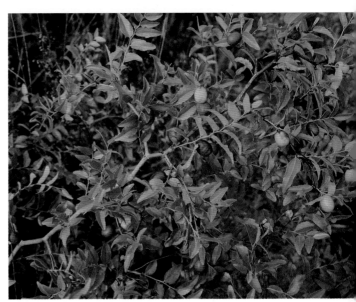

葎叶蛇葡萄

Ampelopsis humulifolia Bunge

| 科 名 | 葡萄科 | 别 名 | 葎叶白蔹、小接骨丹 | 蒙文名 | 塔布拉吉-毛盖-乌吉母 |

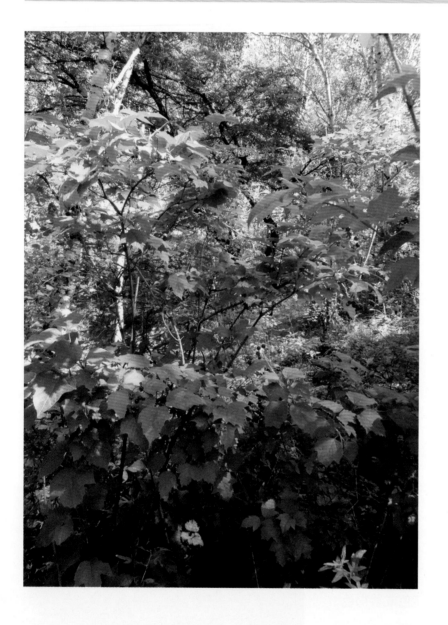

形态特征

木质藤本。小枝圆柱形，有纵棱纹，无毛。卷须二叉分枝，相隔2节间断与叶对生。叶为单叶，3～5浅裂或中裂，稀混生不裂者，长6～12cm，宽5～10cm，心状五角形或肾状五角形，先端渐尖，基部心形，基缺先端凹成圆形，边缘有粗锯齿，通常齿尖，上面绿色，无毛，下面粉绿色，无毛或沿脉被疏柔毛；叶柄长3～5cm，无毛或有时被疏柔毛；托叶早落。多歧聚伞花序与叶对生；花序梗长3～6cm，无毛或被稀疏柔毛；花梗长2～3mm，伏生短柔毛；花蕾卵圆形，高1.5～2mm，先端圆形；花萼碟形，边缘呈波状，外面无毛；花瓣5，卵状椭圆形，高1.3～1.8mm，外面无毛；雄蕊5，花药卵圆形，长、宽近相等；花盘明显，波状浅裂；子房下部与花盘合生，花柱明显，柱头不扩大。果实近球形，长0.6～10cm，有种子2～4。种子倒卵圆形，先端近圆形，基部有短喙，种脐在背种子面中部向上渐狭，呈带状长卵形，顶部种脊突出，腹部中棱脊突出，两侧洼穴呈椭圆形，从下部向上斜展达种子上部1/3处。花期6～7月，果期8～9月。

适宜生境与分布

中生植物。生于山沟、山坡林缘。分布于我国吉林、辽宁、河北、山东、河南、山西、陕西、甘肃。内蒙古赤峰市、乌兰察布市等有分布。奈曼旗南部山区有分布。

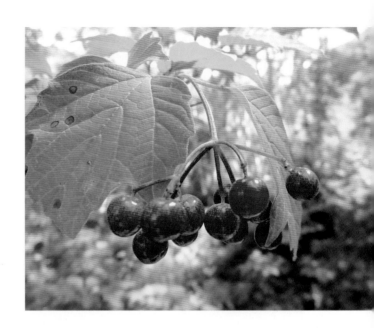

资源状况

常见。

药用部位

根皮。

采收加工

秋季挖取根部，洗净泥土，剥取根皮，鲜用或晒干。

功能主治

活血散瘀，去腐生肌，接骨止痛，祛风除湿。用于跌打损伤，骨折，疮疖肿痛，风湿痹痛。

用法用量

内服煎汤，9 ~ 15g；或研末。外用适量，捣敷。

苘麻

Abutilon theophrasti Medicus

| 科名 | 锦葵科 | 别名 | 青麻、白麻、车轮草 | 蒙文名 | 黑衣麻-敖拉苏 |

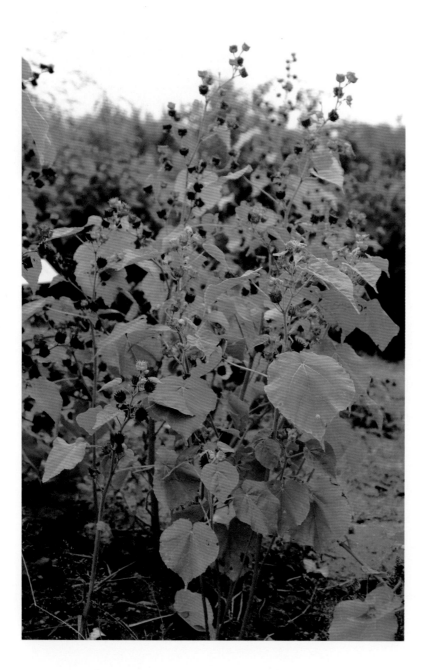

形态特征

一年生亚灌木状草本，高达 1 ~ 2m。茎枝被柔毛。叶互生，圆心形，长 5 ~ 10cm，先端长渐尖，基部心形，边缘具细圆锯齿，两面均密被星状柔毛；叶柄长 3 ~ 12cm，被星状细柔毛；托叶早落。花单生于叶腋，花梗长 1 ~ 13cm，被柔毛，近先端具节；花萼杯状，密被短茸毛，裂片 5，卵形，长约 6mm；花黄色；花瓣倒卵形，长约 1cm；雄蕊柱平滑无毛；心皮 15 ~ 20，长 1 ~ 1.5cm，先端平截，具扩展、被毛的长芒 2，排列成轮状，密被软毛。蒴果半球形，直径约 2cm，长约 1.2cm，分果爿 15 ~ 20，被粗毛，先端具长芒 2。种子肾形，褐色，被星状柔毛。花期 7 ~ 8 月。

适宜生境与分布

生于路旁、田野、荒地、堤岸上。我国各地均有分布。内蒙古兴安盟、通辽市，以及燕山

北部、赤峰丘陵有分布。奈曼旗大沁他拉镇
等地有分布。

资源状况

常见。

药用部位

种子。

采收加工

秋季采收成熟果实，晒干，打下种子，
除去杂质。

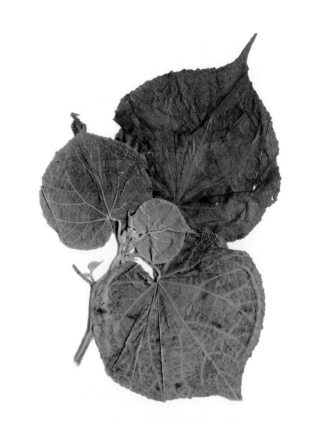

药材性状

本品呈三角状肾形，长 3.5 ~ 6mm，宽
2.5 ~ 4.5mm，厚 1 ~ 2mm。表面灰黑色或暗
褐色，有白色稀疏茸毛，凹陷处有类椭圆状
种脐，淡棕色，四周有放射状细纹。种皮坚硬，
子叶 2，重叠折曲，富油性。气微，味淡。

功能主治

中医： 清利湿热，退翳。用于赤白痢疾，
眼翳，痈肿，瘰疬。

蒙医： 燥"希日乌素"，杀虫。用于皮
肤瘙痒，癣，秃疮，脓疱疮，麻风病，淋巴
结肿大，痛风，游痛症，青腿病，浊热，风
湿性关节炎，创伤。

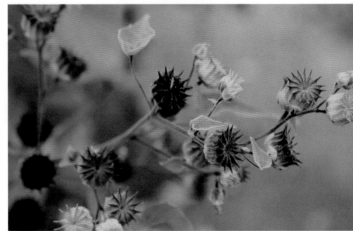

用法用量

内服煎汤，10 ~ 30g。外用适量，捣敷。

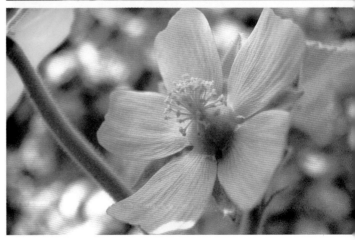

狼毒

Stellera chamaejasme L.

科名 瑞香科　　**别名** 断肠草、小狼毒、棉大戟　　**蒙文名** 塔日奴

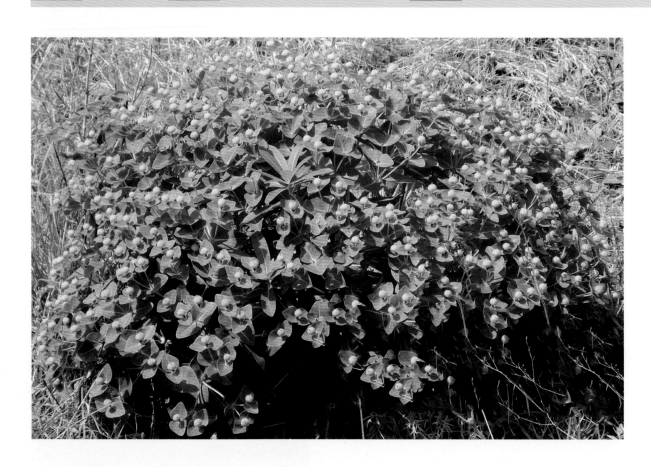

形态特征

多年生草本。高20～30cm。根茎木质，粗壮，圆形柱，不分枝或分枝，表面棕色，内面淡黄色。茎直立，丛生，不分枝，纤细，绿色，有时带紫色，无毛，草质，基部木质化，有时具棕色鳞片。叶散生，稀对生或近轮生，薄纸质，披针形或长圆状披针形，稀长圆形，长12～28mm，宽3～10mm，先端渐尖或急尖，稀钝形，基部圆形至钝形或楔形，上面淡绿色至灰绿色，全缘，不反卷或微反卷，中脉在上面扁平，在下面隆起，侧脉4～6对，第2对直伸直达叶片的2/3，两面均明显；叶柄短，长约11mm，基部具关节，上面扁平或微具浅沟。花白色、黄色至带紫色，芳香，多花的头状花序顶生，圆球形；具绿色叶状总苞片；无花梗；萼筒细瘦，长9～11mm。具明显纵脉，基部略膨大，无毛，裂片5，卵状长圆形，长2～4mm，宽约2mm，先端圆形，稀截形，常具紫色网状脉纹；雄蕊10，2轮，下轮着生于萼筒的中部以上，上轮着生于萼筒的喉部，花药微伸出，花丝极短，花药黄色，线状椭圆形，长约1.5mm；花盘一侧发达，线形，长约1.8mm，

宽约 2mm，先端微 2 裂；子房椭圆形，几无柄，长约 2mm，直径 1.2mm，上部被淡黄色丝状柔毛，花柱短，柱头头状，先端微被黄色柔毛。果实圆锥形，长 5mm，直径约 2mm，上部或顶部有灰白色柔毛，为宿存的萼筒所包围。花期 4 ~ 6 月，果期 7 ~ 9 月。

适宜生境与分布

旱生植物。广泛分布于草原区，为草原群落的伴生种。分布于我国东北、华北、西北、西南地区。内蒙古兴安盟、呼伦贝尔市、赤峰市、锡林郭勒盟、通辽市有分布。奈曼旗新镇等地有分布。

资源状况

常见。

药用部位

根。

采收加工

春、秋二季采挖，洗净，切片，晒干。

药材性状

本品呈圆锥形至长圆柱形，稍扭曲，长 7 ~ 30cm，直径 2 ~ 7cm；根头部留有地上茎残基；外表红棕色至棕褐色，有纵皱及横生的细长皮孔，有时残留细根。栓皮剥落后，露出柔软的纤维。体轻，质韧，不易折断，断面中心木质部黄白色，外圈韧皮部白色，呈绵毛样纤维状。气微，味淡，嚼之发黏。

功能主治

散结，杀虫。外用于淋巴结结核，皮癣。

用法用量

熬膏外敷。有大毒，多外用；体弱者及孕妇忌用。

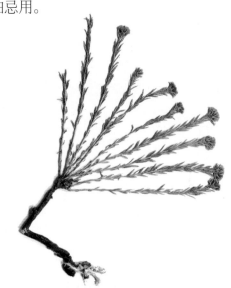

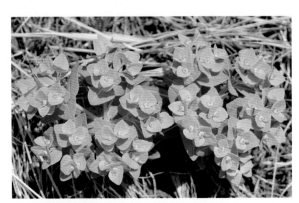

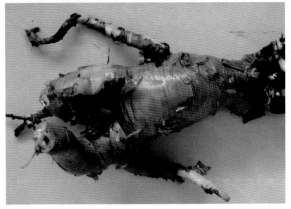

沙枣

Elaeagnus angustifolia L.

科 名 胡颓子科　　**别 名** 银柳、桂香柳、红豆、七里香　　**蒙文名** 吉格德

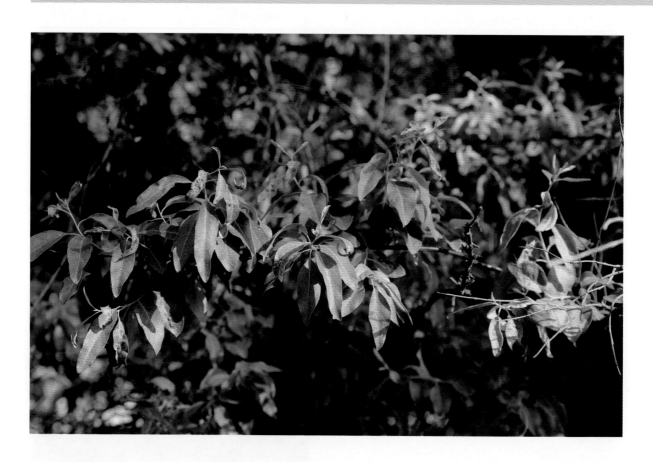

形态特征

落叶乔木或小乔木，高 5 ~ 10m，无刺或具刺。刺长 30 ~ 40mm，棕红色，发亮；幼枝密被银白色鳞片，老枝鳞片脱落，红棕色，光亮。叶薄纸质，矩圆状披针形至线状披针形，长 3 ~ 7cm，宽 1 ~ 1.3cm，先端钝尖或钝形，基部楔形，全缘，上面幼时具银白色圆形鳞片，成熟后部分脱落，带绿色，下面灰白色，密被白色鳞片，有光泽，侧脉不甚明显；叶柄纤细，银白色，长 5 ~ 10mm。花银白色，直立或近直立，密被银白色鳞片，芳香，常 1 ~ 3 花簇生于新枝基部最初 5 ~ 6 叶的叶腋；花梗长 2 ~ 3mm；萼筒钟形，长 4 ~ 5mm，在裂片下面不收缩或微收缩，在子房上骤收缩，裂片宽卵形或卵状矩圆形，长 3 ~ 4mm，先端钝渐尖，内面被白色星状柔毛；雄蕊几无花丝，花药淡黄色，矩圆形，长 2.2mm；花柱直立，无毛，上端甚弯曲；花盘明显，圆锥形，包围花柱的基部，无毛。果实椭圆形，长 9 ~ 12mm，直径 6 ~ 10mm，粉红色，密被银白色鳞片；果肉乳白色，粉质；果梗短，粗壮，长 3 ~ 6mm。花期 5 ~ 6 月，果期 9 月。

适宜生境与分布

耐盐的潜水旱生植物，为荒漠河岸林的建群种之一。在栽培条件下，最喜通气良好的砂质土壤。我国西北、华北，以及辽宁南部均有栽培。内蒙古巴彦淖尔市、鄂尔多斯市、阿拉善盟有分布，呼和浩特市、包头市等地有引种栽培。奈曼旗巴嘎波日和苏木等地有栽培。

资源状况

常见。

药用部位

树皮、果实、叶、花。

采收加工

春季采收树皮，除去粉皮（栓皮），晒干，切段。秋季果实成熟时采收果实，除去杂质，晒干。夏季采收叶，阴干。花盛开时采收花，晒干。

药材性状

本品果实呈矩圆状椭圆形或近球形，长 1 ~ 2.5cm，直径 0.7 ~ 1.5cm；表面黄色、黄棕色或红棕色，具光泽，被稀疏银白色鳞毛，一端具果柄或果柄痕，另一端略凹陷，两端各有放射状短沟纹 8，密被鳞毛。果肉淡黄白色，疏松，细颗粒状。果核卵形，表面有灰白色至灰棕色棱线和褐色条纹 8，纵向相间排列，一端有小突尖，质坚硬，剖开后内面有银白色鳞毛及长绢毛。种子 1。气微香，味甜、酸、涩。

功能主治

树皮收敛，止血；用于胃痛，泄泻，白带；外用于烫伤，外伤出血。果实健脾，止泻，补虚，安神；用于身体虚弱，神志不宁，消化不良，腹泻。叶清热解毒；用于痢疾，腹泻，肠炎。花止咳，平喘；用于咳嗽，喘促。

用法用量

内服煎汤，15 ~ 30g。

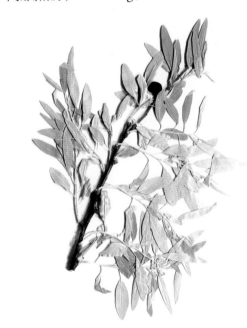

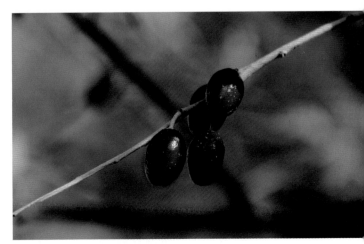

早开堇菜

Viola prionantha Bunge

| 科 名 | 堇菜科 | 别 名 | 尖瓣堇菜、早花地丁 | 蒙文名 | 赫日车斯图-尼勒-其其格 |

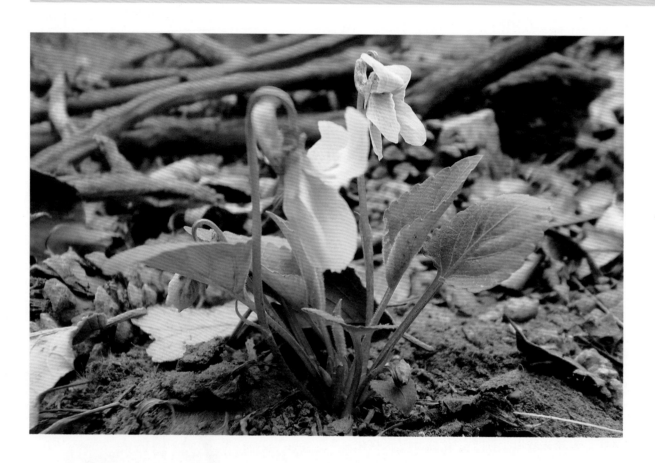

形态特征

多年生草本，无地上茎，高达 10～20cm。根茎垂直。叶多数，均基生，叶在花期长圆状卵形、卵状披针形或窄卵形，长 1～4.5cm，基部微心形、平截或宽楔形，稍下延，幼叶两侧常向内卷折，密生细圆齿，两面无毛或被细毛，果期叶增大，呈三角状卵形，基部常宽心形；叶柄较粗，上部有窄翅；托叶苍白色或淡绿色，干后呈膜质，托叶 2/3 与叶柄合生，离生部分线状披针形，疏生细齿。花紫堇色或紫色，喉部色淡、有紫色条纹，直径 1.2～1.6cm；花梗高于叶，近中部有 2 线形小苞片；萼片披针形或卵状披针形，长 6～8mm，具白色膜质边缘，基部附属物末端具不整齐牙齿或近全缘；上瓣倒卵形，无须毛，长 0.8～1.1cm，向上反曲，侧瓣长圆状倒卵形，内面基部常有须毛或近无毛，下瓣连距长 1.4～2.1cm，距粗管状，末端微向上弯；柱头顶部平或微凹，两侧及后方圆或具窄缘边，前方具不明显短喙，喙端具较窄的柱头孔。蒴果长椭圆形，无毛。花果期 5～9 月。

适宜生境与分布

中生植物。生于山坡、草地、荒地、路旁、沟边、庭园、林缘等处。分布于我国东北、华北、西北，以及湖北。内蒙古呼伦贝尔市、兴安盟、赤峰市、呼和浩特市、包头市、巴彦淖尔市有分布。奈曼旗巴嘎波日和苏木等地有分布。

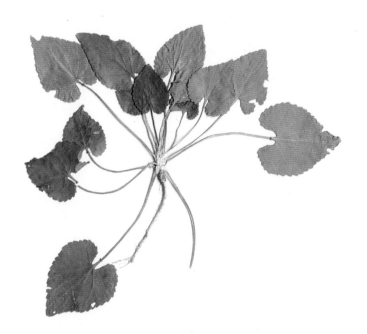

资源状况

常见。

药用部位

全草。

采收加工

春、夏二季果实成熟时采收，洗净泥土，晒干。

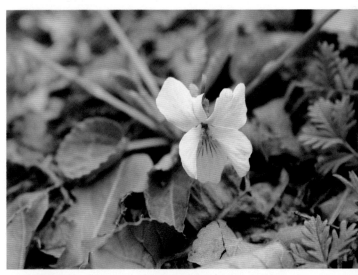

功能主治

中医：用于痈疽疔疮，黄疸，痢疾，泄泻，麻疹，热毒目赤，咽喉肿痛，瘰病，烫火伤，毒蛇咬伤。

蒙医：清热，解毒。用于"协日"病，黄疸，"赫依"热，肝火，胆热。

用法用量

中医：内服煎汤，15 ~ 30g；或入丸、散。外用适量，鲜品捣烂敷患处。

蒙医：内服煎汤，单用 1.5 ~ 3g；或入丸、散。

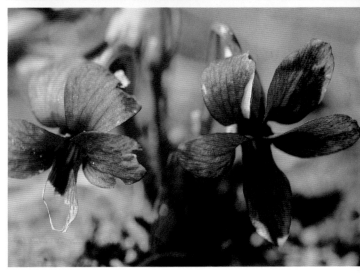

紫花地丁

Viola yedoensis Makino

| 科 名 | 堇菜科 | 别 名 | 辽堇菜、光瓣堇菜 | 蒙文名 | 宝日-尼勒-其其格 |

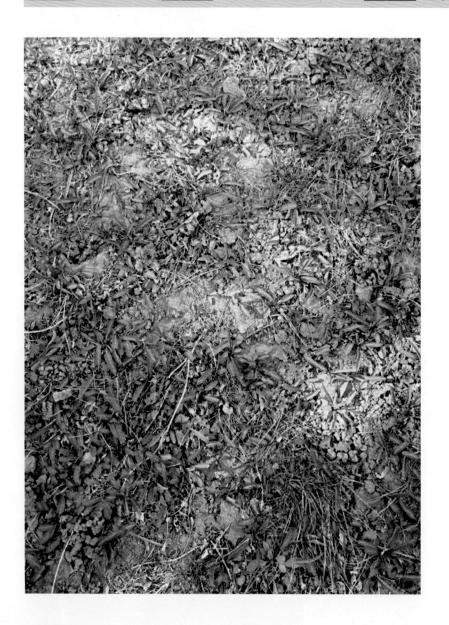

形态特征

多年生草本，无地上茎，花期高 3 ～ 10cm，果期高可达 15cm。根茎较短，垂直，主根较粗，白色至黄褐色，直伸。托叶膜质，通常 1/2 ～ 2/3 与叶柄合生，上端分离部分条状披针形或披针形，有睫毛；叶柄具窄翅，上部翅较宽，被短柔毛或无毛，长 1.5 ～ 5cm，果期可超过 10cm；叶片矩圆形、卵状矩圆形、矩圆状披针形或卵状披针形，长 1 ～ 3cm，宽 0.5 ～ 1cm，先端钝，基部截形、钝圆或楔形，边缘具浅圆齿，两面散生或密生短柔毛，或仅脉上有毛或无毛，果期叶大，先端钝或稍尖，

基部常呈微心形。花梗长超过叶或略等于叶，被短柔毛或近无毛；苞片生于花梗中部附近；萼片卵状披针形，先端稍尖，少有短毛；花瓣紫堇色或紫色，倒卵形或矩圆状倒卵形，侧瓣无须毛或稍有须毛，下瓣连距长 5 ～ 18mm，距细，长 4 ～ 7mm，末端微向上弯或直；子房无毛，花柱棍棒状，基部膝曲，向上部渐粗，柱头顶面略平，两侧及后方有薄边，前方具短喙。蒴果椭圆形，长 6 ～ 8mm，无毛。花果期 5 ～ 9 月。

适宜生境与分布

生于庭园、田野、荒地、路旁、灌丛及林缘等。内蒙古呼伦贝尔市、通辽市、赤峰市、乌兰察布市、呼和浩特市、包头市、鄂尔多斯市有分布。奈曼旗青龙山镇等地有分布。

资源状况

常见。

药用部位

干燥全草。

采收加工

春、秋二季采收，除去杂质，晒干。

药材性状

本品多皱缩成团。主根长圆锥形，直径1～3mm；淡黄棕色，有细纵皱纹。叶基生，灰绿色，展平后叶片呈披针形或卵状披针形，长1.5～6cm，宽1～2cm；先端钝，基部截形或稍心形，边缘具钝锯齿，两面有毛；叶柄细，长2～6cm，上部具明显狭翅。花茎纤细；花瓣5，紫堇色或淡棕色；花距细管状。蒴果椭圆形或3裂。种子多数，淡棕色。气微，味微苦而稍黏。

功能主治

清热解毒，凉血消肿。用于疔疮肿毒，痈疽发背，丹毒，毒蛇咬伤。

用法用量

内服煎汤，15～30g。

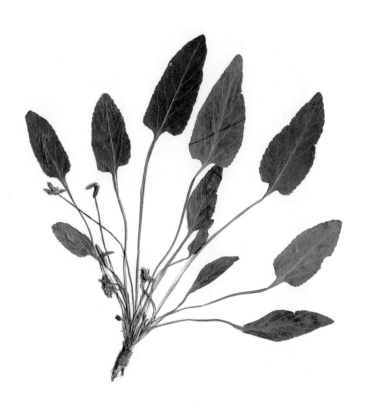

柽柳

Tamarix chinensis Lour.

科 名 柽柳科　　　**别 名** 三春柳、山川柳　　　**蒙文名** 苏海

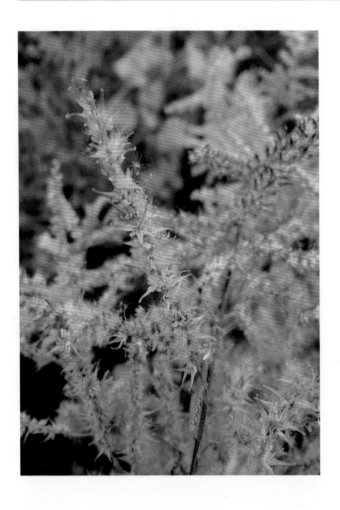

形态特征

　　乔木或灌木，高 3 ~ 8m。老枝直立，暗褐红色，光亮；幼枝稠密细弱，常开展而下垂，红紫色或暗紫红色，有光泽；嫩枝繁密纤细，悬垂。叶鲜绿色，从去年生木质化生长枝上生出的绿色营养枝上的叶长圆状披针形或长卵形，长 1.5 ~ 1.8mm，稍开展，先端尖，基部背面有龙骨状隆起，常呈薄膜质；上部绿色营养枝上的叶钻形或卵状披针形，半贴生，先端渐尖而内弯，基部变窄，长 1 ~ 3mm，背面有龙骨状突起。每年开花 2 ~ 3 次。春季开花：总状花序侧生于去年生木质化的小枝上，长 3 ~ 6cm，宽 0.5 ~ 0.7cm，花大而少，较稀疏而纤弱点垂，小枝亦下倾；有短总花梗或近无梗，梗生有少数苞叶或无；苞片线状长圆形

或长圆形，渐尖，与花梗等长或稍长；花梗纤细，较萼短；花 5 出；萼片 5，狭长卵形，具短尖头，略全缘，外面 2，背面具隆脊，长 0.75 ~ 1.25mm，较花瓣略短；花瓣 5，粉红色，通常卵状椭圆形或椭圆状倒卵形，稀倒卵形，长约 2mm，较花萼微长，果时宿存；花盘 5 裂，裂片先端圆或微凹，紫红色，肉质；雄蕊 5，长于或略长于花瓣，花丝着生于花盘裂片间，自其下方近边缘处生出；子房圆锥状瓶形；花柱 3，棍棒状，长约为子房之半。夏、秋季开花：总状花序长 3 ~ 5cm，较春生者细，生于当年生幼枝先端，组成顶生大圆锥花序，疏松而通常下弯；花 5 出，较春季者略小，密生；苞片绿色，草质，较春季花的苞片狭细，较花梗长，线形至线状锥形或狭三角形，渐尖，向下变狭，基部背面有隆起，全缘；花萼三角状卵形；花瓣粉红色，直而略外斜，远比花萼长；花盘 5 裂，或每裂片再 2 裂成 10 裂片状；雄蕊 5，长等于花瓣或为其 2 倍，花药钝，花丝着生于花盘主裂片间，自其边缘和略下方生出；花柱棍棒状，长等于子房的 2/5 ~ 3/4。蒴

果圆锥形。花期 4 ～ 9 月。

适宜生境与分布

生于河流冲积平原、海滨、滩头、潮湿盐碱地和沙荒地。我国除西藏、新疆、青海、甘肃外，各地均有分布。内蒙古乌兰察布市、包头市、巴彦淖尔市、鄂尔多斯市和阿拉善盟有分布。奈曼旗奈曼西湖、舍力虎附近有分布。

资源状况

常见。

药用部位

干燥细嫩枝、叶。

采收加工

夏季花未开时采收，阴干。

药材性状

本品枝呈细圆柱形，直径 0.5 ～ 1.5mm；表面灰绿色；有多数互生的鳞片状小叶；质脆，易折断；稍粗的枝表面红褐色，叶片常脱落而残留凸起的叶基；断面黄白色，中心有髓。气微，味淡。以嫩枝叶、色绿、无老梗者为佳。

功能主治

中医： 发表透疹，解毒，利尿，祛风湿。用于感冒，麻疹不透，风疹身痒，小便不利，风湿关节痛。

蒙医： 清热，解毒，透疹，燥 "希日乌素"。

用于毒热，肉毒症，血热，陈热，伏热，"希日乌素"病，麻疹不透，皮肤瘙痒。

用法用量

中医： 内服煎汤，10 ～ 15g；或研末冲服。外用适量，煎汤熏洗。

蒙医： 内服煎汤，1.5 ～ 3g；或入丸、散。

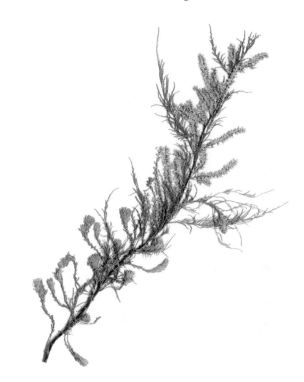

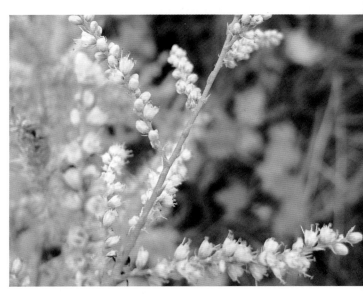

千屈菜

Lythrum salicaria L.

| 科 名 | 千屈菜科 | 别 名 | 马鞭草、败毒草 | 蒙文名 | 西如音-其其格 |

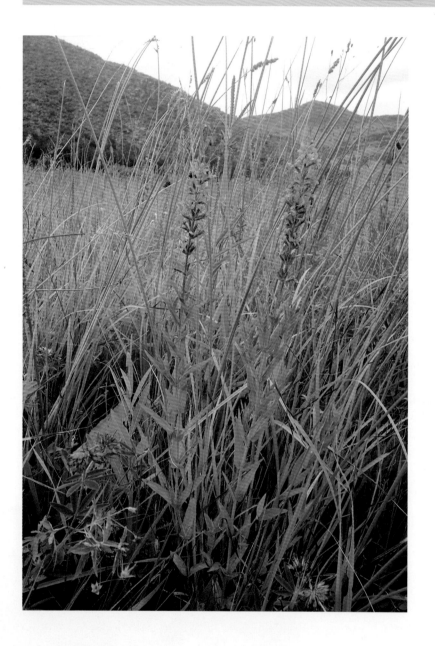

形态特征

多年生草本。根茎粗壮。茎直立，多分枝，高达1m，全株青绿色，稍被粗毛或密被茸毛，枝常具4棱。叶对生或3叶轮生，披针形或宽披针形，长4～10cm，宽0.8～1.5cm，先端钝或短尖，基部圆或心形，有时稍抱茎，无柄。聚伞花序，簇生；花梗及花序梗甚短，花枝似一大型穗状花序；苞片宽披针形或三角状卵形；萼筒有纵棱12，稍被粗毛，裂片6，三角形附属体针状；花瓣6，红紫色或淡紫色，有短爪，稍皱缩；雄蕊12，6长6短，伸出萼筒。蒴果扁圆形。花期8月，果期9月。

适宜生境与分布

湿生植物。生于河边、湿地、沼泽。分布于我国河北、山西、陕西、河南、四川。内蒙古呼伦贝尔市、兴安盟、通辽市、赤峰市、鄂尔多斯市有分布。奈曼旗新镇等地有分布。

资源状况

常见。

药用部位

全草。

采收加工

秋季采收，洗净，切碎，鲜用或晒干。

药材性状

本品长 30 ～ 100cm。根茎粗壮，木质，黑褐色。茎直立，呈四方形，有棱角，多分枝，节间 3 ～ 5cm。质韧，不易折断，断面中部有髓，呈空洞状。单叶对生，多卷缩或破碎，湿润后展平呈披针形，灰绿色。花紫色，腋生。蒴果全包于宿萼内。气微弱而清香。

功能主治

清热解毒，止血，止泻。用于泄泻，痢疾，便血，崩漏。外用于外伤出血。

用法用量

内服煎汤，10 ～ 30g。外用适量，研末敷；或捣敷；或煎汤洗。

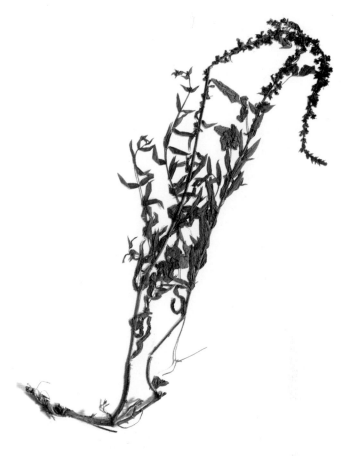

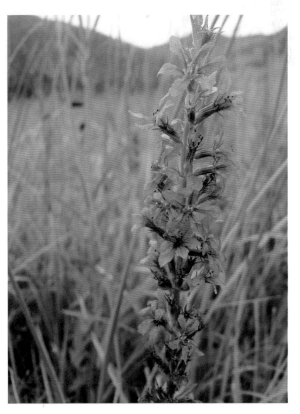

杉叶藻

Hippuris vulgaris L.

科　名 杉叶藻科　**别　名** 嘎海音-色古乐-额布苏　**蒙文名** 阿木塔图-哲格斯、丹布嘎日阿-朝克

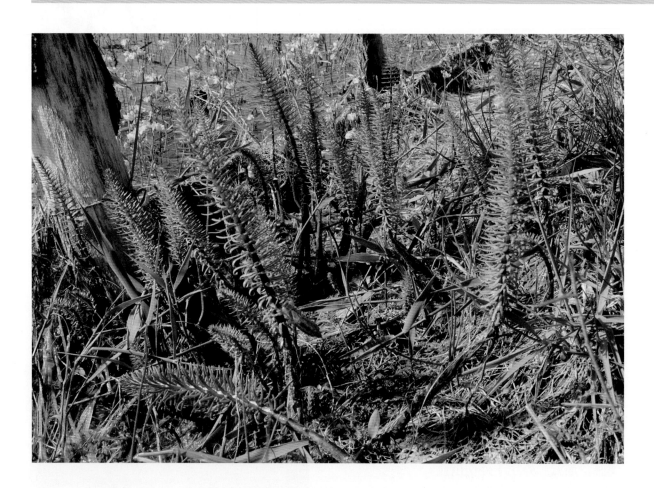

形态特征

多年生水生草本，全株无毛。茎直立，多节，常带紫红色，高达 1.5m，上部不分枝，挺出水面，下部合轴分枝，有白色或棕色肉质匍匐根茎，节上生多数纤细棕色须根，生于泥中。叶 6 ~ 12，轮生，线形，长 10 ~ 25mm，宽 1 ~ 2mm，全缘，具 1 脉。花单生于叶腋，无柄，常为两性，稀单性；花萼与子房合生；无花瓣；雄蕊 1；花柱稍长于雄蕊，子房下位，雌蕊生于子房的一侧。核果窄长圆形，长约 1.5mm，光滑，先端近平截，具宿存雄蕊及花柱。花期 6 月，果期 7 月。

适宜生境与分布

生于池塘浅水中或河岸边湿草地。分布于我国东北、西北、华北地区。奈曼旗巴嘎波日和苏木等地有分布。

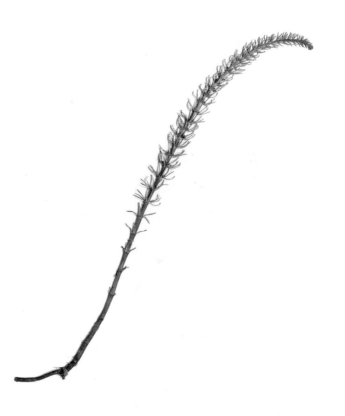

资源状况

常见。

药用部位

全草。

采收加工

夏、秋二季采收，除去杂质，洗净泥土，晒干，切段。

药材性状

本品茎呈圆柱形，不分枝，长短不一，直径 1～5mm。表面乌绿色、暗紫色或黑褐色，节明显，略膨大，节间有细密的纵纹。质脆，易折断，断面乌绿色或黑褐色。叶轮生，条形，乌绿色。气微，味淡。

功能主治

镇咳，疏肝，凉血止血，养阴生津，除骨蒸。用于烦渴，结核咳嗽，劳热骨蒸，胃肠炎等。

用法用量

内服煎汤，6～12g。

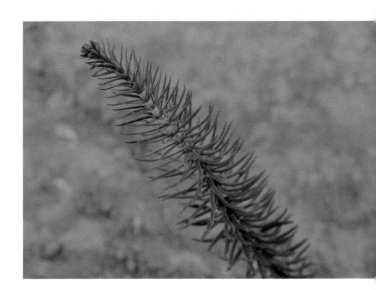

沙茴香

Ferula bungeana Kitagawa

科 名 伞形科　　　**别 名** 硬阿魏、牛叫磨　　　**蒙文名** 额勒森-照日高德斯

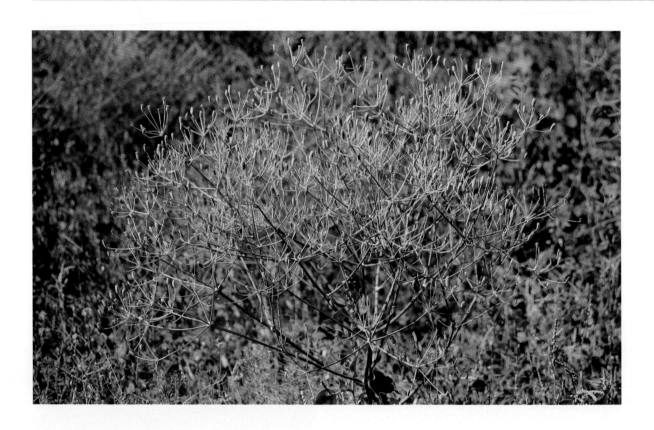

形态特征

多年生草本，高达 60cm，植株密被柔毛。茎 2 ~ 3 回分枝。基生叶莲座状，具短柄；叶宽卵形，2 ~ 3 回羽状全裂，裂片长卵形，羽状深裂，小裂片楔形或倒卵形，长 1 ~ 3mm，宽 1 ~ 2mm，常 3 裂成角状齿，密被柔毛，灰蓝色，质厚，宿存。复伞形花序顶生，直径 4 ~ 12cm，果序长达 25cm；无总苞片或偶有 1 ~ 3，锥形；伞幅 4 ~ 15；伞形花序有 5 ~ 12 花，小总苞片 3 ~ 5，线状披针形；萼齿卵形；花瓣黄色，椭圆形；花柱基扁圆锥形，边缘宽。分生果宽椭圆形，背腹扁，长 1 ~ 1.5cm，直径 4 ~ 6mm；果棱线形，钝状凸起；果柄不等长，长达 3cm；每棱槽油管 1，合生面油管 2。花期 6 ~ 7 月，果期 7 ~ 8 月。

适宜生境与分布

嗜沙旱生植物。常生于典型草原和荒漠草原地带的沙地。分布于我国东北、华北、西北地区。内蒙古通辽市、赤峰市、锡林郭勒盟、乌兰察布市、巴彦淖尔市、鄂尔多斯市、阿拉善盟、

呼和浩特市、包头市有分布。奈曼旗固日班
花苏木等地有分布。

资源状况

常见。

药用部位

全草。

采收加工

夏、秋二季采挖，晒干。

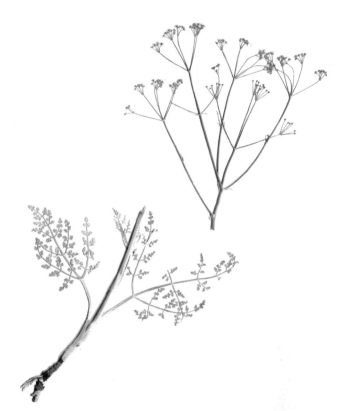

药材性状

本品表面绿色或黄绿色。茎具纵细棱，
圆柱形。叶多脱落，完整者基生叶多数，莲
花状丛生，大型，具长叶柄与叶鞘；鞘条形，
黄色；叶片质厚，坚硬，三角状卵形，上半
部具3三角状牙齿，茎中部叶2～3，顶生叶
极简化，有时只剩叶鞘。花黄色。果实似葵
花子壳，矩圆形，背腹压扁，长约1cm，宽
约0.5cm，果棱黄色，棱槽棕褐色，每棱槽中
具油管1，合生面具油管2。气微，味淡。

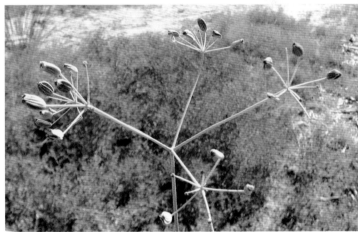

功能主治

解表，清热，祛痰，止咳。用于感冒发
热头痛，咳嗽胸闷，咽喉肿痛，骨关节结核，
瘰疬，脓疡，肋间神经痛。

用法用量

内服煎汤，3～10g，大剂量可用15～
30g。

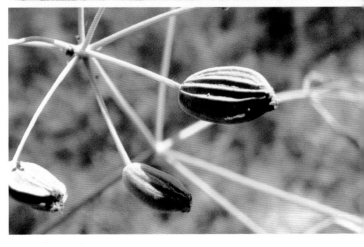

香芹 *Libanotis seseloides* (Fisch. et Mey. ex Turcz.) Turcz.

科 名 伞形科　　　**别 名** 邪蒿　　　**蒙文名** 昂给拉玛–朝古日

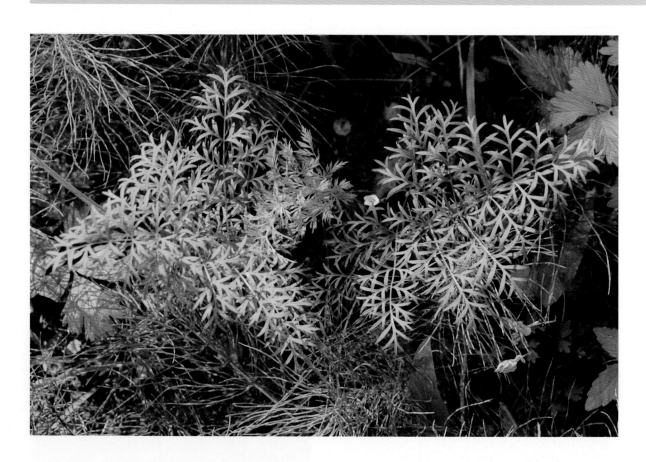

形态特征

多年生草本，高 30 ~ 120cm。根颈粗短，有环纹，上端残留枯鞘纤维；根圆柱状，末端渐细，通常有少数侧根，主根直径 0.5 ~ 1.5cm，灰色或灰褐色，木质化，质地坚实。茎直立或稍曲折，单一或自基部抽出 2 ~ 3 茎，粗壮，直径 0.3 ~ 1.2cm，基部近圆柱形，下部以上有显著条棱，呈棱角状突起，沟棱一般宽而深，宽狭、深浅不一，分枝，以上部分枝较多，下部光滑无毛，或于茎节处有短柔毛，髓部充实。基生叶有长柄，叶柄长 4 ~ 18cm，基部有叶鞘，有时有短糙毛，叶片椭圆形或宽椭圆形，长 5 ~ 18cm，宽 4 ~ 10cm，3 回羽状全裂，一回羽片无柄，最下面的 1 对二回羽片紧靠叶轴着生，末回裂片线形或线状披针形，先端有小尖头，边缘反卷，中肋突出，长 3 ~ 15mm，宽 1 ~ 4mm，无毛或沿叶脉及边缘有短硬毛；茎生叶叶柄较短，至顶部叶无柄，仅有叶鞘，叶片与基生叶相似，2 回羽状全裂，逐渐变短小。伞形花序多分枝，伞梗上端有短硬毛，复伞形花序直径 2 ~ 7cm；通常无总苞片，偶有 1 ~ 5，线形或锥形，长 2 ~ 4mm，宽 0.5 ~ 1mm；小伞形花序有花 15 ~ 30，花柄短；小总苞片 8 ~ 14，线形或线状披针形，先端渐尖，与花柄等长或稍短，边缘有毛；萼齿明显，三角形或披针状锥形；花瓣白色，宽椭圆形，先端凹陷处小舌片内曲，背面中央有短毛；花柱基扁圆锥形，花柱长，开展，卷曲，子房密生短毛。分生果卵形，背腹略扁压，长 2.5 ~ 3.5mm，宽约 1.5mm，5 棱显著，侧棱比背棱稍宽，有短毛；每棱槽内有油管 3 ~ 4，合生面油管 6。花期 7 ~ 9 月，果期 8 ~ 10 月。

适宜生境与分布

生于开阔的山坡、草地、林缘、灌丛间及草甸。分布于我国东北，以及内蒙古、河南、山东、江苏等地。奈曼旗义隆永镇等地有分布。

资源状况

常见。

药用部位

全草。

采收加工

春、夏季采收，洗净，多鲜用。

功能主治

利肠胃，通血脉。用于痢疾。

用法用量

内服煎汤，9 ~ 15g，鲜品 30 ~ 60g；或绞汁；或入丸剂。外用适量，捣敷；或煎汤洗。

照山白

Rhododendron micranthum Turcz.

| 科 名 | 杜鹃花科 | 别 名 | 小花杜鹃、照白杜鹃 | 蒙文名 | 查干-哈日阿布日、查干-达理 |

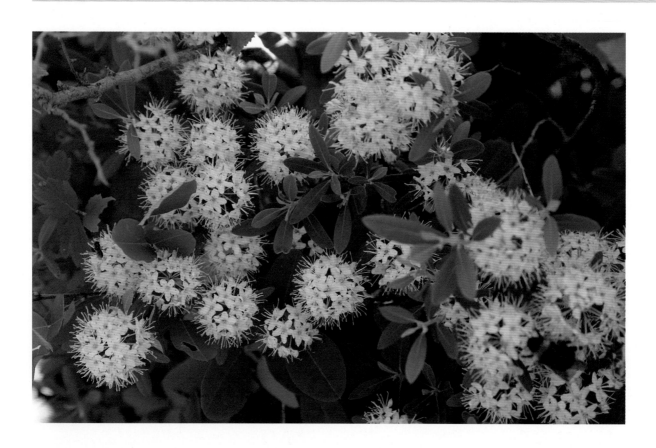

🍃 形态特征

常绿灌木，高可达 2.5m。茎灰棕褐色；枝条细瘦，幼枝被鳞片及细柔毛。叶近革质，倒披针形、长圆状椭圆形至披针形，长 3 ~ 4cm，宽 0.4 ~ 2.5cm，先端钝、急尖或圆，具小突尖，基部狭楔形，上面深绿色，有光泽，常被疏鳞片，下面黄绿色，被淡或深棕色有宽边的鳞片，鳞片相互重叠、邻接或相距为其直径的 1/2，外面被鳞片，被缘毛。花冠钟状，长 4 ~ 10mm，外面被鳞片，内面无毛；花裂片 5，较花管稍长；雄蕊 10，花丝无毛；子房长 1 ~ 3mm，5 ~ 6室，密被鳞片，花柱与雄蕊等长或较短，无鳞片。蒴果长圆形，长 4 ~ 8mm，被疏鳞片。花期5 ~ 6 月，果期 8 ~ 11 月。

🍃 适宜生境与分布

生于山坡、山沟石缝；喜阴，喜酸性土壤，耐干旱、耐寒、耐瘠薄，适应性强。分布于我国东北、华北、西北，以及四川、湖北、山东。内蒙古兴安盟、通辽市、赤峰市、锡林郭勒盟有分布。

奈曼旗义隆永镇等地有分布。

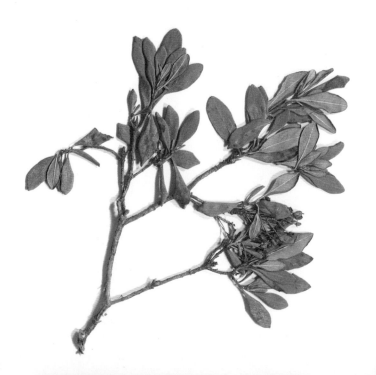

资源状况

常见。

药用部位

干燥的枝叶、花。

采收加工

夏、秋二季采收，晒干。

药材性状

本品叶片多反卷，有的破碎，完整者展平后呈长椭圆形或倒披针形，长 2 ~ 5cm，宽 0.5cm，先端钝尖，基部楔形，全缘，上面灰绿色或棕褐色，有灰白色毛茸，下面淡黄绿色，有密集的棕红色小点。主脉于下面凸起，侧脉 4 ~ 7 对；叶柄长约 3mm，近革质，易碎。枝呈圆柱形，先端有圆锥花序，有多数小花；花冠钟形，白色，外被淡棕色卵状苞片。气芳香，味苦。以叶片完整、色暗绿者为佳。

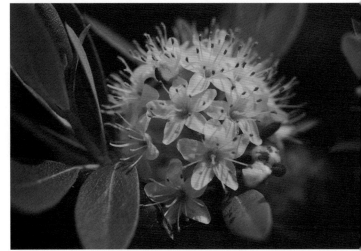

功能主治

止咳化痰，祛风通络，调经止痛。用于支气管炎，痢疾，产后身痛，骨折。

用法用量

中医： 内服煎汤，3 ~ 5g；或制糖浆、片剂。外用适量，取鲜品捣烂敷患处；或煎汤洗患处。

蒙医： 多入丸、散。外用适量，作药浴。

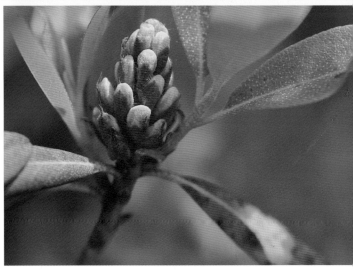

虎尾草

Lysimachia barystachys Bunge

科 名 报春花科　　**别 名** 狼尾花、重穗排草　　**蒙文名** 宝拉根-苏乐

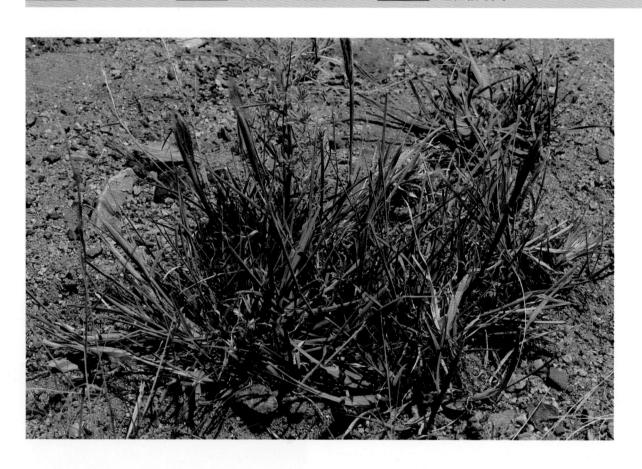

🌿 **形态特征**

　　多年生草本。根茎横走，红棕色，节上有红棕色鳞片。茎直立，高 35 ~ 70cm，单一或有短分枝，上部被密长柔毛。叶互生，条状倒披针形、披针形至矩圆状披针形，长 4 ~ 11cm，宽 0.8 ~ 1.3cm，先端尖，基部渐狭，边缘多少向外卷折，两面及边缘疏被短柔毛，通常无腺状斑点；无叶柄或近无柄。总状花序顶生，花密集，常向一侧弯曲成狼尾状，长 4 ~ 6cm，果期伸直，长可达 25cm；花轴及花梗均被长柔毛，花梗长 4 ~ 6mm；苞片条形或条状披针形，长 6mm；花萼近钟状，基部疏被柔毛，长约 3.5mm，5 深裂，裂片矩圆形，长约 2.2mm，边缘宽膜质，外缘呈小流苏状；花冠白色，裂片长卵形，长 5.5mm，宽 1.5mm，花冠筒长 1.2mm；雄蕊 5，花丝等长，贴生于花冠上，长约 1.8mm，基部宽扁，花药狭心形，先端尖，长 1mm，背部着生；子房近球形，长 1mm，直径 1.1mm；花柱较短，直径约 0.6mm，柱头膨大。蒴果近球形，直径约 2.5mm，长 2mm。种子多数，红棕色。花期 6 ~ 7 月。

适宜生境与分布

中生植物。生于草甸、山坡、路旁、灌丛间，垂直分布上限可达海拔 2000m。内蒙古兴安北部、兴安南部、燕山北部、呼锡高原、辽河平原、科尔沁、阴山等有分布。奈曼旗新镇等地有分布。

资源状况

常见。

药用部位

全草。

采收加工

夏、秋二季采收，鲜用或晒干。

功能主治

活血调经，散瘀消肿，清热利尿。用于月经不调，痛经，带下，小便不利，水肿，咽喉肿痛，跌打损伤，痈疮肿毒。

用法用量

内服煎汤，3 ~ 9g。外用适量，捣绒敷。

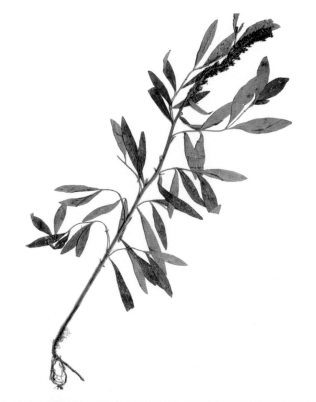

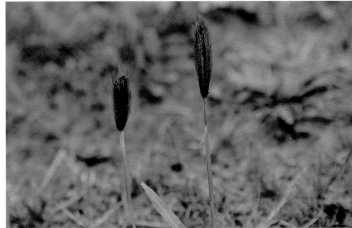

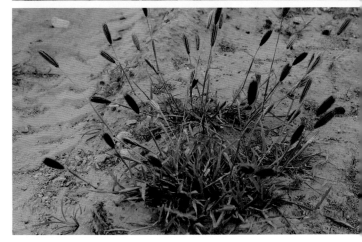

二色补血草　　*Limonium bicolor* (Bunge) Kuntze

科 名 白花丹科　　**别 名** 苍蝇架、苍蝇花、矾松　　**蒙文名** 义拉干-其其格

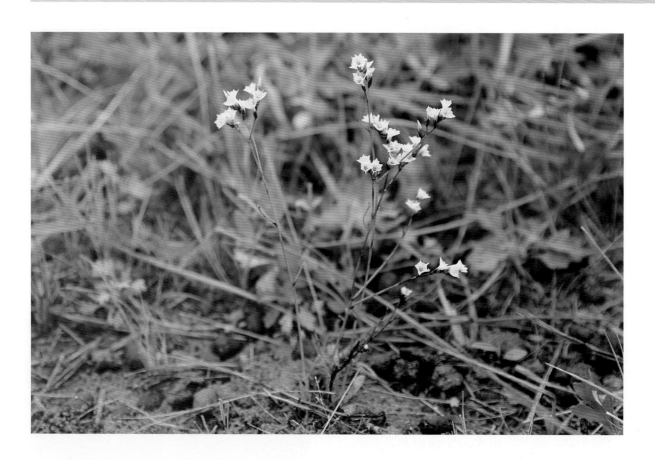

形态特征

多年生草本，高达 50cm。根皮不裂。叶基生，稀花序轴下部具 1 ～ 3 叶，花期不落；叶柄宽；叶匙形或长圆状匙形，连叶柄长 3 ～ 15cm，宽 0.3 ～ 3cm，先端圆或钝，基部渐窄。花茎单生，花序轴及分枝具 3 ～ 4 棱角，有时具沟槽，稀近基部圆；花序圆锥状，不育枝少，位于花序下部或分叉处；穗状花序具 3 ～ 9 小穗，穗轴二棱形，小穗具 2 ～ 5 花；外苞片长 2.5 ～ 3.5mm，第 1 内苞片长 6 ～ 6.5mm；花萼漏斗状，长 6 ～ 7cm，萼筒直径约 1mm，萼檐淡紫红色或白色，直径 6 ～ 7mm，裂片先端圆；花冠黄色。花期 5 ～ 7 月，果期 6 ～ 8 月。

适宜生境与分布

草原旱生杂类草。散生于草原、草甸草原及山地，能适应砂质土、砂砾质土及轻度盐化土壤，也偶见于旱化的草甸群落中。分布于我国东北、黄河流域，以及江苏。内蒙古呼伦贝尔市、锡

林郭勒盟、通辽市、乌兰察布市、呼和浩特市、鄂尔多斯市、阿拉善盟有分布。奈曼旗全旗均有分布。

资源状况

常见。

药用部位

带根全草。

采收加工

春、秋、冬三季采挖，洗净，晒干。

药材性状

本品除花萼外均无毛，高 20 ～ 50cm。根皮红褐色至黑褐色。根茎略粗大，单头或具 2 ～ 5 头。细茎略呈圆柱形，呈"之"字状弯曲，节间 3 ～ 6cm，绿色，断面中空。叶多已脱落，基生叶匙形、倒卵状匙形或矩圆状匙形，外苞片矩圆状宽卵形，有狭膜质边缘，第 1 内苞片与外苞片相似，具宽膜质边缘；花萼漏斗状，萼檐宽阔，约为花萼全长的 1/2，呈白色。气微，味微涩。

功能主治

中医： 活血，止血，温中健脾，滋补强壮。用于月经不调，功能性子宫出血，痔疮出血，胃溃疡，诸虚体弱。

蒙医： 补血，止血，活血，调经，温中健脾，滋补强壮。用于月经不调，崩漏出血，淋病，尿血，身体虚弱，食欲不振，胃痛。

用法用量

内服煎汤，15 ～ 30g。

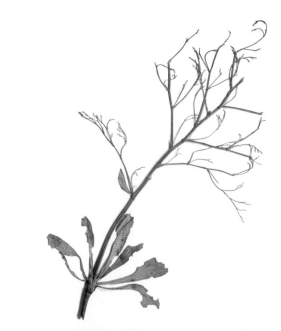

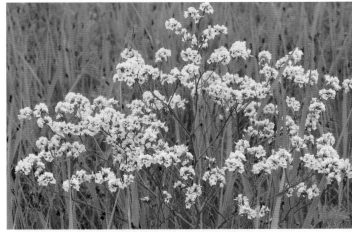

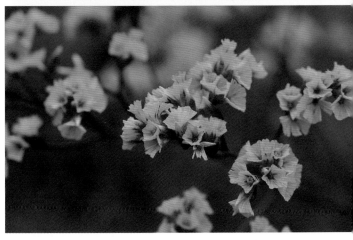

紫丁香

Syringa oblata Lindl.

| 科 名 | 木犀科 | 别 名 | 紫丁白、华北紫丁香 | 蒙文名 | 宝日-高力图-宝日 |

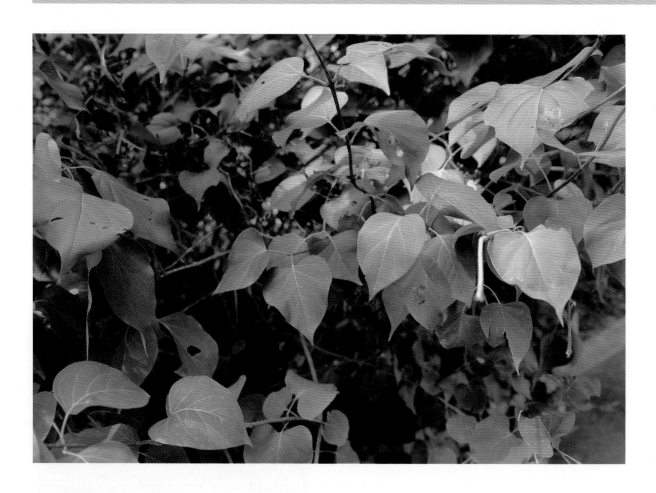

形态特征

灌木或小乔木。小枝、花序轴、花梗、苞片、花萼、幼叶两面及叶柄均密被腺毛。叶革质或厚纸质，卵圆形或肾形，长 2 ~ 14cm，宽 2 ~ 15cm，先端短凸尖或长渐尖，基部心形、平截或宽楔形；叶柄长 1 ~ 3cm。圆锥花序直立，由侧芽抽生；花梗长 0.5 ~ 3mm；花萼长约 3mm；花冠紫色，花冠筒圆柱形，长 0.8 ~ 1.7cm，裂片直角开展，长 3 ~ 6mm；花药黄色，位于花冠筒喉部。果实卵圆形或长椭圆形，长 1 ~ 2cm，先端长渐尖。花期 4 ~ 5 月。

适宜生境与分布

稍耐阴的中生灌木。分布于我国东北、华北，以及山东、甘肃、陕西、四川等地。内蒙古海拔约 2000m 的贺兰山阴坡山麓有分布。奈曼旗全旗均有分布。

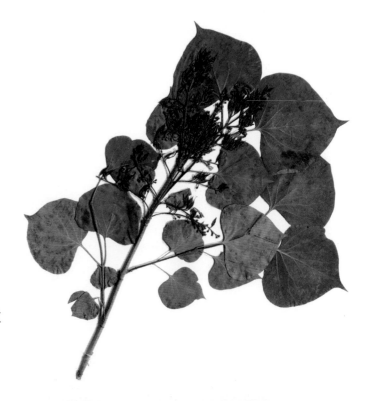

资源状况

常见。

药用部位

根、心材。

采收加工

夏、秋二季采收，晒干或鲜用。

功能主治

中医：清热燥湿，止咳定喘。用于咳嗽痰咳，泄泻痢疾，疟腮，肝炎。

蒙医：镇"赫依"，止痛，平喘，清热。用于心热，心刺痛，头晕，失眠，心悸，气喘，"赫依"病。

用法用量

内服煎汤，2 ～ 6g。

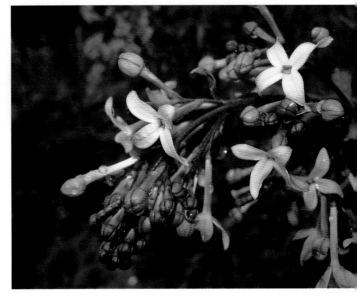

罗布麻
Apocynum venetum L.

| 科 名 | 夹竹桃科 | 别 名 | 茶叶花、野麻、吉吉麻 | 蒙文名 | 罗布-奥鲁斯 |

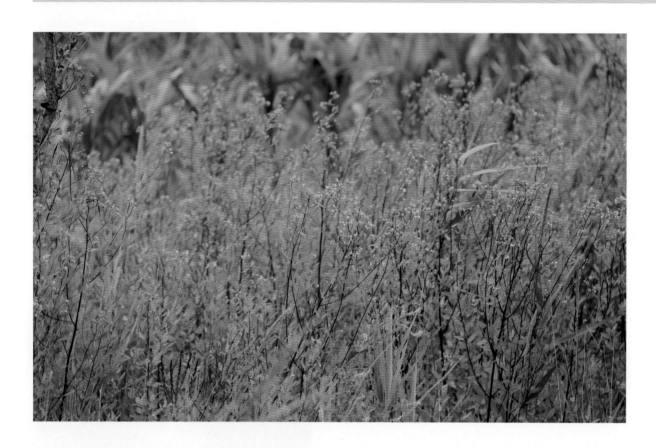

🍃 形态特征

直立半灌木，高 1.5 ~ 3m，一般高约 2m，最高可达 4m，具乳汁。枝条对生或互生，圆筒形，光滑无毛，紫红色或淡红色。叶对生，仅在分枝处为近对生，叶片椭圆状披针形至卵圆状长圆形，长 1 ~ 5cm，宽 0.5 ~ 1.5cm，先端急尖至钝，具短尖头，基部急尖至钝，叶缘具细牙齿，两面无毛；叶脉纤细，在叶背微凸或扁平，在叶面不明显，侧脉每边 10 ~ 15，在叶缘前网结；叶柄长 3 ~ 6mm；叶柄间具腺体，老时脱落。圆锥状聚伞花序一至多歧，通常顶生，有时腋生，花梗长约 4mm，被短柔毛；苞片膜质，披针形，长约 4mm，宽约 1mm；小苞片长 1 ~ 5mm，宽 0.5mm；花萼 5 深裂，裂片披针形或卵圆状披针形，两面被短柔毛，边缘膜质，长约 1.5mm，宽约 0.6mm；花冠圆筒状钟形，紫红色或粉红色，两面密被颗粒状突起，花冠筒长 6 ~ 8mm，直径 2 ~ 3mm，花冠裂片基部向右覆盖，裂片卵圆状长圆形，稀宽三角形，先端钝或浑圆，与花冠筒几乎等长，长 3 ~ 4mm，宽 1.5 ~ 2.5mm，每裂片内外均具 3 明显紫红色的脉纹；雄蕊着生于花冠筒基部，与副花冠裂片互生，长 2 ~ 3mm；花药箭头状，先端渐尖，隐藏于花喉内，背部隆起，腹部黏生在柱头基部，基部具耳，耳通常平行，有时紧接或辏合，花丝短，密被白色茸毛；雌蕊长 2 ~ 2.5mm，花柱短，上部膨大，下部缩小，柱头基部盘状，先端钝，2 裂；子房由 2 离生心皮组成，被白色茸毛，每心皮有胚珠多数，着生于子房的腹缝线侧膜胎座上；花盘环状，肉质，先端不规则 5 裂，基部合生，环绕子房，着生于花托上。蓇葖果 2，平行或叉生，下垂，箸状圆筒形，长 8 ~ 20cm，直径 2 ~ 3mm，先端渐尖，基部钝，外果皮棕色，无毛，有细纵纹。种子多数，卵圆状长圆形，黄褐色，长 2 ~ 3mm，直径 0.5 ~ 0.7mm，先端有 1 簇白色绢质的种毛；种毛长 1.5 ~ 2.5cm；子叶长卵圆形，与胚根近等长，长约 1.3mm；胚根在上。花期 4 ~ 9 月，果期 7 ~ 12 月。

适宜生境与分布

生于河漫滩、山坡砂质地、盐碱地及干燥的盐渍化草甸。分布于我国东北、华北、西北，以及河南、江苏等地。内蒙古鄂尔多斯市、巴彦淖尔市及阿拉善盟有分布。奈曼旗全旗均有分布。

资源状况

少见。

药用部位

干燥叶。

采收加工

夏季采收，除去杂质，干燥。

药材性状

本品多皱缩卷曲，有的破碎，完整叶片展平后呈椭圆状披针形或卵圆状披针形，长 2 ~ 5cm，宽 0.5 ~ 2cm。淡绿色或灰绿色，先端钝，有小芒尖，基部钝圆或楔形，边缘具细齿，常反卷，两面无毛，叶脉于下表面凸起；叶柄细，长约 4mm。质脆。气微，味淡。

功能主治

平肝安神，清热利水。用于肝阳眩晕，心悸失眠，惊痫抽搐，肾炎水肿，浮肿尿少。

用法用量

内服煎汤，6 ~ 12g。

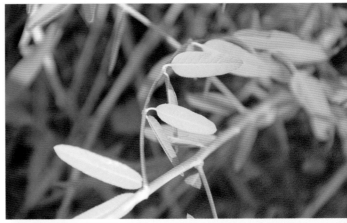

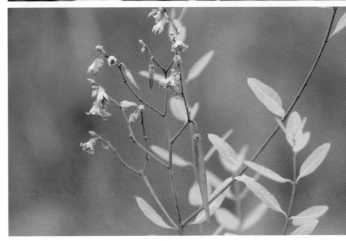

合掌消 *Cynanchum amplexicaule* (Sieb. et Zucc.) Hemsl.

| 科 名 | 萝藦科 | 别 名 | 甜胆草、合掌草 | 蒙文名 | 闹格音-根木根-呼和 |

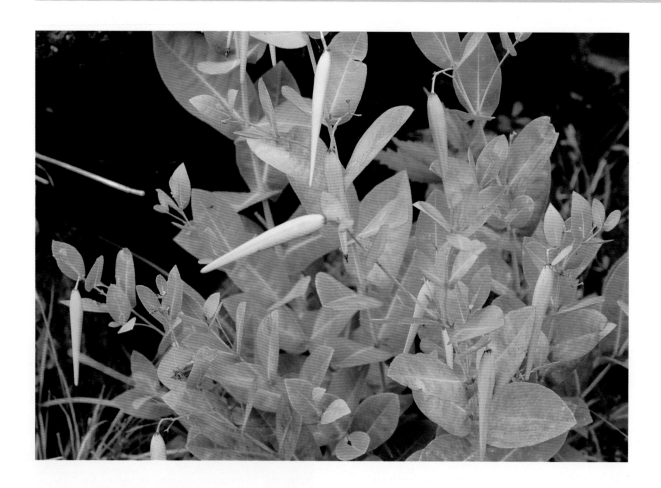

形态特征

直立多年生草本，高 50 ~ 100cm，全株流白色乳液，除花萼、花冠被有微毛外，余皆无毛。根须状。叶薄纸质，无柄，倒卵状椭圆形，先端急尖，基部下延近抱茎，上部叶小，下部叶大，小者长 1.5 ~ 2.5cm，宽 0.7 ~ 1cm，大者长 4 ~ 6cm，宽 2 ~ 4cm。多歧聚伞花序顶生及腋生，花直径 5mm；花冠黄绿色或棕黄色；副花冠 5 裂，扁平；花粉块每室 1，下垂。蓇葖果单生，刺刀形，长 5cm，直径 5mm。花期春、夏季之间，果期秋季。

适宜生境与分布

生于山坡或荒地。分布于我国江苏、河北、山东、江西、湖南等地。奈曼旗固日班花苏木等地有分布。

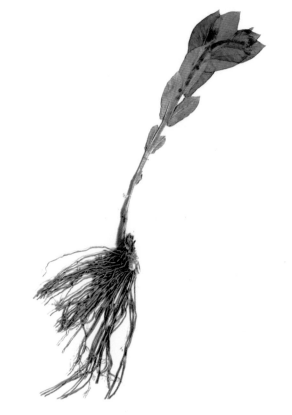

资源状况

常见。

药用部位

全草或根。

采收加工

夏、秋二季采收，洗净，晒干或鲜用。

药材性状

本品根茎呈圆柱形，粗短，呈结节状，上面有圆形凹陷的茎痕或残存茎基，下面簇生多数细而长的根。根长约20cm，直径不及1mm，弯曲；表面黄棕色，具细纵纹。质较脆，易折断，断面平坦。气特异，味微苦。

功能主治

清热，祛风湿，消肿解毒。用于急性胃肠炎，急性肝炎，风湿痛，偏头痛，便血，痈肿，湿疹。

用法用量

内服煎汤，25～50g；或与鸡蛋、瘦猪肉蒸食。外用适量，捣敷；或研末调敷。

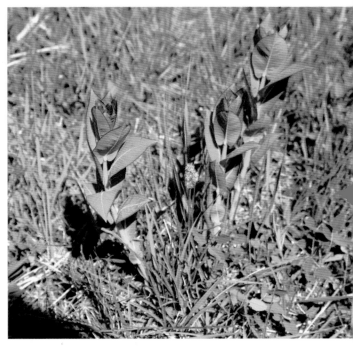

鹅绒藤

Cynanchum chinense R. Br.

| 科 名 | 萝藦科 | 别 名 | 祖子花 | 蒙文名 | 吉乐图-特莫根-呼呼 |

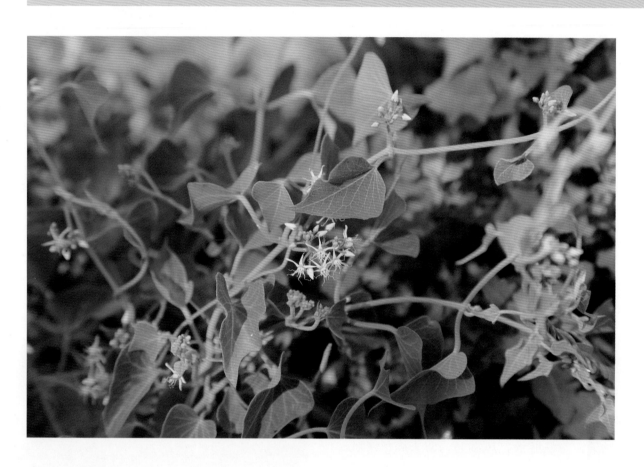

形态特征

缠绕草质藤本，长达 4m，全株被短柔毛。叶对生，宽三角状心形，长 2.5 ~ 9cm，先端骤尖，基部心形，基出脉达 9，侧脉 6 对。聚伞花序伞状，二歧分枝，具花约 20，花序长达 1cm；花梗长约 1cm；花萼裂片长圆状三角形，长 1 ~ 2mm，被柔毛及缘毛；花冠白色，辐状或反折，无毛，长 0.5 ~ 1mm，裂片长圆状披针形，长 3 ~ 6mm；副花冠杯状，先端具 10 丝状体，2 轮，外轮与花冠裂片等长，内轮稍短；花药近菱形，先端附属物圆形；花粉块长圆形。蓇葖果圆柱状纺锤形，长 8 ~ 13cm，直径 5 ~ 8mm。种子长圆形，长 5 ~ 6mm，宽约 2mm；种毛长 2.5 ~ 3cm。花期 6 ~ 7 月，果期 8 ~ 9 月。

适宜生境与分布

中生植物。生于沙地、河滩地、田埂。分布于我国辽宁、河北、河南、山西、陕西、宁夏、甘肃、江苏、浙江。内蒙古兴安盟、通辽市、鄂尔多斯市、巴彦淖尔市、阿拉善盟有分布。奈曼旗全旗均有分布。

资源状况

常见。

药用部位

全草或根、茎的乳汁。

采收加工

夏、秋二季随采乳汁随用，根挖出后洗净，晒干。

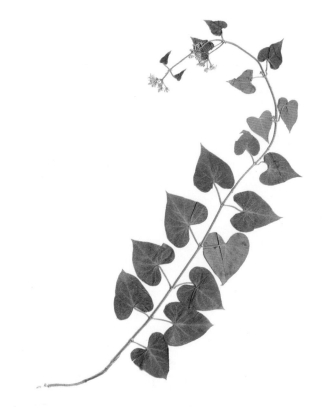

药材性状

本品根呈圆柱形，长约20cm，直径5～8mm。表面灰黄色，平滑或有细皱纹，栓皮易剥离，剥离处呈灰白色。质脆，易折断，断面不平坦，黄色，有小空心。气微，味淡。

功能主治

中医：根祛风解毒，健胃止痛；用于小儿食积。茎的乳汁外用于性疣赘。

蒙医：清"协日"，止泻。用于脏腑"协日"病，热泻，肠刺痛。

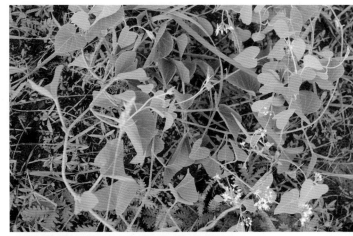

用法用量

内服煎汤，15g。外用适量，乳汁涂患处。

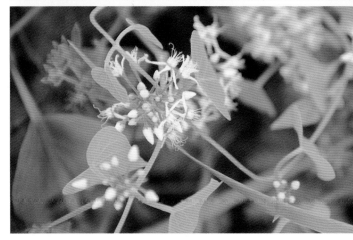

地梢瓜　*Cynanchum thesioides* (Freyn) K. Schum.

科 名 萝摩科　**别 名** 沙奶草、老瓜瓢、沙奶奶　**蒙文名** 特莫根-呼呼、额布森-都格莫宁

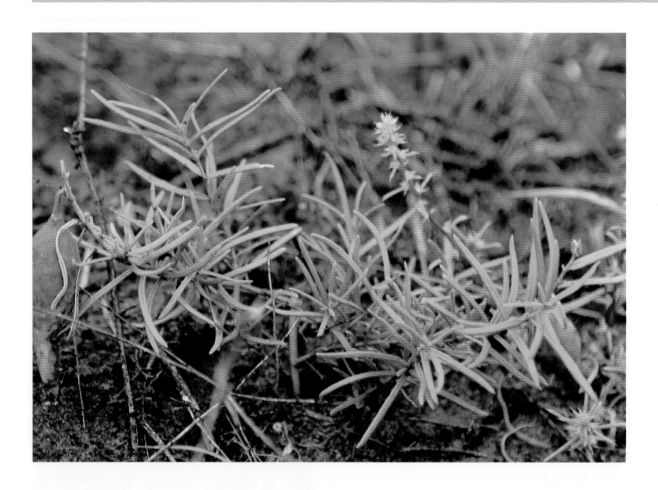

🌿 **形态特征**

　　多年生草本，高 15 ～ 30cm。根细长，褐色，具横行绳状的支根。茎自基部多分枝，直立，圆柱形，具纵细棱，密被短硬毛。叶对生，条形，长 2 ～ 5cm，宽 0.2 ～ 0.5cm，先端渐尖，全缘，基部楔形，上面绿色，下面淡绿色，中脉明显隆起，两面被短硬毛，边缘常向下反折；近无柄。伞状聚伞花序腋生，具花 3 ～ 7，总花梗长 2 ～ 5mm；花萼 5 深裂，裂片披针形，长约 2mm，外面被短硬毛，先端锐尖；花冠白色，辐状，5 深裂，裂片矩圆状披针形，长 3 ～ 3.5mm；副花冠杯状，5 深裂，裂片三角形，长约 1.2mm，与合蕊柱近等长；花粉块每药室 1，矩圆形，下垂。蓇葖果单生，纺锤形，长 4 ～ 6cm，直径 1.5 ～ 2cm，先端渐尖，表面具纵细纹。种子近矩圆形，扁平，长 6 ～ 8mm，宽 4 ～ 5mm，棕色，先端种缨白色，绢状，长 1 ～ 2cm。花期 6 ～ 7 月，果期 7 ～ 8 月。

适宜生境与分布

旱生植物。生于干草原、丘陵坡地、沙丘、撂荒地、田埂。分布于我国东北、华北、西北，以及江苏。奈曼旗全旗均有分布。

资源状况

常见。

药用部位

带果实全草或种子。

采收加工

夏、秋二季采收，洗净，晒干。

药材性状

本品全草长 15 ~ 30cm，常弯曲，地上部分被短柔毛。根细长，褐色，有支根。茎多自基部分枝，圆柱形，具纵皱纹；体轻，质脆，易折断。单叶对生，有短柄；叶片多已破碎或脱落，展平后呈条形，全缘。花小，黄白色。蓇葖果纺锤形，表面具纵皱纹。气微，味涩。种子呈扁平椭圆形，一端钝圆，另一端尖而略平，两侧边缘翅状，微反卷或呈波状弯曲，长 6 ~ 8mm，宽 4 ~ 5mm，厚约 1mm。表面棕色至暗棕色，一面有微凸起的线形种脊，种脐位于种子尖端稍平部分。体轻，质脆，易压碎。种皮薄，不易分离，剥去后可见类白色种仁，显油性，其内有 2 子叶，淡黄色或黄绿色，胚根朝向种子的尖端。气无，味微甘。

功能主治

益气，通乳，清热降火，生津止渴。用于乳汁不通，气血两虚，咽喉疼痛等。

用法用量

内服煎汤，15 ~ 30g。

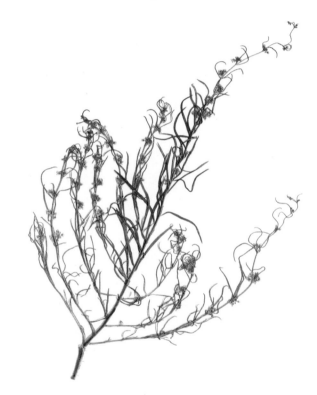

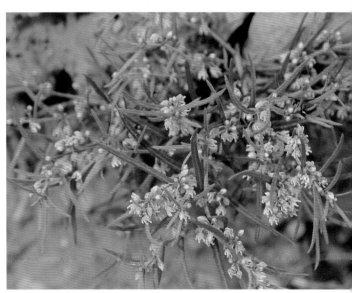

萝藦

Metaplexis japonica (Thunb.) Makino

| 科 名 | 萝藦科 | 别 名 | 芄兰、斫合子、白环藤、婆婆针线包 | 蒙文名 | 敖勒召日-吉木斯 |

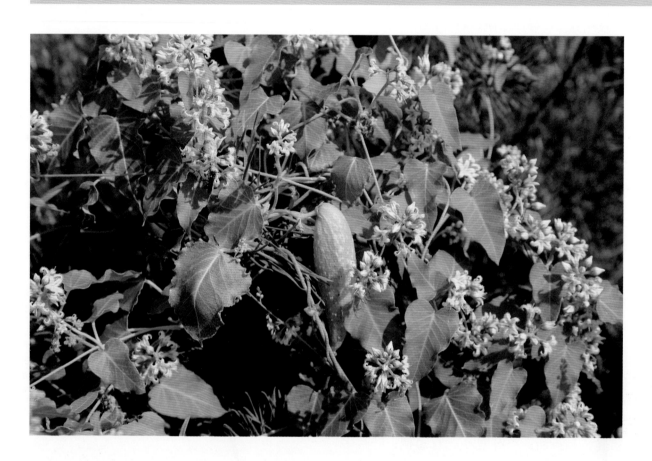

🌿 **形态特征**

　　多年生草质藤本，具乳汁。茎缠绕，圆柱形，具纵棱，被短柔毛。叶卵状心形，少披针状心形，长 5 ~ 11cm，宽 3 ~ 10cm，先端渐尖或骤尖，全缘，基部心形，两面被短柔毛，老时毛常脱落；叶柄长 2 ~ 6cm，先端具丛生腺体。花序腋生，着花 10 或更多；总花梗长 7 ~ 12cm，花梗长 3 ~ 6mm，被短柔毛；花蕾圆锥形，先端锐尖；萼裂片条状披针形，长 6 ~ 8mm，被短柔毛；花冠白色，近辐状，条状披针形，长约 10mm，张开，里面被柔毛。蓇葖果叉生，纺锤形，长 6 ~ 8cm，被短柔毛。种子扁卵圆形，先端具 1 簇白色绢质长种毛。花期 7 ~ 8 月，果期 9 ~ 12 月。

🌿 **适宜生境与分布**

　　中生植物。生于河边砂质坡地。分布于我国东北、华北、西北、西南、华东地区。内蒙古辽河平原、兴安南部，以及通辽市等地有分布。奈曼旗大沁他拉镇等地有分布。

资源状况

常见。

药用部位

全草或块根。

采收加工

7 ~ 9 月采收全草，鲜用或晒干。夏、秋二季采挖块根，洗净，晒干。

药材性状

本品根呈长椭圆形、纺锤形或不规则的块状，有分枝，长 5 ~ 10cm，直径 2 ~ 4cm；表面棕褐色或灰棕色，粗糙，具不规则的纵皱纹，有横向皮孔及须根痕；质坚硬，难折断，断面类白色，粉性，有放射状纹理。茎缠绕，圆柱形，具纵条纹。叶对生，卵状心形。蓇葖果叉生，纺锤形，果皮对开，似舟状，基部钝圆，可见果柄或脱落后的疤痕；另一端渐狭而长，先端反卷成鸟嘴状，果皮厚约1.5mm；外表面黄绿色，具纤维状纹理及疣状突起，内表面黄白色，具纤维状纹理，光滑而润泽；纤维性强，不易折断。气无，味微酸。

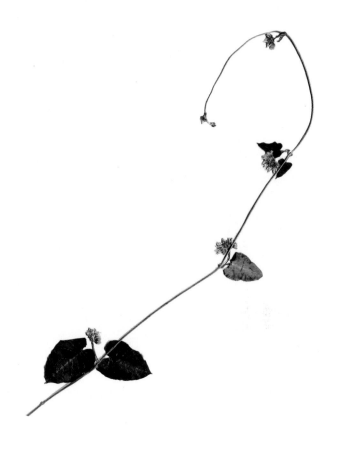

功能主治

补益精气，通乳，解毒。用于虚劳损伤，阳痿，带下，乳汁不通，丹毒疮肿。

用法用量

内服煎汤，15 ~ 60g。外用适量，鲜品捣敷。

蓬子菜

Galium verum L.

科 名 茜草科　　**别 名** 松叶草、疗毒蒿　　**蒙文名** 乌润都勒

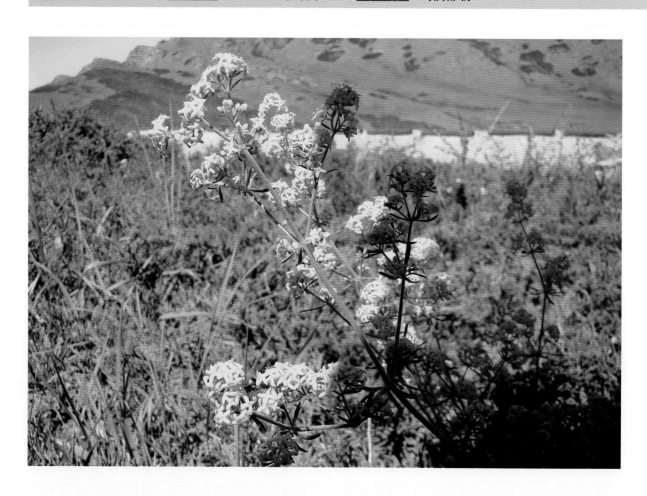

形态特征

多年生草本，高达 45cm。茎有 4 棱，被柔毛或秕糠状毛。叶纸质，6 ~ 10 轮生，线形，长 15 ~ 30mm，宽 1 ~ 1.5mm，先端短尖，边缘常卷成管状，上面无毛，下面有柔毛，稍苍白色，干后常黑色，具 1 脉；无柄。聚伞花序顶生和腋生，多花，常在枝顶组成圆锥状花序，长达 15cm，直径达 12cm，花序梗密被柔毛；花稠密；花梗有疏柔毛或无毛，长 1 ~ 2.5mm；萼筒无毛；花冠黄色，辐状，无毛，直径约 3mm，裂片卵形或长圆形，长约 1.5mm。果片双生，近球状，直径约 2mm，无毛。花期 7 月，果期 8 ~ 9 月。

适宜生境与分布

中生植物。生于草甸草原、杂类草草甸、山地林缘及灌丛中，常成为草甸草原的优势植

物之一。分布于我国东北、华北、西北及长
江流域各地。内蒙古呼伦贝尔市、兴安盟、
通辽市、锡林郭勒盟、乌兰察布市、巴彦淖
尔市、阿拉善盟有分布。奈曼旗南部山区有
分布。

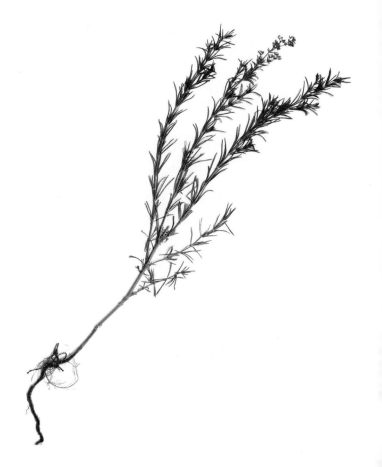

资源状况

常见。

药用部位

全草。

采收加工

夏、秋二季采收，鲜用或晒干。

功能主治

活血祛瘀，解毒止痒，利尿，通经。用
于疮痈肿毒，跌打损伤，经闭，腹水，蛇咬伤，
风疹瘙痒。

用法用量

内服煎汤，10 ~ 15g。外用适量，捣敷；
或熬成熟膏涂。

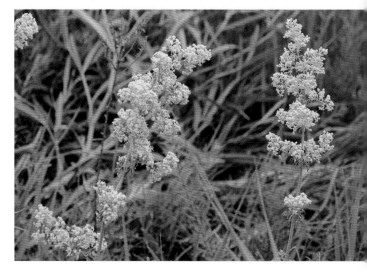

茜草

Rubia cordifolia L.

| 科 名 | 茜草科 | 别 名 | 红丝线、粘粘草 | 蒙文名 | 那郎海-额布斯、玛日纳 |

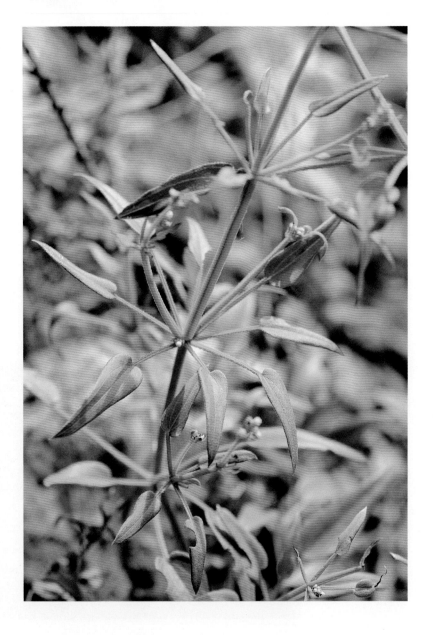

形态特征

草质攀缘藤本。根茎和其节上的须根均呈红色。茎数至多条，有4棱，棱有倒生皮刺，多分枝。叶4轮生，纸质，披针形或长圆状披针形，长0.7～3.5cm，先端渐尖或钝尖，基部心形，边缘有皮刺，两面粗糙，脉有小皮刺，基出脉3，稀外侧有1对很小的基出脉；叶柄长1～2.5cm，有倒生皮刺。聚伞花序腋生和顶生，多4分枝，有花十余朵至数十朵；花序梗和分枝有小皮刺；花冠淡黄色，干后淡褐色，裂片近卵形，微伸展，长1.3～1.5mm，无毛。果实球形，直径4～5mm，成熟时橘黄色。花期7～8月，果期9月。

适宜生境与分布

生于向阳岩石缝、山地林下、林缘、灌丛中、河岸林下。我国除新疆以外，各地均有分布。奈曼旗白音昌乡等地有分布。

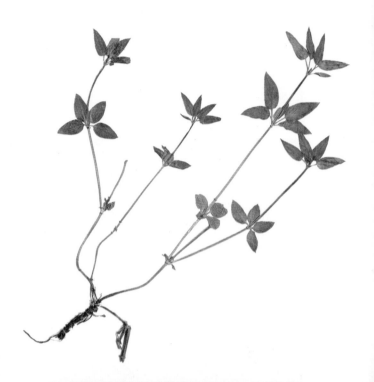

资源状况

常见。

药用部位

干燥根及根茎。

采收加工

春、秋二季采挖，除去泥沙，干燥。

药材性状

本品根茎呈结节状，丛生粗细不等的根。根呈圆柱形，略弯曲，长 10 ～ 25cm，直径 0.2 ～ 1cm；表面红棕色或暗棕色，具细纵皱纹和少数细根痕；皮部脱落处呈黄红色。质脆，易折断，断面平坦，皮部狭，紫红色，木质部宽广，浅黄红色，导管孔多数。气微，味微苦，久嚼刺舌。

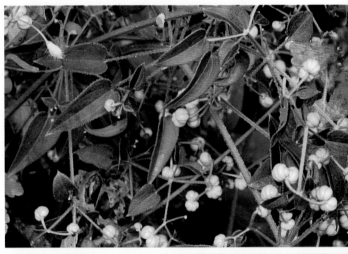

功能主治

凉血，祛瘀，止血，通经。用于吐血，衄血，崩漏，外伤出血，瘀阻经闭，关节痹痛，跌仆肿痛。

用法用量

内服煎汤，6 ～ 10g；或入丸、散。外用适量，研末敷；或煎汤洗患处。

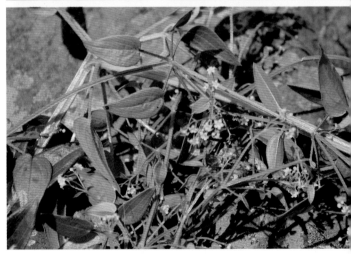

田旋花 *Convolvulus arvensis* L.

科 名 旋花科 　　**别 名** 中国旋花、箭叶旋花 　　**蒙文名** 塔林-色得日根

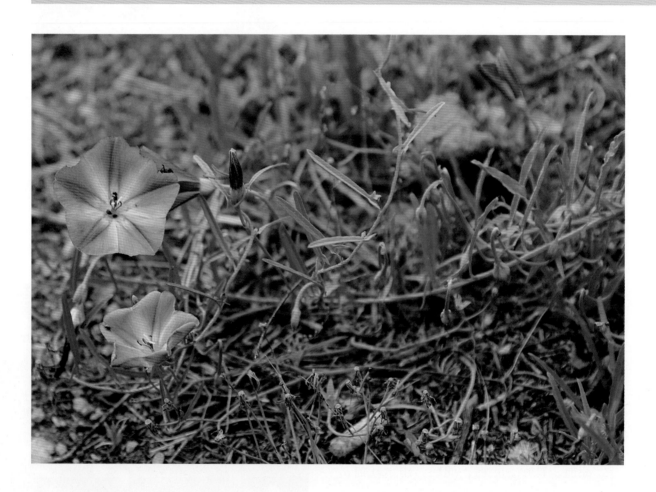

形态特征

　　多年生草本，长达 1m。具木质根茎。茎平卧或缠绕，无毛或疏被柔毛。叶卵形、卵状长圆形或披针形，长 1.5 ~ 5cm，先端钝，基部戟形、箭形或心形，全缘或 3 裂，两面被毛或无毛；叶柄长 1 ~ 2cm。聚伞花序腋生，具 1 ~ 3 花；花序梗长 3 ~ 8cm；苞片 2，线形，长约 3mm；萼片长 3.5 ~ 5mm，外萼片长圆状椭圆形，内萼片近圆形；花冠白色或淡红色，宽漏斗形，长 1.5 ~ 2.6cm，冠檐 5 浅裂；雄蕊稍不等长，长约为花冠之半，花丝被小鳞毛；柱头线形。蒴果无毛。花期 6 ~ 8 月，果期 7 ~ 9 月。

适宜生境与分布

　　中生农田杂草。生于田间、撂荒地、村舍与路旁，并可见于轻度盐化的草甸中。我国各地

均有分布。奈曼旗全旗均有分布。

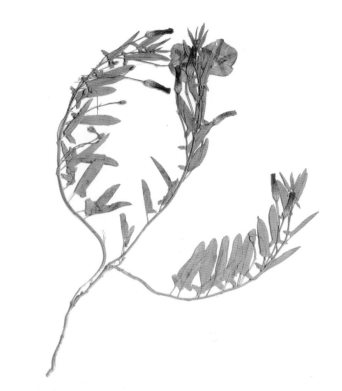

资源状况

常见。

药用部位

全草或花、根。

采收加工

夏、秋二季采收全草，洗净，鲜用或切段晒干。6 ~ 8 月开花时摘取花，鲜用或晾干。

功能主治

祛风，止痒，止痛。全草用于神经性皮炎。花用于牙痛。根用于风湿关节痛。

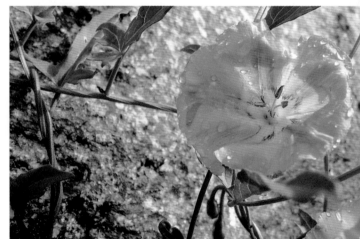

用法用量

内服煎汤，6 ~ 10g。外用适量，酒浸涂患处。

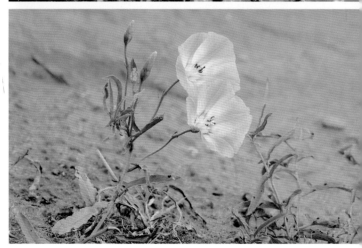

菟丝子

Cuscuta chinensis Lam.

| 科 名 | 旋花科 | 别 名 | 豆寄生、无根草、金丝藤 | 蒙文名 | 色日古德、沙日-奥日秧古 |

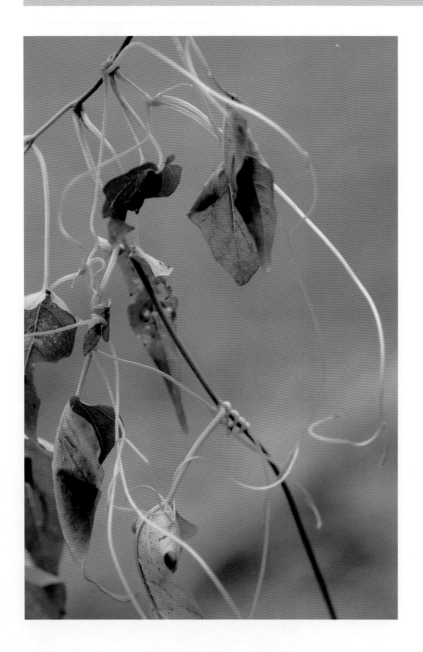

形态特征

一年生寄生草本。茎细，缠绕，黄色，无叶。花多数，近无总花序梗，呈簇生状；苞片 2，与小苞片均呈鳞片状；花萼杯状，中部以下联合，长约 2mm，先端 5 裂，裂片卵圆形或矩圆形；花冠白色，壶状或钟状，长为花萼的 2 倍，先端 5 裂，裂片向外反曲，宿存；雄蕊花丝短；鳞片近矩圆形，边缘流苏状；子房近球形，花柱 2，直立，柱头头状，宿存。蒴果近球形，稍扁，成熟时被宿存花冠全部包住，长约 3mm，盖裂。种子 2 ~ 4，淡褐色，表面粗糙。花期 7 ~ 8 月，果期 8 ~ 10 月。

适宜生境与分布

寄生于草本植物上，多寄生于豆科植物，故有"豆寄生"之名。我国除阿拉善盟外，各地均有分布。奈曼旗全旗均有分布。

资源状况

常见。

药用部位

干燥成熟种子。

采收加工

秋季果实成熟时采收植株，晒干，打下种子，除去杂质。

药材性状

本品呈类球形，直径 1 ~ 2mm。表面灰棕色至棕褐色，粗糙，种脐线形或扁圆形。质坚实，不易以指甲压碎。气微，味淡。

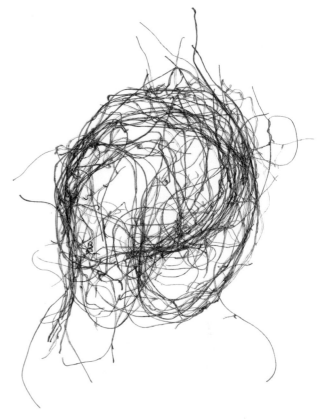

功能主治

补益肝肾，固精缩尿，安胎，明目，止泻；外用消风祛斑。用于肝肾不足，腰膝酸软，阳痿遗精，遗尿尿频，肾虚胎漏，胎动不安，目昏耳鸣，脾肾虚泻。外用于白癜风。

用法用量

内服煎汤，6 ~ 12g。外用适量。

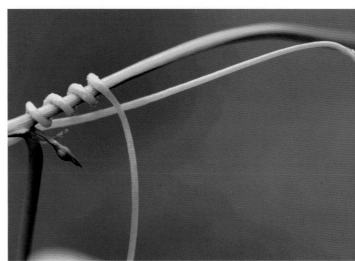

鹤虱

Lappula myosotis V. Wolf

科 名 紫草科 　　**别 名** 小粘染子 　　**蒙文名** 囊章古

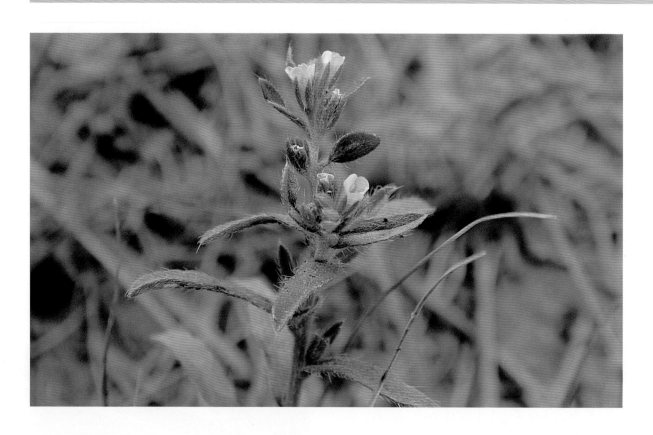

形态特征

一年生或二年生草本。茎直立，高 30 ~ 60cm，中部以上多分枝，密被白色短糙毛。基生叶长圆状匙形，全缘，先端钝，基部渐狭成长柄，长达 7cm，宽 0.3 ~ 0.9cm，两面密被有白色基盘的长糙毛；茎生叶较短而狭，披针形或线形，扁平或沿中肋纵折，先端尖，基部渐狭，无叶柄。花序在花期短，果期伸长，长 10 ~ 17cm；苞片线形，较果实稍长；花梗果期伸长，长约 3mm，直立而被毛；花萼 5 深裂，几达基部，裂片线形，急尖，有毛，花期长 2 ~ 3mm，果期增大成狭披针形，长约 5mm，星状开展或反折；花冠淡蓝色，漏斗状至钟状，长约 4mm，檐部直径 3 ~ 4mm，裂片长圆状卵形，喉部附属物梯形。小坚果卵状，长 3 ~ 4mm，背面狭卵形或长圆状披针形，通常有颗粒状疣突，稀平滑或沿中线龙骨状突起上有小棘突，边缘有 2 行近等长的锚状刺，内行刺长 1.5 ~ 2mm，基部不联合，外行刺较内行刺稍短或近等长，通常直立，小坚果腹面通常具棘状突起或有小疣状突起；花柱伸出小坚果但不超过小坚果上方的刺。花果期 6 ~ 9 月。

适宜生境与分布

旱中生植物。生于山地及沟谷草甸与田野。分布于我国东北、华北、西北。内蒙古呼伦贝尔市、通辽市、锡林郭勒盟、鄂尔多斯市、阿拉善盟有分布。奈曼旗固日班花苏木等地有分布。

资源状况

常见。

药用部位

果实。

采收加工

秋季果实成熟时采收，除去杂质，晒干。

药材性状

本品多为分离的小坚果，呈卵状三棱形，长 2 ～ 3mm，宽 1.5 ～ 2mm。表面棕褐色或灰绿色，密布小瘤状突起，先端尖，基部钝圆，腹面有线形凸起的着生痕迹，背面边缘有 2 行近等长的锚状钩刺，内行刺长 1.5 ～ 2mm，外行刺较内行刺稍短或近等长，中央有时有小钩刺。果皮较坚硬，种仁类白色，具油性。气特异，味微苦。

功能主治

驱虫，消积，止痒。用于蛔虫病，蛲虫病，虫积腹痛。

用法用量

中医： 内服煎汤，3 ～ 9g；或入丸、散。

蒙医： 内服煎汤，5 ～ 10g，布包煎；或与其他药配伍入丸、散。外用适量，研末，酒调敷患处。

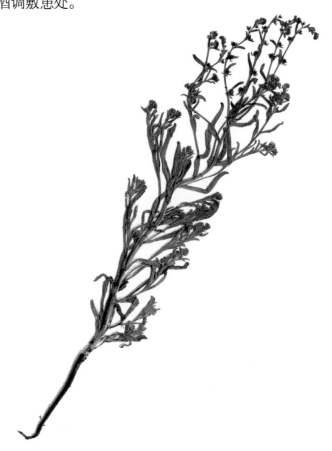

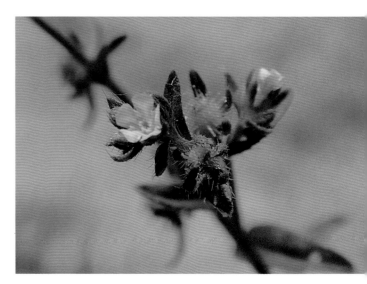

砂引草

Messerschmidia sibirica L.

| 科 名 | 紫草科 | 别 名 | 紫丹草、挠挠糖 | 蒙文名 | 浩吉格日-额布斯 |

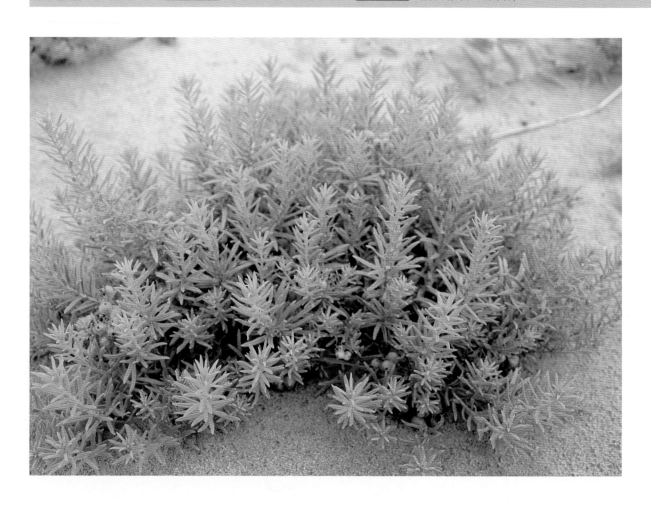

🌿 形态特征

多年生草本，高 10 ~ 30cm，有细长的根茎。茎单一或数条丛生，直立或斜升，通常分枝，密生糙伏毛或白色长柔毛。叶披针形、倒披针形或长圆形，长 1 ~ 5cm，宽 0.6 ~ 1cm，先端渐尖或钝，基部楔形或圆形，密生糙伏毛或长柔毛；中脉明显，在上面凹陷，在下面凸起，侧脉不明显；无柄或近无柄。花序顶生，直径 1.5 ~ 4cm；萼片披针形，长 3 ~ 4mm，密生向上的糙伏毛；花冠黄白色，钟状，长 1 ~ 1.3cm，裂片卵形或长圆形，外弯，花冠筒较裂片长，外面密生向上的糙伏毛；花药长圆形，长 2.5 ~ 3mm，先端具短尖，花丝极短，长约 0.5mm，着生于花冠筒中部；子房无毛，略显 4 裂，长 0.7 ~ 0.9mm，花柱细，长约 0.5mm，柱头浅 2 裂，长 0.7 ~ 0.8mm，下部环状膨大。核果椭圆形或卵球形，长 7 ~ 9mm，直径 5 ~ 8mm，粗糙，密生伏毛，先端凹陷，核具纵肋，成熟时分裂为 2 个各含 2 种子的分核。花期 5 ~ 6 月，果期 7 月。

适宜生境与分布

中旱生植物。生于沙地、沙漠边缘、盐生草甸、干河沟边。分布于我国甘肃、陕西、山西、河南、山东、河北。内蒙古呼伦贝尔市、兴安盟、通辽市、赤峰市、锡林郭勒盟、乌兰察布市、巴彦淖尔市、鄂尔多斯市、阿拉善盟、呼和浩特市有分布。奈曼旗明仁苏木等地有分布。

资源状况

常见。

药用部位

全草。

采收加工

夏、秋二季采收，晒干。

药材性状

本品长 10 ～ 30cm，密被长柔毛。根及根茎呈棕黑色，表面具瘤状突起。断面皮部灰白色，木质部暗棕色，直径 0.5 ～ 4mm。茎自基部分枝，表面灰绿色，断面黄绿色，中空。叶互生，常破碎或卷曲，完整者呈披针形或条状披针形，灰绿色。果实椭圆状球形，黄褐色，表面密被短柔毛，具纵棱，两端平截，残留果柄和花柱脱落后凹陷的窝痕。气微，味稍苦。

功能主治

清热解毒，排脓，敛疮，疗伤。用于瘰疬，疮疡破溃，久不收口，皮肤湿疹。

用法用量

内服煎汤，3 ～ 9g。外用适量，煎汤洗患处；或熬膏敷患处。

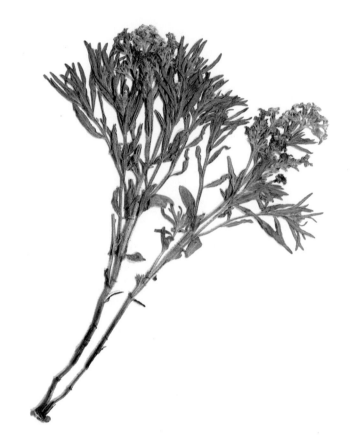

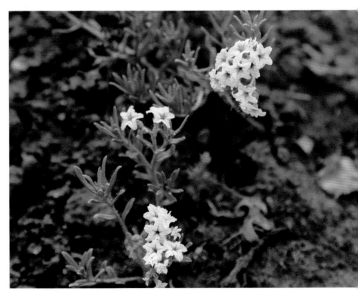

荆条 *Vitex negundo* L. var. *heterophylla* (Franch.) Rehd.

科 名 马鞭草科　　**别 名** 荆条子、刻叶黄荆　　**蒙文名** 希日-推邦

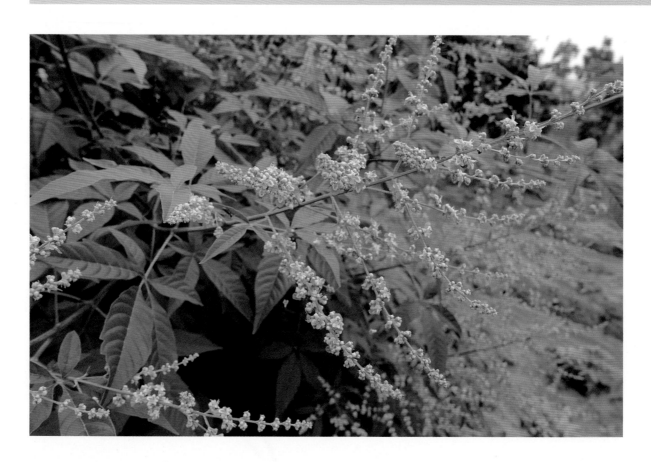

🌿 形态特征

灌木，高 1 ～ 2m。幼枝四方形，老枝圆筒形，幼时有微柔毛。掌状复叶具小叶 5，有时 3，矩圆状卵形至披针形，长 3 ～ 7cm，宽 0.7 ～ 2.5cm，先端渐尖，基部楔形，边缘有缺刻状锯齿，浅裂至羽状深裂，上面绿色、光滑，下面有灰色茸毛；叶柄长 1.5 ～ 5cm。顶生圆锥花序，长 8 ～ 12cm，花小，蓝紫色，具短梗；花冠二唇形，长 8 ～ 10mm；花萼钟状，长约 2mm，先端具 5 齿，外被柔毛；雄蕊 4，二强，伸出花冠；子房上位，4 室，柱头先端 2 裂。核果直径 3 ～ 4mm，包于宿存花萼内。花期 7 ～ 8 月，果期 9 月。

🌿 适宜生境与分布

中生植物。多生于山地阳坡及林缘，为我国华北山地中生灌丛的建群种或优势种。分布于我国辽宁、河北、山西、山东、河南、安徽、陕西、甘肃、四川等地。内蒙古赤峰市、乌兰察

布市及鄂尔多斯市等地有分布。奈曼旗南部
山区有分布。

资源状况

常见。

药用部位

全草。

采收加工

全年均可采收，以夏、秋二季采收为好，
根、茎洗净，切段，晒干，叶、果实阴干，
叶亦可鲜用。

功能主治

清热止咳，化痰截疟。用于支气管炎，
疟疾，肝炎。

用法用量

内服煎汤，3 ~ 15g；或提取挥发油制成
胶丸。

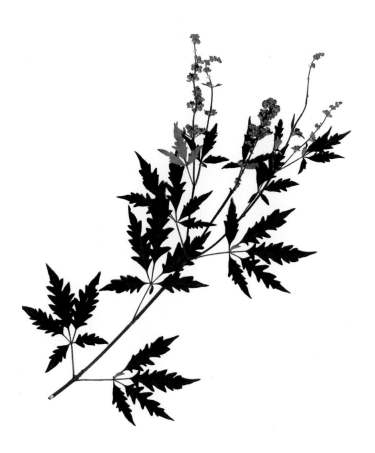

水棘针

Amethystea caerulea L.

科 名 唇形科　　**别 名** 土荆芥、细叶山紫苏　　**蒙文名** 巴西克

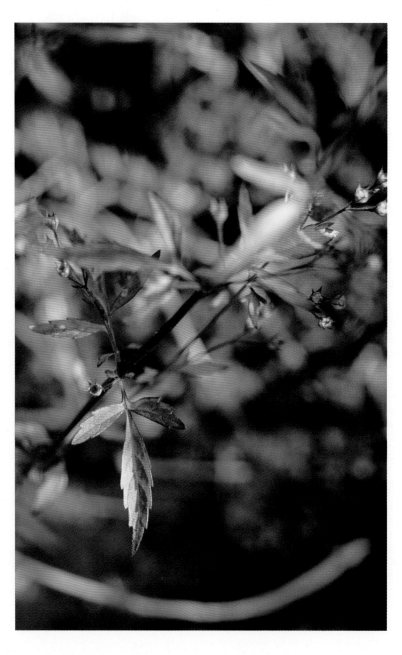

形态特征

一年生草本，高达 1m。叶三角形或近卵形，3 深裂，裂片窄卵形或披针形，具锯齿，稀不裂或 5 裂，具粗锯齿或重锯齿，上面微被柔毛或近无毛，下面无毛；叶柄长 0.7 ~ 2cm，具窄翅，疏被长硬毛。聚伞花序具长梗，组成圆锥花序；苞片与茎叶同形，小苞片线形；花萼钟形，具 10 脉，5 脉明显，5 齿；花冠蓝色或紫蓝色，花冠筒内藏或稍伸出，内面无毛，冠檐二唇形，上唇 2 裂，下唇 3 裂，中裂片近圆形；雄蕊 4，前对能育，芽时内卷，花时向后伸长，后对为退化雄蕊，花药 2 室，叉开，纵裂，先端汇合；花柱细长，柱头 2 浅裂。小坚果倒卵球状三棱形，背面具网状皱纹，腹面具棱，两侧平滑，合生面达果长的 1/2 以上。花期 8 ~ 9 月，果期 9 ~ 10 月。

适宜生境与分布

生于河滩沙地、田边路旁、溪旁、居民点附近，散生或形成小群聚。分布于我国吉林、辽宁、河北、山东、河南、山西、陕西、甘肃、新疆、安徽、湖北、四川、云南、贵州。内蒙古呼伦

贝尔市、兴安盟、通辽市、赤峰市、锡林郭勒盟、乌兰察布市、鄂尔多斯市、呼和浩特市有分布。奈曼旗大沁他拉镇等地有分布。

资源状况

常见。

药用部位

全草。

采收加工

夏、秋二季采收，切段，晒干。

功能主治

疏风解表，宣肺平喘。用于感冒，咳嗽气喘。

用法用量

内服煎汤，3 ~ 15g；或提取挥发油制成胶丸。

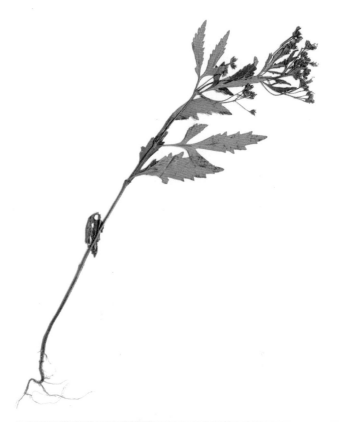

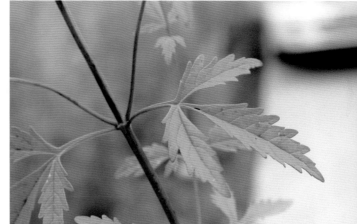

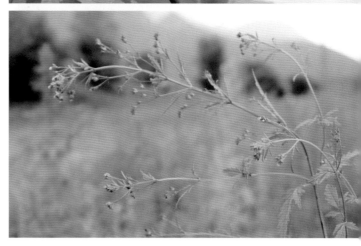

香青兰

Dracocephalum moldavica L.

| 科 名 | 唇形科 | 别 名 | 枝子花、山薄荷 | 蒙文名 | 毕日阳古 |

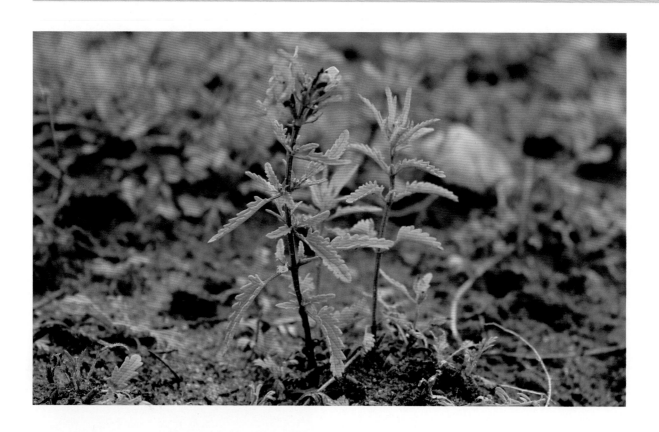

形态特征

一年生草本，高达40cm。茎3～5，被倒向柔毛，带紫色。基生叶草质，卵状三角形，先端钝圆，基部心形，疏生圆齿；上部叶披针形或线状披针形，长1.4～4cm，先端钝，基部圆形或宽楔形，叶两面仅脉疏被柔毛及黄色腺点，具三角形牙齿或稀疏锯齿，有时基部牙齿呈小裂片状，先端具长刺；叶柄与叶等长，向上较短。轮伞花序具4花，疏散，生于茎或分枝上部5～12节处；苞片长圆形，疏被平伏柔毛，具2～3对细齿，齿刺长2.5～3.5mm；花梗长3～5mm，平展；花萼长0.8～1cm，被黄色腺点及短柔毛，下部毛较密，脉带紫色，上唇3浅裂，三角状卵形，下唇2深裂近基部，萼齿披针形；花冠淡蓝紫色，长1.5～2.5cm，被白色短柔毛；上唇舟状，下唇3裂，中裂片具深紫色斑点。小坚果长圆形，长约2.5mm，先端平截。花期7～9月，果期9～10月。

适宜生境与分布

中生杂草。生于山坡、沟谷、河谷砾石滩地。分布于我国黑龙江、吉林、辽宁、河北、山西、河南、陕西、甘肃、新疆及青海。内蒙古各地均有分布。奈曼旗青龙山镇等地有分布。

资源状况

常见。

药用部位

地上部分。

采收加工

夏、秋二季采收，鲜用或晒干。

药材性状

本品茎呈方柱形，长 20 ~ 40cm，直径 0.3 ~ 0.5cm，表面紫红色或黄绿色，密被倒向短毛；体轻，质脆，易折断，断面中心有髓。叶对生，有柄；叶片多破碎或脱落，完整者展平后呈披针形或条状披针形，长 1.5 ~ 4cm，黄绿色，边缘具三角形齿或锯齿，基部齿尖具长刺毛；下表面有黑色腺点。花冠二唇形，淡蓝紫色。气香，味辛。以花多、叶色绿、香气浓者为佳。

功能主治

中医：解表止痛，清热凉肝。用于感冒头痛，咽喉疼痛，咳嗽，黄疸，肝炎，痢疾。

蒙医：甘、苦，凉、钝、轻、糙、腻。泻肝火，清胃热，燥"希日乌素"，止血，愈伤。用于黄疸，肝热，胃扩散热，食物中毒，胃痉挛，胃烧口苦，叶酸水，胃出血，青腿病。

用法用量

内服煎汤，9 ~ 15g。外用适量，鲜品捣敷；或涂擦；或煎汤洗。

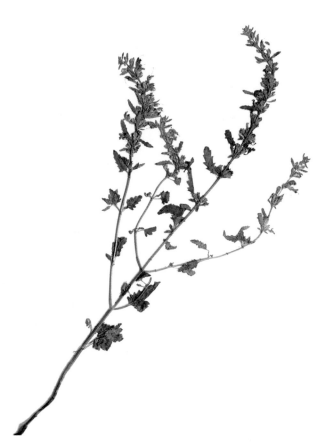

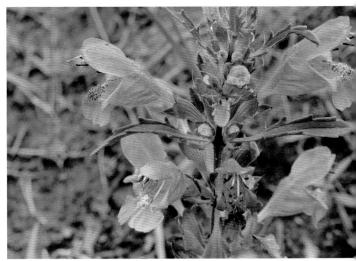

毛建草

Dracocephalum rupestre Hance

科 名 唇形科　　**别 名** 岩青兰、毛尖　　**蒙文名** 哈登–毕日阳古

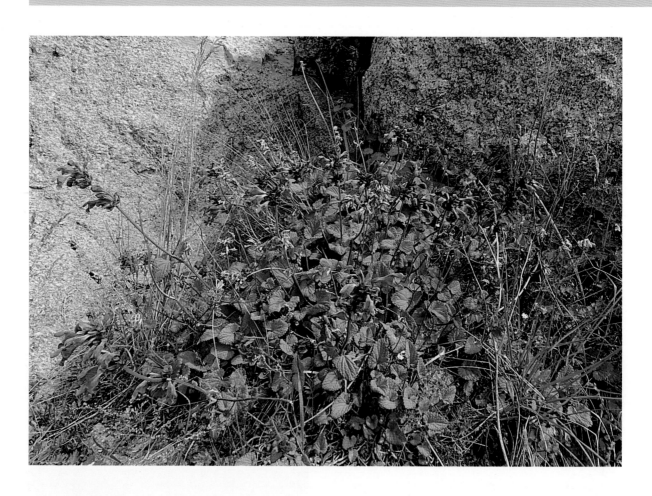

🌿 形态特征

多年生草本。根茎直，直径约 10mm，生出多数茎。茎不分枝，渐升，长 15 ～ 42cm，四棱形，疏被倒向的短柔毛，常带紫色。基生叶多数，花后仍多数存在，常具柄，柄长 3 ～ 14cm，被不密的伸展白色长柔毛，叶片三角状卵形，先端钝，基部常为深心形或浅心形，长 1.4 ～ 5.5cm，宽 1.2 ～ 4.5cm，边缘具圆锯齿，两面疏被柔毛；茎中部叶具明显的叶柄，叶柄通常长于叶片，有时较叶片稍短，长 2 ～ 6cm，叶片似基生叶，长 2.2 ～ 3.5cm；花序处叶变小，具鞘状短柄，柄长 4 ～ 8mm，或几无柄。轮伞花序密集，通常呈头状，稀疏离而长达 9cm，呈穗状，此时茎的节数常增加；花具短梗；苞片大者倒卵形，长达 1.6cm，疏被短柔毛及睫毛，每侧具 4 ～ 6 长 1 ～ 2mm 的带刺小齿，小者倒披针形，长 7 ～ 10mm，每侧有 2 ～ 3 带刺小齿；花萼长 2 ～ 2.4cm，常带紫色，被短柔毛及睫毛，2 裂至 2/5 处，上唇 3 裂至基部，中齿倒卵状椭圆形，先端锐短渐尖，

宽为侧齿的2倍，侧齿披针形，先端锐渐尖，下唇2裂至稍超过基部，裂齿狭披针形；花冠紫蓝色，长3.8～4cm，最宽处宽0.5～1cm，外面被短毛，下唇中裂片较小，无深色斑点及白色长柔毛；花丝疏被柔毛，先端具尖的突起。花期7～9月。

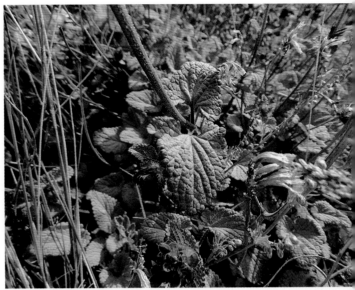

适宜生境与分布

生于石质山坡或山坡路旁、河谷湿润处。分布于我国西北、东北等地。奈曼旗青龙山镇等地有分布。

资源状况

常见。

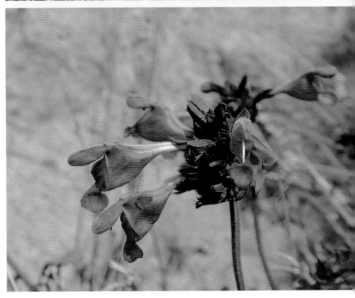

药用部位

全草。

采收加工

7～8月采收，洗净，晒干。

功能主治

清热消炎，凉血止血。用于外感风热，头痛寒热，喉痛，咳嗽，黄疸性肝炎，吐血，衄血，痢疾。

用法用量

内服煎汤，5～15g；或研末入丸、散。

香薷

Elsholtzia ciliata (Thunb.) Hyland.

科 名 唇形科　　**别 名** 香茹草、香草、山苏子、土香薷　　**蒙文名** 沙日-吉如克

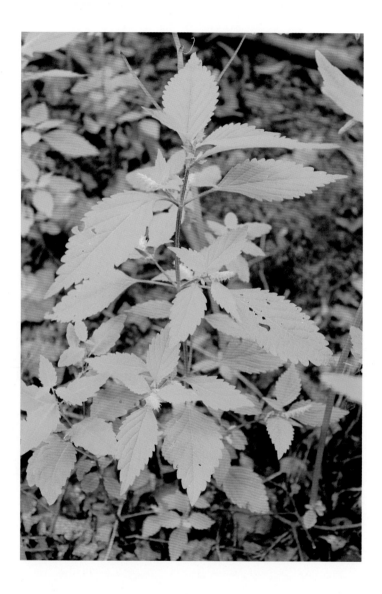

形态特征

一年生草本，高达 50cm。茎无毛或被柔毛，老时紫褐色。叶卵形或椭圆状披针形，长 3 ~ 9cm，先端渐尖，基部楔形，下延，具锯齿，上面疏被细糙硬毛，下面疏被树脂腺点，沿脉疏被细糙硬毛；叶柄长 0.5 ~ 3.5cm，具窄翅，疏被细糙硬毛。穗状花序长 2 ~ 7cm，偏向一侧；花序轴密被白色短柔毛；苞片宽卵形或扁圆形，先端芒状突尖，尖头长达 2cm，疏被树脂腺点，具缘毛；花梗长约 1.2mm；花萼长约 1.5mm，被柔毛，萼齿三角形，前 2 齿较长，先端针状，具缘毛；花冠淡紫色，长约 4.5mm，被柔毛，上部疏被腺点，喉部被柔毛，直径约 1.2mm，上唇先端微缺，下唇中裂片半圆形，侧裂片弧形；花药紫色；花柱内藏。小坚果黄褐色，长圆形，长约 1mm。花果期 7 ~ 10 月。

适宜生境与分布

中生植物。生于山地阔叶林林下、林缘，灌丛及山地草甸，湿润的田野及路边。我国各地均有分布。内蒙古呼伦贝尔市、兴安盟、赤峰市、锡林郭勒盟、乌兰察布市、巴彦淖尔市、呼和浩特市有分布。奈曼旗大沁他拉镇等地有分布。

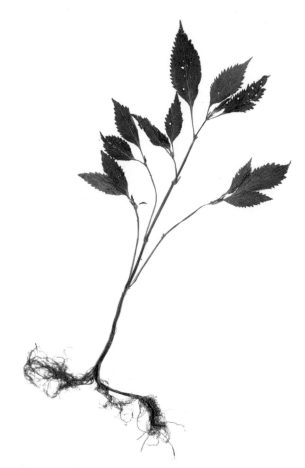

资源状况

常见。

药用部位

地上部分。

采收加工

夏、秋二季采收，切段，晒干或鲜用。

药材性状

本品被白色茸毛。茎挺立或稍呈波状弯曲，基部紫红色，长 30～50cm，直径 1～3mm；近根部呈圆柱形，上部方形，节明显，淡紫色或黄绿色；质脆，易折断。叶对生，皱缩破碎或已脱落，润湿展平后完整者呈披针形或长卵形，长 2.5～3.5cm，宽 0.3～0.5cm，边缘有疏锯齿，暗绿色或灰绿色。穗状花序顶生及腋生，呈淡黄色或淡紫色，宿存的花萼钟状，苞片脱落或残存。有浓烈香气，味辛、微麻舌。以质嫩、茎淡紫色、叶绿色、花穗多、香气浓烈者为佳。

功能主治

发汗解暑，化湿，利水。用于夏季感冒，发热无汗，泄泻，小便不利。

用法用量

内服煎汤，3～9g。外用适量，捣敷；或研末敷。

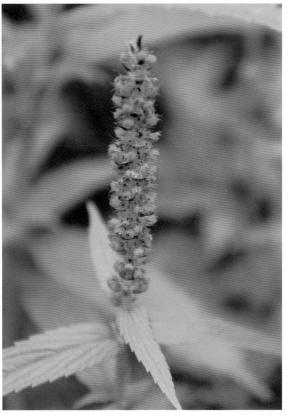

细叶益母草

Leonurus sibiricus L.

科 名 唇形科　　**别 名** 茺蔚花　　**蒙文名** 聂仁-都日伯乐吉-额布斯

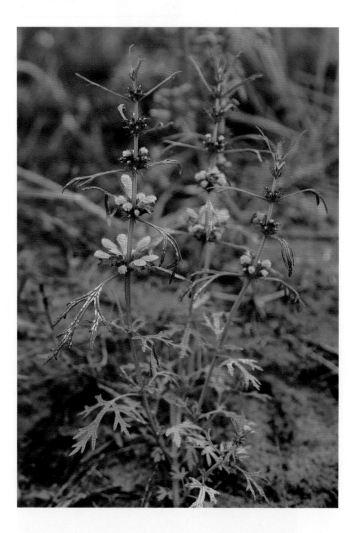

形态特征

一年生或二年生草本，有圆锥形的主根。茎直立，高 20 ~ 80cm，钝四棱形，微具槽，有短而贴生的糙伏毛，单一或多数从植株基部发出，不分枝或于茎上部，稀在下部分枝。茎最下部叶早落；茎中部叶呈卵形，长5cm，宽4cm，基部宽楔形，掌状3全裂，裂片呈狭长圆状菱形，其上再羽状分裂成3裂的线状小裂片，小裂片宽 1 ~ 3mm，上面绿色，疏被糙伏毛，叶脉下陷，下面淡绿色，被疏糙伏毛及腺点，叶脉明显凸起且呈黄白色，叶柄纤细，长约2cm，腹面具槽，背面圆形，被糙伏毛；花序最上部的苞叶近菱形，3全裂成狭裂片，中裂片通常再3裂，小裂片均为线形，宽1 ~ 2mm。轮伞花序腋生，多花，花

时为圆球形，直径 3 ~ 3.5cm，多数，向顶渐次密集成长穗状；小苞片刺状，向下反折，比萼筒短，长 4 ~ 6mm，被短糙伏毛；花梗无；花萼管状钟形，长 8 ~ 9mm，外面在中部密被疏柔毛，余部贴生微柔毛，内面无毛，脉5，显著，齿5，前2齿靠合，稍开张，钻状三角形，具刺尖，长 3 ~ 4mm，后3齿较短，三角形，具刺尖，长 2 ~ 3mm；花冠粉红色至紫红色，长约1.8cm，花冠筒长约0.9cm，外面无毛，内面近基部1/3处有近水平向的鳞毛状毛环，冠檐二唇形，上唇长圆形，直伸，内凹，长约1cm，宽约0.5cm，全缘，外面密被长柔毛，内面无毛，下唇长约0.7cm，宽约0.5cm，约比上唇短1/4，外面疏被长柔毛，内面无毛，3裂，中裂片倒心形，先端微缺，边缘薄膜质，基部收缩，侧裂片卵圆形，细小；雄蕊4，均延伸至上唇片之下，平行，前对较长，花丝丝状，扁平，中部疏被鳞状毛，花药卵圆形，2室；花柱丝状，略超出于雄蕊，先端相等2

浅裂，裂片钻形；花盘平顶；子房褐色，无毛。小坚果长圆状三棱形，长 2.5mm，先端截平，基部楔形，褐色。花期 7～9 月，果期 9 月。

适宜生境与分布

旱中生植物。生于山地及沟谷草甸与田野。分布于我国东北、华北、西北。内蒙古通辽市、锡林郭勒盟、鄂尔多斯市、阿拉善盟有分布。奈曼旗新镇等地有分布。

资源状况

常见。

药用部位

干燥花。

采收加工

夏季花初开时采收，除去杂质，晒干。

药材性状

本品花萼及雌蕊大多已脱落，长约 1.3cm，淡紫色至淡棕色；基部联合成管，上部二唇形，上唇长圆形，全缘，背部密具细长白色毛，也有缘毛；下唇 3 裂，中裂片倒心形，背面具短茸毛，花冠管口处有毛环；雄蕊 4，二强，着生于花冠筒内，与残存的花柱常伸出于花冠筒外。气弱，味微甜。以干燥、无叶、无杂质者为佳。

功能主治

养血，活血，利水。用于贫血，疮疡肿毒，血滞经闭，痛经，产后瘀血腹痛，恶露不下。

用法用量

内服煎汤，6～9g。

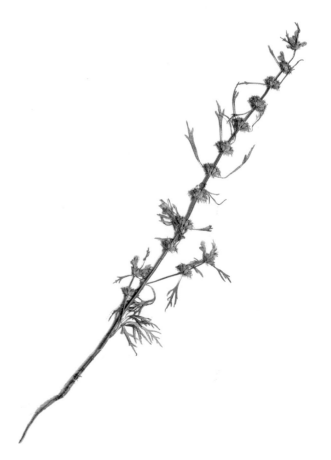

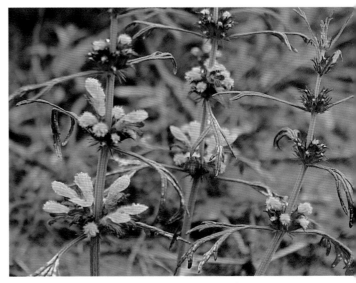

东北薄荷

Mentha sachalinensis (Briq.) Kudo

| 科 名 | 唇形科 | 别 名 | 野薄荷 | 蒙文名 | 兴安-巴得日阿西 |

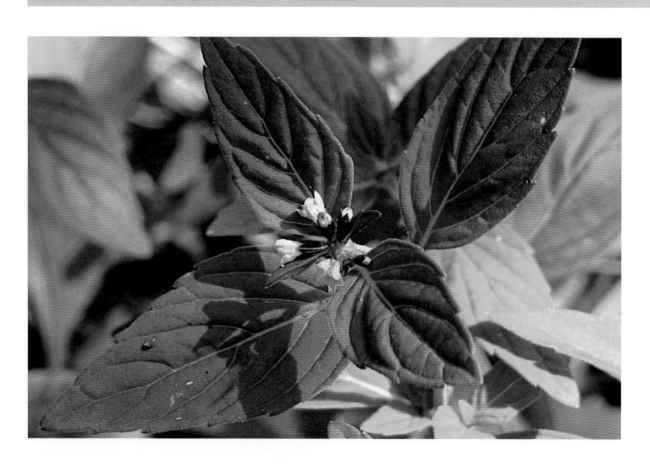

🌿 形态特征

多年生草本。茎直立，高 30 ~ 60cm，单一，稀有分枝，茎基部无叶，基部各节有纤细须根及细长的地下枝，沿棱被倒向微柔毛，四棱形，具槽，淡绿色，有时带紫色。叶片卵形或长圆形，长 3cm，宽 1.3cm，先端锐尖或钝，基部宽楔形至近圆形，近全缘或在基部以上具浅圆齿状锯齿，近膜质，上面绿色，通常沿脉被微柔毛，余部无毛或疏生微柔毛，下面淡绿色，脉上被微柔毛，余部具腺点；叶柄长 7 ~ 10mm，扁平，上面略具槽，被微柔毛。轮伞花序具 5 ~ 13 花，具长 2 ~ 10mm 的梗，通常茎顶 2 轮伞花序聚集成头状花序，该花序长超过苞叶，而其下 1 ~ 2 节的轮伞花序稍远隔；小苞片线形，上弯，被微柔毛；花梗长 1 ~ 3mm，被微柔毛；花萼管状钟形，长 2.5mm，外面沿脉被微柔毛，内面无毛，具 10 ~ 13 脉，萼齿 5，宽三角形，长 0.5mm，具微尖头，果时花萼宽钟形；花冠浅红色或粉紫色，长 5mm，外面无毛，内面在喉部被微柔毛，自基部向上逐渐扩大，冠檐 4 裂，裂片长 1mm，圆形，先端钝，上裂片明显 2 浅裂；雄蕊 4，前对较长，等于或稍伸出花冠，花丝丝状，略被须毛，花药卵圆形，紫色，2室；花柱丝状，长约5mm，先端扁平，相等2浅裂，裂片钻形，花盘平顶，子房褐色，无毛。花期7～8月。

适宜生境与分布

生于海拔650m的草甸上。分布于我国黑龙江、吉林、内蒙古。奈曼旗新镇等地有分布。

资源状况

少见。

药用部位

地上部分。

采收加工

夏、秋二季采收，除去杂质，洗净泥土，阴干，切段。

药材性状

本品茎呈方柱形，长15～35cm，直径2～4mm；黄褐色带紫色或绿色，有节，节间长3～7cm，上部有对生分枝，表面被白色茸毛，角棱处较密；质脆，易折断，断面类白色，中空。叶对生，叶片卷曲而皱缩，多破碎；上面深绿色，下面浅绿色，具有白色茸毛；质脆。枝顶常有轮伞花序，黄棕色，花冠多数存在。气香，味辛。以身干、无根、叶多、色绿、气味浓者为佳。

功能主治

祛风解热。用于外感风热，头痛，咽喉肿痛，牙痛。

用法用量

内服煎汤，3～15g。

丹参

Salvia miltiorrhiza Bunge

科 名 唇形科　　**别 名** 红根、赤参　　**蒙文名** 乌兰-温都斯、热贡巴

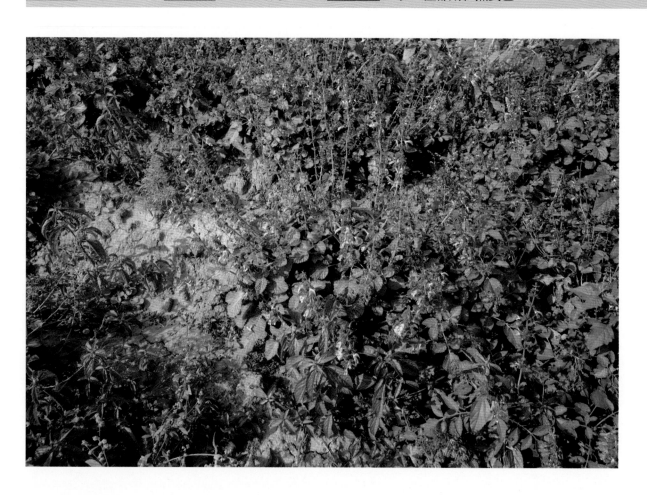

形态特征

　　多年生草本，高达 80cm。茎多分枝，密被长柔毛。主根肉质，深红色。奇数羽状复叶，卵形、椭圆状卵形或宽披针形，长 1.5 ~ 8cm，先端尖或渐尖，基部圆或偏斜，具圆齿，两面被柔毛，下面较密；叶柄长 1.3 ~ 7.5cm，密被倒向长柔毛，小叶叶柄长 0.2 ~ 1.4cm。轮伞花序具 6 至多花，组成长 4.5 ~ 17cm 的总状花序，密被长柔毛或长腺毛；苞片披针形；花梗长 3 ~ 4mm；花萼钟形，带紫色，长约 1.1cm，疏被长柔毛及腺长柔毛，具缘毛，内面中部密被白色长硬毛，上唇三角形，具 3 短尖头，下唇具 2 齿；花冠紫蓝色，长 2 ~ 2.7cm，被短腺毛，花冠筒内具不完全柔毛环，基部直径 2mm，喉部直径达 8mm，上唇长 1.2 ~ 1.5cm，镰形，下唇中裂片宽达 1cm，先端 2 裂，裂片先端具不整齐尖齿，侧裂片圆形；花丝长 3.5 ~ 4mm，药隔长 1.7 ~ 2cm；花柱伸出。小坚果椭圆形，长约 3.2mm。花期 4 ~ 8 月，果期 9 ~ 11 月。

适宜生境与分布

生于海拔 120 ~ 1300m 的山坡、林下草丛或溪谷旁。分布于我国河北、山西、陕西、山东、河南、江苏、浙江、安徽、江西、湖南。奈曼旗先锋乡等地有栽培。

资源状况

常见。

药用部位

根。

采收加工

春栽春播于当年采收，秋栽秋播于翌年春萌发前或 11 ~ 12 月地上部分枯萎时，将全株挖出，除去残叶，摊晒，抖去泥沙，晒干。

药材性状

本品根茎短粗，先端有时残留茎基。根数条，长圆柱形，略弯曲，有的分枝并具须状细根，长 10 ~ 20cm，直径 0.3 ~ 1cm。表面棕红色或暗棕红色，粗糙，具纵皱纹；老根外皮疏松，多呈紫棕色，常呈鳞片状剥落。质硬而脆，断面疏松，有裂隙或略平整而致密，皮部棕红色，木质部灰黄色或紫褐色，导管束黄白色，呈放射状排列。栽培品较粗壮，直径 0.5 ~ 1.5cm。表面红棕色，具纵皱，外皮紧贴不易剥落。质坚实，断面较平整，略呈角质样。气微，味微苦、涩。

功能主治

活血祛瘀，生新，调经。用于子宫出血，月经不调，血瘀，腹痛，痛经，闭经。

用法用量

内服煎汤，5 ~ 15g，大剂量可用至 30g。

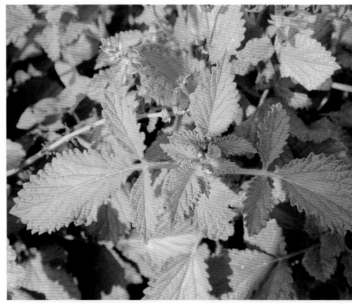

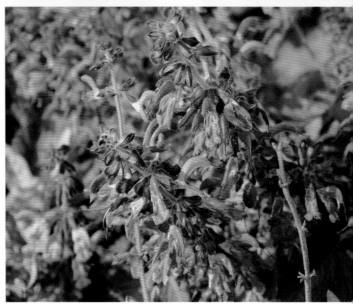

多裂叶荆芥

Schizonepeta multifida (L.) Briq.

科 名 唇形科　　　**别 名** 大穗荆芥　　　**蒙文名** 哈日-吉如科

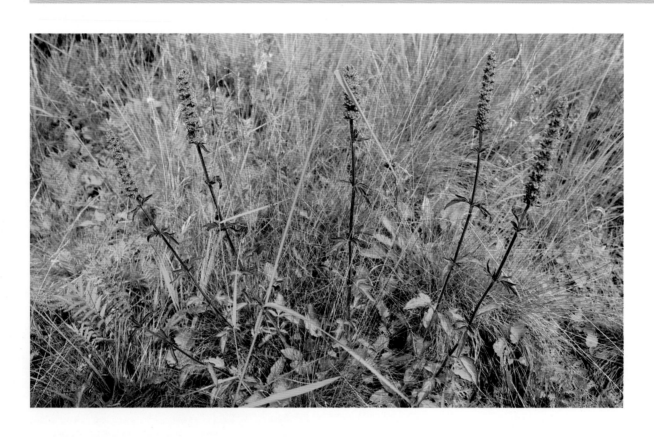

形态特征

多年生草本，高 25 ～ 60cm。根茎木质，由其上发出多数萌株。茎高可达 40cm，半木质化，上部四棱形，四面有纵沟，基部呈圆柱形，被白色长柔毛，侧枝通常极短，极似数枚叶片丛生，有时上部的侧枝发育，并有花序。叶卵形，黄绿色，羽状深裂或分裂，有时浅裂至近全缘，长 2.1 ～ 3.4cm，宽 1.5 ～ 2.1cm，先端锐尖，基部截形至心形，裂片线状披针形至卵形，全缘或具疏齿，坚纸质，上面橄榄绿色，被微柔毛，下面白黄色，被白色短硬毛，脉上及边缘被睫毛，有腺点；叶柄通常长约 1.5cm。花序为由多数轮伞花序组成的顶生穗状花序，长 6 ～ 12cm；苞片叶状，深裂或全缘，下部苞片较大，长约 10mm，上部苞片渐变小，卵形，先端骤尖，变紫色，较花长，长约 5mm，小苞片卵状披针形或披针形，带紫色，与花等长或略长；花萼紫色，基部带黄色，长约 5mm，直径 2mm，具 15 脉，外被稀疏的短柔毛，内面无毛，齿 5，三角形，长约 1mm，先端急尖；花冠蓝紫色，干后变淡黄色，长约 8mm，外被交错的柔毛，内面在喉部被极少柔毛，花冠筒向喉部渐宽，冠檐二唇形，上唇 2 裂，下唇 3 裂，中裂片最大；雄蕊 4，前对较上唇短，后对略超出上唇；花药浅紫色；花柱与前对雄蕊等长，先端近相等 2 裂，柱头略粗，带紫色。小坚果扁长圆形，腹部略具棱，长约 1.6mm，宽 0.6mm，褐色，平滑，基部渐狭。花期 7 ～ 9 月，果期在 9 月以后。

适宜生境与分布

生于海拔 300 ～ 2000m 的松林林缘、山坡草丛中或湿润的草原上。分布于我国内蒙古、河北、山西、陕西、甘肃等地。奈曼旗新镇等地有分布。

资源状况

常见。

药用部位

地上部分。

采收加工

先摘下花穗，再割取茎叶，分别晒干。

药材性状

本品茎枝表面淡紫红色，被短柔毛；质轻脆，易折断，断面纤维状。叶裂片较宽，卵形或卵状披针形。轮伞花序连续，很少间断；萼齿急尖。气芳香，味微涩而辛、凉。

功能主治

疏风，解表，透疹。用于感冒，头痛，荨麻疹，皮肤瘙痒等。

用法用量

内服煎汤，3 ～ 10g；或入丸、散。外用适量，煎汤熏洗；或捣敷；或研末调散。

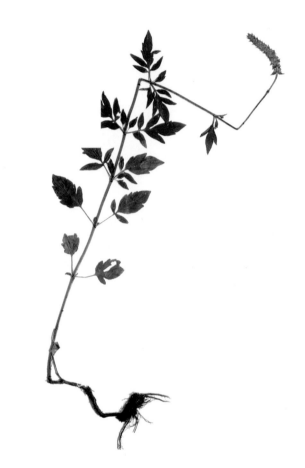

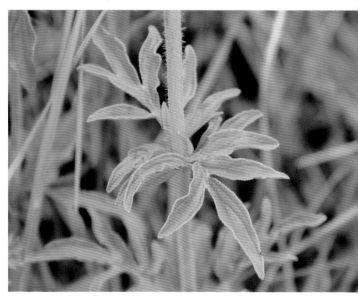

并头黄芩 *Scutellaria scordifolia* Fisch. ex Schrenk.

科 名 唇形科　　　　**别 名** 山麻子、头巾草　　　　**蒙文名** 好斯-其其格特-混芩

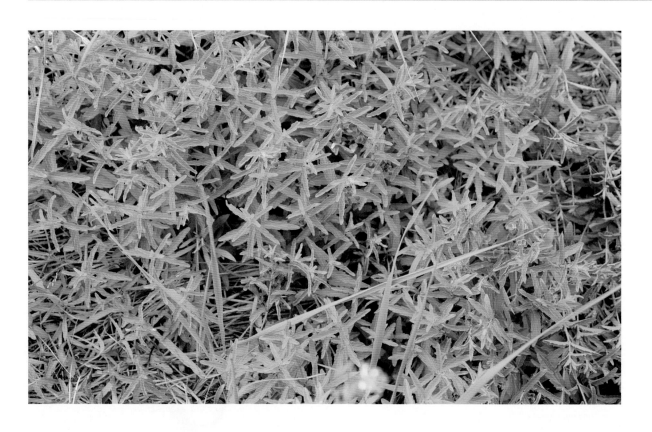

形态特征

多年生草本，高达 36cm。茎带淡紫色，近无毛或棱上疏被上曲柔毛。叶三角状卵形或披针形，长 1.5 ～ 3.8cm，先端钝尖，基部浅心形或近平截，具浅锐牙齿，稀全缘或具少数微波状齿，上面无毛，下面沿脉疏被柔毛或近无毛，被腺点或无腺点；叶柄长 1 ～ 3mm，被柔毛。总状花序不分明，顶生，偏向一侧；小苞片针状；花梗长 2 ～ 4mm，被短柔毛；花萼长 3 ～ 4mm，被短柔毛及缘毛，盾片高约 1mm；花冠蓝紫色，长 2 ～ 2.2cm，被短柔毛，花冠筒浅囊状膝曲，喉部直径达 6.5mm，下唇中裂片圆卵形，宽约 7mm，侧裂片卵形，宽 2.5mm，先端微缺。小坚果黑色，椭圆形，长 1.5mm，被瘤点，腹面近基部具脐状突起。花期 6 ～ 8 月，果期 8 ～ 9 月。

适宜生境与分布

中生略耐旱植物。生于河滩草甸、山地草甸、山地林缘、林下以及撂荒地、路旁、村舍附近。分布于我国东北、华北，以及青海等地。内蒙古呼伦贝尔市、兴安盟、通辽市、赤峰市、锡林郭

勒盟、乌兰察布市、呼和浩特市、鄂尔多斯市、巴彦淖尔市，以及大青山、乌拉山有分布。奈曼旗巴嘎波日和苏木等地有分布。

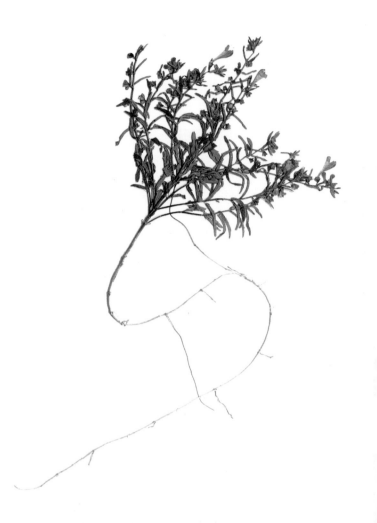

资源状况

常见。

药用部位

全草。

采收加工

7 ~ 8 月采收，洗净，晒干。

药材性状

本品根呈圆锥形，扭曲，长 8 ~ 25cm，直径 1 ~ 3cm。表面棕黄色或深黄色，有稀疏的疣状细根痕，上部较粗糙，有扭曲的纵皱纹或不规则的网纹，下部有顺纹和细皱纹。质硬而脆，易折断，断面黄色，中间红棕色；老根中心枯朽状或中空，呈暗棕色或棕黑色。气微，味苦。

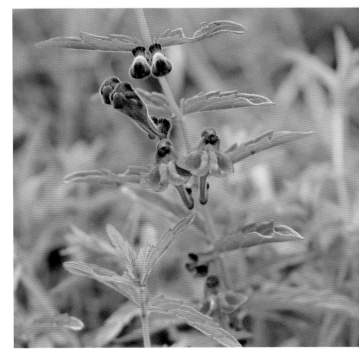

功能主治

中医：清热解毒，利尿。用于肝炎，疮疡肿毒，肠痈，跌打损伤，蛇虫咬伤。

蒙医：清热，解毒，清"希日"。用于黄疸，肝热，蛇咬伤，"协日"病。

用法用量

内服煎汤，9 ~ 15g。外用适量，捣汁，合酒敷患处。

亚洲百里香 *Thymus serpyllum* L. var. *asiatieus* Kitag.

科名 唇形科　**别名** 地椒、地花椒、山椒、山胡椒、麝香草　**蒙文名** 阿紫音-岗嘎-额布斯

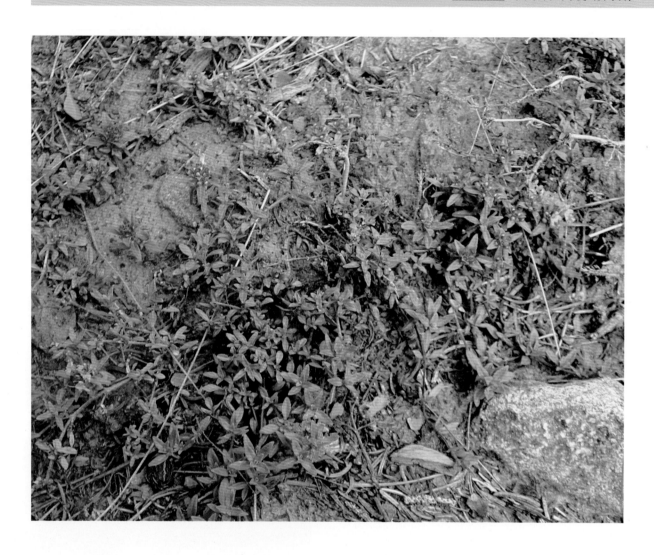

形态特征

　　小半灌木。茎木质化，多分枝，匍匐或斜升。花枝高（0.5～）2～8（～18）cm，在花序下密被向下弯曲的柔毛，基部有脱落的先出叶；不育枝从茎的末端或基部生出。叶条状披针形，全缘，近基部边缘具少数睫毛，侧脉2～3对，在下面不明显凸起，有腺点，具短柄，下部叶变小；苞叶与叶同形。轮伞花序紧密排成头状；花梗密被微柔毛；花萼狭钟形，具10～11脉，被疏柔毛或近无毛，具黄色腺点，上唇与下唇通常近相等，上唇有3齿，齿三角形，具睫毛或近无毛，下唇2裂片钻形，被硬睫毛；花冠紫红色、紫色或粉红色，被短疏柔毛。小坚果近网形，光滑。花期7～8月，果期9月。

适宜生境与分布

生于海拔 1100 ～ 3600m 的多石山地、斜坡、山谷、山沟、路旁及杂草丛中。分布于我国甘肃、陕西、青海、山西、河北、内蒙古等地。奈曼旗青龙山镇等地有分布。

资源状况

常见。

药用部位

全草。

采收加工

夏、秋季采收，洗净，鲜用或晒干。

药材性状

本品茎呈方柱形，多分枝，长 5 ～ 18cm，直径约 1mm；表面紫褐色，幼茎被白色柔毛；节明显，匍匐茎节上具细根。叶多皱缩，展平后呈卵圆形，长 3 ～ 10mm，宽 1.5 ～ 4mm，先端钝或稍锐尖，基部楔形，全缘，下面腺点明显。小花集成头状，紫色或淡紫色。小坚果近圆形或卵圆形，压扁状。气芳香，味辛。

功能主治

行气止痛，止咳，降血压。用于感冒，咳嗽，头痛，消化不良，急性胃肠炎，高血压。

用法用量

内服煎汤，9 ～ 12g；或研末；或浸酒。外用适量，研末撒；或煎汤洗。

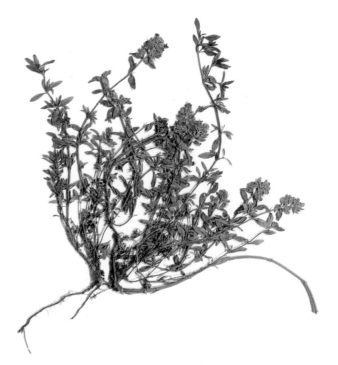
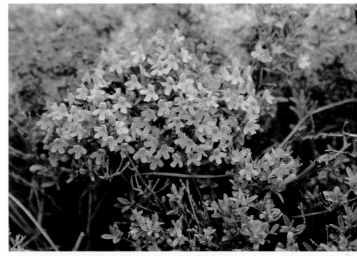
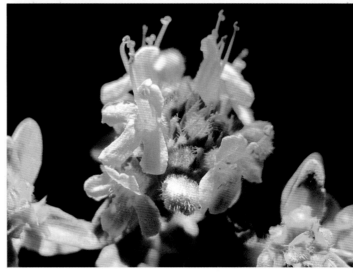

洋金花

Datura metel L.

| 科 名 | 茄科 | 别 名 | 闹洋花、枫茄花、风茄花、曼陀罗花 | 蒙文名 | 曼德乐图-其其格 |

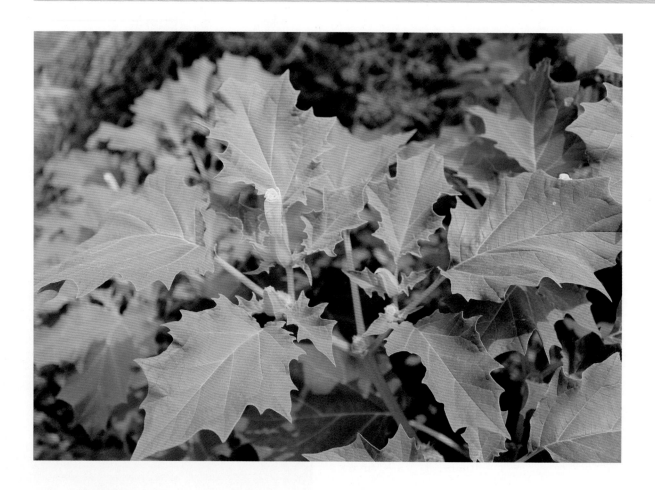

形态特征

　　一年生草本，高 0.5 ~ 2m，全体近无毛。茎基部木质化，上部呈二歧分枝，幼枝略带紫色。单叶互生，上部常近对生状；叶片卵形至长卵形，先端尖，基部不对称，全缘或微波状。花单生；花萼筒状，黄绿色，先端 5 裂，宿存；花冠漏斗状，白色，有 5 角棱，各角棱直达裂片尖端；雄蕊 5，贴生于花冠筒；雌蕊 1，子房球形，2 室，柱头棒状。蒴果近球形，成熟时先端裂开。种子宽三角形，扁平，淡褐色。花期 5 ~ 9 月，果期 6 ~ 10 月。

适宜生境与分布

　　生于荒地、旱地、宅旁、向阳山坡、林缘、草地。我国各地均有栽培。奈曼旗治安镇等地有分布。

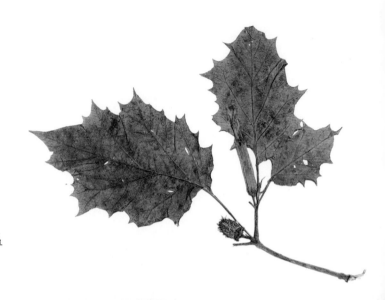

资源状况

常见。

药用部位

干燥花。

采收加工

夏、秋二季花初开时采收，晒干或低温干燥。

药材性状

本品多皱缩成条状，完整者长 9 ~ 15cm。花萼呈筒状，长为花冠的 2/5，灰绿色或灰黄色，先端 5 裂，基部具纵脉纹 5，表面微有茸毛；花冠呈喇叭状，淡黄色或黄棕色，先端 5 浅裂，裂片有短尖，短尖下有明显的纵脉纹 3，两裂片之间微凹；雄蕊 5，花丝贴生于花冠筒内，长为花冠的 3/4；雌蕊 1，柱头棒状。烘干品质柔韧，气特异；晒干品质脆，气微，味微苦。

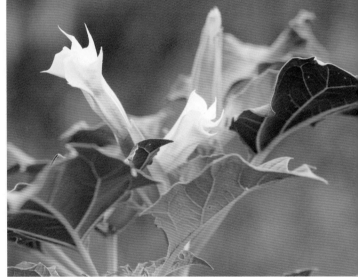

功能主治

平喘止咳，解痉定痛。用于哮喘咳嗽，脘腹冷痛，风湿痹痛，小儿慢惊；外科用于麻醉。

用法用量

0.3 ~ 0.6g，宜入丸、散；亦可作卷烟分次燃吸（1 日量不超过 1.5g）。外用适量。

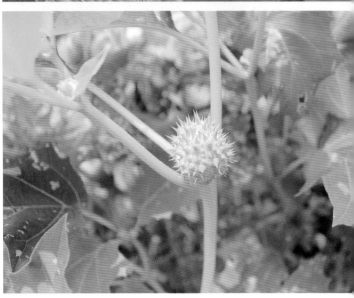

枸杞

Lycium chinense Mill.

科 名 茄科　　**别 名** 狗奶子　　**蒙文名** 旭仁-温吉拉嘎

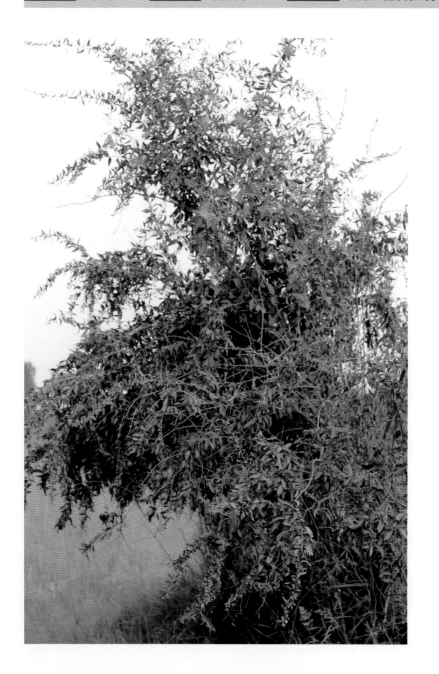

形态特征

灌木或小乔木，高0.8～2.5m。茎直立，上部分枝细长，先端软弱，常略下垂，短枝刺状，长1～4cm。在长枝下半部的叶常2～3簇生，形大，在短枝或长枝顶的叶互生，形小，狭披针形或披针形，先端尖，基部楔形，稍下延，全缘。花单生或数朵簇生；花梗细，长1.5～2cm；花萼杯状，2～3裂，裂片先端边缘具纤毛；花冠漏斗状，筒部长8～10mm，中下部变狭，5裂，反卷，粉红色后变白色；雄蕊5，着生于花冠中部，花丝基部具簇生白色柔毛；雌蕊1，子房上位，2室。浆果倒卵形至卵形，橘红色或红色。种子略扁肾形。花期6～8月，果期7～9月。

适宜生境与分布

生于河岸、山地、灌溉农田的地埂或水渠旁。内蒙古西部地区广为栽培，乌兰察布市、鄂尔多斯市、阿拉善盟，以及阴南丘陵、阴南平原有分布。奈曼旗巴嘎波日和苏木等地有栽培。

资源状况

十分常见。

药用部位

成熟果实。

采收加工

6 ~ 11 月果实陆续变红成熟时，分批采收，阴干。

药材性状

本品呈类纺锤形或椭圆形，长 6 ~ 20mm，直径 3 ~ 10mm。表面红色或暗红色，先端有小突起状的花柱痕，基部有白色的果梗痕。果皮柔韧，皱缩；果肉肉质，柔润。种子 20 ~ 50，类肾形，扁而翘，长 1.5 ~ 1.9mm，宽 1 ~ 1.7mm，表面浅黄色或棕黄色。气微，味甜。

功能主治

滋补肝肾，益精明目。用于虚劳精亏，腰膝酸痛，眩晕耳鸣，阳痿遗精，内热消渴，血虚萎黄，目昏不明。

用法用量

内服煎汤，10 ~ 20g；或熬膏、浸酒；或入丸、散。

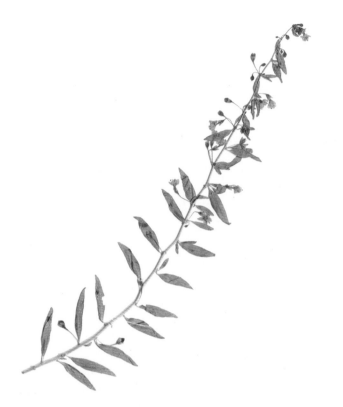

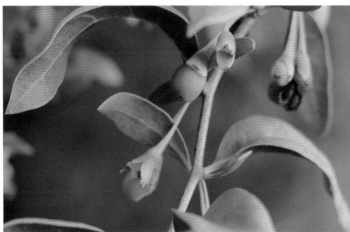

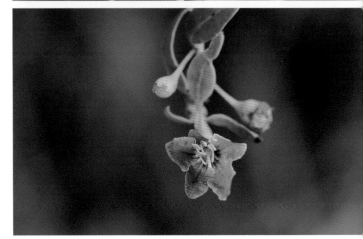

龙葵

Solanum nigrum L.

| 科 名 | 茄科 | 别 名 | 天茄子 | 蒙文名 | 淖海-乌珠莫 |

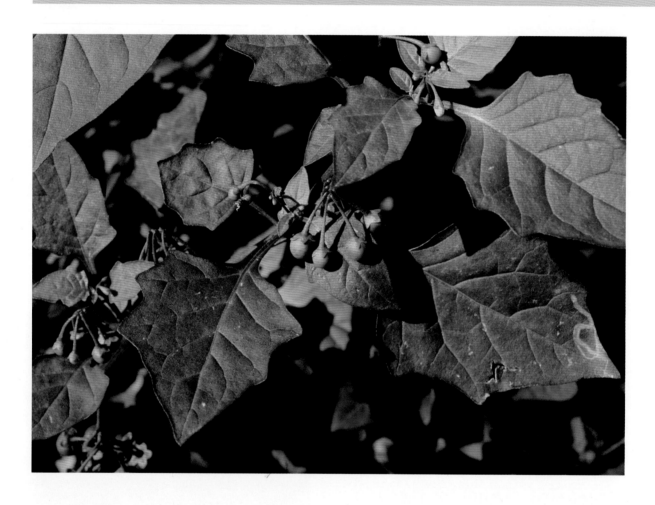

🌿 **形态特征**

一年生直立草本，高 0.25 ～ 1m。茎无棱或棱不明显，绿色或紫色，近无毛或被微柔毛。叶卵形，长 2.5 ～ 10cm，宽 1.5 ～ 5.5cm，先端短尖，基部楔形至阔楔形而下延至叶柄，全缘或每边具不规则的波状粗齿，光滑或两面均被稀疏短柔毛，叶脉每边 5 ～ 6；叶柄长 1 ～ 2cm。蝎尾状花序腋外生，由 3 ～ 10 花组成，总花梗长 1 ～ 2.5cm，花梗长 5mm，近无毛或具短柔毛；花萼小，浅杯状，直径 1.5 ～ 2mm，齿卵圆形，先端圆，基部两齿间连接处成角度；花冠白色，花冠筒隐于萼内，长不及 1mm，冠檐长约 2.5mm，5 深裂，裂片卵圆形，长约 2mm；花丝短，花药黄色，长约 1.2mm，约为花丝长的 4 倍，顶孔向内；子房卵形，直径约 0.5mm，花柱长约 1.5mm，中部以下被白色茸毛，柱头小，头状。浆果球形，直径约 8mm，成熟时黑色。种子多数，近卵形。花期 7 ～ 9 月，果期 8 ～ 10 月。

适宜生境与分布

中生杂草。生于路旁、村边、水沟边。我国各地均有分布。内蒙古乌兰察布市、鄂尔多斯市、呼和浩特市、包头市等地有分布。奈曼旗巴嘎波日和苏木等地有分布。

资源状况

十分常见。

药用部位

地上部分。

采收加工

夏、秋二季采收，鲜用或晒干。

药材性状

本品茎呈圆柱形，多分枝，长 30 ~ 70cm，直径 2 ~ 10mm；表面黄绿色，具纵皱纹；质硬而脆，断面黄白色，中空。叶皱缩或破碎，完整者呈卵形或椭圆形，长 2 ~ 10cm，宽 2 ~ 5.5cm，先端锐尖或钝，全缘或有不规则波状锯齿，暗绿色，两面光滑或疏被短柔毛；叶柄长 0.3 ~ 2cm。花、果少见，聚伞花序蝎尾状，腋外生，具花 3 ~ 10，花萼棕褐色，花冠棕黄色。浆果球形，黑色或绿色，皱缩。种子多数，棕色。气微，味淡。

功能主治

清热解毒，利尿消肿，活血散瘀，化痰止咳。用于感冒发热，咳嗽气喘，咽喉肿痛，痢疾，肾炎浮肿，热淋，痈疮疔毒，乳痈，高血压。外用于毒蛇咬伤，皮肤湿疹。

用法用量

内服煎汤，15 ~ 30g。外用适量，捣碎；或煎汤洗。

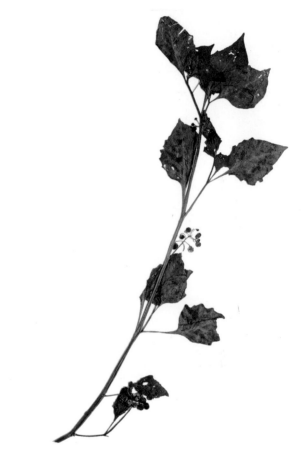

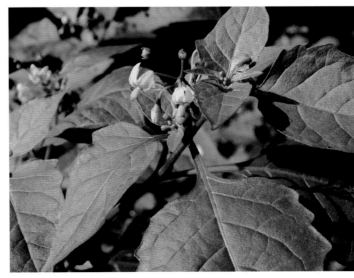

青杞

Solanum septemlobum Bunge

| 科　名 | 茄科 | 别　名 | 蜀羊泉、野枸杞、野茄子、红葵 | 蒙文名 | 烘-和日烟-尼都 |

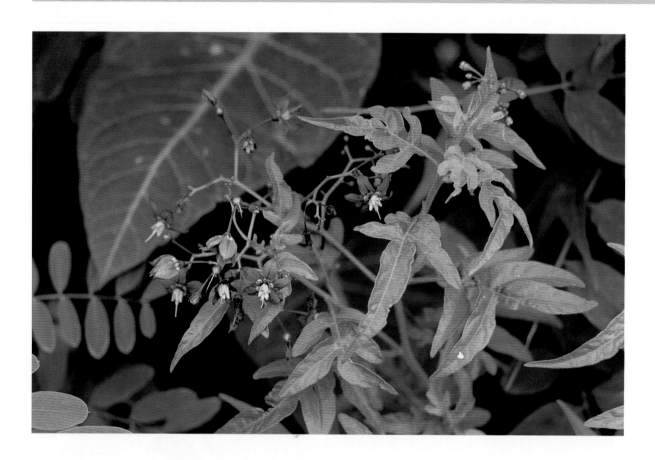

🍃 形态特征

　　直立草本或灌木。茎具棱角，被白色具节弯卷的短柔毛至近无毛。叶互生，卵形，长 3 ～ 7cm，宽 2 ～ 5cm，先端钝，基部楔形，通常 7 裂，有时 5 ～ 6 裂或上部的近全缘，裂片卵状长圆形至披针形，全缘或具尖齿，两面均疏被短柔毛，在中脉、侧脉及边缘上较密；叶柄长 1 ～ 2cm，被有与茎相似的毛被。二歧聚伞花序，顶生或腋外生，总花梗长 1 ～ 2.5cm，具微柔毛或近无毛，花梗纤细，长 5 ～ 8mm，基部具关节；花萼小，杯状，直径约 2mm，外面被疏柔毛，5 裂，萼齿三角形，长不及 1mm；花冠青紫色，直径约 1cm，花冠筒隐于萼内，长约 1mm，冠檐长约 7mm，先端 5 深裂，裂片长圆形，长约 5mm，开放时常向外反折；花丝长不及 1mm，花药黄色，长圆形，长约 4mm，顶孔向内；子房卵形，直径约 1.5mm，花柱丝状，长约 7mm，柱头头状，绿色。浆果近球状，成熟时红色，直径约 8mm。种子扁圆形，直径 2 ～ 3mm。花期 7 ～ 8 月，果期 8 ～ 9 月。

适宜生境与分布

中生杂类草。生于路旁、林下及水边。内蒙古各地均有分布。奈曼旗巴嘎波日和苏木等地有分布。

资源状况

常见。

药用部位

全草。

采收加工

夏、秋二季采收，洗净，切段，鲜用或晒干。

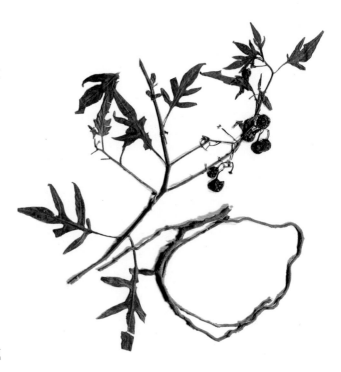

功能主治

清热解毒，消肿止痛。用于咽喉肿痛，头昏目赤，皮肤瘙痒。

用法用量

内服煎汤，15 ~ 30g。外用适量，捣敷；或煎汤熏洗。

柳穿鱼

Linaria vulgaris Mill.

| **科 名** 玄参科 | **别 名** 小金鱼草 | **蒙文名** 浩宁-扎吉鲁细、东日斯力瓦-善巴 |

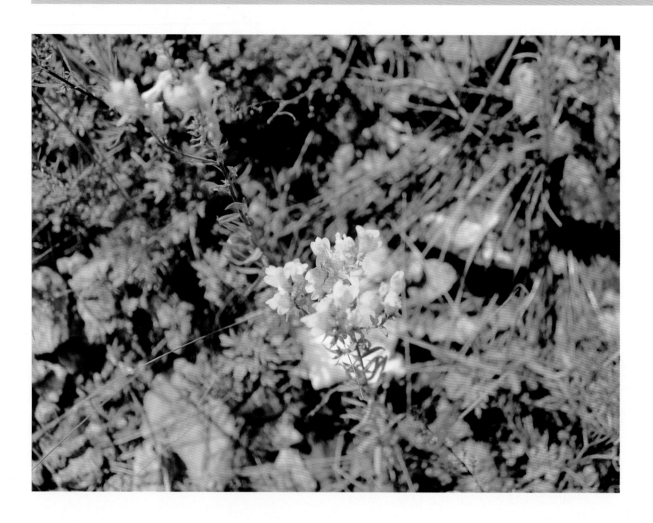

🍃 **形态特征**

多年生草本，高 20 ～ 80cm，茎叶无毛。茎直立，常在上部分枝。叶通常多数而互生，少下部的轮生，上部的互生，更少全部叶都成 4 轮生的；叶片条形，常单脉，少 3 脉，长 0.2 ～ 1cm，宽 2 ～ 10mm。总状花序，花期短而花密集，果期伸长而果疏离，花序轴及花梗无毛或有少数短腺毛；苞片条形至狭披针形，超过花梗；花梗长 2 ～ 8mm；花萼裂片披针形，长约 4mm，宽 1 ～ 1.5mm，外面无毛，内面多少被腺毛；花冠黄色，除去距长 10 ～ 15mm，上唇长于下唇，裂片长 2mm，卵形，下唇侧裂片卵圆形，宽 3 ～ 4mm，中裂片舌状，距稍弯曲，长 10 ～ 15mm。蒴果卵球状，长约 8mm。种子盘状，边缘有宽翅，成熟时中央常有瘤状突起。花期 7 ～ 8 月，果期 8 ～ 9 月。

适宜生境与分布

旱中生植物。生于山地草甸、沙地及路边。分布于我国东北、华北，以及山东、河南、江苏、陕西、甘肃。内蒙古兴安北部、兴安南部、岭西、岭东、呼锡高原、赤峰丘陵、科尔沁草原、阴山、阴南丘陵等有分布。奈曼旗巴嘎波日和苏木等地有分布。

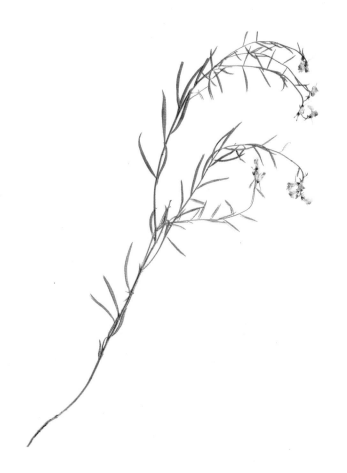

资源状况

少见。

药用部位

全草。

采收加工

夏、秋二季采收，切段，阴干。

功能主治

中医：清热解毒，利尿。用于黄疸，小便不利，感冒头痛，痔疮，皮肤病，烫火伤。

蒙医：清热解毒，消肿，利胆退黄。用于瘟疫，黄疸，烫伤，伏热。

用法用量

内服煎汤，10 ～ 15g；或研粉。外用适量，研粉调敷；或煎汤熏洗。

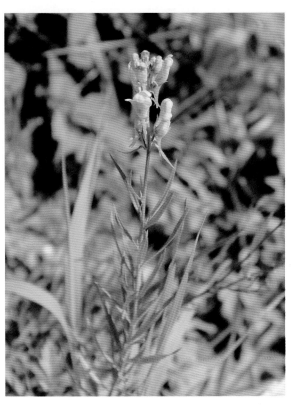

松蒿 *Phtheirospermum japonicum* (Thunb.) Kanitz

科 名 玄参科　　**别 名** 小盐灶草　　**蒙文名** 扎拉哈格图-额布斯

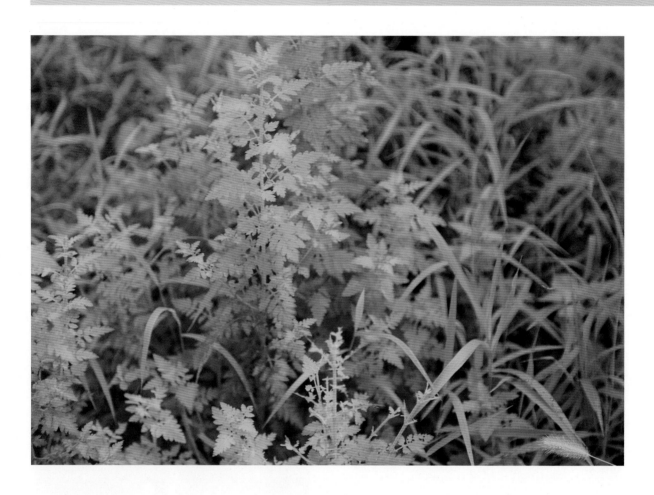

形态特征

一年生草本，高达 1m，但有时高仅 5cm 即开花，植株被腺毛。茎直立或弯曲而后上升，通常多分枝。叶长三角状卵形，长 1.5 ~ 5.5cm，近基部的羽状全裂，向上则为羽状深裂；小裂片长卵形或卵圆形，多少歪斜，边缘具重锯齿或深裂，长 0.4 ~ 1cm；叶柄长 0.5 ~ 1.2cm，边缘有窄翅。花长 2 ~ 7mm；花萼长 0.4 ~ 1cm，萼齿 5，披针形，长 2 ~ 6mm，羽状浅裂至深裂，裂齿先端锐尖；花冠紫红色或淡紫红色，长 0.8 ~ 2.5cm，外面被柔毛，上唇裂片三角状卵形，下唇裂片先端圆钝；花丝基部疏被长柔毛。蒴果长 0.6 ~ 1cm。种子卵圆形，扁平。

适宜生境与分布

中生植物。生于山地灌丛及沟谷草甸。我国除新疆、青海以外，各地均有分布。内蒙古兴安盟、通辽市、赤峰市、呼和浩特市、包头市有分布。奈曼旗新镇等地有分布。

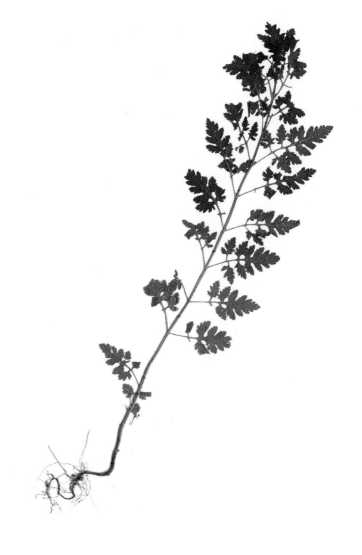

资源状况

常见。

药用部位

全草。

采收加工

夏季采收，鲜用或晒干。

药材性状

本品长 30 ~ 60cm。茎直立，上部多分枝，具腺毛，有黏性。叶对生，多皱缩而破碎，完整叶片三角状卵形，长 3 ~ 5cm，宽 2 ~ 3.5cm，羽状深裂，两侧裂片长圆形，先端裂片较大，卵圆形，边缘具细锯齿，叶两面均有腺毛。穗状花序顶生；花萼钟状，长约 6mm，5 裂；花冠淡红紫色。味微辛。

功能主治

清热利湿。用于湿热黄疸，水肿，风热感冒，口疮，鼻炎。

用法用量

内服煎汤，15 ~ 30g。外用适量，煎汤洗；或研末调敷。

细叶婆婆纳

Veronica linariifolia Pall. ex Link

科 名 玄参科 　　**别 名** 细叶穗花、那林-侵达干 　　**蒙文名** 聂仁-前德根

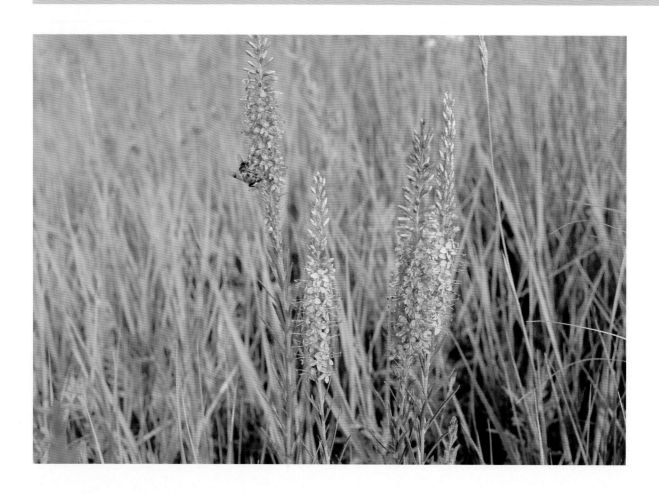

形态特征

多年生草本。根茎短。茎直立，单生，少2枝丛生，常不分枝，高30～80cm，通常有白色而多卷曲的柔毛。叶全部互生或下部的对生，条形至条状长椭圆形，长2～6cm，宽0.2～1cm，下端全缘而中上端边缘有三角状锯齿，极少整片叶全缘，两面无毛或被白色柔毛。总状花序单生或数枝复出，长穗状；花梗长2～4mm，被柔毛；花冠蓝色、紫色，少白色，长5～6mm，筒部长约2mm，后方裂片卵圆形，其余3卵形；花丝无毛，伸出花冠。蒴果长2～3.5mm，宽2～3.5mm。花期7～8月，果期8～9月。

适宜生境与分布

旱中生植物。生于山坡草地、灌丛间。分布于我国东北，以及内蒙古。内蒙古呼伦贝尔市、

兴安盟、通辽市、赤峰市、锡林郭勒盟、乌
兰察布市、呼和浩特市、包头市、鄂尔多斯
市有分布。奈曼旗新镇等地有分布。

资源状况

常见。

药用部位

全草。

采收加工

夏、秋二季采收，除去残根及杂质，洗
净泥土，晒干，切段。

功能主治

祛风湿，解毒止痛。用于风湿关节痛。

用法用量

内服煎汤，3 ~ 5g。外用适量，煎汤洗
患处。

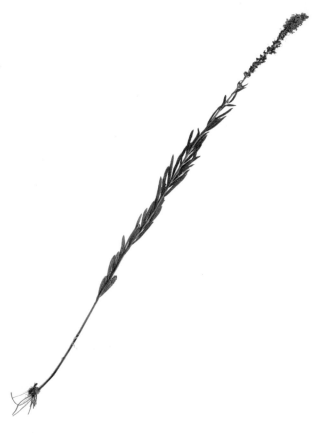

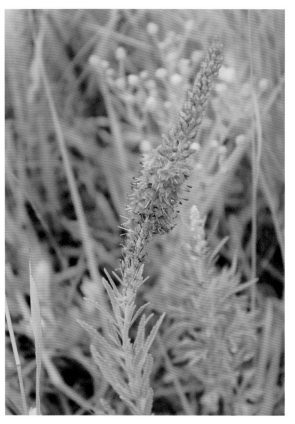

角蒿

Incarvillea sinensis Lam.

科 名 紫葳科　　**别 名** 透骨草、莪蒿、萝蒿　　**蒙文名** 乌兰-托鲁麻、乌克曲-玛日布

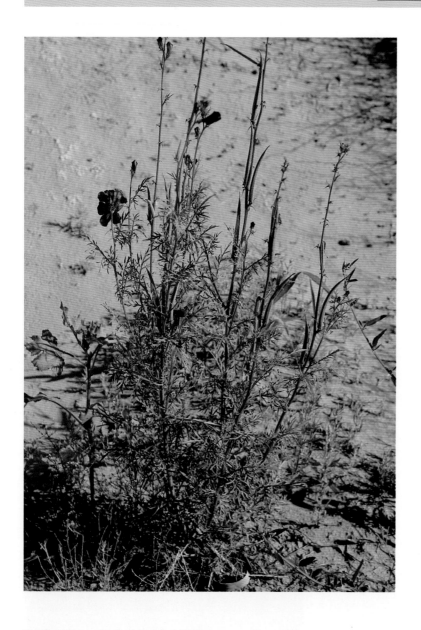

形态特征

一年生至多年生草本，高达 80cm。叶互生，2 ~ 3 回羽状细裂，长 4 ~ 6cm，小叶不规则细裂，小裂片线状披针形，全缘或具细齿。顶生总状花序，疏散，长达 20cm；花梗长 1 ~ 5mm；小苞片绿色，线形，长 3 ~ 5mm；花萼钟状，绿色带紫红色，长、宽均约 5mm，萼齿钻状，基部具腺体，萼齿间皱褶 2 浅裂；花冠淡玫瑰色或粉红色，有时带紫色，钟状漏斗形，基部细筒长约 4cm，直径 2.5cm，花冠裂片圆形；雄蕊着生于花冠近基部，花药成对靠合。蒴果淡绿色，细圆柱形，先端尾尖，长 3.5 ~ 10cm，直径约 5mm。种子扁圆形，细小，直径约 2mm，四周具透明膜质翅，先端具缺刻。花期 6 ~ 8 月，果期 7 ~ 9 月。

适宜生境与分布

中生杂草。生于草原区的山地、沙地、河滩、河谷，也散生于田野、撂荒地及路边、宅旁。分布于我国黑龙江、吉林、辽宁、山东、河南、河北、山西、陕西、甘肃、四川、青海等地。内蒙古呼伦贝尔市、通辽市、赤峰市、乌兰察布市、鄂尔多斯市等地有分布。奈曼旗青龙山镇

等地有分布。

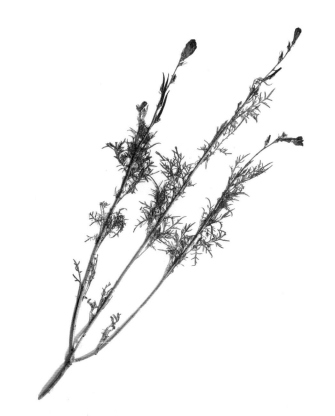

资源状况

常见。

药用部位

全草或地上部分、种子。

采收加工

夏、秋二季采收，切段，晒干。

药材性状

本品根呈圆柱状，上端常残留有茎和叶的残基；质脆，断面类白色至淡黄色，皮部色较深，疏松，颗粒状，髓明显。叶皱缩，完整叶片长矩圆形，羽状全裂，裂片大小不一，暗绿色至淡黄色。花皱缩，淡紫色或黑褐色，润湿展开后呈漏斗状，先端 5 浅裂，雄蕊 4，柱头漏斗形。偶见蒴果，具 4 棱。气微，味淡。

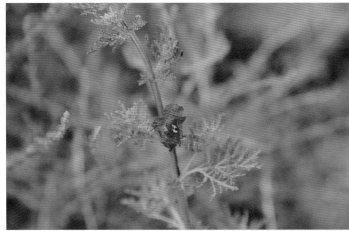

功能主治

中医：祛风湿，活血，止痛。用于风湿关节痛，筋骨拘挛。外用于湿疹，口疮，疮痛肿毒。

蒙医：止咳，止痛，镇"赫依"，燥"希日乌素"，润肠通便。用于慢性支气管炎，肺热咳嗽，肺脓肿，中耳炎，"希日乌素"病，"脉症"，腹胀，大便干燥。

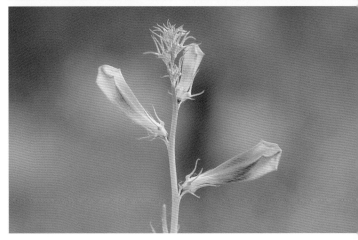

用法用量

外用适量，烧存性研末掺；或煎汤熏洗。

列当

Orobanche coerulescens Steph.

科 名 列当科　　**别 名** 兔子拐棍、独根草　　**蒙文名** 特莫根-苏勒

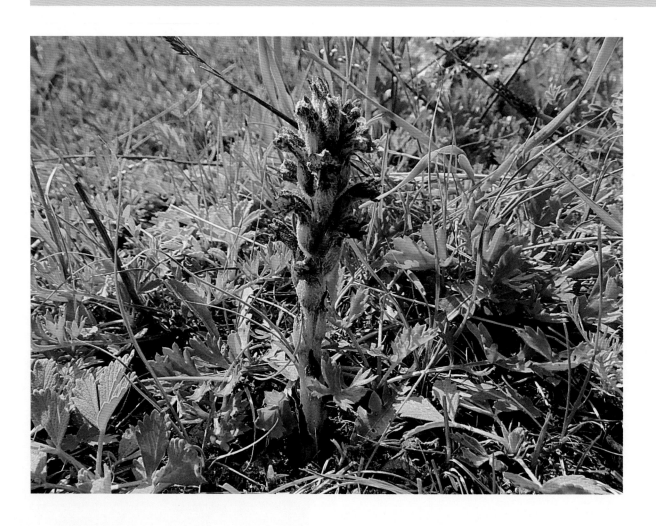

形态特征

　　二年生或多年生寄生草本，高达 50cm，全株密被蛛丝状长绵毛。茎不分枝。叶卵状披针形，长 1.5 ~ 2cm，连同苞片、花萼外面及边缘密被蛛丝状长绵毛。穗状花序；苞片与叶同形，近等大，无小苞片；花萼 2 深裂至近基部，每裂片中裂；花冠深蓝色、蓝紫色或淡紫色，筒部在花丝着生处稍上方缢缩，上唇 2 浅裂，下唇 3 中裂，具不规则小圆齿；花丝被长柔毛，花药无毛；花柱无毛。蒴果卵状长圆形或圆柱形，长约 1cm。花期 6 ~ 8 月，果期 8 ~ 9 月。

适宜生境与分布

　　生于海拔 850 ~ 4000m 的固定或半固定沙丘、向阳山坡、山沟草地。分布于我国山东、湖北、

四川等地。内蒙古各地均有分布。奈曼旗巴嘎波日和苏木等地有分布。

资源状况

十分常见。

药用部位

全草。

采收加工

春、夏二季采收，除去泥沙、杂质，晒至七八成干，扎成小把，再晒至全干。

药材性状

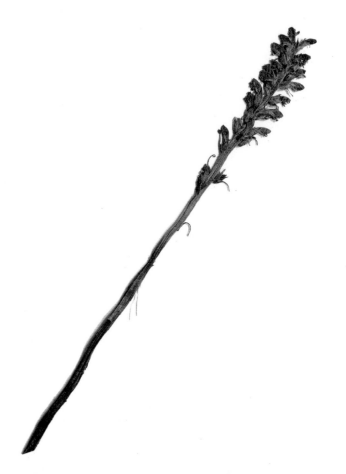

本品被有白色柔毛。茎肥壮，肉质；表面呈褐色或暗褐色，具纵走皱缩纹，茎先端膨大。鳞叶黄棕色。花序暗黄褐色。气微，味微苦。以干燥、茎肉质、粗壮、红褐色者为佳。

功能主治

中医：补肾助阳，强筋骨。用于阳痿，遗精，腰腿冷痛。外用于小儿腹泻，肠炎，痢疾。

蒙医：用于炭疽。

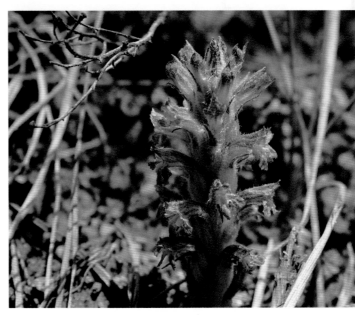

用法用量

内服煎汤，3～9g；或浸酒。外用适量，煎汤洗。

车前

Plantago asiatica L.

科　名 车前科　　　**别　名** 车轱辘菜　　　**蒙文名** 乌和日-乌日根讷

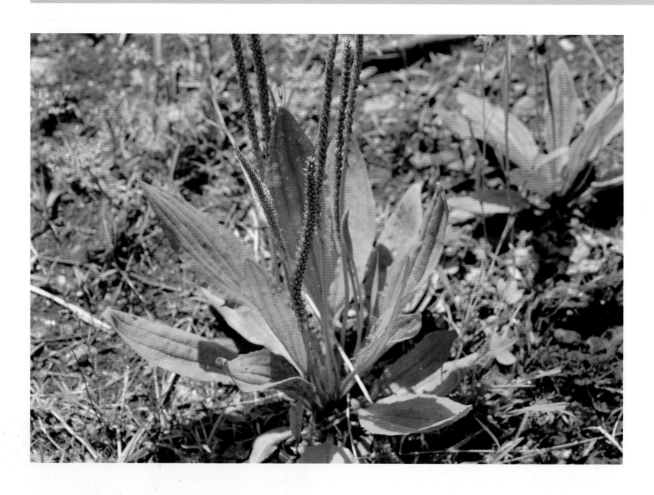

形态特征

二年生或多年生草本。须根多数。叶基生，呈莲座状，薄纸质或纸质，宽卵形或宽椭圆形，先端钝圆或急尖，基部宽楔形或近圆，多少下延，全缘、波状或中部以下具齿，两面疏生短柔毛，脉 5 ~ 7；叶柄长 2 ~ 27cm，上面具凹槽，无翅，基部扩大成鞘，疏生短柔毛。穗状花序 3 ~ 10，细圆柱状，长 3 ~ 40cm，紧密或稀疏，下部常间断，花序梗长 5 ~ 30cm，疏生白色短柔毛；苞片窄卵状三角形或三角状披针形，龙骨突宽、厚；花冠白色。蒴果纺锤状卵形、卵球形或圆锥状卵形。花果期 6 ~ 10 月。

适宜生境与分布

生于路边、沟旁、居民区附近、撂荒地、河边草地等处。分布于我国黑龙江、吉林、辽宁、河北、河南、山东、山西、陕西、宁夏、甘肃、青海、四川、贵州、云南、西藏、新疆、安徽、江苏、江西、湖北。内蒙古各地均有分布。奈曼旗青龙山镇等地有分布。

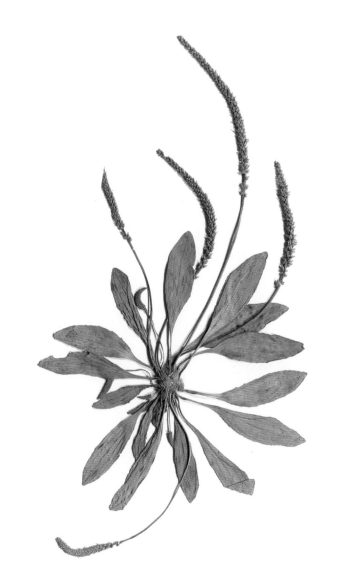

资源状况

十分常见。

药用部位

全草或种子。

采收加工

夏季采挖，除去泥沙，晒干。

药材性状

本品根丛生，须状。叶基生，具长柄；叶片皱缩，展平后呈卵状椭圆形或宽卵形，长 6 ~ 13cm，宽 2.5 ~ 8cm；表面灰绿色或污绿色，具明显弧形脉 5 ~ 7；先端钝或短尖，基部宽楔形，全缘或有不规则波状浅齿。穗状花序数条，花茎长。蒴果盖裂，萼宿存。气微香，味微。

功能主治

清热，利尿通淋，祛痰，凉血，解毒。用于热淋涩痛，水肿尿少，暑湿泄泻，痰热咳嗽，吐血衄血，痈肿疮毒。

用法用量

内服煎汤，9 ~ 30g，包煎。外用适量，煎汤洗；或研末调敷。

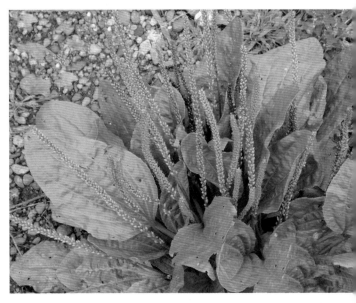

忍冬

Lonicera japonica Thunb.

| 科 名 | 忍冬科 | 别 名 | 银花、金银藤、忍冬藤 | 蒙文名 | 阿拉塔–孟根–其其格 |

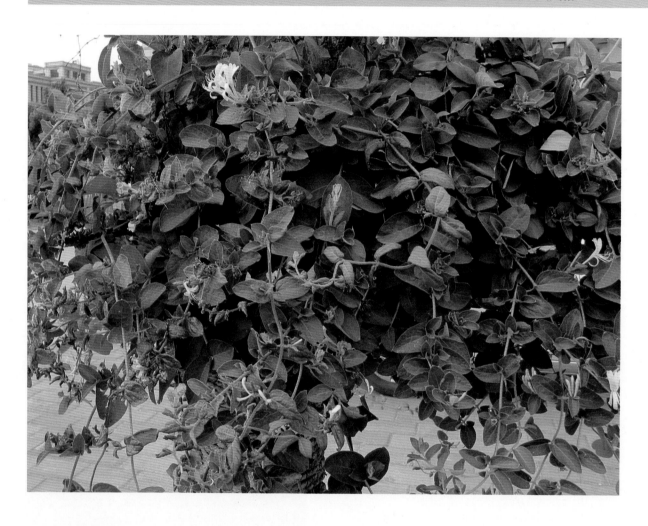

形态特征

多年生半常绿缠绕藤本。茎中空，多分枝；幼枝草质，红棕色，密被短柔毛和腺毛；老枝木质，深棕褐色，呈条状剥裂。单叶对生，无托叶，卵圆形至长卵状椭圆形，长 3 ~ 8cm，宽 1.5 ~ 4cm，先端锐尖，基部钝圆，全缘，幼叶两面被短柔毛，脉上甚密，老叶上面无毛或仅主脉有毛，下面疏被短柔毛。花成对生于上部腋生的总花梗先端，总花梗长 2 ~ 5mm，密被柔毛；苞片 2，叶状，卵形；萼筒小，5 齿裂，无毛；花冠筒细长，长 3 ~ 4cm，二唇形，初开时白色后变黄色，芳香，外面被柔毛和腺毛，上唇 4 浅裂，直立，下唇狭而不裂，反卷；雄蕊 5，着生于花冠筒上；子房下位，成对，花柱细长，柱头头状，成熟后与雄蕊均生于花冠外。浆果球形，黑褐色。花期 5 ~ 7 月，果期 7 ~ 10 月。

适宜生境与分布

生于海拔 1500m 以下的山坡灌丛或疏林、乱石堆、路旁及村庄篱笆边。我国北起辽宁，西至陕西，南达湖南，西南至云贵等地均有分布。奈曼旗沙日浩来镇等地有分布。

资源状况

少见。

药用部位

花蕾。

采收加工

夏初花开放前采收，干燥。

药材性状

本品呈棒状，上粗下细，略弯曲，长 2～3cm，上部直径约 3mm，下部直径约 1.5mm。表面黄白色或绿白色，密被短柔毛。偶见叶状苞片。花萼绿色，先端 5 裂，裂片有毛，长约 2mm。开放者花冠筒状，先端二唇形。雄蕊 5，附于筒壁，黄色；雌蕊 1，子房无毛。气清香，味淡、微苦。

功能主治

中医： 清热解毒，疏风散热。用于温病发热，风热感冒，痈疮肿毒，喉痹，丹毒，热毒血痢。

蒙医： 清热解毒。用于痈肿，丹毒，血热。

用法用量

内服煎汤，15～25g；或入丸、散。外用适量，研末调敷。

墓头回

Patrinia heterophylla Bunge

科 名 败酱科　　**别 名** 异叶败酱　　**蒙文名** 奥恩道-斯日给勒克-其其格

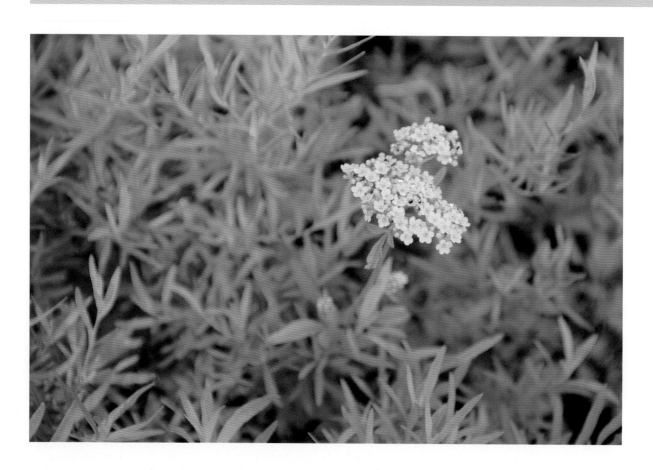

形态特征

多年生草本。基生叶丛生，长 3～8cm，具圆齿状或糙齿状缺刻，不裂或羽状分裂至全裂，具 1～5 对侧裂片，裂片卵形或线状披针形，顶裂片卵形或卵状披针形，具长柄；茎生叶对生，茎下部叶 2～6 对，羽状全裂，顶裂片长 7～9cm，宽 5～6cm，先端渐尖或长渐尖；茎中部叶常具 1～2 对侧裂片，顶裂片最大，具圆齿，疏被短糙毛，叶柄长 1cm；茎上部叶较窄，近无柄。伞房状聚伞花序被短糙毛或微糙毛；萼齿长 0.1～0.3mm；花冠钟形，花冠筒长 1.8～2.4mm，基部一侧具浅囊肿，裂片卵形或卵状椭圆形，长 0.8～1.8mm；雄蕊 4，伸出，花丝近蜜囊者长 3～3.6mm，余者长 1.9～3mm。瘦果长圆形或倒卵圆形，先端平截，翅状果苞干膜质，先端钝圆，有时极浅 3 裂，或仅一侧有 1 浅裂，长 5.5～6.2mm，宽 4.5～5.5mm，网脉常具 2～3 主脉。花期 7～9 月，果期 8～10 月。

适宜生境与分布

石生中旱生植物。生于山地岩缝、草丛、路边、砂质坡或土坡。分布于我国辽宁、河北、山西、山东、河南、陕西、宁夏、甘肃、青海、安徽、浙江等地。内蒙古赤峰市、乌兰察布市，以及乌拉山、蛮汗山、大青山有分布。奈曼旗青龙山镇等地有分布。

资源状况

少见。

药用部位

根茎和根。

采收加工

秋季采挖，除去枝叶、杂质，洗净，鲜用或晒干。

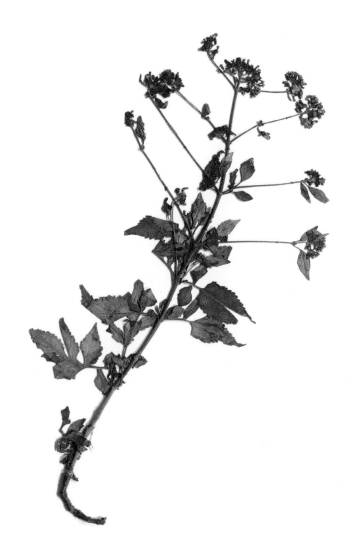

药材性状

本品根呈圆柱形，有分枝。表面黄褐色，有细纵皱纹及圆点状的支根痕，有时有瘤状突起。质硬，折断面黄白色，呈破裂状，横切面射线细。

功能主治

清热燥湿，止带，止血，截疟。用于宫颈糜烂，赤白带下，崩漏，血痢，疟疾。

用法用量

内服煎汤，9～15g。外用适量，捣敷。

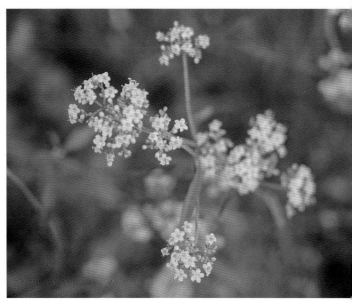

岩败酱

Patrinia rupestris (Pall.) Juss.

科 名 败酱科　　　**别 名** 鹿酱、败酱草、野苦菜　　　**蒙文名** 哈登-斯日给勒克-其其格

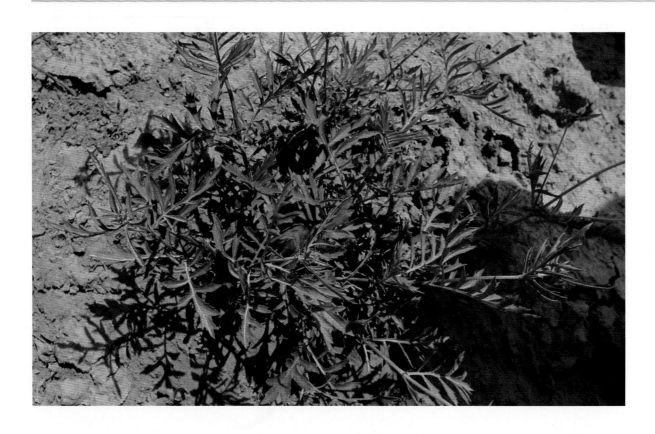

形态特征

多年生草本，高 0.6 ~ 1m。茎丛生，连同花序梗被糙毛。基生叶花时枯萎，倒卵状长圆形、长圆形、卵形或倒卵形，长 2 ~ 6cm，羽状浅裂、深裂至全裂或不裂而有缺刻状钝齿，顶生裂片常具缺刻状钝齿或浅裂至深裂，叶柄长 2 ~ 4cm 或几无；茎生叶长圆形或椭圆形，长 3 ~ 7cm，1 回羽状深裂或全裂，具 3 ~ 6 对侧裂片，裂片全缘或疏具缺刻状钝齿，顶裂片与侧裂片常全裂成 3 线形裂片或羽状分裂，叶柄短；上部叶无柄。花密生，伞房状聚伞花序具 3 ~ 7 枝对生分枝，最下分枝处总苞片羽状全裂，具 3 ~ 5 对线形裂片，上部分枝总苞叶线形或具 1 ~ 2 对侧裂片；萼齿平截、波状或卵圆形，长 0.1 ~ 0.2mm；花冠黄色，漏斗状钟形，长 2.5 ~ 4mm，直径 3 ~ 5.5mm，花冠筒长 1.8 ~ 2mm，基部一侧有浅囊肿，花冠裂片长 1.2 ~ 2mm；近蜜囊 2 花丝长 3 ~ 4mm，下部有柔毛，另 2 花丝稍短，无毛。瘦果倒卵圆柱状，长 2.4 ~ 2.6mm，果柄长 0.5 ~ 1mm，与下面增大的干膜质苞片贴生；果苞先端有时 3 浅裂或 3 微裂，长 3.5 ~ 5mm，网脉具 3 主脉。花期 7 ~ 8 月，果期 8 ~ 9 月。

适宜生境与分布

砾石生中旱生植物。多生于草原带、森林草原带的石质丘陵顶部及砾石质草原群落中。分布于我国黑龙江、吉林、辽宁、河北、山西。内蒙古兴安北部、兴安南部、呼锡高原等地有分布。奈曼旗青龙山镇等地有分布。

资源状况

常见。

药用部位

全草。

采收加工

夏季采收，切段，晒干。

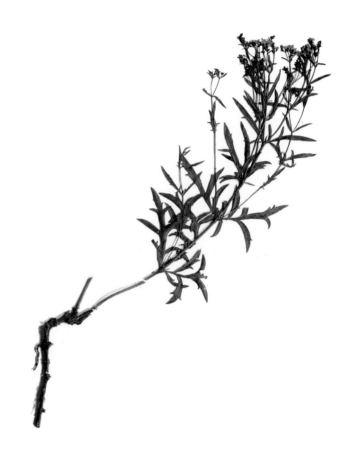

药材性状

本品长 20 ～ 40cm。茎 2 至多数丛生，稀单一。叶羽状深裂至全裂，无毛，裂片 4 ～ 9，线状披针形，全缘或有缺刻状钝齿。聚伞花序排成顶生的伞房花序；花黄色。蒴果具膜质圆翅。

功能主治

清热解毒，活血，排脓。用于泄泻，痢疾，肠痈，肝炎。

用法用量

内服煎汤，9 ～ 15g。

华北蓝盆花

Scabiosa tschiliensis Grun.

科 名 川续断科　　**别 名** 山萝卜、松虫草、风轮菊　　**蒙文名** 奥木日阿图音-套存-套日麻

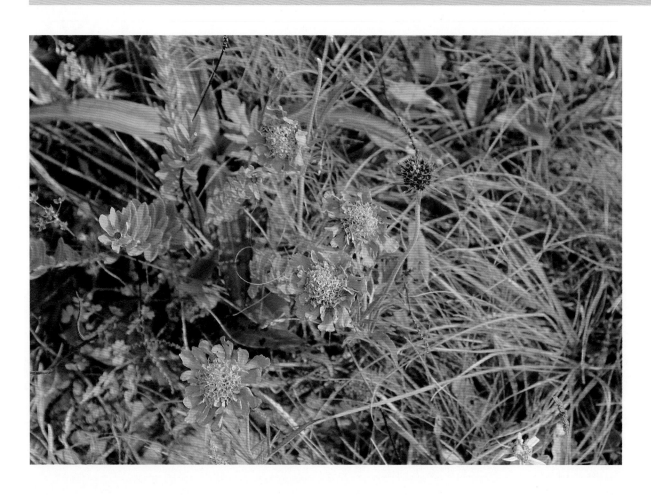

形态特征

多年生草本，根粗壮，木质。茎斜升，高 20～80cm。基生叶椭圆形、矩圆形、卵状披针形至窄卵形，先端略尖或钝，边缘具缺刻状锐齿，或大头羽状裂，上面几光滑，下面稀疏或仅沿脉被短柔毛，有时两面均被短柔毛，边缘具细纤毛，叶柄长 4～12cm；茎生叶羽状分裂，裂片 2～3 裂或再羽裂，最上部叶羽裂片呈条状披针形，长达 3cm，先端裂片长 6～7cm，宽约 0.5cm，先端急尖。头状花序在茎顶呈三出聚伞排列，直径 3～5cm，总花梗长 15～30cm，总苞片 14～16，条状披针形；边缘花较大而呈放射状；花萼 5 齿裂，刺毛状；花冠蓝紫色，筒状，先端 5 裂，裂片 3 大 2 小；雄蕊 4；子房包于杯状小总苞内。果序椭圆形或近圆形，小总苞略呈四方柱状，每面有不甚显著中棱 1，被白毛，先端有干膜质檐部，檐下在中棱与边棱间常有 8 浅凹穴；瘦果包藏在小总苞内，其先端具宿存的刺毛状萼针。花期 6～8 月，果期 8～10 月。

适宜生境与分布

沙生中旱生植物。生于砂质草原、典型草原及草甸草原群落中，为常见伴生植物。分布于我国黑龙江、吉林、辽宁、河北、山西、陕西、甘肃、宁夏。内蒙古呼伦贝尔市、兴安盟、赤峰市、锡林郭勒盟、乌兰察布市，以及大青山地区有分布。奈曼旗青龙山镇等地有分布。

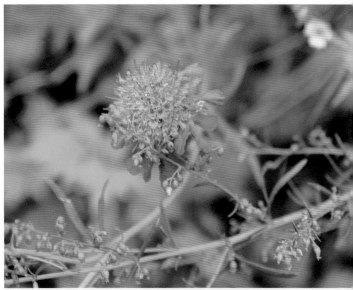

资源状况

少见。

药用部位

花序。

采收加工

夏、秋二季采收，阴干。

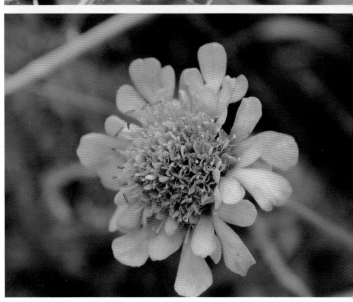

功能主治

清热泻火。用于肝火头痛，发热，肺热咳嗽，黄疸。

用法用量

内服研末，1.5 ～ 3g。

狭叶沙参

Adenophora gmelinii (Spreng.) Fisch.

科 名 桔梗科　　　**别 名** 柳叶沙参、厚叶沙参　　　**蒙文名** 那日汗-哄呼-其其格

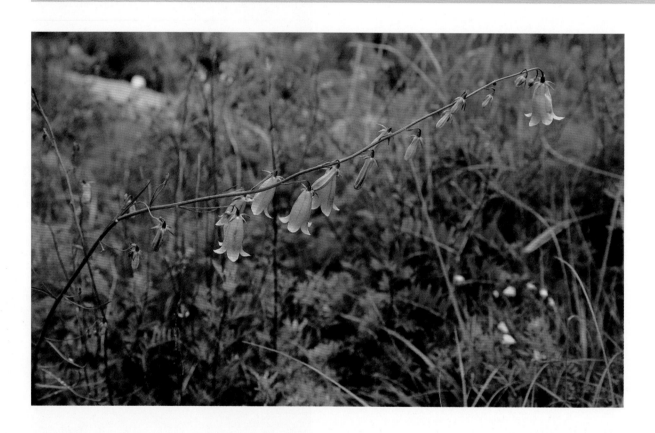

🌿 形态特征

根细长，长达 40cm，皮灰黑色。茎单生或数枝发自 1 茎基上，不分枝，常无毛，有时有短硬毛，高达 80cm。基生叶浅心形、三角形或菱状卵形，具粗圆齿；茎生叶常为线形，稀披针形，全缘或具疏齿，无毛，长 4 ~ 9cm，无柄。聚伞花序为单花组成的假总状花序，或下部有几朵花，短而垂直向上，组成很狭窄的圆锥花序，有时单花顶生于主茎上；花萼无毛，仅少数有瘤状突起，萼筒倒卵状长圆形，裂片线状披针形，长 0.4 ~ 1cm；花冠宽钟状，蓝色或淡紫色，长 1.6 ~ 2.8cm，裂片卵状三角形，长 6 ~ 8mm，稀近正三角形，长仅 4mm；花盘筒状，长 1.3 ~ 3.5mm；花柱稍短于花冠，稀近等长。蒴果椭圆状，长 0.8 ~ 1.3cm。种子椭圆状，有 1 翅状棱。花期 7 ~ 8 月，果期 9 月。

🌿 适宜生境与分布

旱中生植物。生于林缘、山地草原及草甸草原。分布于我国华北、东北，以及甘肃。内蒙

古呼伦贝尔市、兴安盟、通辽市、赤峰市、锡林郭勒盟、乌兰察布市、呼和浩特市、包头市有分布。奈曼旗青龙山镇等地有分布。

资源状况

常见。

药用部位

根。

采收加工

秋季采挖，除去茎叶及须根，洗净泥土，刮去栓皮，晒干，切片。

药材性状

本品呈圆锥形或圆柱形，略弯曲，长7～27cm，直径0.8～3cm。表面黄白色或淡棕黄色。凹陷处常有残留粗皮，上部多有深陷横纹，呈断续的环状，下部有纵纹及纵沟。先端具1或2根茎。体轻，质脆，易折断，断面不平坦，黄白色，多裂隙。无臭，味微甘。

功能主治

中医：养阴清热，祛痰，止咳。用于肺热咳嗽，咳痰黄稠，虚劳久咳，咽干舌燥，津伤口渴。

蒙医：燥"希日乌素"。用于红肿，"希日乌素"病，牛皮癣，关节炎，痛风症，游痛症，青腿病，麻风病。

用法用量

中医：内服煎汤，9～15g；或入丸、散。

蒙医：多入丸、散。

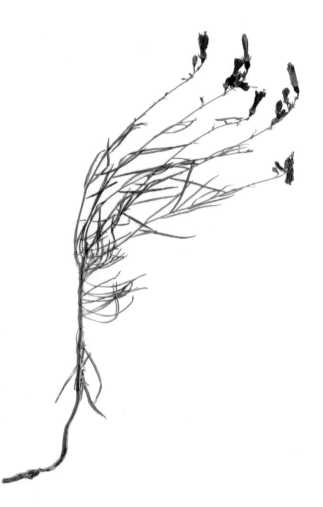

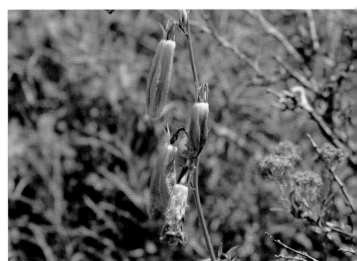

轮叶沙参

Adenophora tetraphylla (Thunb.) Fisch.

科名 桔梗科　　**别名** 泡参、四叶沙参　　**蒙文名** 塔拉音-哄呼-其其格

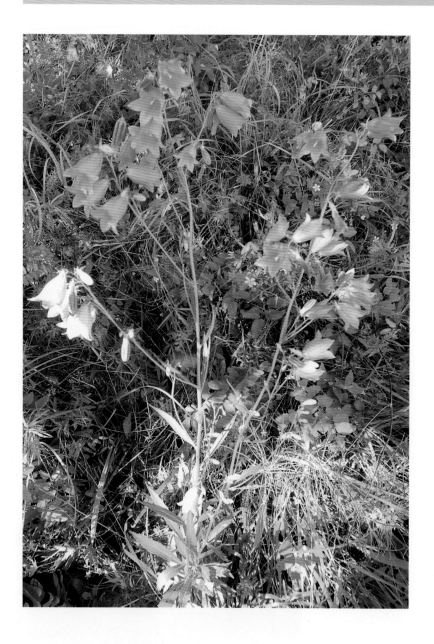

形态特征

多年生草本，高 50 ~ 90cm，体内有白色乳汁。根倒圆锥状，表面具横皱纹，淡黄色，少分枝。茎直立，近无毛。单叶轮生，每轮 4 ~ 6，近无柄；叶片卵形、椭圆形、披针形或狭披针形，长 6 ~ 9cm，宽 3 ~ 4cm，叶缘有锯齿或重锯齿，两面有疏短柔毛。圆锥花序分枝轮生；萼片 5，钻形，长 1 ~ 2cm，无毛；花冠 5 裂，蓝色，口部缩成坛状，无毛；雄蕊 5，花丝下部变宽，边缘密被柔毛，花盘短筒状；子房下位，花柱明显伸出。蒴果倒卵球形，萼宿存，孔裂。种子多数。花期 7 ~ 8 月，果期 9 月。

适宜生境与分布

中生植物。生于河滩草甸、山地林缘、固定沙丘间草甸。内蒙古呼伦贝尔市等地有分布。奈曼旗青龙山镇等地有分布。

资源状况

常见。

药用部位

干燥根。

采收加工

春、秋二季采挖，除去须根，洗净后趁鲜刮去粗皮，洗净，干燥。

药材性状

本品呈圆柱形或圆锥形，有的弯曲或扭曲，少数 2 ~ 3 分枝，长 8 ~ 27cm，直径 1 ~ 4.3cm。表面黄白色或淡棕黄色，较粗糙，有不规则扭曲的皱纹，上部有细密横纹，凹陷处常有残留棕褐色栓皮。先端芦头（根茎）单个，稀多个，长 2 ~ 7cm，四周具多数半月形茎痕，呈盘节状。质硬脆，易折断，断面不平坦，类白色，多裂隙，较松泡。气微，味微甘、苦。

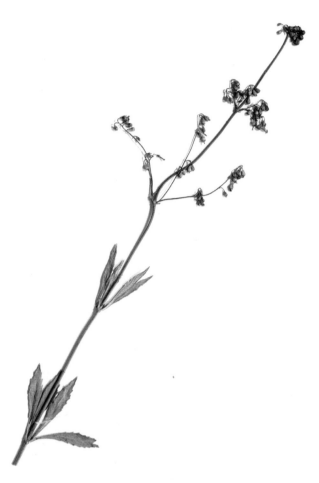

功能主治

中医： 养阴清肺，益胃生津，化痰，益气。用于肺热燥咳，阴虚劳嗽，干咳痰黏，胃阴不足，食少呕吐，气阴不足，烦热口干。

蒙医： 祛"希日乌素"，消肿，舒筋。用于"希日乌素"病，牛皮癣，"巴木"病，关节痛，痛风，游痛症。

用法用量

内服煎汤，9 ~ 15g；或入丸、散。

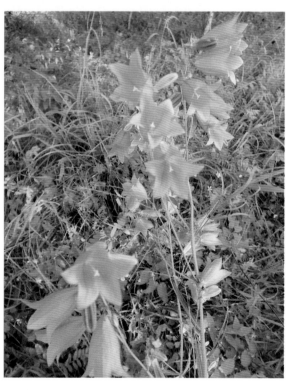

荠苨

Adenophora trachelioides Maxim.

科 名 桔梗科　　**别 名** 苨、蒩苨　　**蒙文名** 哄呼-其其格

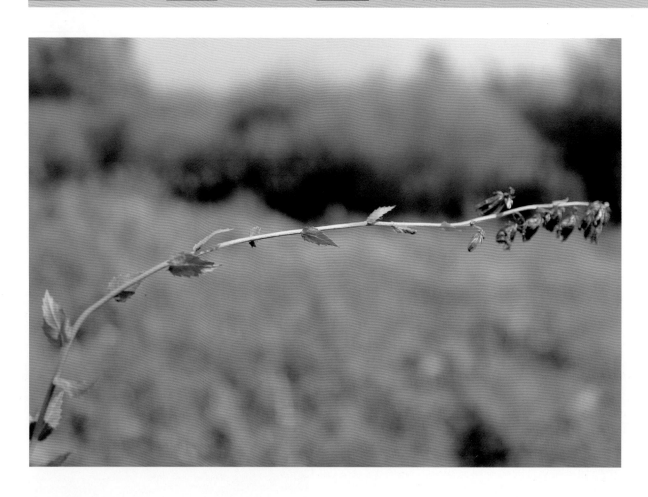

形态特征

茎单生，高 40 ～ 120cm，直径可达近 1cm，无毛，常多少"之"字形曲折，有时具分枝。基生叶心状肾形，宽超过长；茎生叶具长 2 ～ 6cm 的叶柄，叶片心形或在茎上部的叶基部近平截形，通常叶基部不向叶柄下延成翅，先端钝至短渐尖，边缘为单锯齿或重锯齿，长 3 ～ 13cm，宽 2 ～ 8cm，无毛或仅沿叶脉疏生短硬毛。花序分枝大多长而几乎平展，组成大圆锥花序，或分枝短而组成狭圆锥花序；花萼筒部倒三角状圆锥形，裂片长椭圆形或披针形，长 6 ～ 13mm，宽 2.5 ～ 4mm；花冠钟状，蓝色、蓝紫色或白色，长 2 ～ 2.5cm，裂片宽三角状半圆形，先端急尖，长 5 ～ 7mm；花盘筒状，长 2 ～ 3mm，上下等粗或向上渐细；花柱与花冠近等长。蒴果卵状圆锥形，长 7mm，直径 5mm。种子黄棕色，两端黑色，长矩圆状，稍扁，有 1 棱，棱外缘黄白色，长 0.8 ～ 1.5mm。花期 7 ～ 9 月。

适宜生境与分布

生于山坡草地或林缘。我国各地山野平原均有分布。内蒙古呼伦贝尔市、兴安盟、通辽市、赤峰市有分布。奈曼旗青龙山镇等地有分布。

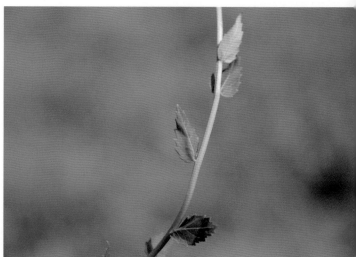

资源状况

少见。

药用部位

根。

采收加工

春季采挖，除去茎叶，洗净，晒干。

药材性状

本品切片呈圆形或类圆形厚片。片面黄白色，有不规则裂隙，呈花纹状，皱缩。体轻，质松泡。无臭，味微甜。

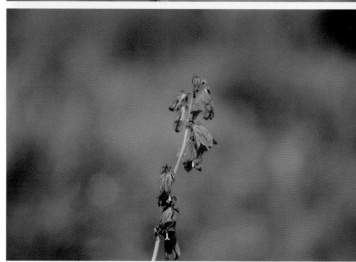

功能主治

清热，解毒，化痰。用于燥咳，喉痛，消渴，疔疮肿毒。

用法用量

内服煎汤，5～10g。外用适量，捣烂敷。

锯齿沙参 *Adenophora tricuspidata* (Fisch. ex Roem. et Schult.) A. DC.

科 名 桔梗科　　**蒙文名** 和日其业斯图-哄呼-其其格

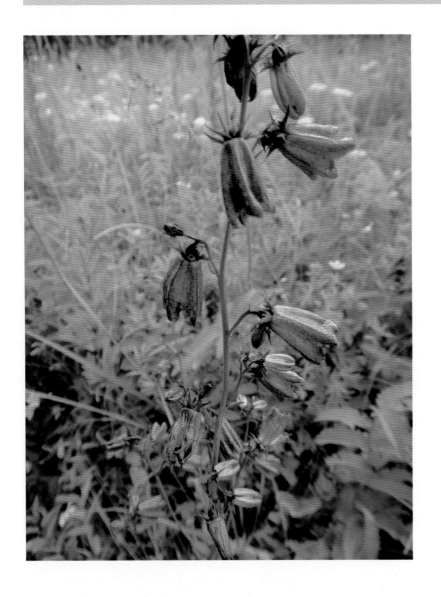

形态特征

茎单生，少2枝发自1茎基上，不分枝，高70～100cm，无毛。茎生叶互生，无柄亦无毛，长椭圆形至卵状椭圆形，先端急尖，基部钝或楔形，边缘具齿尖向叶顶的锯齿，长4～8cm，宽1～2cm。花序分枝极短，仅2～3cm，具2至数花，组成狭窄的圆锥花序；花梗短；花萼无毛，筒部球状卵形或球状倒圆锥形，裂片卵状三角形，下部宽而重叠，常向侧后反叠，先端渐尖，有2对长齿；花冠宽钟状，蓝色、蓝紫色或紫蓝色，长12～20mm，裂片卵圆状三角形，先端钝，长为花冠全长的1/3；花盘短筒状，长1～2mm，无毛；花柱比花冠短。蒴果近球状。

适宜生境与分布

生于湿草甸、桦木林林下或向阳草坡；喜温暖或凉爽气候，耐寒，虽耐干旱，但在生长期也需要适量水分，幼苗时期，干旱往往引起死苗；以土层深厚肥沃、富含腐殖质、排水良好的砂质壤土栽培为宜。内蒙古呼伦贝尔市、兴安盟、通辽市、赤峰市、锡林郭勒盟有分布。奈曼旗青龙山镇等地有分布。

资源状况

常见。

药用部位

根。

采收加工

春、秋二季采挖，除去须根，趁鲜刮去粗皮，洗净，干燥。

药材性状

本品切片为圆形或类圆形厚片。表面黄白色或类白色，有多数不规则裂隙，呈花纹状。周边淡棕黄色，皱缩。质轻。无臭，味微甘。

功能主治

养阴清热，润肺化痰，益胃生津。用于阴虚久咳，劳嗽痰血，燥咳痰少，虚热喉痹，津伤口渴。

用法用量

内服煎汤，10 ～ 15g，鲜品 15 ～ 30g；或入丸、散。

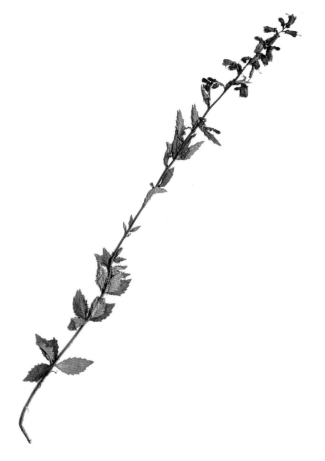

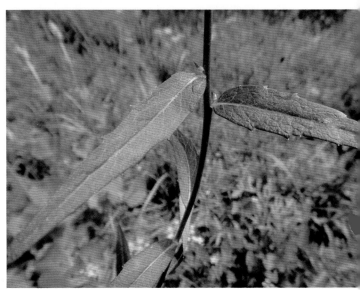

牛蒡

Arctium lappa L.

| **科 名** 菊科 | **别 名** 大力子、荔实、蒡翁菜 | **蒙文名** 希波–额布斯（吉松） |

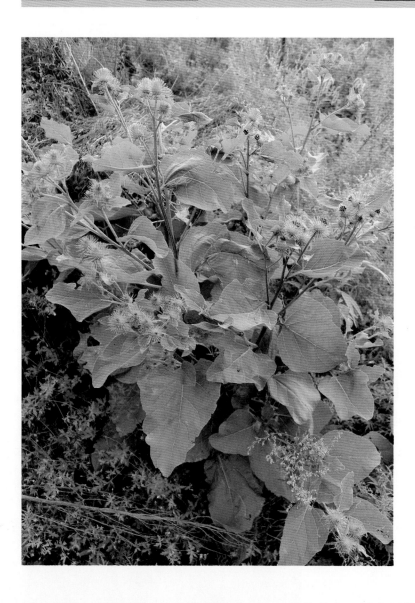

形态特征

二年生草本，高 1 ~ 2m。根粗壮，肉质，圆锥形。茎直立，上部多分枝，带紫褐色，有纵条棱。基生叶大型，丛生，有长柄；茎生叶互生，叶片长卵形或广卵形，长 20 ~ 50cm，宽 15 ~ 40cm，先端钝，具刺尖，基部常为心形，全缘或具不整齐波状微齿，上面绿色或暗绿色，具疏毛，下面密被灰白色短茸毛。头状花序簇生于茎顶或排列成伞房状，直径 2 ~ 4cm；花序梗长 3 ~ 7cm，表面有浅沟，密被细毛；总苞球形，苞片多数，覆瓦状排列，披针形或线状披针形，先端钩曲；花小，红紫色，均为管状花，两性；花冠先端 5 浅裂；聚药雄蕊 5，与花冠裂片互生，花药黄色；子房下位，1 室，先端圆盘状，着生短刚毛状冠毛，花柱细长，柱头 2 裂。瘦果长圆形或长圆状倒卵形，灰褐色，具纵棱；冠毛短刺状，淡黄棕色。花期 6 ~ 8 月，果期 8 ~ 10 月。

适宜生境与分布

大型中生杂草。生于村落路旁、山沟、杂草地。我国各地均有分布。内蒙古呼伦贝尔市、通辽市、赤峰市、呼和浩特市、包头市、鄂尔多斯市、巴彦淖尔市、阿拉善盟有分布。奈曼旗沙日浩来镇等地有分布。

资源状况

少见。

药用部位

干燥成熟果实。

采收加工

秋季果实成熟时采收果序，晒干，打下果实，除去杂质，再晒干。

药材性状

本品呈长倒卵形，略扁，微弯曲，长 5 ~ 7mm，宽 2 ~ 3mm。表面灰褐色，带紫黑色斑点，有数条纵棱，通常中间 1 ~ 2 较明显。先端钝圆，稍宽，顶面有圆环，中间具点状花柱残迹；基部略窄，着生面色较淡。果皮较硬，子叶 2，淡黄白色，富油性。气微，味苦后微辛而稍麻舌。

功能主治

中医： 疏散风热，宣肺透疹，解毒利咽。用于风热感冒，咳嗽痰多，麻疹，风疹，咽喉肿痛，痄腮，丹毒，痈肿疮毒。

蒙医： 化石痞，逐泻脉疾。用于尿闭，膀胱石痞，脉疾等。

用法用量

中医： 内服煎汤，6 ~ 12g。

蒙医： 多入汤、散、丸。

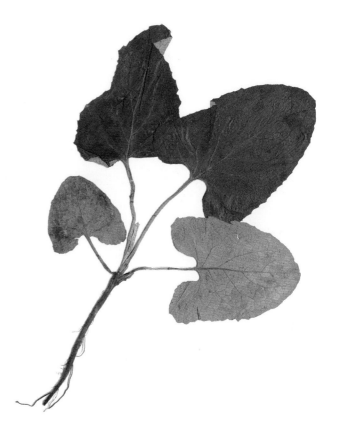

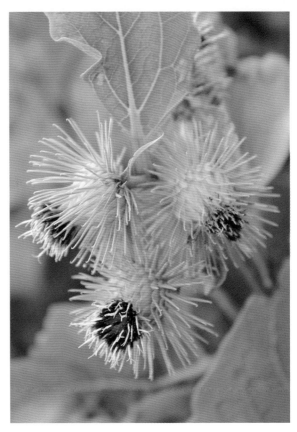

野艾蒿 *Artemisia lavandulaefolia* DC.

科 名 菊科　　**别 名** 艾蒿、家艾、艾　　**蒙文名** 荽哈

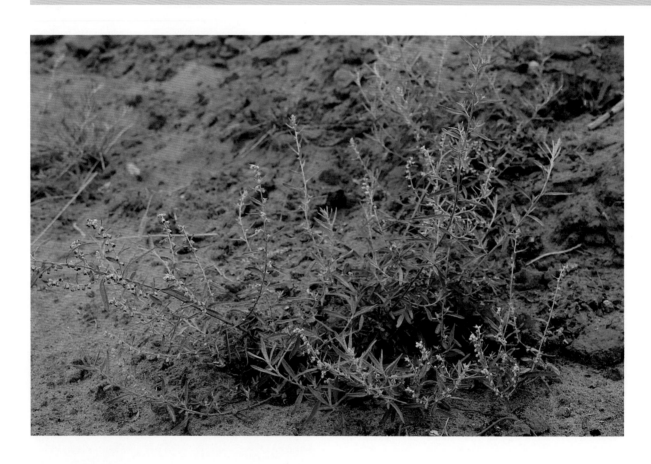

🌿 形态特征

　　多年生草本，高 30 ～ 100cm，植株有浓烈香气。主根粗长，侧根多；根茎横卧，有营养枝。茎单生或少数，具纵条棱，褐色或灰黄褐色，基部稍木质化，有少数分枝；茎、枝密被灰白色蛛丝状毛。叶厚纸质，基生叶花期枯萎；茎下部叶近圆形或宽卵形，羽状深裂，侧裂片 2 ～ 3 对，椭圆形或倒卵状长椭圆形，每裂片有 2 ～ 3 小裂齿，叶柄长 5 ～ 8mm；茎中部叶卵形、三角状卵形或近菱形，长 5 ～ 9cm，宽 4 ～ 7cm，1 ～ 2 回羽状深裂至半裂，侧裂片 2 ～ 3 对，卵形、卵状披针形或披针形，长 2.5 ～ 5cm，宽 1.5 ～ 2cm，不再分裂或每侧有 1 ～ 2 缺齿，叶基部宽楔形、渐狭成短柄，叶柄长 2 ～ 5mm，基部有极小的假托叶或无，叶上面被灰白色短柔毛，密布白色腺点，下面密被灰白色或灰黄色蛛丝状茸毛；茎上部叶与苞叶羽状半裂、浅裂、3 深裂或 3 浅裂，或不分裂而呈披针形或条状披针形。头状花序椭圆形，直径 2.5 ～ 3mm，无梗或近无梗，花后下倾，多数在茎上排列成狭窄、尖塔形的圆锥状；总苞片 3 ～ 4 层，外、中层卵形或狭卵形，

背部密被蛛丝状绵毛，边缘膜质，内层质薄，背部近无毛；边缘雌花 6 ～ 10，花冠狭管状；中央两性花 8 ～ 12，花冠管状或高脚杯状，檐部紫色；花序托小。瘦果矩圆形或长卵形。花果期 7 ～ 10 月。

适宜生境与分布

中生植物。在森林草原地带可以形成群落，作为杂草常侵入耕地、路旁及村庄附近，有时也生于林缘、林下、灌丛间。我国各地均有分布。奈曼旗巴嘎波日和苏木等地有分布。

资源状况

十分常见。

药用部位

干燥叶。

采收加工

夏季花未开时采摘，除去杂质，晒干。

药材性状

本品多皱缩、破碎，有短柄。完整叶片展平后呈卵状椭圆形，羽状深裂，裂片椭圆状披针形，边缘有不规则的粗锯齿；上表面灰绿色或深黄绿色，有稀疏的柔毛和腺点，下表面密生灰白色绒毛。质柔软。气清香，味苦。

功能主治

温经止血，散寒止痛；外用祛湿止痒。

用于吐血，衄血，崩漏，月经过多，胎漏下血，少腹冷痛，经寒不调，宫冷不孕。外用于皮肤瘙痒。醋艾炭温经止血，用于虚寒性出血。

用法用量

3 ～ 9g。外用适量，供灸治或熏洗用。

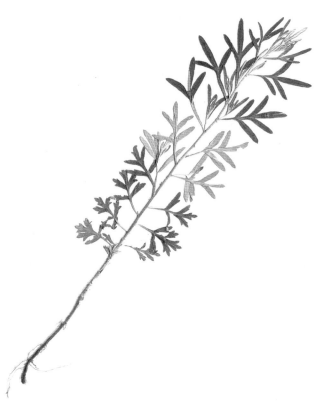

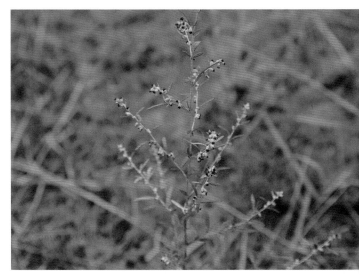

山蒿

Artemisia brachyloba Franch.

科 名 菊科　　　**别 名** 骆驼蒿、岩蒿　　　**蒙文名** 奥林-沙巴嘎

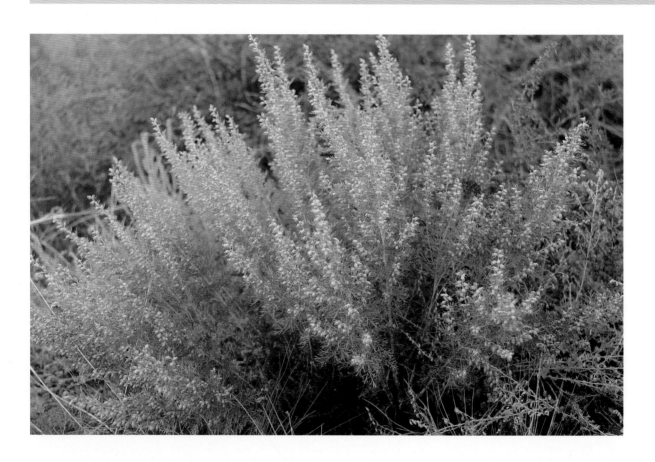

形态特征

　　亚灌木状草本或为小灌木状。茎丛生，高达 60cm。茎、枝幼时被茸毛。叶上面无毛，下面被白色茸毛；基生叶卵形或宽卵形，2 ~ 3 回羽状全裂；茎下部与中部叶宽卵形或卵形，长 2 ~ 4cm，2 回羽状全裂，每侧裂片 3 ~ 4，羽状全裂，每侧小裂片 2 ~ 5，小裂片窄线形或窄线状披针形，叶柄长 0.5 ~ 1.3cm；茎上部叶羽状全裂；苞片叶 3 裂或不裂。头状花序卵圆形或卵状钟形，直径 2.5 ~ 3.5mm，排成短总状穗状花序，稀单生于叶腋，在茎上组成稍窄的圆锥花序；总苞片背面被灰白色茸毛；雌花 10 ~ 15，两性花 20 ~ 25。瘦果卵圆形。花果期 7 ~ 10 月。

适宜生境与分布

　　石生旱生植物。生于石质山坡、岩石露头或碎石质的土壤，是山地植被的主要建群植物之一。分布于我国河北、山西、陕西、宁夏、甘肃。内蒙古呼伦贝尔市、兴安盟、赤峰市、锡林郭勒盟、

乌兰察布市、鄂尔多斯市等地有分布。奈曼
旗青龙山镇等地有分布。

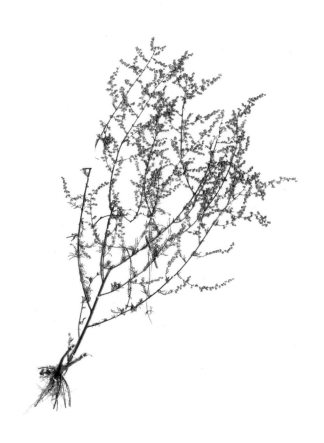

资源状况

常见。

药用部位

全草或地上部分。

采收加工

夏、秋二季采收全草，除去杂质，洗净
泥土，晒干，切段。夏季茎叶茂盛时采割地
上部分，除去根及老茎，晒干，切段。

功能主治

中医：清热燥湿，杀虫。用于偏头痛，
咽喉肿痛，风湿关节痛。

蒙医：杀虫，止痛，燥"希日乌素"，
解痉，消肿。用于脑刺痛，疹症，痘疹，虫牙，
"发症"，皮肤瘙痒。

用法用量

内服熬膏，1.5 ~ 3g；或炒炭研末，3 ~
6g。

紫菀

Aster tataricus L. f.

科 名 菊科　　**别 名** 青菀　　**蒙文名** 奥登-其其格

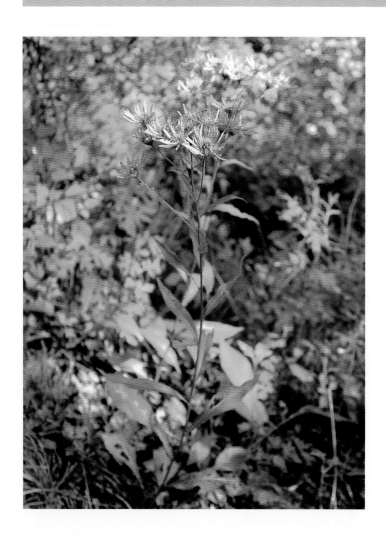

形态特征

植株高达 1m。根茎短，簇生多数细根，外皮褐色。茎直立，粗壮，单一，常带紫红色，具纵沟棱，疏生硬毛，基部被深褐色纤维状残叶柄。基生叶大型，花期枯萎凋落，椭圆状或矩圆状匙形，长 20 ~ 30cm，宽 3 ~ 8cm，先端钝尖，基部渐狭，延长成具翅的叶柄，边缘有具小凸尖的牙齿，两面疏生短硬毛；下部叶及中部叶椭圆状匙形、长椭圆形或披针形至倒披针形，长 10 ~ 20cm，宽 5 ~ 7cm，先端锐尖，常带有小尖头，中部以下渐窄成一狭长的基部或短柄，近全缘或有锯齿，两面有短硬毛，中脉粗壮，侧脉 6 ~ 10 对；上部叶狭小，披针形或条状披针形至条形，两端尖，无柄，全缘，两面被短硬毛。头状花序直径 2.5 ~ 3.5cm，多数在茎顶排列成复伞房状，总花梗细长，密被硬毛；总苞半球形，直径 10 ~ 25mm，总苞片 3 层，外层者较短，长 3 ~ 5mm，内层者较长，长 6 ~ 9mm，全部矩圆状披针形，先端圆形或尖，背部草质，边缘膜质，绿色或紫红色，有短柔毛及短硬毛；舌状花蓝紫色，长 15 ~ 18mm；管状花长约 6mm。瘦果长 2.5 ~ 3mm，紫褐色，两面各有 1 或少有 3 脉，有毛；冠毛污白色或带红色，与管状花等长。花果期 7 ~ 9 月。

适宜生境与分布

中生植物。生于森林、草原地带的山地林下、灌丛或山地河沟边。分布于我国东北、华北、西北。内蒙古呼伦贝尔市、兴安盟、通辽市、赤峰市、锡林郭勒盟、乌兰察布市、呼和浩特市、包头市、鄂尔多斯市等地有分布。奈曼旗先锋乡等地有分布。

资源状况

常见。

药用部位

干燥根、根茎、头状花序。

采收加工

紫菀生长 1 年后，于秋季霜降前后或第 2 年春季清明前割去地上茎叶，挖出根和根茎，抖掉泥土，稍晾一二日，至须根半干时，将根编成辫状，干燥。夏、秋二季花盛开时采摘头状花序，除去杂质，晾干。

药材性状

本品根茎呈不规则块状，大小不一，先端有茎、叶的残基；质稍硬。根茎簇生多数细根，长 3 ～ 15cm，直径 0.1 ～ 0.3cm，多编成辫状；表面紫红色或灰红色，有纵皱纹；质较柔韧。气微香，味甜、微苦。

功能主治

中医： 润肺下气，消痰止咳。用于痰多喘咳，新久咳嗽，劳嗽咯血。

蒙医： 杀"粘"，清热，解毒，燥脓血，消肿。用于瘟疫，"萨喉"病，炭疽，痧症，毒热。

用法用量

中医： 内服煎汤，4.5 ～ 10g；或入丸、散。
蒙医： 多入汤、散、丸。

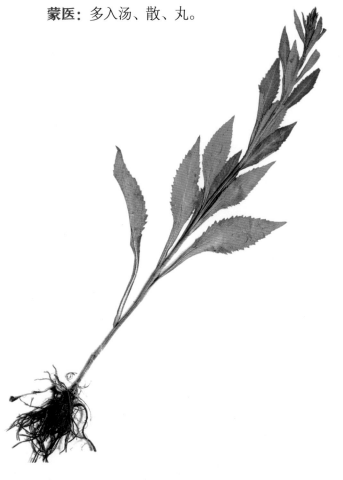

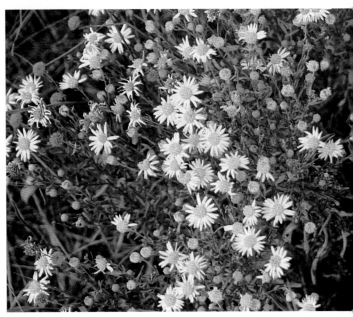

小花鬼针草

Bidens parviflora Willd.

科 名 菊科　　**别 名** 一包针　　**蒙文名** 吉吉格-哈日巴其-额布斯

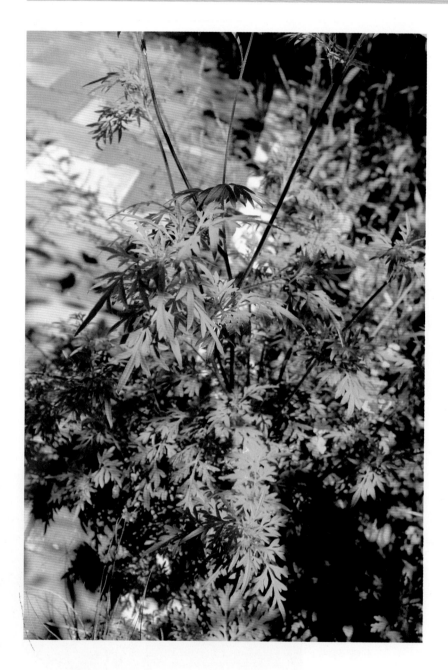

形态特征

一年生草本。茎无毛或疏被柔毛。叶对生，长 6 ~ 10cm，2 ~ 3 回羽状分裂，裂片线形或线状披针形，宽约 2mm，上面被柔毛，下面无毛或沿叶脉疏被柔毛；上部叶互生，叶柄长 2 ~ 3cm。头状花序单生茎枝端，具长梗，高 0.7 ~ 1cm；总苞筒状，基部被柔毛，外层总苞片 4 ~ 5，草质，线状披针形，长约 5mm，内层总苞片常 1，托片状；无舌状花，盘花两性，6 ~ 12，花冠筒状，冠檐 4 齿裂。瘦果线形，稍具 4 棱，长 1.3 ~ 1.6cm，两端渐窄，有小刚毛，先端芒刺 2，有倒刺毛。花果期 7 ~ 9 月。

适宜生境与分布

中生杂草。生于田野、路旁、沟渠边；喜温暖湿润气候，宜疏松肥沃、富含腐殖质土壤及黏土壤。分布于我国东北、华北、西南，以及山东、河南、陕西、甘肃。内蒙古各地均有分布。奈曼旗全旗均有分布。

资源状况

常见。

药用部位

全草。

采收加工

秋季采收，晒干。

功能主治

祛风湿，清热解毒，止泻。用于风湿性关节炎，扭伤，肠炎腹泻，咽喉肿痛，蛇虫咬伤。

用法用量

内服煎汤，10 ~ 15g，鲜品加倍。外用适量，捣敷。

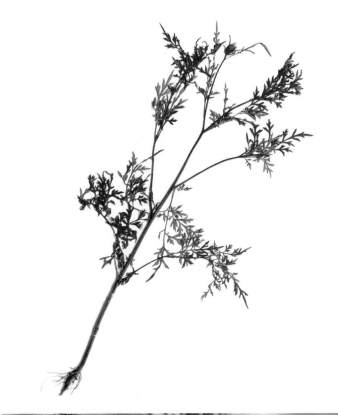

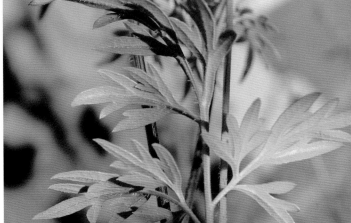

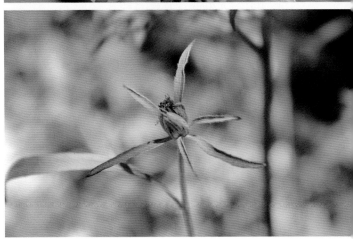

刺儿菜

Cirsium setosum (Willd.) MB.

科 名 菊科 　　**别 名** 小蓟、青青草、蓟蓟草 　　**蒙文名** 巴嘎-阿扎日根

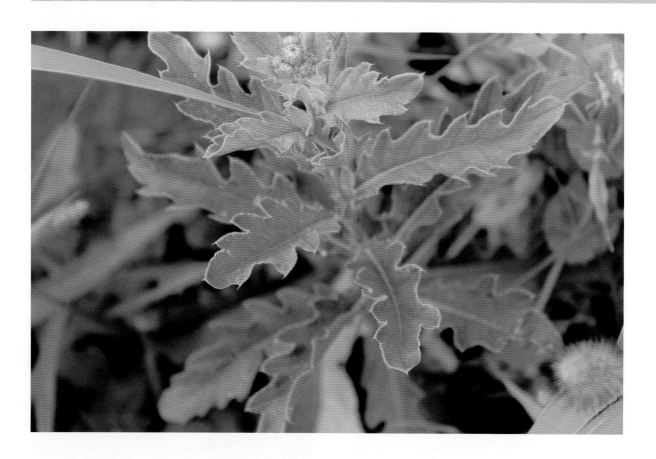

形态特征

多年生草本，地下部分常大于地上部分，有长根茎。茎直立，幼茎被白色蛛丝状毛，有棱，高 100 ~ 120cm，基部直径 3 ~ 5mm，有时可达 1cm，上部有分枝，花序分枝无毛或有薄茸毛。叶互生，基生叶花时凋落；下部和中部叶椭圆形或椭圆状披针形，表面绿色，背面淡绿色，两面有疏密不等的白色蛛丝状毛，先端短尖或钝，基部狭窄或钝圆，近全缘或有疏锯齿，无叶柄。小花紫红色或白色。瘦果淡黄色，椭圆形或偏斜椭圆形，压扁，长 3mm，宽 1.5mm，先端斜截形；冠毛污白色，多层，整体脱落；冠毛刚毛长羽毛状，长 3.5cm，先端渐细。花果期 7 ~ 9 月。

适宜生境与分布

生于湿草地、撂荒地、居民区附近。我国各地均有分布。内蒙古各地均有分布。奈曼旗东明镇等地有分布。

资源状况

十分常见。

药用部位

干燥地上部分（带花全草）、根茎。

采收加工

夏季采收地上部分，晒干。

药材性状

本品茎呈圆柱形，有的上部分枝，长 5 ～ 30cm，直径 0.2 ～ 0.5cm；表面灰绿色或带紫色，具纵棱及白色柔毛；质脆，易折断，断面中空。叶互生，无柄或有短柄；叶片皱缩或破碎，完整者展平后呈长椭圆形或长圆状披针形，长 3 ～ 12cm，宽 0.5 ～ 3cm；全缘或微齿裂至羽状深裂，齿尖具针刺；上表面绿褐色，下表面灰绿色，两面均具白色柔毛。头状花序单个或数个顶生；总苞钟状，苞片 5 ～ 8 层，黄绿色；花紫红色。气微，味微。

功能主治

凉血止血，祛瘀消肿。用于衄血，吐血，尿血，血淋，便血，崩漏，外伤出血，疮肿痈毒。

用法用量

内服煎汤，5 ～ 12g。

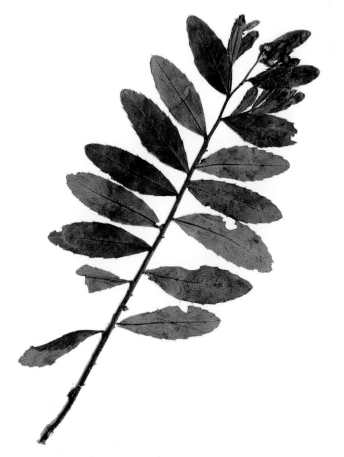

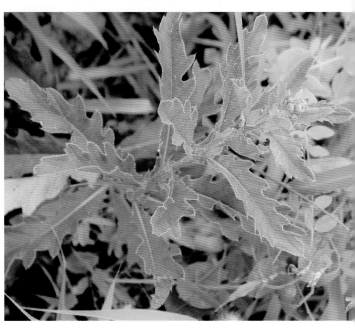

秋英

Cosmos bipinnata Cav.

| 科 名 | 菊科 | 别 名 | 大波斯菊、波斯菊、八瓣梅 | 蒙文名 | 希日拉金-其其格 |

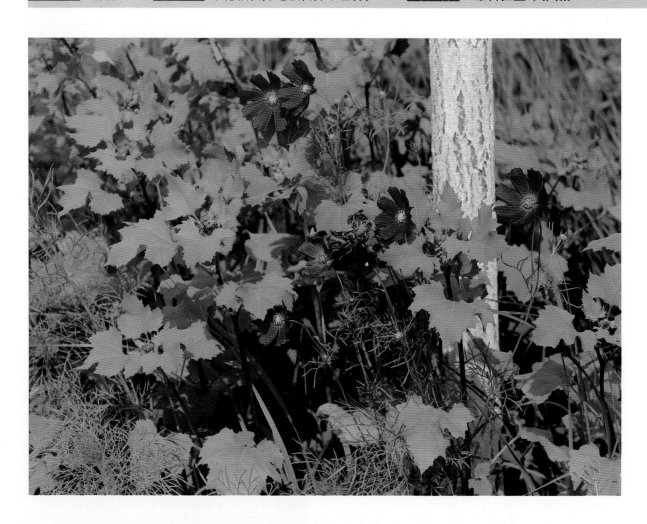

形态特征

一年生或多年生草本，高达 2m。茎无毛或稍被柔毛。叶 2 回羽状深裂。头状花序单生，直径 3 ~ 6cm，花序梗长 6 ~ 18cm；外层总苞片披针形或线状披针形，近革质，淡绿色，具深紫色条纹，长 1 ~ 1.5cm，内层总苞片椭圆状卵形，膜质；舌状花紫红色、粉红色或白色，舌片椭圆状倒卵形，长 2 ~ 3cm；管状花黄色，长 6 ~ 8mm，管部短，上部圆柱形，有披针状裂片。瘦果黑紫色，长 0.8 ~ 1.2cm，无毛，上端具长喙，有 2 ~ 3 尖刺。花果期 8 ~ 10 月。

适宜生境与分布

原产于墨西哥，在我国有广泛栽培。奈曼旗大沁他拉镇等地有分布。

资源状况

常见。

药用部位

全草。

功能主治

清热解毒，明目化湿。用于急、慢性痢疾，目赤肿痛。外用于痈疮肿毒。

用法用量

内服煎汤，50 ~ 100g。外用适量，鲜品加红糖捣烂外敷。

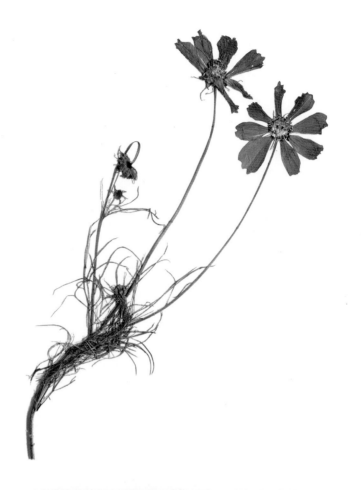

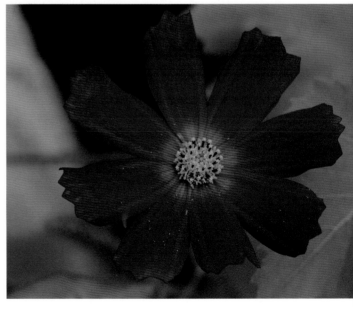

甘菊 *Dendranthema lavandulifolium* (Fisch. ex Trautv.) Ling et Shih

| 科名 | 菊科 | 别名 | 岩香菊、少花野菊、细裂野菊 | 蒙文名 | 乌奴日图-乌达巴拉 |

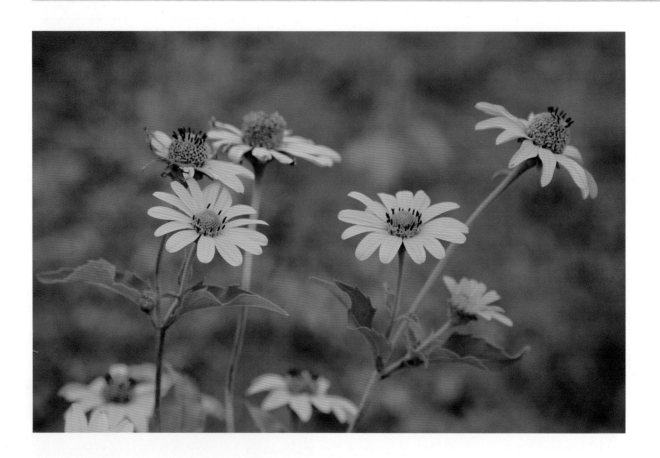

形态特征

多年生草本，高 20 ~ 80cm。有横走的短或长的匍匐枝。茎直立，单一或少数簇生，挺直或稍呈"之"字形屈曲，具纵沟与棱，绿色或带紫褐色，疏或密被白色分叉短柔毛，多分枝。叶宽卵形至三角形，长 1 ~ 5cm，宽 0.5 ~ 4cm，1 ~ 2 回羽状深裂，侧裂片 1 ~ 2 对，狭卵形或矩圆形，二回裂片菱状卵形或卵形，全缘或具缺刻状锯齿，小裂片先端锐尖或稍钝，上面绿色，粗糙，被微毛，下面淡绿色，疏或密被白色柔毛，并密被腺点；叶具短柄，有狭翅，基部具羽裂状托叶。头状花序小，直径 8 ~ 15mm，多数在茎枝先端排列成复伞房状；总苞长约 4mm，直径 4 ~ 8mm，无毛或疏被微毛；外层总苞片条状披针形或卵形，先端钝或圆，边缘膜质，背部绿色，内层总苞片狭椭圆形，先端钝圆，边缘宽膜质，带褐色；舌状花花冠鲜黄色，舌片长椭圆形，长 4 ~ 6mm，下部狭管疏被腺点；管状花花冠长约 3mm，有腺点。瘦果倒卵形，无冠毛。花果期 8 ~ 10 月。

适宜生境与分布

旱中生植物。生于石质山坡，为伴生种。分布于我国东北、华北、华中、西北及西南各地。内蒙古通辽市、赤峰市、呼和浩特市等地有分布。奈曼旗青龙山镇等地有分布。

资源状况

常见。

药用部位

全草或花。

采收加工

春、夏二季采收，切段，晒干。

药材性状

本品主根细。茎自基部分枝，被白色绵毛。叶灰绿色，叶片长圆形或卵形，长 2 ~ 4cm，宽 1 ~ 1.5cm，2 回羽状深裂，先端裂片卵形至宽线形，先端钝或短渐尖；叶柄长，基部扩大。总苞直径 7 ~ 12mm，被疏绵毛至几无毛；总苞片草质；花托凸起，锥状球形；花黄棕色。气香，味微苦、涩。

功能主治

清热解毒，疏风，平肝，明目。用于流行性脑脊髓膜炎，流行性感冒，高血压，肝炎，痢疾，痈肿疔疮，目赤，瘰疬，湿疹，毒蛇咬伤。

用法用量

内服煎汤，9 ~ 24g。

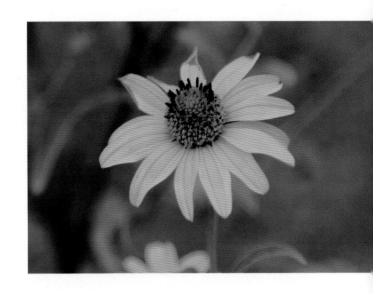

砂蓝刺头

Echinops gmelini Turcz.

| 科 名 | 菊科 | 别 名 | 刺头 | 蒙文名 | 额乐存乃-扎日阿-敖拉 |

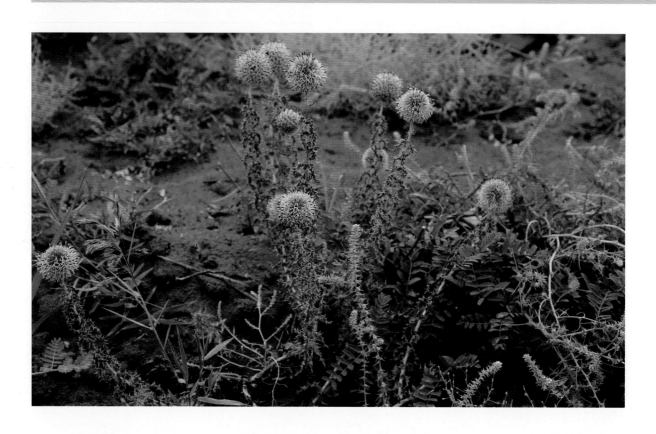

形态特征

一年生草本，高 10 ~ 90cm。根直伸，细圆锥形。茎单生，淡黄色，自中部或基部有开展的分枝或不分枝，全部茎枝被稀疏、头状、具柄的长或短腺毛，有时脱毛至无毛。下部茎生叶线形或线状披针形，长 3 ~ 9cm，宽 0.5 ~ 1.5cm，基部扩大，抱茎，边缘刺齿或三角形刺齿裂或具刺状缘毛；中上部茎生叶与下部茎生叶同形，但渐小；全部叶质地薄，纸质，两面绿色，被稀疏蛛丝状毛及头状具柄的腺点，或上面的蛛丝状毛稍多。复头状花序单生茎顶或枝端，直径 2 ~ 3cm，头状花序长 1.2 ~ 1.4cm；基毛白色，不等长，长 1cm，约为总苞长的 1/2，细毛状，边缘糙毛状，非扁毛状，上部亦不增宽；全部苞片 16 ~ 20，外层苞片线状倒披针形，上部扩大，浅褐色，上部外面被稠密的短糙毛，边缘具短缘毛，缘毛细密羽毛状，先端刺芒状长渐尖，爪部基部有长蛛丝状毛，中部有长达 5mm 的长缘毛，缘毛上部稍扁平扩大，中层苞片倒披针形，长 1.3cm，上部外面被短糙毛，下部外面被长蛛丝状毛，自中部以上边缘具短缘毛，缘毛扁毛状，边缘糙毛状或细密羽毛状，自最宽处向上渐尖成刺芒状长渐尖，内层苞片长椭圆形，比中层苞片稍短，先端芒刺裂，但中间的芒刺裂较长，外面被较多的长蛛丝状毛。小花蓝色或白色；花冠5深裂，裂片线形，花冠管无腺点。瘦果倒圆锥形，长约5mm，被稠密淡黄棕色的顺向贴伏的长直毛，遮盖冠毛；冠毛量杯状，长1mm；冠毛膜片线形，边缘稀疏糙毛状，仅基部结合。果期8～9月。

适宜生境与分布

旱生植物。生于海拔580～3120m的山坡砾石地、荒漠草原、黄土丘陵或河滩沙地。内蒙古呼伦贝尔市、兴安盟、通辽市、赤峰市、锡林郭勒盟、乌兰察布市、包头市、鄂尔多斯市、巴彦淖尔市、阿拉善盟有分布。奈曼旗全旗均有分布。

资源状况

常见。

药用部位

根。

采收加工

夏、秋二季采收，洗净，晾干。

药材性状

本品呈倒圆锥形，较细小，完整者长15～25cm，直径4～8mm；根头部无纤维状叶柄维管束，但有少数白色绵毛。表面黄色或淡黄色，有细的纵皱纹，下部常有支根。质地坚硬，不易折断，断面黄白色，呈裂片状，

无黄黑相间的菊花纹。气微，味淡。

功能主治

清热解毒，排脓消肿，下乳。用于痈疮肿毒，乳腺炎，乳汁不通，腮腺炎，瘰疬，湿痹拘挛，痔疮。

用法用量

内服煎汤，9～15g。

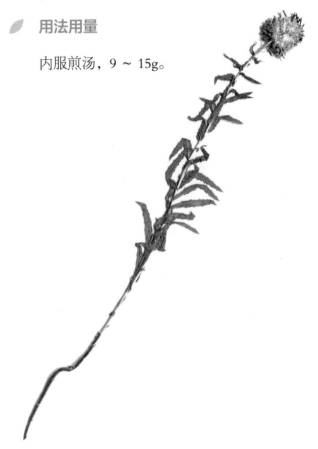

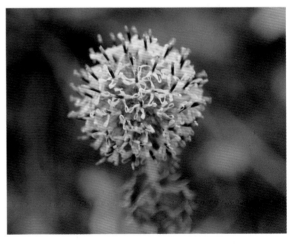

蓝刺头

Echinops sphaerocephalus L.

| 科 名 | 菊科 | 别 名 | 驴欺口 | 蒙文名 | 乌日格斯图-呼和（阿扎格-刺日奥） |

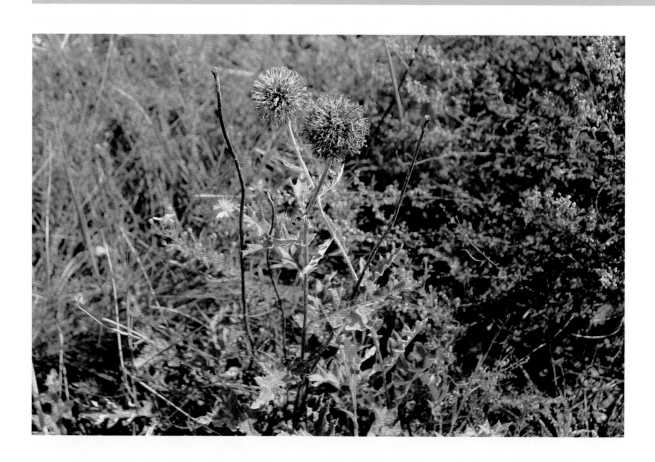

形态特征

多年生草本，高约 1m，不分枝或少分枝，上部密生白色绵毛，下部疏生蛛丝状毛。叶 2 回羽状分裂或深裂，上面疏生蛛丝状毛或无毛，下面密生白色绵毛，边缘有短刺；基生叶矩圆状倒卵形，长约 20cm，有长柄；上部叶渐小，长椭圆形至卵形，长 10 ~ 20cm，基部抱茎。复头状花序球形，直径约 4cm；小头状花长约 2cm；外总苞片刚毛状；内总苞片外层匙形，先端渐尖，边缘有篦状睫毛，内层狭菱形至矩圆形，先端尖锐，中部以上有睫毛；花冠筒状，裂片 5，条形，淡蓝色，筒部白色。瘦果圆柱形，密生黄褐色柔毛；冠毛长约 1mm，下部连合。

适宜生境与分布

生于山坡草地、山坡林缘、多石向阳山坡、湿草地。分布于我国黑龙江、吉林、辽宁、河北、河南、山西、陕西、宁夏、甘肃等。内蒙古呼伦贝尔市、赤峰市、锡林郭勒盟、乌兰察布市、呼和浩特市、鄂尔多斯市，以及兴安南部及科尔沁草原有分布。奈曼旗苇莲苏乡等地有分布。

资源状况

常见。

药用部位

干燥根。

采收加工

春、秋二季采挖，除去须根和泥沙，晒干。

药材性状

本品呈类圆柱形，稍扭曲，长 10 ~ 25cm，直径 0.5 ~ 1.5cm。表面灰黄色或灰褐色，具纵皱纹，先端有纤维状棕色硬毛。质硬，不易折断，断面皮部褐色，木质部有黄黑相间的放射状纹理。气微，味微涩。

功能主治

清热解毒，消痈，下乳，舒筋通脉。用于乳痈肿痛，痈疽发背，瘰疬疮毒，乳汁不通，湿痹拘挛。

用法用量

多配方用。

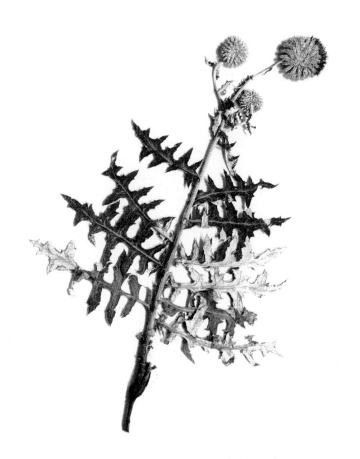

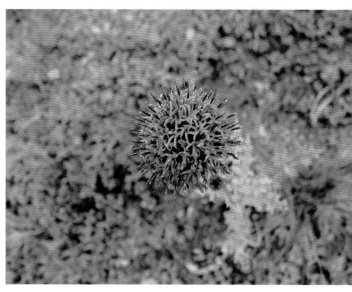

飞蓬

Erigeron acer L.

科 名 菊科　　　**别 名** 北飞蓬　　　**蒙文名** 车衣力格–其其格

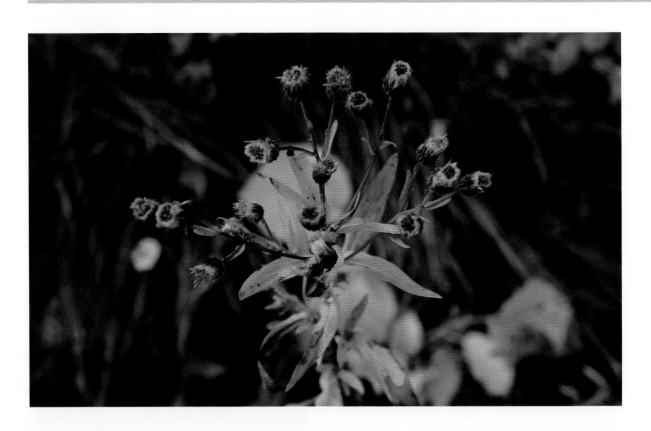

形态特征

二年生草本。茎单生，稀数个，高 5 ~ 60cm，基部直径 1 ~ 4mm，直立，上部或少下部有分枝，绿色或有时紫色，具明显的条纹，被较密而开展的硬长毛，杂有疏贴短毛，在头状花序下部常被具柄腺毛，或有时近无毛，节间长 0.5 ~ 2.5cm。基部叶较密集，花期常生存，倒披针形，长 1.5 ~ 10cm，宽 0.3 ~ 1.2cm，先端钝或尖，基部渐狭成长柄，全缘或极少具 1 至数个小尖齿，具不明显的 3 脉；中部和上部叶披针形，无柄，长 0.5 ~ 8cm，宽 0.1 ~ 0.8cm，先端急尖；最上部和枝上叶极小，线形，具 1 脉；全部叶两面被较密或疏开展的硬长毛。头状花序多数，在茎枝端排列成密而窄或少疏而宽的圆锥花序，或有时头状花序较少数，伞房状排列，长 6 ~ 10mm，宽 11 ~ 21mm；总苞半球形，总苞片 3 层，线状披针形，绿色或稀紫色，先端尖，背面被密或较密的开展的长硬毛，杂有具柄的腺毛，内层常短于花盘，长 5 ~ 7mm，宽 0.5 ~ 0.8mm，边缘膜质，外层几短于内层的 1/2；外层雌花舌状，长 5 ~ 7mm，管部长 2.5 ~ 3.5mm，舌片淡红紫色，少有白色，宽约 0.25mm；较内层雌花细管状，无色，长 3 ~ 3.5mm，花柱与舌片同色，伸出管部 1 ~ 1.5mm；中央的两性花管状，黄色，长 4 ~ 5mm，管部长 1.5 ~ 2mm，上部被疏贴微毛，檐部圆柱形，裂片无毛。瘦果长圆状披针形，长约 1.8mm，宽 0.4mm，扁压，被疏贴短毛；冠毛 2 层，白色，刚毛状，外层极短，内层长 5 ~ 6mm。花果期 7 ~ 9 月。

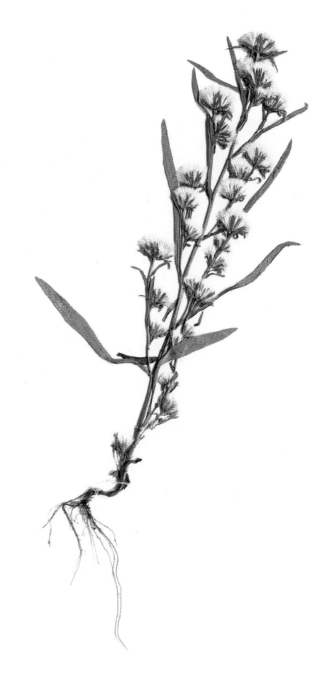

适宜生境与分布

中生植物。生于石质山坡、林缘、低地草甸、河岸砂质地、田边。分布于我国西南、东北等。内蒙古呼伦贝尔市、兴安盟、赤峰市、锡林郭勒盟、乌兰察布市、呼和浩特市、包头市、巴彦淖尔市、阿拉善盟等地有分布。奈曼旗青龙山镇等地有分布。

资源状况

常见。

药用部位

全草或鲜叶。

采收加工

夏、秋二季采收，洗净，鲜用或晒干。

功能主治

清热解毒，除湿。用于外感发热，泄泻，胃炎，皮疹，疥疮。

用法用量

内服煎汤，15 ~ 30g。外用适量，鲜品捣敷。

线叶菊

Filifolium sibiricum (L.) Kitam.

| 科 名 | 菊科 | 别 名 | 兔毛蒿、西伯利亚艾蒿 | 蒙文名 | 西日合力格-协日乐吉 |

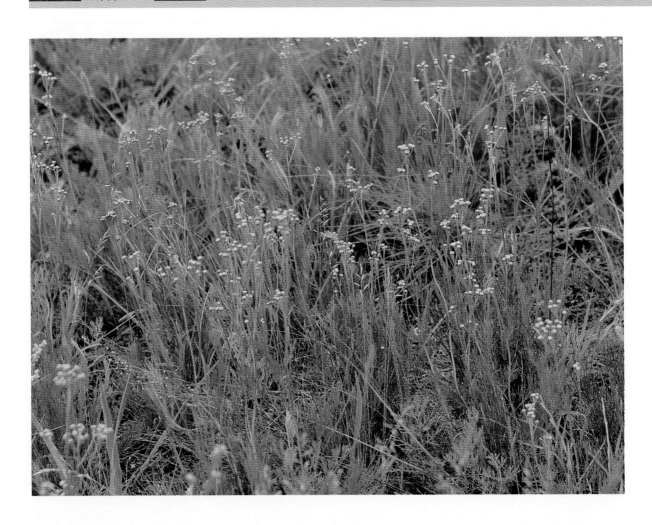

形态特征

多年生草本。茎无毛，丛生，基部密被纤维鞘。基生叶莲座状，有长柄，倒卵形或长圆形，长 20cm；茎生叶互生，2 ~ 3 回羽状全裂，小裂片丝形，长达 4cm，宽达 1mm，无毛，有白色乳突。头状花序盘状，在茎枝先端组成伞房花序，花序梗长 0.1 ~ 1.1cm；总苞球形或半球形，直径 4 ~ 5mm，无毛，总苞片 3 层，卵形或宽卵形，边缘膜质，先端圆，背面厚硬，黄褐色；花托稍凸起，蜂窝状；边花雌性，1 层，能育，花冠筒状，扁，冠檐具 2 ~ 4 齿，有腺点；盘花多数，两性，不育，花冠管状，黄色，冠檐 5 齿裂，无窄管部，花药基部钝，先端有三角形附片，花柱 2 裂，先端平截。瘦果倒卵圆形或椭圆形，稍扁，黑色，无毛，腹面有 2 纹；无冠状冠毛。花果期 7 ~ 9 月。

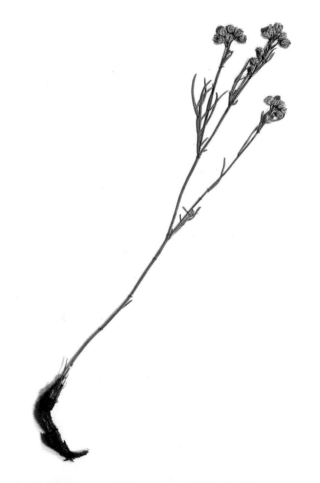

适宜生境与分布

耐寒中旱生植物。生于山坡、草地。分布于我国黑龙江、吉林、辽宁、河北、山西等。内蒙古呼伦贝尔市、兴安盟、通辽市、赤峰市、锡林郭勒盟、乌兰察布市、呼和浩特市等地有分布。奈曼旗青龙山镇等地有分布。

资源状况

常见。

药用部位

全草。

采收加工

夏、秋二季采挖，除去杂质，洗净泥土，阴干，切段。

功能主治

清热解毒，凉血，安神镇惊。用于传染病引起的高热，疔疮痈肿，臁疮，中耳炎，血瘀刺痛，心悸失眠，月经不调。

用法用量

内服煎汤，9 ~ 15g；或入丸、散。外用适量，熬膏外敷患处。

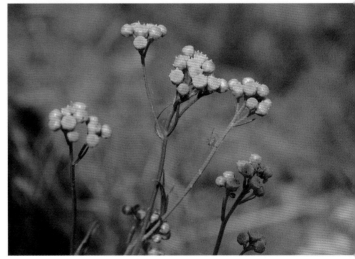

牛膝菊

Galinsoga parviflora Cav.

| 科 名 | 菊科 | 别 名 | 辣子草、向阳花、珍珠草 | 蒙文名 | 嘎力苏干–额布苏 |

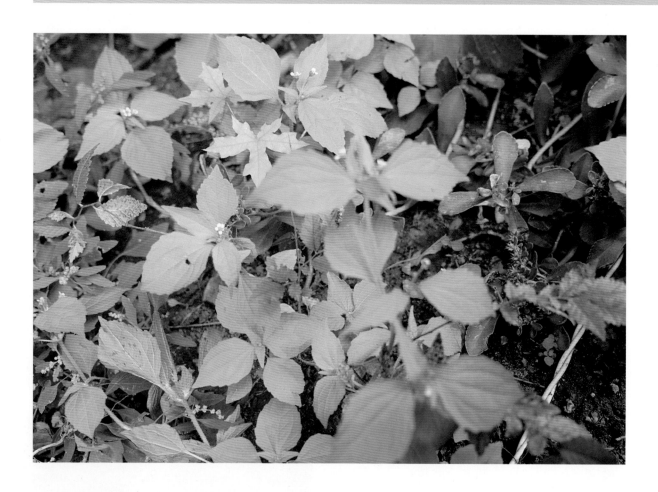

形态特征

一年生草本。叶对生，卵形或长椭圆状卵形，向上及花序下部的叶披针形，具浅或钝锯齿或波状浅锯齿，花序下部的叶有时全缘或近全缘。头状花序半球形，排成疏散伞房状；总苞半球形或宽钟状；舌状花 4 ~ 5，舌片白色，先端 3 齿裂；管状花黄色。瘦果具 3 棱或中央瘦果具 4 ~ 5 棱，成熟时黑色或黑褐色；舌状花冠毛毛状，脱落，管状花冠毛膜片状，白色，披针形，边缘流苏状。花果期 7 ~ 10 月。

适宜生境

生于路边、田边。原产于南美洲，分布于我国四川、云南、贵州、西藏等地。内蒙古呼伦贝尔市有分布。奈曼旗固日班花苏木等地有分布。

资源状况

少见。

药用部位

全草。

采收加工

夏、秋二季采收，洗净，鲜用或晒干。

功能主治

清热解毒，凉血止血，利湿退黄。用于外伤出血，扁桃体炎，咽喉炎，目赤，急性黄疸性肝炎。

用法用量

内服煎汤，30 ~ 60g。外用适量，研末敷。

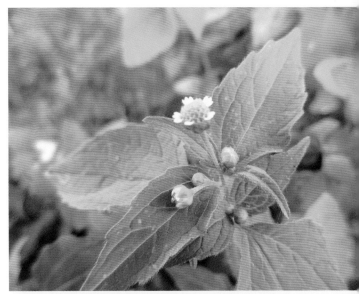

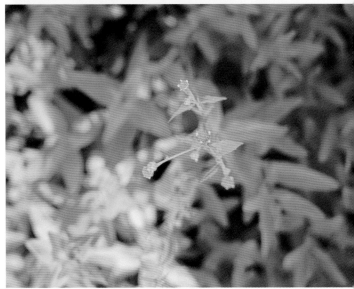

菊芋

Helianthus tuberosus L.

科 名 菊科 　　**别 名** 洋姜、鬼子姜、洋地梨儿 　　**蒙文名** 那日图-图木苏

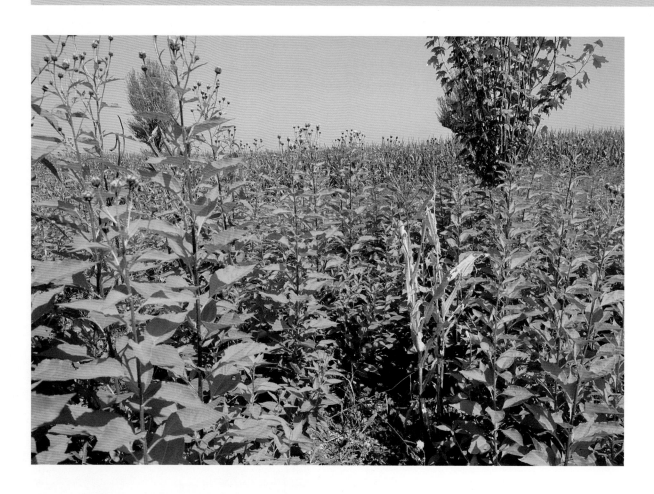

形态特征

多年生草本，有块状地下茎及纤维状根。茎高达 3m，有分枝，被白色糙毛或刚毛。叶对生，下部叶卵圆形或卵状椭圆形，长 10 ~ 16cm，有粗锯齿，基出脉 3，上面被白色粗毛，下面被柔毛，叶脉有硬毛，有长柄；上部叶长椭圆形或宽披针形，基部下延成短翅状。头状花序单生枝端，有 1 ~ 2 线状披针形苞片，直立，直径 2 ~ 5cm；总苞片多层，披针形，长 1.4 ~ 1.7cm，背面被伏毛；舌状花 12 ~ 20，舌片黄色，长椭圆形，长 1.7 ~ 3cm；管状花花冠黄色，长 6mm。瘦果小，楔形，上端有 2 ~ 4 有毛的锥状扁芒。花果期 8 ~ 10 月。

适宜生境与分布

大型中生作物。原产于北美洲，我国各地均有栽培。内蒙古农区多栽培。奈曼旗青龙山镇

等地有分布。

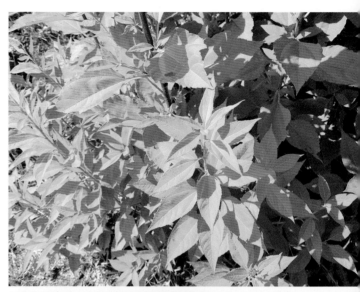

资源状况

常见。

药用部位

块根、茎叶。

采收加工

秋季采挖块根，夏、秋二季采收茎叶，鲜用或晒干。

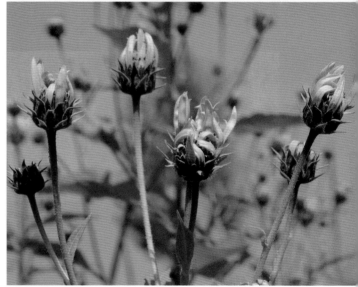

药材性状

本品根茎块状。茎上部分枝，被短糙毛或刚毛。基部叶对生，上部叶互生，长卵形至卵状椭圆形，长 10 ~ 15cm，宽 3 ~ 9cm，3 脉，上表面粗糙，下表面有柔毛，叶缘具锯齿，先端急尖或渐尖，基部宽楔形，叶柄上部具狭翅。

功能主治

清热凉血，续筋接骨。用于热性病，肠热便血，筋伤骨折。

用法用量

内服煎汤，10 ~ 15g；或块根 1 个，生嚼服。外用适量，鲜茎叶捣敷。

阿尔泰狗娃花 *Heteropappus altaicus* (Willd.) Novopokr.

科名 菊科　　　**别名** 阿尔泰紫菀　　　**蒙文名** 阿拉泰音-宝日-拉白

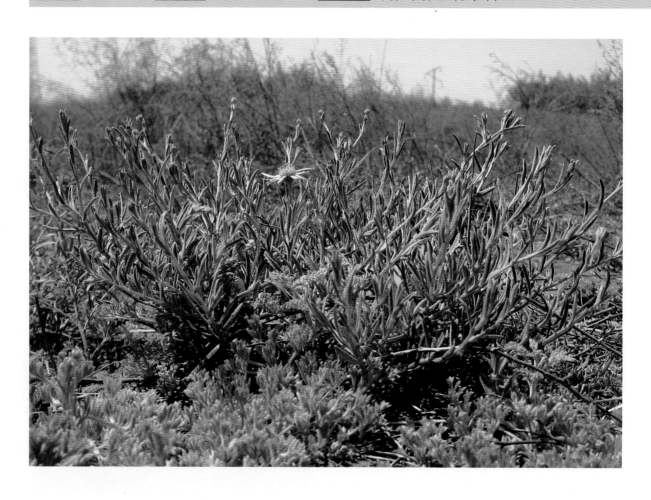

🌿 形态特征

多年生草本，有横走或垂直的根。茎直立，高 20 ~ 60（~ 100）cm，被上曲或有时开展的毛，上部常有腺，上部或全部有分枝。基生叶在花期枯萎；下部叶条形、矩圆状披针形、倒披针形或近匙形，长 2.5 ~ 6（~ 10）cm，宽 0.7 ~ 1.5cm，全缘或有疏浅齿；上部叶渐狭小，条形；全部叶两面或下面被粗毛或细毛，常有腺点，中脉在下面稍凸起。头状花序直径 2 ~ 3.5cm，稀 4cm，单生枝端或排成伞房状；总苞半球形，直径 0.8 ~ 1.8cm，总苞片 2 ~ 3 层，近等长或外层稍短，矩圆状披针形或条形，长 4 ~ 8mm，宽 0.6 ~ 1.8mm，先端渐尖，背面或外层全部草质，被毛，常有腺，边缘膜质；舌状花约 20，管部长 1.5 ~ 2.8mm，有微毛，舌片浅蓝紫色，矩圆状条形，长 10 ~ 15mm，宽 1.5 ~ 2.5mm；管状花长 5 ~ 6mm，管部长 1.5 ~ 2.2mm，裂片不等大，长 0.6 ~ 1mm 或 1 ~ 1.4mm，有疏毛。瘦果扁，倒卵状矩圆形，长 2 ~ 2.8mm，宽

0.7 ~ 1.4mm，灰绿色或浅褐色，被绢毛，上部有腺；冠毛污白色或红褐色，长 4 ~ 6mm，有不等长的微糙毛。花果期 7 ~ 10 月。

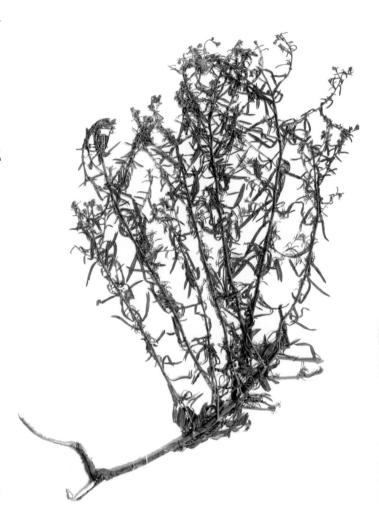

适宜生境与分布

中旱生植物。生于草原、荒漠地、沙地及干旱山地。分布于我国东北、华北、西北，以及湖北、四川等地。内蒙古各地均有分布。奈曼旗全旗均有分布。

资源状况

常见。

药用部位

全草或根。

采收加工

夏、秋二季开花时采挖全草，晒干或阴干。

功能主治

中医：全草清热降火，排脓；用于时疫热病，高热头痛，肝胆火旺，胸胁胀痛，烦躁易怒，痈疮疖肿，毒蛇咬伤。根润肺止咳，化痰降气，利尿；用于肺虚咳嗽，咯血，慢性支气管炎，淋病，小便不利。

蒙医：杀"粘"，清热解毒。根用于瘟病，热毒，血热，"宝日"热，麻疹不透。

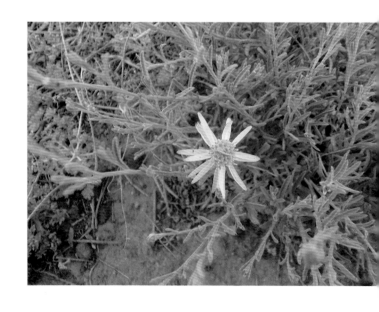

用法用量

内服煎汤，5 ~ 10g。外用适量，捣敷患处。

旋覆花

Inula japonica Thunb.

科 名 菊科　　　　**别 名** 金佛花、金佛草　　　　**蒙文名** 阿拉坦-多斯勒-其其格

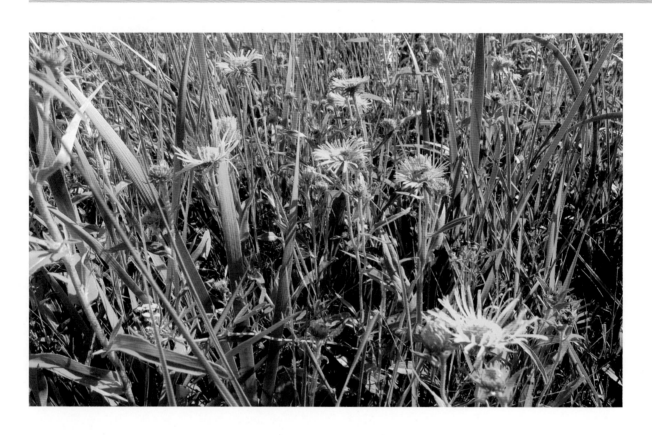

形态特征

多年生草本。根茎短，横走或斜升，有多少粗壮的须根。茎单生，有时 2 ~ 3 簇生，直立，高 30 ~ 70cm，有时基部具不定根，基部直径 3 ~ 10mm，有细沟，被长伏毛，或下部有时脱毛，上部有上升或开展的分枝，全部有叶；节间长 2 ~ 4cm。基生叶常较小，在花期枯萎；中部叶长圆形、长圆状披针形或披针形，长 4 ~ 13cm，宽 1.5 ~ 3.5cm，稀 4cm，基部多少狭窄，常有圆形半抱茎的小耳，无柄，先端稍尖或渐尖，全缘或有小尖头状疏齿，上面有疏毛或近无毛，下面有疏伏毛和腺点，中脉和侧脉有较密的长毛；上部叶渐狭小，线状披针形。头状花序直径 3 ~ 4cm，多数或少数排列成疏散的伞房花序；花序梗细长；总苞半球形，直径 13 ~ 17mm，长 7 ~ 8mm，总苞片约 6 层，线状披针形，近等长，但最外层常叶质而较长，外层基部革质，上部叶质，背面有伏毛或近无毛，有缘毛，内层除绿色中脉外干膜质，渐尖，有腺点和缘毛；舌状花黄色，较总苞长 2 ~ 2.5 倍，舌片线形，长 10 ~ 13mm；管状花花冠长约 5mm，有三角状披针形裂片；冠毛 1 层，白色，有 20 微糙毛或更多，与管状花近等长。瘦果长 1 ~ 1.2mm，

圆柱形，有 10 沟，先端截形，被疏短毛。花期 6 ~ 10 月，果期 9 ~ 11 月。

适宜生境与分布

生于森林草原带和草原带的草甸、农田、地埂、路边。分布于我国黑龙江、吉林、辽宁、河北、河南、山东、山西、陕西、宁夏、青海、四川、安徽、江苏、浙江、福建、湖南、广东、广西等。内蒙古呼伦贝尔市、通辽市、赤峰市有分布。奈曼旗全旗均有分布。

资源状况

常见。

药用部位

干燥头状花序。

采收加工

夏、秋二季花开放时采收，除去杂质，阴干或晒干。

药材性状

本品呈扁球形或类球形，直径 1 ~ 2cm。总苞由多数苞片组成，呈覆瓦状排列，苞片披针形或条形，灰黄色，长 4 ~ 11mm；总苞基部有时残留花梗，苞片及花梗表面被白色茸毛，舌状花 1 列，黄色，长约 1cm，多卷曲，常脱落，先端 3 齿裂；管状花多数，棕黄色，长约 5mm，先端 5 齿裂；子房先端有多数白色冠毛，长 5 ~ 6mm。有的可见椭圆形小瘦果。体轻，易散碎。气微，味微苦。

功能主治

中医： 固表止汗。用于自汗，盗汗。

蒙医： 止刺痛，杀"粘"，燥"希日乌素"，愈伤。用于"粘"刺痛，"粘"热，炭疽，锐气伤，骨伤，脑刺痛。

用法用量

中医： 内服煎汤，3 ~ 9g，包煎。

蒙医： 多入汤、散、丸。

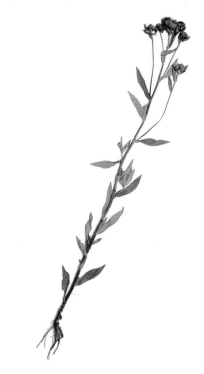

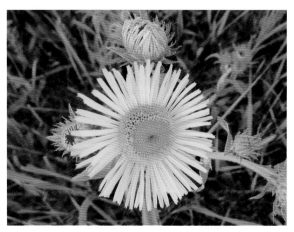

抱茎小苦荬

Ixeridium sonchifolium (Maxim.) Shih

| 科 名 | 菊科 | 别 名 | 抱茎苦荬菜、苦碟子、苦荬菜 | 蒙文名 | 阿拉坦-导苏乐 |

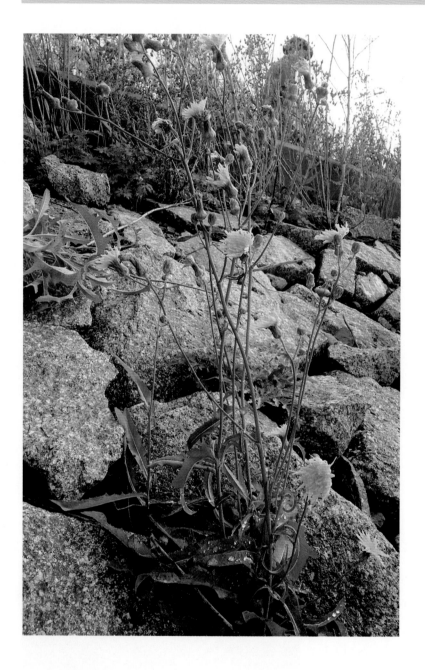

形态特征

多年生草本，高 30 ～ 80cm，全株无毛。根粗壮而垂直。茎直立。基生叶多数，长圆形，长 3.5 ～ 8cm，宽 1 ～ 2cm，先端锐尖或圆钝，基部下延成柄，边缘具锯齿或不整齐羽状深裂；茎生叶较小，卵状长圆形，长 2.5 ～ 6cm，宽 0.7 ～ 1.5cm，先端急尖，基部耳形或戟形，抱茎，全缘或羽状分裂。头状花序密集成伞房状，有细梗；总苞长 5 ～ 6mm，外层总苞片 5，极小，内层总苞片 8，披针形，长约 5mm；舌状花黄色，长 7 ～ 8mm，先端截形，5 齿裂。瘦果黑色，纺锤形，长 2 ～ 3mm，有细条纹及粒状小刺，喙长约 0.5mm；冠毛白色。花果期 4 ～ 7 月。

适宜生境与分布

中生杂草。分布于我国东北、华北。内蒙古呼伦贝尔市、兴安盟、通辽市、赤峰市、锡林郭勒盟、呼和浩特市、包头市、乌兰察布市、鄂尔多斯市、阿拉善盟有分布。奈曼旗土城子镇等地有分布。

资源状况

常见。

药用部位

全草。

采收加工

5～7月间采收，洗净，晒干或鲜用。

药材性状

本品根呈倒圆锥形，具少数分枝。茎呈细长圆柱形，上部具分枝，直径1.5～4mm；表面绿色、深绿色至黄棕色，有纵棱，无毛，节明显；质较脆，易折断，折断时有粉尘飞出，断面略呈纤维性，外圈黄绿色，髓部白色。叶互生，多皱缩、破碎，完整叶展平后呈卵状长圆形，长2～5cm，宽0.5～2cm，先端急尖，基部耳状，抱茎。头状花序密集成伞房状，有细梗，总苞片2层；舌状花黄色，雄蕊5，雌蕊1，柱头2裂，子房上端具多数丝状白色冠毛。瘦果黑色，类纺锤形。气微，味微甘、苦。

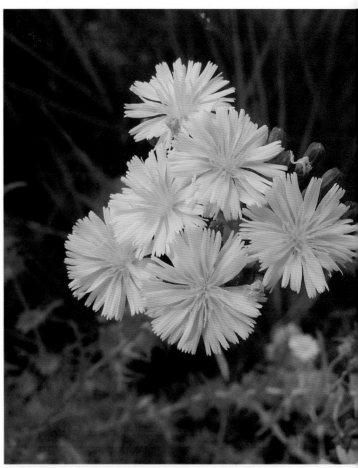

功能主治

止痛消肿，清热解毒。用于头痛，牙痛，胃痛，手术后疼痛，跌打伤痛，阑尾炎，肠炎，肺脓肿，咽喉肿痛，痈肿疮疖。

用法用量

内服煎汤，9～15g；或研末。外用适量，煎汤熏洗；或研末调敷；或捣敷。

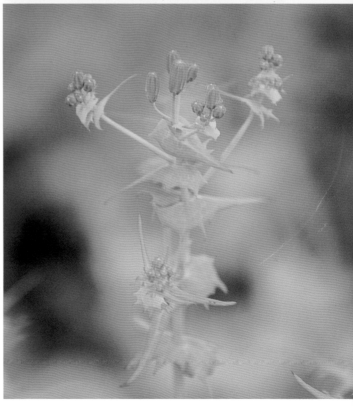

中华小苦荬

Ixeridium chinense (Thunb.) Tzvel.

| 科 名 | 菊科 | 别 名 | 小苦苣、黄鼠草、山苦荬 | 蒙文名 | 苏斯-额布斯（萨日黑） |

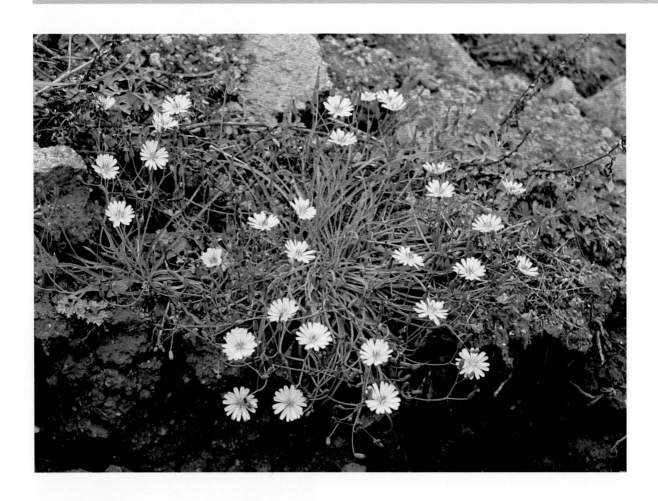

形态特征

多年生草本，高 10 ~ 40cm，全株无毛。基生叶莲座状，条状披针形或倒披针形，长 7 ~ 15cm，宽 1 ~ 2cm，先端钝或急尖，基部下延成窄叶柄，全缘或具疏小齿或不规则羽裂；茎生叶 1 ~ 2，无叶柄，稍抱茎。头状花序排成伞房状聚伞花序；总苞长 7 ~ 9mm，外层总苞片卵形，内层总苞片条状披针形；舌状花黄色或白色，长 10 ~ 12mm，先端 5 齿裂。瘦果狭披针形，稍扁平，红棕色，长 4 ~ 5mm，喙长约 2mm；冠毛白色。花期 4 ~ 5 月。

适宜生境与分布

中旱生杂草。生于山野、田间、撂荒地、路旁。分布于我国黑龙江、河北、山西、陕西、山东、江苏、安徽、浙江、江西、福建等。内蒙古各地均有分布。奈曼旗全旗均有分布。

资源状况

常见。

药用部位

干燥全草。

采收加工

春、夏二季花刚开时采收，除去杂质，晒干或切段晒干。

药材性状

本品根呈圆柱形，直径 1 ~ 3cm，淡棕色，有纵皱纹；质脆，易折断，断面淡黄色。茎少数或多数丛生，直径 0.5 ~ 1.5cm，光滑无毛，有纵皱纹，表面绿色或黄绿色；断面类白色。叶多卷曲破碎，完整叶条状披针形或条形，长 2 ~ 15cm，直径 0.5 ~ 1cm，全缘或不规则羽状浅裂或深裂。头状花序多数；总苞呈筒状或长卵状，长 0.4 ~ 0.7mm，直径约 2mm，外层苞片 6 ~ 8，短小，三角形或宽卵形，内层苞片 7 ~ 8，较长，披针形；舌状花 20 ~ 25，花冠黄色。瘦果狭披针形，稍扁，长 4 ~ 6mm，有明显的纵肋，红棕色，喙长约 2mm，冠毛白色，长 4 ~ 5mm。气无，味苦。

功能主治

中医：凉血止痛，消肿排脓。用于咽喉肿痛，肺热咳嗽，肠炎，跌打损伤。

蒙医：清"协日"，清热。用于热"协日"，头痛，发热，黄疸，"协日"病，血热。

用法用量

多配方用。

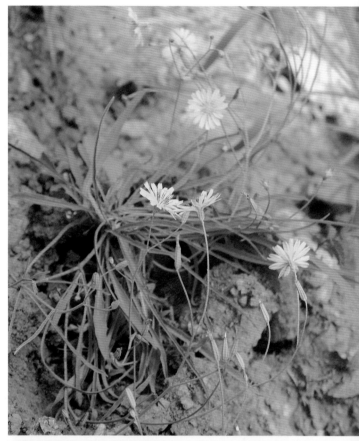

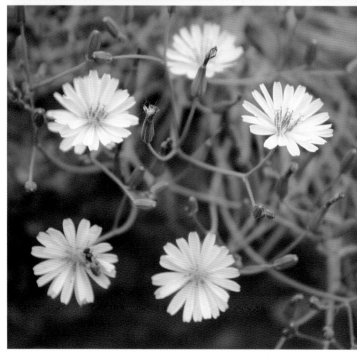

苦荬菜

Ixeris polycephala Cass.

| 科 名 | 菊科 | 别 名 | 多头莴苣、多头苦荬菜 | 蒙文名 | 宝古尼–陶来音–伊达日阿 |

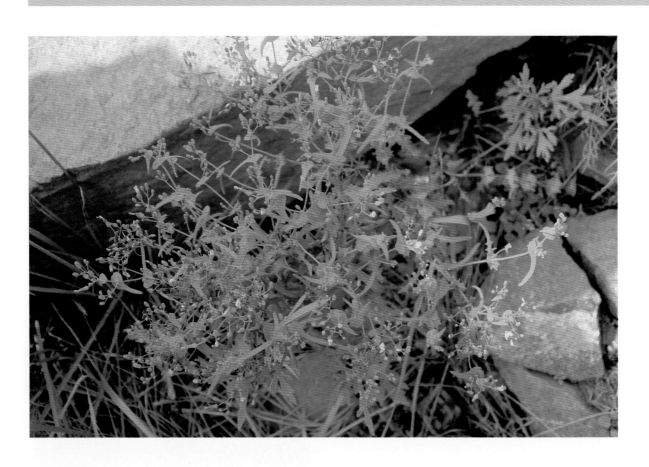

🍃 形态特征

一年生草本。根垂直直伸，生多数须根。茎直立，高 10 ～ 80cm，基部直径 2 ～ 4mm，上部伞房花序状分枝，或自基部多分枝或少分枝，分枝弯曲斜升，全部茎枝无毛。基生叶花期生存，线形或线状披针形，连叶柄长 7 ～ 12cm，宽 0.5 ～ 0.8cm，先端急尖，基部渐狭成长或短柄；中下部茎生叶披针形或线形，长 5 ～ 15cm，宽 1.5 ～ 2cm，先端急尖，基部箭头状半抱茎；向上或最上部茎生叶渐小，与中下部茎生叶同形，基部箭头状半抱茎或长椭圆形，基部收窄，但不呈箭头状半抱茎；全部叶两面无毛，全缘，极少下部边缘有稀疏的小尖头。头状花序多数，在茎枝先端排成伞房状花序，花序梗细；总苞圆柱状，长 5 ～ 7mm，果期扩大成卵球形，总苞片 3 层，外层及最外层极小，卵形，长 0.5mm，宽 0.2mm，先端急尖，内层卵状披针形，长 7mm，宽 2 ～ 3mm，先端急尖或钝，外面近先端有鸡冠状突起或无鸡冠状突起；舌状小花黄色，极少白色，10 ～ 25。瘦果压扁，褐色，长椭圆形，长 2.5mm，宽 0.8mm，无毛，有 10 高起的尖翅肋，先端急尖成长 1.5mm 的喙，喙细，细丝状；冠毛白色，纤细，微糙，不等长，长达 4mm。花果期 3 ~ 6 月。

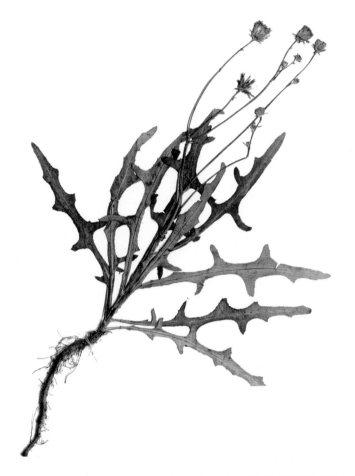

适宜生境与分布

中旱生杂草。常生于路边或低地。我国各地均有分布。奈曼旗全旗均有分布。

资源状况

常见。

药用部位

全草。

采收加工

夏季采收，洗净，鲜用或晒干。

功能主治

清热，解毒，利湿。用于咽痛，目赤肿痛，阑尾炎，疔疮肿毒。

用法用量

内服煎汤，9 ~ 15g，鲜品 30 ~ 45g。外用适量，鲜品捣敷。

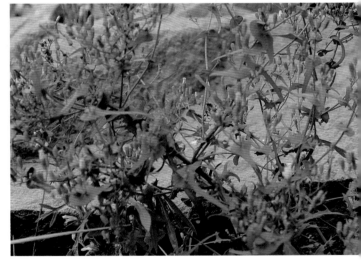

大丁草

Gerbera anandria (L.) Sch.-Bip.

科名 菊科　　**别名** 臁草、烧金草　　**蒙文名** 哈达嘎存-额布斯

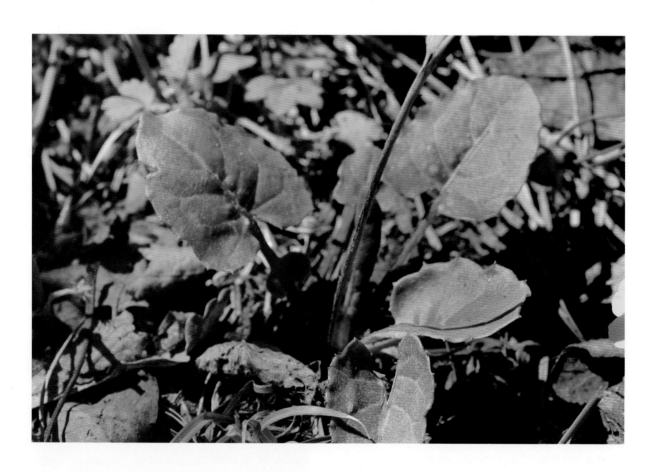

形态特征

多年生草本，有春、秋2型。春型者植株较矮小，高5～15cm；花葶纤细，直立，初被白色蛛丝状绵毛，后渐脱落，具条形苞叶数个；基生叶具柄，呈莲座状，叶通常为卵形或椭圆状卵形，长1.5～5.5cm，宽1～2.5cm，琴状羽状分裂，顶裂片宽卵形，先端钝，基部心形，边缘具不规则圆齿，齿端有小凸尖，侧裂片小，卵形或三角状卵形，上面绿色，下面密被白色绵毛。秋型者植株高达30cm；叶倒披针状长椭圆形或椭圆状宽卵形，长2～15cm，宽1～5cm，裂片形状与春型者相似，但顶裂片先端短渐尖，下面无毛或疏被蛛丝状毛。春型者头状花序较小，直径6～10mm，秋型者头状花序较大，直径1～5cm；总苞钟状，外层总苞片较短，条形，内层总苞片条状披针形，先端钝尖，边缘带紫红色，多少被蛛丝状毛或短柔毛；舌状花花冠紫红色，长10～12mm；管状花花冠长约7mm。瘦果长5～6mm；冠毛淡棕色，长约10mm。春型者花

期5～6月，秋型者花期7～9月。

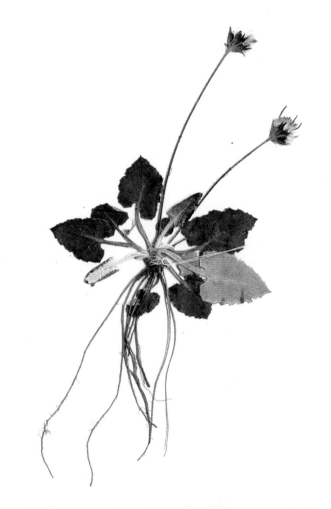

适宜生境与分布

中生草类。生于山地林缘草甸及林下，也见于田边、路旁。我国各地均有分布。内蒙古呼伦贝尔市、兴安盟、通辽市、赤峰市、锡林郭勒盟、乌兰察布市、呼和浩特市、阿拉善盟有分布。奈曼旗全旗均有分布。

资源状况

常见。

药用部位

全草。

采收加工

夏、秋二季采收，洗净，鲜用或晒干。

功能主治

清热止咳，利湿，解毒。用于肺热咳喘，淋病，水肿，泄泻，痢疾，风湿关节痛，痈疖肿痛，臁疮，烫火伤，外伤出血。

用法用量

内服煎汤，15～30g；或泡酒。外用适量，捣敷。

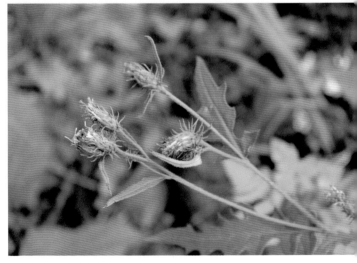

火绒草 Leontopodium leontopodioides (Willd.) Beauv.

| 科 名 | 菊科 | 别 名 | 火绒蒿、薄雪草、老头草 | 蒙文名 | 查干-阿荣 |

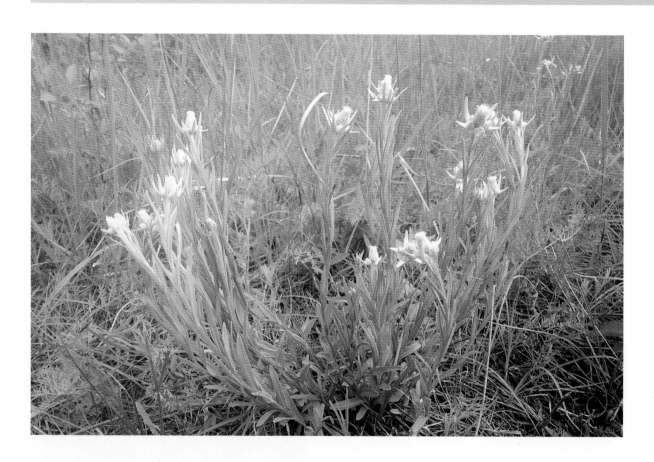

形态特征

多年生草本。根茎有多数簇生的花茎和根出条。花茎高达 45cm，被灰白色长柔毛或白色近绢状毛。叶线形或线状披针形，长 2 ~ 4.5cm，宽 0.2 ~ 0.5cm，上面灰绿色，被柔毛，下面被白色或灰白色密绵毛或被绢毛；苞叶少数，长圆形或线形，两面或下面被白色或灰白色厚茸毛，与花序等长或较长，在雄株多少开展成苞叶群，在雌株多少直立，不形成苞叶群。头状花序直径 0.7 ~ 1cm，密集，稀 1 或较多，在雌株常有较长花序梗排成伞房状；总苞半球形，长 4 ~ 6mm，被白色绵毛，总苞片约 4 层，稍露出毛茸；小花雌雄异株，稀同株；雄花花冠长 3.5mm，窄漏斗状，雌花花冠丝状，长 4.5 ~ 5mm；冠毛白色。瘦果有乳突或密粗毛。花果期 7 ~ 10 月。

适宜生境与分布

旱生植物。多散生于典型草原、山地草原及草原砂质地。分布于我国新疆、青海、甘肃、陕西、山西、河北、辽宁等。内蒙古通辽市、赤峰市、锡林郭勒盟、乌兰察布市、呼和浩特市、阿拉善盟有分布。奈曼旗青龙山镇、新镇有分布。

资源状况

常见。

药用部位

花。

采收加工

夏、秋二季采收，洗净，晾干。

功能主治

清热凉血，利尿。用于急、慢性肾炎，尿道炎，尿血。

用法用量

内服煎汤，9 ~ 15g。

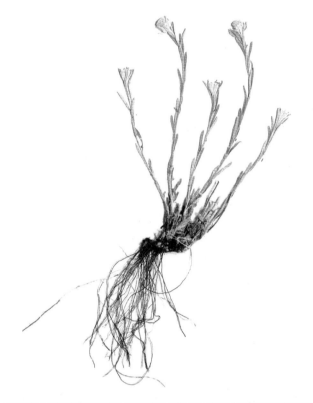

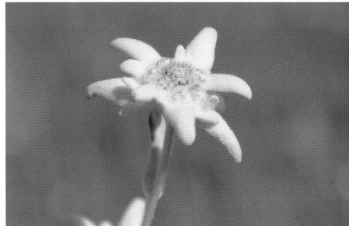

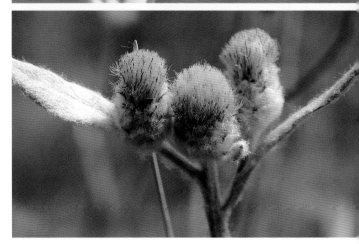

火媒草

Olgaea leucopluylla (Turcz.) Iljin

| 科 名 | 菊科 | 别 名 | 鳍蓟、白山蓟、白背 | 蒙文名 | 洪古日朱拉 |

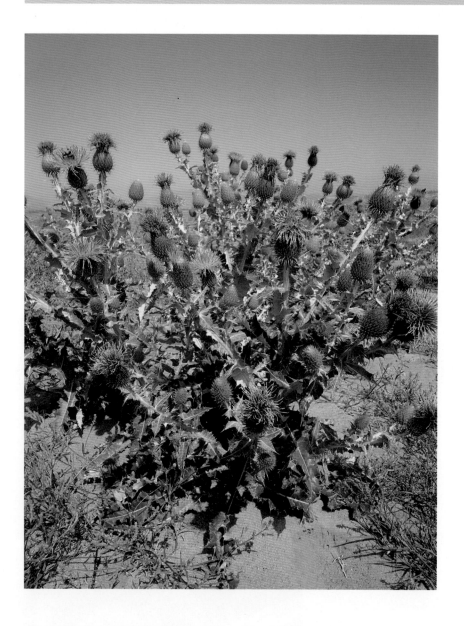

形态特征

多年生草本，高30～70cm。茎自基部不分枝或分枝，被白色绵毛。叶互生；叶片长圆状披针形，长6～17cm，宽2～4cm，先端具刺尖，基部沿茎下延成茎翼，宽1.5～2cm，边缘具疏齿和不等长的针刺，上面绿色，无毛，脉明显，下面密被灰白色蛛丝状茸毛。头状花序多数或少数生于枝端，直立；总苞钟状，直径2～3cm，总苞片多层，披针形，边缘有刺状缘毛，外层绿色，质硬而外弯，内层紫红色，开展或直立，先端具微毛；花冠红色或白色，花冠外面有腺点，檐部5裂。瘦果长圆形，长1cm，苍白色，稍压扁，有隆起的纵纹和褐色斑，基部着生而稍斜；冠毛多数，粗糙，浅褐色，多层，向内层渐长，基部结合。花果期5～10月。

适宜生境与分布

沙生旱生植物。喜生于砂质、砂壤质栗钙土、棕钙土及固定沙地，为草原带沙地及草原化荒漠地带沙漠中常见的伴生种。分布于我国黑龙江、吉林、辽宁、山西、宁夏、陕西、甘肃等。内蒙古呼伦贝尔市、通辽市、赤峰市、锡林郭勒盟、乌兰察布市、呼和浩特市、包头市、鄂尔多斯市、巴彦淖尔市、乌海市、阿拉善盟有分布。奈曼旗明仁苏木等地有分布。

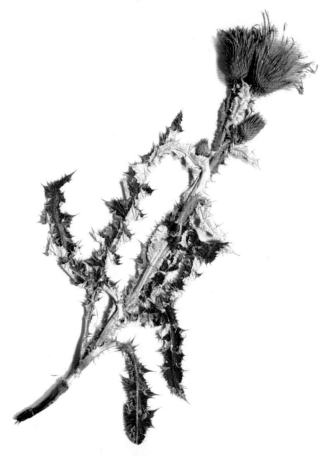

资源状况

常见。

药用部位

根、地上部分。

采收加工

夏、秋二季采收，洗净，鲜用或切碎晒干。

功能主治

清热解毒，消痰散结，凉血止血。用于疮痈肿毒，瘰疬，咯血，衄血，吐血，便血，崩漏。

用法用量

内服煎汤，9 ~ 15g。外用适量，鲜品捣敷。

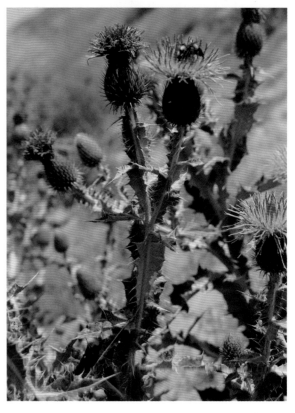

毛连菜

Picris hieracioides L.

科 名 菊科　　　　**别 名** 枪刀菜　　　　**蒙文名** 沙日-图如

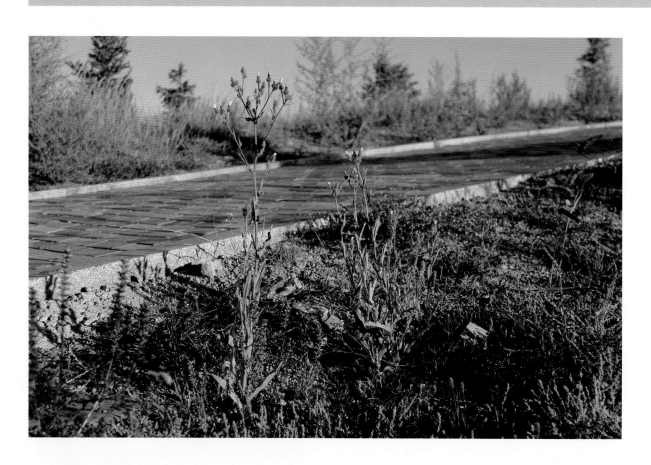

形态特征

二年生草本。茎上部呈伞房状或伞房圆状分枝，被光亮钩状硬毛。基生叶花期枯萎；下部茎生叶长椭圆形或宽披针形，长 8 ~ 34cm，全缘或有锯齿，基部渐窄成翼柄；中部和上部茎生叶披针形或线形，无柄，基部半抱茎；最上部茎生叶全缘；叶两面被硬毛。头状花序排成伞房或伞房圆锥花序，花序梗细长；总苞圆柱状钟形，长达 1.2cm，总苞片 3 层，背面被硬毛和柔毛，外层线形，长 2 ~ 4mm，内层线状披针形，长 1 ~ 1.2cm，边缘白色、膜质；舌状小花黄色，花冠筒被白色柔毛。瘦果纺锤形，长约 3mm，棕褐色；冠毛白色。花果期 7 ~ 8 月。

适宜生境与分布

中生植物。生于山野路旁、林缘、林下或沟谷中。分布于我国华北、华东、华中、西北和西南。内蒙古呼伦贝尔市、通辽市、赤峰市、锡林郭勒盟、乌兰察布市、呼和浩特市、鄂尔多斯市、巴彦淖尔市有分布。奈曼旗全旗均有分布。

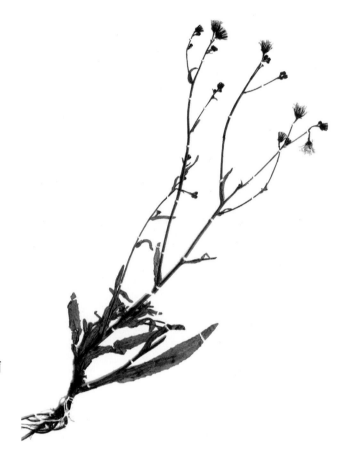

🍃 **资源状况**

常见。

🍃 **药用部位**

花序。

🍃 **采收加工**

夏、秋二季采收，除去杂质，洗净泥土，晒干。

🍃 **功能主治**

泻火解毒，祛瘀止痛，利小便。用于痈疮肿毒，跌打损伤，泄泻，小便不利。

🍃 **用法用量**

中医：内服煎汤，15 ~ 30g。外用适量，鲜品捣敷患处。

蒙医：多入丸、散。

草地风毛菊

Saussurea amara (L.) DC.

科名 菊科　　　　**别名** 驴耳风毛菊、羊耳朵　　　　**蒙文名** 塔林-哈乐特日根（鲁克孜道布）

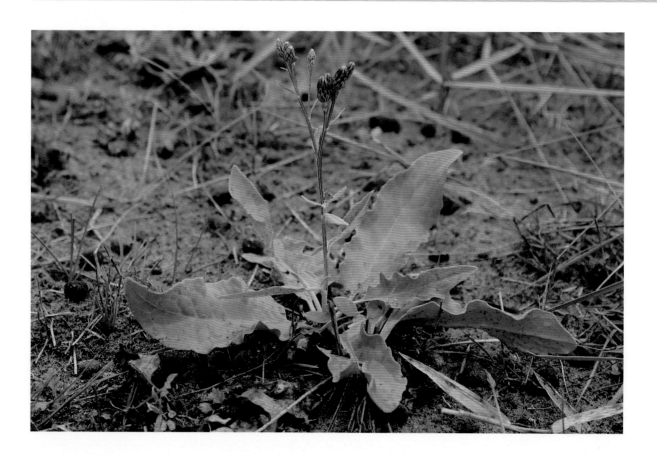

形态特征

　　多年生草本。茎无翼，上部或中下部有分枝。基生叶与下部茎生叶披针状长椭圆形、椭圆形或披针形，长 4 ~ 18cm，全缘，稀有钝齿，叶柄长 2 ~ 4cm；中上部茎生叶有短柄或无柄，椭圆形或披针形；叶两面绿色，被柔毛及金黄色腺点。头状花序在茎枝先端排成伞房状或伞房圆锥花序；总苞窄钟状或圆柱形，直径 0.8 ~ 1.2cm，总苞片 4 层，外层披针形或卵状披针形，长 3 ~ 5mm，有细齿或 3 裂，中层与内层线状长椭圆形或线形，长 9mm，先端有淡紫红色、边缘有小锯齿的圆形附片；苞片绿色，背面疏被柔毛及黄色腺点；小花淡紫色。瘦果长圆形，长 3mm，具 4 肋；冠毛白色，2 层。花期 8 ~ 9 月。

适宜生境与分布

　　中生植物。生于村旁、路边。分布于我国东北、华北和西北。奈曼旗全旗均有分布。

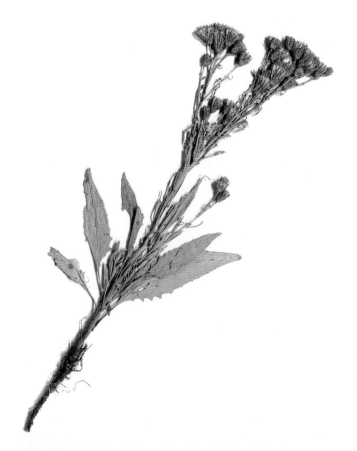

资源状况

常见

药用部位

全草。

采收加工

夏、秋二季采收，除去杂质，洗净泥土，晒干，切段。

功能主治

中医： 苦，寒。清热解毒，消肿。用于瘰疬，疟腮，疖肿。

蒙医： 苦，凉，糙、稀、钝、柔。清热解毒，止痛，杀"粘"，消肿。用于流行性感冒，瘟疫，麻疹，猩红热，"发症"，结喉，痢疾，心热，搏热，实热，久热，伤热，"协日"热，血热，肠刺痛，阵刺痛。

用法用量

内服煎汤，10 ~ 15g；或酒浸服。

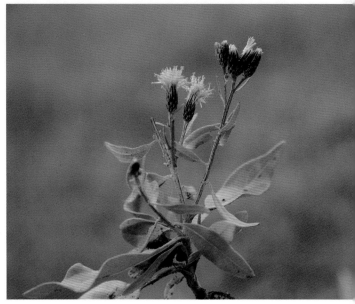

鸦葱

Scorzonera austriaca Willd.

科 名	菊科	别 名	奥国鸦葱、羊奶子	蒙文名	塔林-哈毕斯嘎纳（哈毕斯嘎纳）

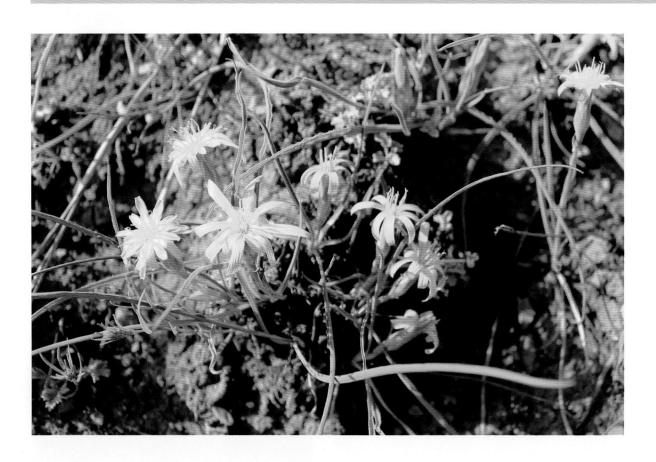

形态特征

多年生草本，高达42cm。茎簇生，无毛，茎基密被棕褐色纤维状撕裂鞘状残遗物。基生叶线形、窄线形、线状披针形、线状长椭圆形、线状披针形或长椭圆形，长3～35cm，向下部渐狭成具翼的长柄，柄基鞘状，边缘平或稍皱波状，两面无毛或沿基部边缘有蛛丝状柔毛；茎生叶鳞片状，披针形或钻状披针形，基部心形，半抱茎。头状花序单生茎端；总苞圆柱状，直径1～2cm，总苞片约5层，背面无毛，外层三角形或卵状三角形，长6～8mm，中层偏斜披针形或长椭圆形，长1.6～2.1cm，内层线状长椭圆形，长2～2.5cm；舌状小花黄色。瘦果圆柱状；冠毛淡黄色，长1.7cm，大部分为羽毛状。花果期5～7月。

适宜生境与分布

中旱生植物。散生于草原群落及草原带的丘陵坡地或石质山坡。分布于我国辽宁、河北、山西、山东、陕西、宁夏、甘肃、青海等。内蒙古呼伦贝尔市、兴安盟、通辽市、锡林郭勒盟、乌兰察布市、呼和浩特市、阿拉善盟有分布。奈曼旗固日班花苏木等地有分布。

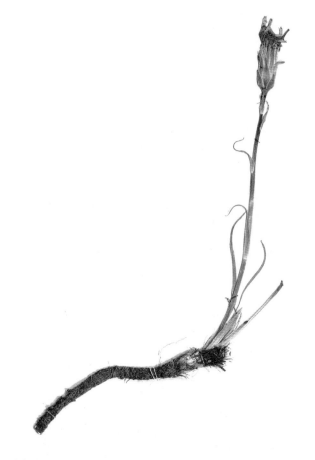

资源状况

常见。

药用部位

全草或根。

采收加工

夏、秋二季采收，洗净，鲜用或晒干。

药材性状

本品根呈长圆柱形，长可达20cm或更长，直径6～10mm。表面棕黑色，有纵横皱纹，上部具密集的横皱纹，根头部残留众多棕色毛须（叶基纤维束与维管束）。

功能主治

清热凉血，除湿止痛，止泻。用于吐血，衄血，尿血，便血，风湿痹痛，泄泻。

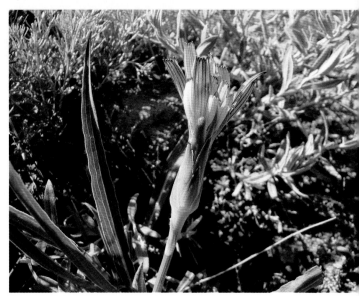

用法用量

内服煎汤，9～15g。外用适量，捣敷；或取汁涂。

额河千里光

Senecio argunensis Trucz.

科 名 菊科　　　**别 名** 大蓬蒿、斩龙草、羽叶千里光　　　**蒙文名** 乌都力格-给其根那

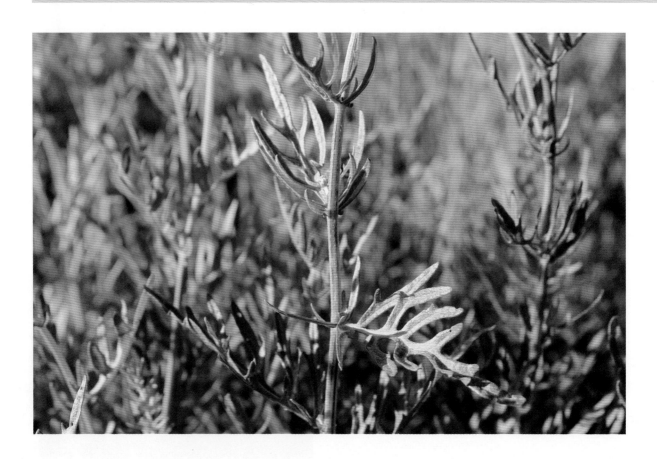

形态特征

多年生草本，高 60 ～ 150cm。主根缩短，须根多呈细索状，并有歪斜的地下茎。地上茎直立，单生或丛生，有纵细纹，无毛或于先端有白色细毛，上部多分枝，向外展开。基生叶呈莲座状，花期脱落，有柄，卵状椭圆形，边缘具圆钝或尖锐锯齿，无毛或仅沿中脉有毛；中部叶无柄，椭圆形，长 6 ～ 10cm，宽 3 ～ 6cm，羽状深裂，裂片约 6 对，条形，全缘或有 1 ～ 2 小裂片或齿，先端尖或钝，上面近无毛，下面色浅而被疏蛛丝状毛；上部叶小，椭圆状披针形至条形，边缘不规则羽裂或不裂。头状花序多数，排列成复伞房状；梗细长，有细条形苞叶；总苞片近钟状，长 5 ～ 6mm，外面有条形苞片，总苞片 1 层，约 13，条形，先端尖，边缘膜质，背面被蛛丝状毛；舌状花约 10，黄色，舌片条形；筒状花多数；边缘花舌状，1 层，雌性，长 7 ～ 10mm，先端具不明显齿裂；盘花管状，多层，两性，长约 6mm，先端 5 裂。瘦果，椭圆形，有纵沟；冠毛白色，长约 5mm。花期 7 ～ 9 月，果期 9 ～ 11 月。

适宜生境与分布

生于海拔 500 ～ 3300m 的林缘及河边草甸、河边柳灌丛。内蒙古呼伦贝尔市、通辽市、锡林郭勒盟、鄂尔多斯市、乌兰察布市有分布。奈曼旗青龙山镇有分布。

资源状况

少见。

药用部位

全草。

采收加工

夏、秋二季采收，洗净，鲜用或晒干。

药材性状

本品根茎两侧和下面生多数棕色或红棕色细根，根直径约 1mm；质脆，易断。茎圆柱形，直径 0.3 ～ 0.6cm。上部多分枝；表面黄色，具明显纵条纹，被蛛丝状毛；质硬而脆，折断面髓部大，白色。叶片多皱缩破碎，完整者展平后呈椭圆形，羽状分裂，背面具短毛或蛛丝状毛。头状花序呈伞状排列，总序梗细长，花黄色或黄棕色。瘦果圆柱形，冠毛污白色，长约 5mm。气微，味微苦。以叶多、色绿、老梗少者为佳。

功能主治

清热解毒，清肝明目。用于痢疾，咽喉肿痛，目赤，痈肿疮疖，瘰疬，湿疹，疥癣，毒蛇咬伤，蝎蜂螫伤。

用法用量

内服煎汤，15 ～ 30g，鲜品 30 ～ 60g，大剂量可用至 90g。外用适量，鲜品捣敷；或煎汤熏洗。

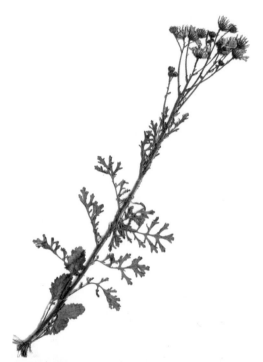

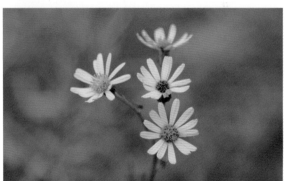

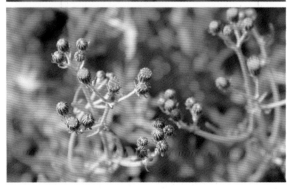

麻花头

Serratula centauroides L.

科 名 菊科　　**别 名** 花儿柴　　**蒙文名** 洪高日-扎拉

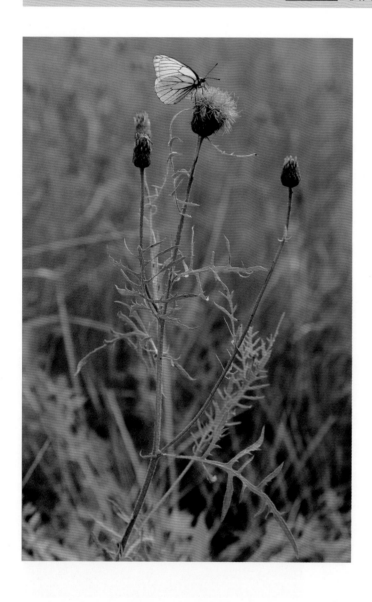

形态特征

多年生草本，高 40 ~ 100cm。根茎横走，黑褐色。茎直立，上部少分枝或不分枝，中部以下被稀疏或稠密的节毛，基部被残存的纤维状撕裂的叶柄。基生叶及下部茎生叶长椭圆形，长 8 ~ 12cm，宽 2 ~ 5cm，羽状深裂，有长 3 ~ 9cm 的叶柄；侧裂片 5 ~ 8 对，全部裂片长椭圆形至宽线形，全缘或有锯齿或少锯齿，宽 0.4 ~ 1.3cm，先端急尖；中部茎生叶与基生叶及下部茎生叶同形，并等样分裂，但无柄或有极短的柄，裂片边缘无锯齿或少锯齿；上部茎生叶更小，5 ~ 7 羽状全裂，裂片全裂，无锯齿，或不裂，线形，边缘无锯齿；全部叶两面粗糙，两面被多细胞长或短节毛。头状花序少数，单生茎枝先端，但不形成明显的伞房花序式排列，或植株含

1 头状花序，单生茎端，花序梗或花序轴伸长，几裸露，无叶；总苞卵形或长卵形，直径 1.5 ~ 2cm，上部有收缢或稍见收缢，总苞片 10 ~ 12 层，覆瓦状排列，向内层渐长，外层与中层三角形、三角状卵形至卵状披针形，长 4.5 ~ 8.5mm，宽 3 ~ 3.5mm，先端急尖，有长 2.5mm 的短针刺或刺尖，内层及最内层椭圆形、披针形或长椭圆形至线形，长 10 ~ 20mm，宽 1 ~ 4mm，最内层最长，上部淡黄白色，硬膜质；全部小花红色、红紫色或白色；花冠长 2.1cm，细管部长 9mm，檐部长 1.2cm，花冠裂片长 7mm。瘦果楔状长椭圆形，褐色，有 4 高起的肋棱，长 5mm，宽 2mm；冠毛褐色或略带土红色，长达 7mm；冠毛刚毛糙毛状，分散脱落。花果期 6 ~ 8 月。

适宜生境与分布

中旱生植物。生于海拔 1100 ~ 1590m 的山坡林缘、草原、草甸、路旁或田间。内蒙古呼伦贝尔市、通辽市、赤峰市、锡林郭勒盟、乌兰察布市、呼和浩特市、包头市、鄂尔多斯市、巴彦淖尔市有分布。奈曼旗全旗均有分布。

资源状况

常见。

药用部位

根。

采收加工

夏、秋二季采收 2 ~ 3 年生者，切片，晒干或焙干。

药材性状

本品呈圆柱形，稍扭曲，末端稍细，长 5 ~ 15cm，直径 0.5 ~ 1cm。表面灰黄色或浅灰色，有纵皱纹或纵沟，并有少数须根痕。质脆，易折断，断面浅棕色或灰白色。味淡、微苦。

功能主治

散风透疹，清热解毒，升阳举陷。用于风热头痛，麻疹透发不畅，斑疹，肺热咳喘，咽喉肿痛，胃火牙痛，久泻脱肛，子宫脱垂。

用法用量

内服煎汤，3 ~ 9g。外用适量，煎汤洗。

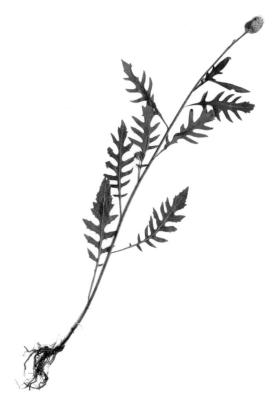

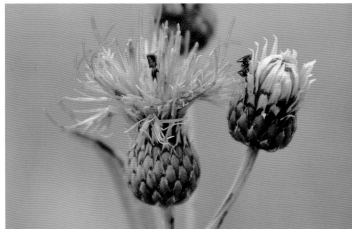

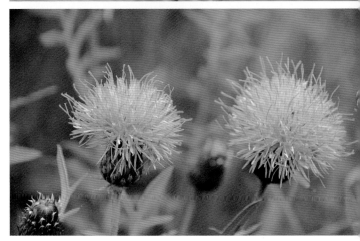

亚洲蒲公英

Taraxacum asiaticum Dahlst.

科 名 菊科　　**别 名** 黄花地丁、婆婆丁　　**蒙文名** 阿兹亚-毕力格图-那布其

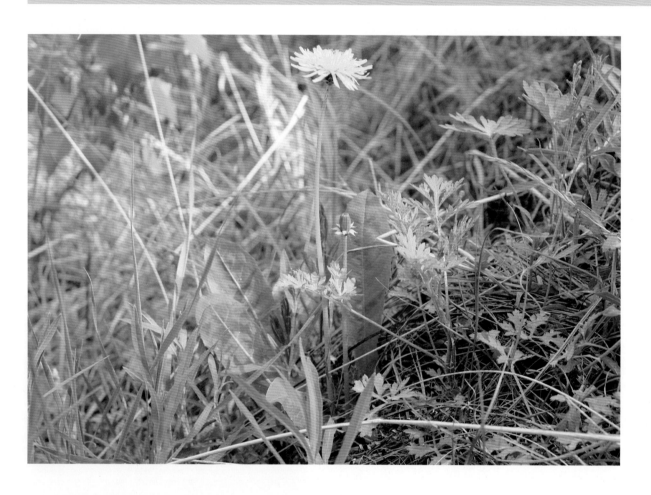

形态特征

多年生草本。根颈部有暗褐色残存叶基。叶线形或狭披针形，长 4 ~ 20cm，宽 0.3 ~ 0.9cm，具波状齿，羽状浅裂至羽状深裂，顶裂片较大，戟形或狭戟形，两侧的小裂片狭尖，侧裂片三角状披针形至线形，裂片间常有缺刻或小裂片，无毛或被疏柔毛。花葶数个，高 10 ~ 30cm，与叶等长或长于叶，先端光滑或被蛛丝状柔毛；头状花序直径 30 ~ 35mm；总苞长 10 ~ 12mm，基部卵形，外层总苞片宽卵形、卵形或卵状披针形，有明显的宽膜质边缘，先端有紫红色突起或较短的小角，内层总苞片线形或披针形，较外层总苞片长 2 ~ 2.5 倍，先端有紫色略钝突起或不明显的小角；舌状花黄色，稀白色；边缘花舌片背面有暗紫色条纹，柱头淡黄色或暗绿色。瘦果倒卵状披针形，麦秆黄色或褐色，长 3 ~ 4mm，上部有短刺状小瘤，下部近光滑，先端逐渐收缩为长 1mm 的圆柱形喙基，喙长 5 ~ 9mm；冠毛污白色，长 5 ~ 7mm。花果期 4 ~ 9 月。

适宜生境与分布

中生植物。生于河滩、草甸、村舍附近。分布于我国东北、华北、西北，以及四川。奈曼旗土城子镇等地有分布。

资源状况

常见。

药用部位

全草。

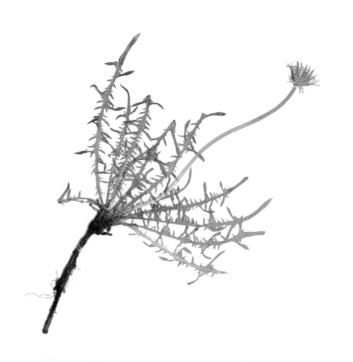

采收加工

4～5月开花前或刚开花时连根挖取，除净泥土，晒干。

功能主治

清热解毒，通利小便，凉血散结。用于流行性腮腺炎，扁桃体炎，咽喉炎，气管炎，淋巴结炎，乳腺炎，淋病，泌尿系统感染，恶疮疔毒。

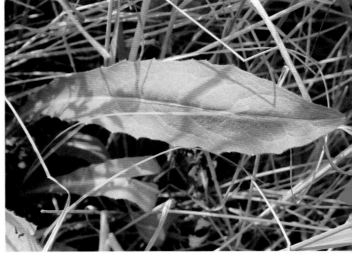

用法用量

内服煎汤，10～30g，大剂量可用60g；或捣汁；或入散剂。外用适量，捣敷。

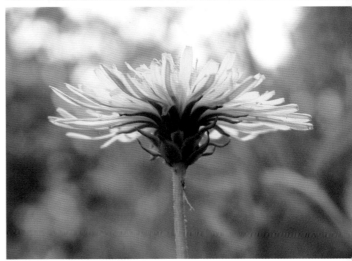

蒲公英

Taraxacum mongolicum Hand.-Mazz.

科名	菊科	别名	婆婆丁、姑姑英、黄花地丁	蒙文名	巴克巴海–其其格

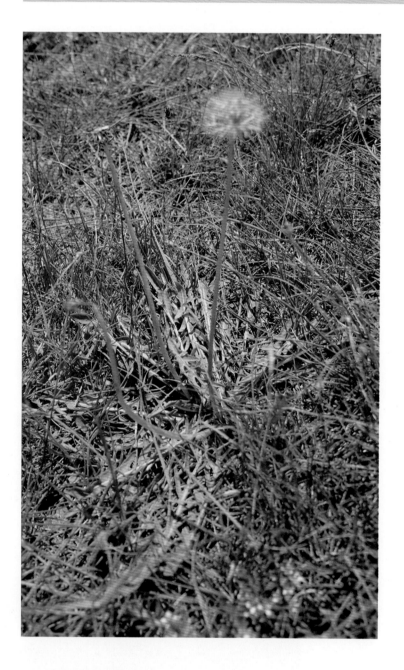

形态特征

无茎的多年生草本。叶基生，呈莲座状，叶倒卵形、倒披针形、条状披针形至条形，长4～20cm，宽0.5～5cm，羽状分裂、倒向羽状分裂、大头羽状分裂，有时近全缘，侧裂片三角形、长三角形或三角状披针形，全缘或有齿。花葶单生或数个，花期长于叶或短于叶，通常红紫色，上端常被蛛丝状毛；总苞钟状，长12～20mm，外层总苞片直立，宽卵形、卵状披针形或披针形，边缘狭膜质，内层总苞片条形或条状披针形，两者先端具角状突起；舌状花花冠黄色或白色。瘦果淡褐色或褐色，长4～5mm，上部具刺状突起，中部以下具小瘤状突起，具长0.8～1mm的喙基，喙长6～10mm；冠毛白色，长5～8mm。

适宜生境与分布

中生杂草。生于山坡草地、路边、田野、河岸砂质地。分布于我国东北、华北、华东、华中、西北、西南。内蒙古各地均有分布。奈曼旗土城子镇有分布。

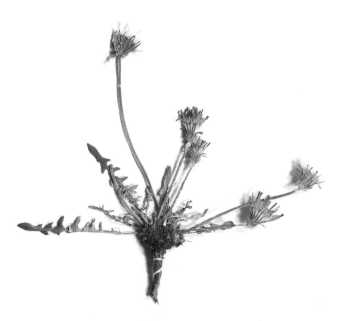

资源状况

常见。

药用部位

全草。

药材性状

本品呈皱缩卷曲的团块状。根呈圆锥形，多弯曲，长 3 ~ 7cm；表面棕褐色，皱缩；根头部有棕褐色或黄白色的茸毛，有的已脱落。叶基生，多皱缩破碎，完整叶片呈倒披针形，绿褐色或暗灰色，先端尖或钝，边缘浅裂或羽状分裂，基部渐狭，下延成柄状，下表面主脉明显。花茎 1 至数条，每条顶生头状花序，总苞片多层，内面一层较长，花冠黄褐色或淡黄白色。有的可见多数具白色冠毛的长椭圆形瘦果。气微，味微苦。

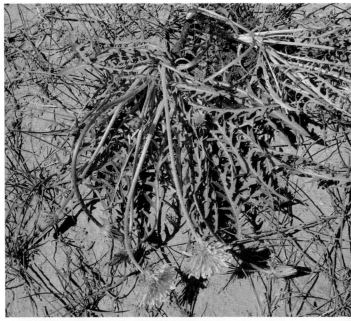

采收加工

春至秋季花初开时采挖，除去杂质，洗净，晒干。

功能主治

清热解毒，消肿散结，利尿通淋。用于疔疮肿毒，乳痈，瘰疬，目赤，咽痛，肺痈，肠痈，湿热黄疸，热淋涩痛。

用法用量

9 ~ 15g。外用适量，鲜品捣敷；或煎汤熏洗患处。

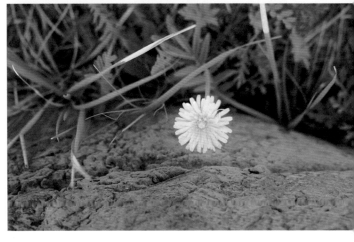

狗舌草

Tephroseris kirilowii (Turcz. ex DC.) Holub

| 科 名 | 菊科 | 别 名 | 狗舌头草、白火丹草 | 蒙文名 | 给其根那 |

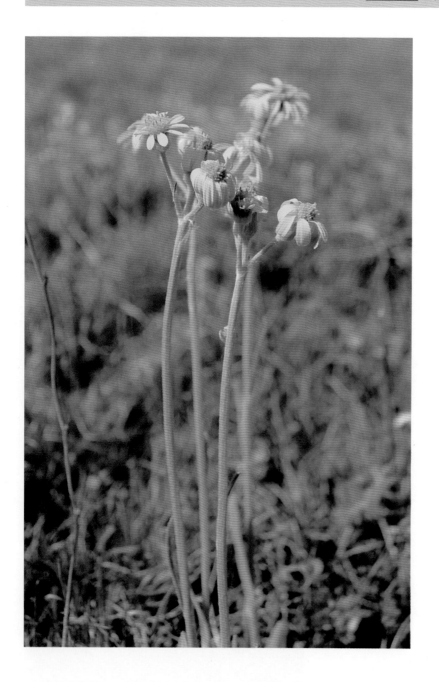

形态特征

多年生草本。根茎斜升，常覆盖以褐色宿存叶柄。茎近葶状，高20～60cm，密被白色蛛丝状毛，有时脱毛。基生叶莲座状，长圆形或倒卵状长圆形，长5～10cm，基部楔状，渐窄成具翅叶柄，两面被白色蛛丝状茸毛；茎生叶少数，下部叶倒披针形或倒披针状长圆形，长4～8cm，无柄，基部半抱茎；上部叶披针形，苞片状。头状花序排成伞形伞房花序，花序梗密被蛛丝状茸毛和黄褐色腺毛，基部具苞片，上部无小苞片；总苞近圆柱状钟形，长6～8mm，总苞片18～20，披针形或线状披针形，绿色或紫色，草质，具窄膜质边缘，背面被蛛丝状毛或脱毛；舌状花13～15，舌片黄色，长圆形，长6.5～7mm；管状花多数，花冠黄色，长约8mm。瘦果圆柱形，密被硬毛；冠毛白色，长约6mm。花果期6～7月。

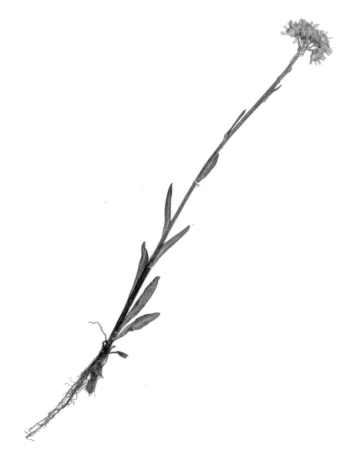

适宜生境与分布

中旱生植物。生于海拔 250 ~ 2000m 的草原、山地林缘。分布于我国北部。内蒙古呼伦贝尔市、兴安盟、通辽市、赤峰市、锡林郭勒盟、乌兰察布市有分布。奈曼旗新镇等地有分布。

资源状况

常见。

药用部位

全草。

采收加工

夏、秋二季采收，洗净，晒干。

功能主治

清热解毒，利尿，杀虫。用于肺痈，淋病，小便不利，水肿，痢疾，白血病，疖肿，疥疮。

用法用量

内服煎汤，9 ~ 15g，鲜品加倍；或入丸、散。外用适量，鲜品捣敷。

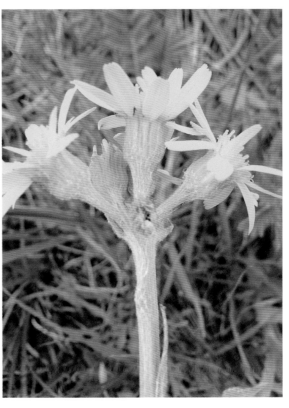

款冬

Tussilago farfara L.

科 名 菊科　　别 名 冬花　　蒙文名 温都森-朝木日力格

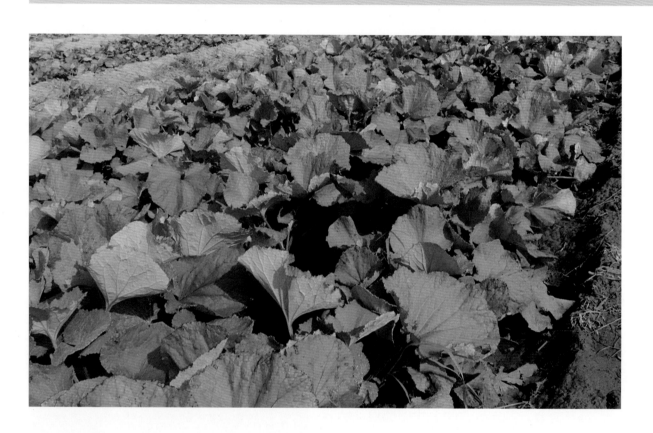

形态特征

多年生草本。根茎横生地下，褐色。早春花叶抽出数个花葶，高 5 ~ 10cm，密被白色茸毛，有鳞片状、互生的苞叶，苞叶淡紫色。基生叶阔心形，具长叶柄，叶片长 3 ~ 12cm，宽 4 ~ 14cm，边缘有波状、先端增厚的疏齿，掌状网脉，下面被密白色茸毛；叶柄长 5 ~ 15cm，被白色绵毛。头状花序单生先端，直径 2.5 ~ 3cm，初时直立，花后下垂；总苞片 1 ~ 2 层，总苞钟状，结果时长 15 ~ 18mm，总苞片线形，先端钝，常带紫色，被白色柔毛及脱毛，有时具黑色腺毛；边缘有多层雌花，花冠舌状，黄色，子房下位；柱头 2 裂；中央的两性花少数，花冠管状，先端 5 裂；花药基部尾状；柱头头状，通常不结实。瘦果圆柱形，长 3 ~ 4mm；冠毛白色，长10 ~ 15mm。花期 4 ~ 5 月。

适宜生境与分布

生于草原带的河边、砂质地。分布于我国吉林、河北、山西、陕西、宁夏、甘肃、青海、四川、

西藏、湖南、贵州、云南、新疆等。内蒙古
锡林郭勒盟、呼和浩特市、鄂尔多斯市有分布。
奈曼旗东明镇等地有分布。

资源状况

常见。

药用部位

干燥花蕾。

采收加工

12 月或地冻前花尚未出土时采收，除去
花梗和泥沙，阴干。

药材性状

本品呈长圆棒状。单生或 2 ~ 3 基部连
生，长 1 ~ 2.5cm，直径 0.5 ~ 1cm。上端
较粗，下端渐细或带有短梗，外面被多数鱼
鳞状苞片。苞片外表面紫红色或淡红色，内
表面密被白色絮状茸毛。体轻，撕开后可见
白色茸毛。气香，味微苦而辛。

功能主治

润肺下气，止咳化痰。用于新久咳嗽，
喘咳痰多，劳嗽咯血。

用法用量

内服煎汤，5 ~ 10g。

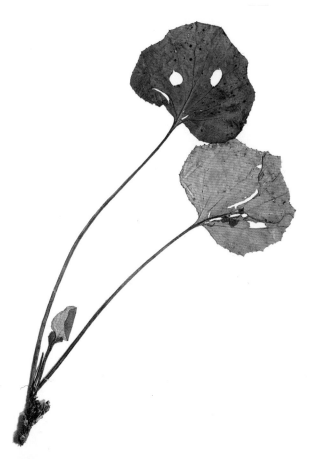

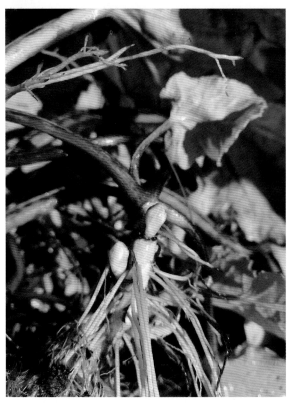

苍耳

Xanthium sibiricum Patrin ex Widder

科 名 菊科　　**别 名** 菜耳、刺儿苗　　**蒙文名** 纳德玛优鲁

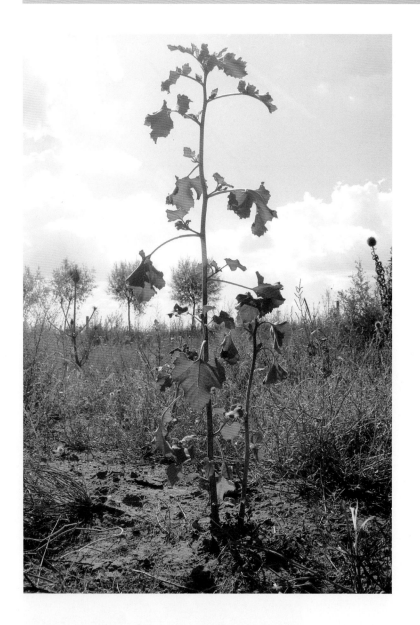

形态特征

植株高 20 ~ 60cm。茎直立，粗壮，下部圆柱形，上部有纵沟棱，被白色硬伏毛，不分枝或少分枝。叶三角状卵形或心形，长 4 ~ 9cm，宽 3 ~ 9cm，先端锐尖或钝，基部近心形或截形，与叶柄连接处呈楔形，不分裂或有 3 ~ 5 不明显浅裂，边缘有缺刻及不规则的粗锯齿，基出脉 3，上面绿色，下面苍绿色，两面均被硬伏毛及腺点；叶柄长 3 ~ 11cm。雄花头状花序直径 4 ~ 6mm，近无梗，总苞片矩圆状披针形，长 1 ~ 1.5mm，被短柔毛，花冠钟状；雌花头状花序椭圆形，外层总苞片披针形，长约 3mm，被短柔毛，内层总苞片宽卵形或椭圆形，成熟的具瘦果的总苞变坚硬，绿色、淡黄绿色或带红褐色，连喙长 12 ~ 15mm，宽 4 ~ 7mm，外面疏生钩状刺，刺长 1 ~ 2mm，基部微增粗或不增粗，被短柔毛，常有腺点，或全部无毛；喙坚硬，锥形，长 1.5 ~ 2.5mm，上端略弯曲，不等长。瘦果长约 1cm，灰黑色。花期 7 ~ 8 月，果期 9 ~ 10 月。

适宜生境与分布

常生于平原、丘陵、低山、荒野路边、田边；喜温暖稍湿润气候，耐干旱瘠薄；宜选疏

松肥沃、排水良好的砂质壤土栽培。分布于我国东北、华北、华东、华南、西北及西南。内蒙古各地均有分布。奈曼旗全旗均有分布。

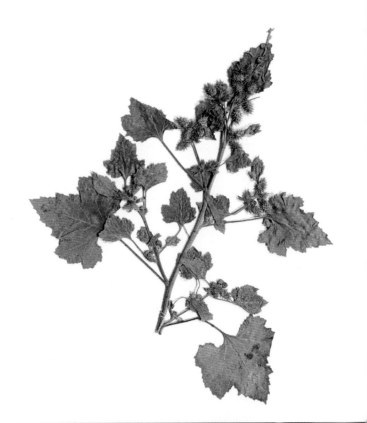

资源状况

常见。

药用部位

干燥成熟带总苞的果实。

采收加工

秋季采收，除去杂质，晒干。

药材性状

本品呈纺锤形或卵圆形，长约1cm，直径0.4～0.7cm。表面黄棕色或黄绿色，全体有钩刺，先端有2较粗的刺，分离或相连，基部有果梗痕。质硬而韧，横切面中央有纵隔膜，2室，各有1瘦果。瘦果略呈纺锤形，一面较平坦，先端具1凸起的花柱基，果皮薄，灰黑色，具纵纹。种皮膜质，浅灰色，子叶2，有油性。气微，味微苦。

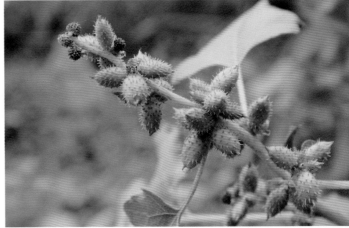

功能主治

散风寒，通鼻窍，祛风湿。用于风寒头痛，鼻塞流涕，鼻鼽，鼻渊，风疹瘙痒，湿痹拘挛。

用法用量

内服煎汤，3～10g；或入丸、散。外用适量，捣敷，或煎汤洗。

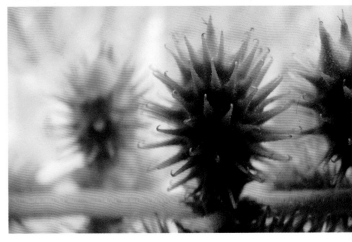

细叶黄鹌菜 *Youngia tenuifolia* (Willd.) Babcock et Stebbins

科 名 菊科　　　**别 名** 蒲公幌　　　**蒙文名** 杨给日干那

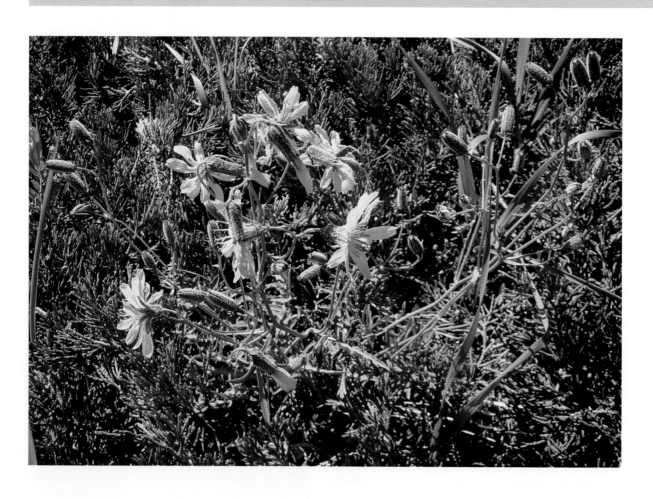

🌿 **形态特征**

多年生草本，高 10 ~ 70cm。根木质，垂直直伸。茎直立，单生或少数茎成簇生，基部粗达 4mm，被褐色残存的叶柄，自下部或基部伞房花序状或伞房圆锥花序状分枝，分枝斜升，全部茎枝无毛。基生叶多数或极多数，长 7 ~ 17cm，宽 2 ~ 5cm，羽状全裂或深裂，侧裂片 6 ~ 12 对，对生、偏斜对生或互生，长椭圆形、披针形、线形或线状披针形，极少线状丝形，先端渐尖，全缘或有稀疏的锯齿或线形的尖裂片，两面无毛，叶柄长 3 ~ 9cm，柄基稍扩大，内面有棕色或浅褐色的长茸毛；中上部茎生叶向上渐小，与基生叶同形并等样分裂或线形不裂，有向基部渐狭短或稍长的翼柄；头状花序分枝下部的叶或花序梗上的叶更小，线状钻形。头状花序直立、下倾或下垂，中等大小，有 9 ~ 15 舌状小花，多数或少数在茎枝先端排成伞房花序或伞房圆锥花序；总苞圆柱状，长 8 ~ 10mm，总苞片 4 层，黑绿色，外层及最外层短小，长卵圆形，长达 1.2mm，宽约 1mm，先端急尖，内层及最内层长，披针形，长 8 ~ 10mm，先端急尖，全部总苞片外面被白色稀疏长且弯曲的绢毛，极少无毛，近先端有角状附属物；舌状小花黄色，花冠管外面有微柔毛。瘦果黑色或黑褐色，纺锤形，长 4 ~ 6mm，向先端收窄，先端无喙，有 10 ~ 12 不等粗的纵肋，肋上有小刺毛；冠毛白色，长 4 ~ 6mm，微粗糙。花果期 7 ~ 9 月。

适宜生境与分布

生于山坡、高山与河滩草甸、水边及沟底砾石地。奈曼旗青龙山镇等地有分布。

资源状况

常见。

药用部位

全草。

采收加工

全年均可采收，晒干或刮去粗皮晒干。

功能主治

清热解毒，消肿止痛。用于疔疮肿毒。

用法用量

外用适量，研末，加蛋清调敷。

泽泻

Alisma plantago-aquatica L.

科 名 泽泻科　　**别 名** 水泽、如意花　　**蒙文名** 沃森-图如

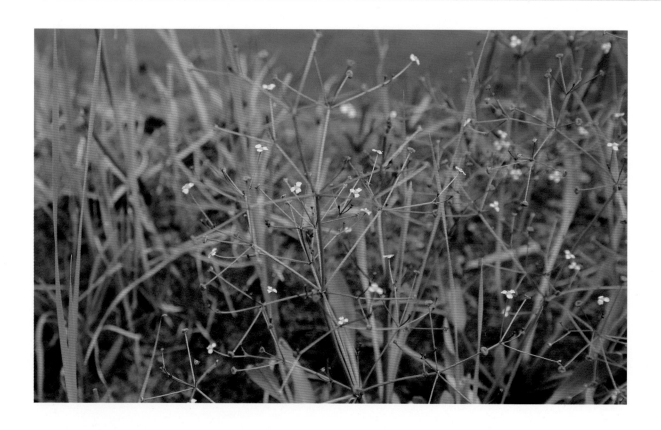

形态特征

多年生水生或沼生草本。地下有块茎，球形，外皮褐色，密生多数须根；直径 1 ~ 3.5cm，或更大。叶通常多数；沉水叶条形或披针形；挺水叶宽披针形、椭圆形至卵形，长 2 ~ 11cm，宽 1.3 ~ 7cm，先端渐尖，稀急尖，基部宽楔形、浅心形，叶脉通常 5，叶柄长 1.5 ~ 30cm，基部渐宽，边缘膜质。花葶高 70 ~ 100cm，或更高；花序长 15 ~ 50cm，或更长，具 3 ~ 8 轮分枝，每轮 3 ~ 9；花两性，外轮花被片广卵形，通常具 7 脉，边缘膜质，内轮花被片近圆形，远大于外轮花被片，边缘具不规则粗齿，白色、粉红色或浅紫色。瘦果椭圆形或近矩圆形，长约 2.5mm，宽约 1.5mm，背部具 1 ~ 2 不明显浅沟，下部平；果喙自腹侧伸出，喙基部凸起，膜质。种子紫褐色，具突起。花期 6 ~ 7 月，果期 7 ~ 9 月。

适宜生境与分布

生于水塘边、沼泽地浅水处。分布于我国黑龙江、吉林、辽宁、河北、山东、山西、陕西、

湖北、广西、贵州、四川、云南、新疆。内蒙古兴安盟，以及岭东和岭西有分布。奈曼旗巴嘎波日和苏木等地有分布。

资源状况

常见。

药用部位

干燥块茎。

采收加工

冬季茎叶开始枯萎时采挖，洗净，干燥，除去须根和粗皮。

药材性状

本品呈类球形、椭圆形或卵圆形，长 2 ~ 7cm，直径 2 ~ 6cm。表面淡黄色至淡黄棕色，有不规则的横向环状浅沟纹和多数细小凸起的须根痕，底部有的有瘤状芽痕。质坚实，断面黄白色，粉性，有多数细孔。气微，味微苦。

功能主治

利水渗湿，泻热，化浊降脂。用于小便不利，水肿胀满，泄泻尿少，痰饮眩晕，热淋涩痛，高脂血症。

用法用量

内服煎汤，6 ~ 10g。

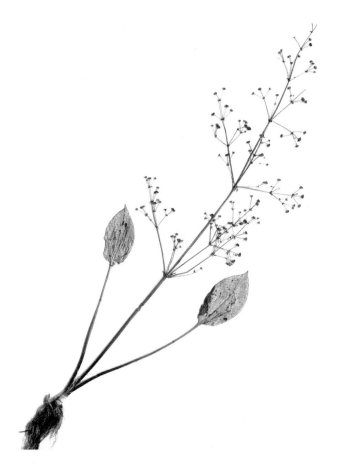

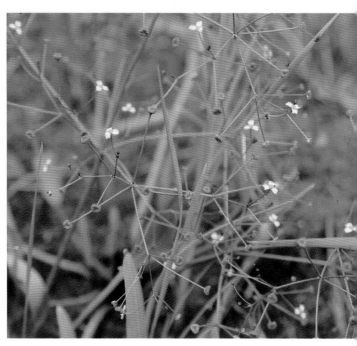

碱韭

Allium polyrhizum Turcz. ex Regel

| 科 名 | 百合科 | 别 名 | 紫花韭、多根葱 | 蒙文名 | 塔干那 |

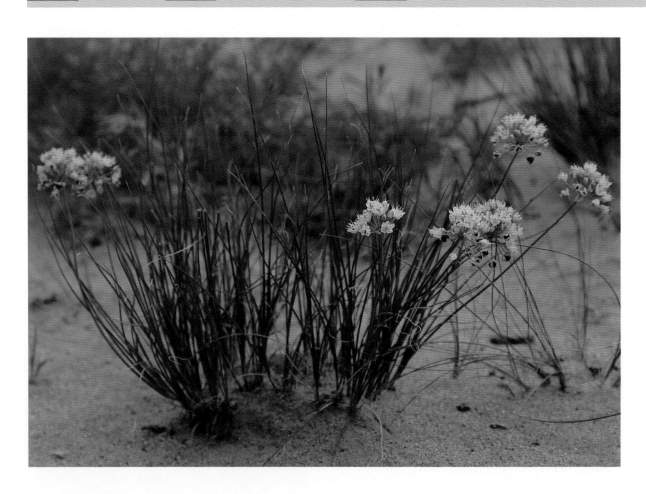

形态特征

多年生草本，植株呈丛状。鳞茎成丛地紧密簇生，圆柱状，外皮黄褐色，破裂成纤维状，呈近网状，紧密或松散。叶半圆柱状，边缘具细糙齿，稀光滑，比花葶短，宽 0.25 ~ 1mm。花葶圆柱状，高 7 ~ 35cm，下部被叶鞘；总苞 2 ~ 3 裂，宿存；伞形花序半球状，具多而密集的花；小花梗近等长，从与花被片等长至比其长 1 倍，基部具小苞片，稀无小苞片；花紫红色或淡紫红色，稀白色；花被片长 3 ~ 8.5mm，宽 1.3 ~ 4mm，外轮呈狭卵形至卵形，内轮呈矩圆形至矩圆状狭卵形，稍长；花丝等长、近等长或略长于花被片，基部 1/6 ~ 1/2 合生成筒状，合生处 1/3 ~ 1/2 与花被片贴生，内轮分离处基部扩大，扩大处每侧各具 1 锐齿，极少无齿，外轮锥形；子房卵形，腹缝线基部深绿色，不具凹陷的蜜穴；花柱长于子房。花果期 6 ~ 8 月。

适宜生境与分布

生于海拔 1000 ~ 3700m 的向阳山坡或草地上。分布于我国内蒙古、新疆、青海、甘肃、宁夏、陕西、山西、河北、辽宁、吉林、黑龙江。奈曼旗巴嘎波日和苏木等地有分布。

资源状况

常见。

药用部位

全草或种子。

采收加工

6 ~ 8 月采收，除去泥土，晒干。

功能主治

解毒消肿，化瘀，健胃。用于食积腹胀，消化不良，风寒湿痹，痈疖肿毒，皮肤炭疽等。

用法用量

内服煎汤，5 ~ 10g，鲜品 30 ~ 60g；或入丸、散。外用适量，捣敷。

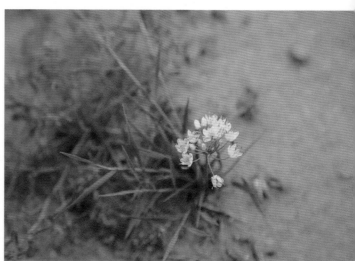

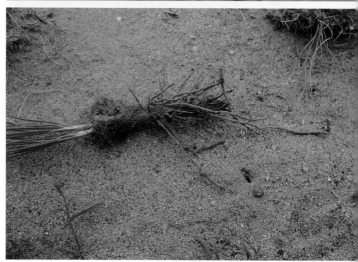

野韭

Allium ramosum L.

| 科 名 | 百合科 | 别 名 | 哲日勒格-高戈得 | 蒙文名 | 塔干那 |

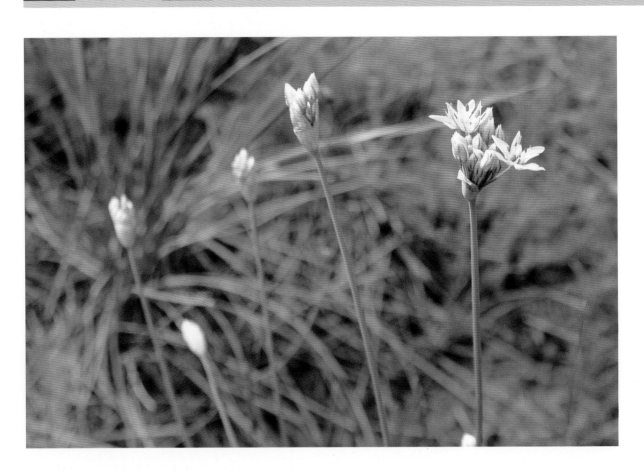

🌿 形态特征

多年生草本。具横生的粗壮根茎，略倾斜。鳞茎近圆柱状，外皮暗黄色至黄褐色，破裂成纤维状、网状或近网状。叶三棱状条形，背面具呈龙骨状隆起的纵棱，中空，短于花序，宽 1.5 ~ 8mm，沿叶缘和纵棱具细糙齿或光滑。花葶圆柱状，具纵棱，有时棱不明显，高 25 ~ 60cm，下部被叶鞘；总苞单侧开裂至 2 裂，宿存；伞形花序半球状或近球状，多花；小花梗近等长，比花被片长 2 ~ 4 倍，基部除具小苞片外常在数枚小花梗的基部又为一共同的苞片所包围；花白色，稀淡红色；花被片具红色中脉，内轮矩圆状倒卵形，先端具短尖头或钝圆，长 5.5 ~ 9mm，宽 1.8 ~ 3.1mm，外轮常与内轮等长但较窄，矩圆状卵形至矩圆状披针形，先端具短尖头；花丝等长，为花被片长的 1/2 ~ 3/4，基部合生并与花被片贴生，合生部分高 0.5 ~ 1mm，分离部分狭三角形，内轮稍宽；子房倒圆锥状球形，具 3 圆棱，外壁具细的疣状突起。花果期 7 ~ 9 月。

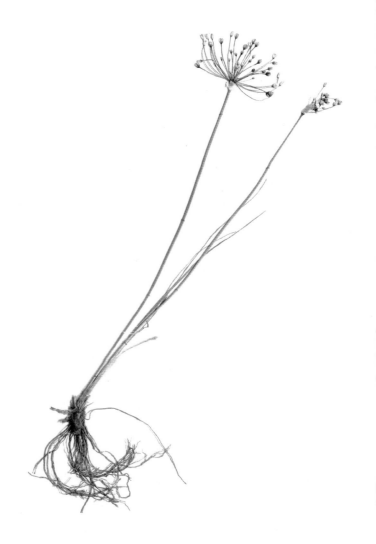

适宜生境与分布

中旱生植物。生于草原砾石质坡地、草甸草原、草原化草甸等群落中。分布于我国黑龙江、吉林、辽宁、河北、山东、山西、陕西、宁夏、甘肃、青海、新疆等。内蒙古呼伦贝尔市、赤峰市、锡林郭勒盟、呼和浩特市、乌兰察布市、阿拉善盟等地有分布。奈曼旗大沁他拉镇等地有分布。

资源状况

常见。

药用部位

种子。

采收加工

秋季采收，晒干。

药材性状

本品呈半圆形或半卵圆形，略扁，长 2 ～ 4mm，宽 1.5 ～ 3mm。表面黑色，一面凸起，粗糙，有细密的网状皱纹，另一面微凹，皱纹不甚明显。先端钝，基部稍尖，有点状凸起的种脐。质硬。气特异，味微辛。

功能主治

温补肝肾，壮阳固精。用于肝肾亏虚，腰膝酸痛，阳痿遗精，遗尿尿频，白浊带下。

用法用量

内服煎汤，5 ～ 10g；或入丸、散。外用适量，捣敷。

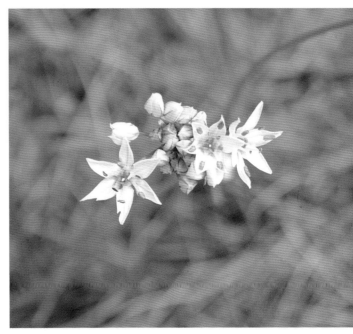

山韭

Allium senescens L.

| 科 名 | 百合科 | 别 名 | 山葱、岩葱 | 蒙文名 | 昂给日 |

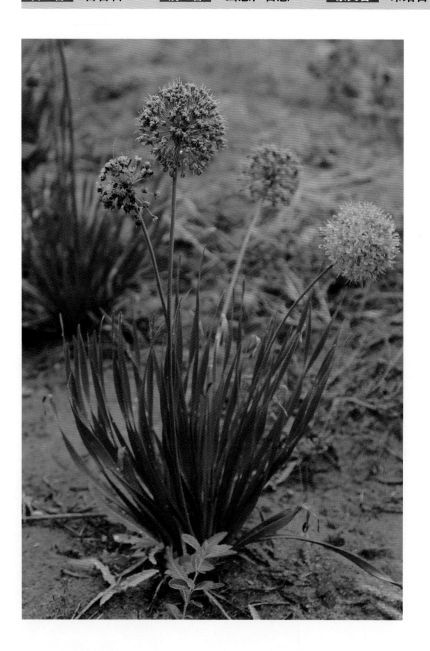

形态特征

具粗壮的横生根茎。鳞茎单生或数枚聚生，近狭卵状圆柱形或近圆锥状，直径 0.5 ~ 2.5cm，外皮灰黑色至黑色，膜质，不破裂，内皮白色，有时带红色。叶狭条形至宽条形，肥厚，基部近半圆柱状，上部扁平，有时略呈镰状弯曲，短于或稍长于花葶，宽 2 ~ 10mm，先端钝圆，叶缘和纵脉有时具极细的糙齿。花葶圆柱状，常具 2 纵棱，有时纵棱变成窄翅而使花葶成为二棱柱状，高度变化很大，有的不到 10cm，而有的则可高达 65cm，直径 1 ~ 5mm，下部被叶鞘；总苞 2 裂，宿存；伞形花序半球状至近球状，具多而稍密集的花；小花梗近等长，比花被片长

2 ~ 4 倍，稀更短，基部具小苞片，稀无小苞片；花紫红色至淡紫色；花被片长 3.2 ~ 6mm，宽 1.6 ~ 2.5mm，内轮矩圆状卵形至卵形，先端钝圆并常具不规则的小齿，外轮卵形，舟状，略短；花丝等长，从比花被片略长至为其长的 1.5 倍，仅基部合生并与花被片贴生，内轮扩大成披针状狭三角形，外轮锥形；子房倒卵状球形至近球状，基部无凹陷的蜜穴；花柱伸出花被外。花果期 8 ~ 10 月。

适宜生境与分布

中旱生植物。生于草原、草甸草原或砾石质山坡上，为草甸草原及草原伴生种。分布于我国黑龙江、吉林、辽宁、河北、河南、山西、甘肃、新疆。内蒙古呼伦贝尔市、兴安盟、通辽市、赤峰市、锡林郭勒盟、乌兰察布市、呼和浩特市、巴彦淖尔市、包头市有分布。奈曼旗章古朝台苏木等地有分布。

资源状况

常见。

药用部位

全草。

采收加工

夏、秋二季采收，洗净，鲜用。

功能主治

益肾补虚。用于阴虚内热。

用法用量

内服煎汤，10 ~ 15g；或煮羹。

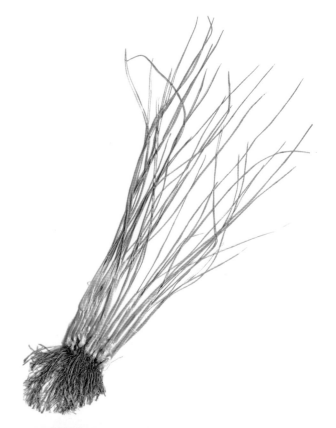

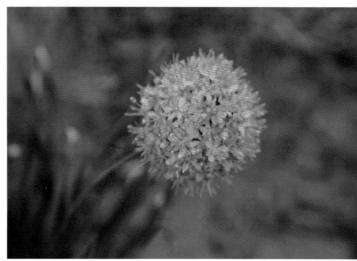

辉韭

Allium strictum Schrader

科 名	百合科	别 名	辉葱、条纹葱	蒙文名	乌木黑–松根

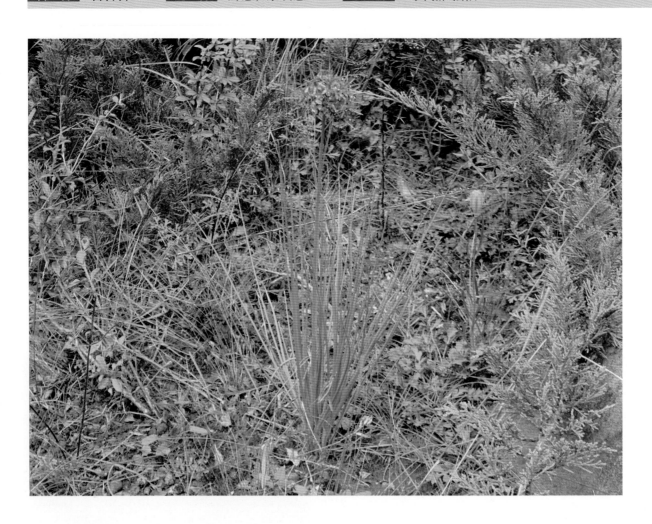

形态特征

鳞茎单生或 2 聚生，近圆柱状，直径 0.5 ～ 1.5cm，外皮黄褐色或灰褐色，网状。叶线形，中空，短于花葶，宽 2 ～ 5mm，叶缘光滑或具细糙齿。花葶圆柱状，高达 77cm，1/3 ～ 1/2 被疏离叶鞘；总苞 2 裂，宿存；伞形花序球状或半球状，多花密集。花梗近等长，长为花被片的 1.5 ～ 3 倍，稀近等长，具小苞片；花淡紫色或淡紫红色；内轮花被片长圆形或椭圆形，长 4 ～ 5mm，外轮花被片长圆状卵形，长 3.8 ～ 4.8mm；花丝等长，等于至稍长于花被片，基部合生并与花被片贴生，内轮基部扩大，其扩大部分长小于宽，两侧具短齿，稀具长齿或无齿，有时齿端具 2 ～ 4 不规则齿，外轮锥形；子房倒卵圆形，腹缝线基部具凹陷蜜穴，花柱稍伸出花被，柱头近头状。花果期 7 ～ 8 月。

适宜生境与分布

中生植物。生于山地林下、林缘、沟边、低湿地上。分布于我国黑龙江、吉林、宁夏、甘肃、新疆等。内蒙古呼伦贝尔市、锡林郭勒盟、赤峰市、呼和浩特市、包头市、巴彦淖尔市有分布。奈曼旗义隆永镇等地有分布。

资源状况

常见。

药用部位

全草或种子。

采收加工

8～9月采收全草，抖净泥土，鲜用。果实成熟时采收种子，除去杂质，晒干。

功能主治

发汗解表，温中祛寒。用于感冒风寒，寒热无汗，中寒腹痛，泄泻。

用法用量

内服煎汤，6～12g。

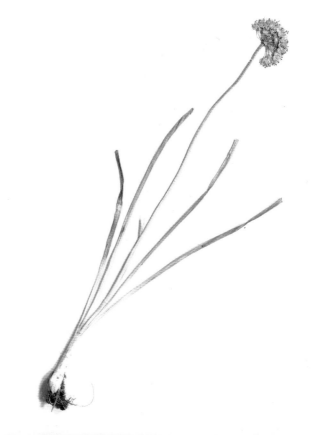

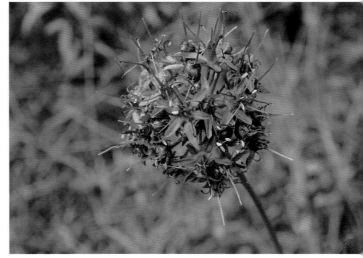

兴安天门冬　　*Asparagus dauricus* Fisch. ex Link.

科 名 百合科　　**别 名** 山天冬　　**蒙文名** 兴安乃-和日音-努都

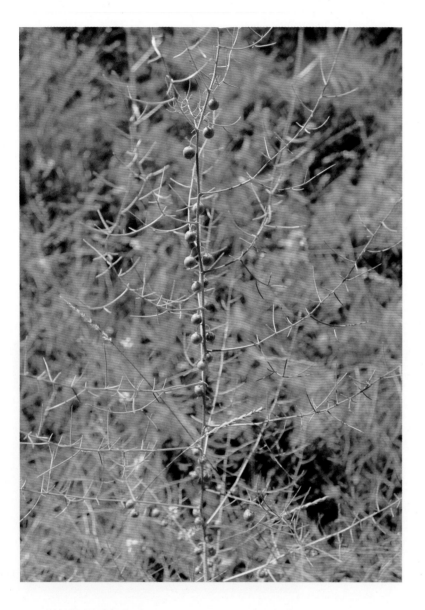

形态特征

　　直立草本，高达 70cm。根细长，直径约 2mm。茎和分枝有条纹，有时幼枝具软骨质齿；叶状枝 1 ～ 6 成簇，常斜立，和分枝成锐角，稀兼有平展和下倾，稍扁圆柱形，微有几条不明显钝棱，长 1 ～ 4cm，直径约 0.6mm，伸直或稍弧曲，有时有软骨质齿；鳞叶基部无刺。花 2 腋生，黄绿色；雄花花梗长 3 ～ 5mm，和花被近等长，关节生于近中部；花丝大部贴生花被片，离生部分为花药的 1/2，雌花花被长约 1.5mm，短于花梗，花梗关节生于上部。浆果直径 6 ～ 7mm，具 2 ～ 6 种子。花期 6 ～ 7 月，果期 7 ～ 8 月。

适宜生境与分布

　　中旱生植物。生于林缘、草甸化草原、草原及干燥的石质山坡等。分布于我国黑龙江、吉林、辽宁、河北、山西、陕西、山东、江苏等。内蒙古呼伦贝尔市、兴安盟、赤峰市、锡林郭勒盟、乌兰察布市、鄂尔多斯市有分布。奈曼旗全旗均有分布。

资源状况

常见。

药用部位

块根。

采收加工

秋、冬二季采挖，但以冬季采者质量较好。挖出后洗净泥土，除去须根，按大小分开，入沸水中煮或蒸至外皮易剥落时为度。捞出浸入清水中，趁热除去外皮，洗净，微火烘干或用硫黄熏后再烘干。

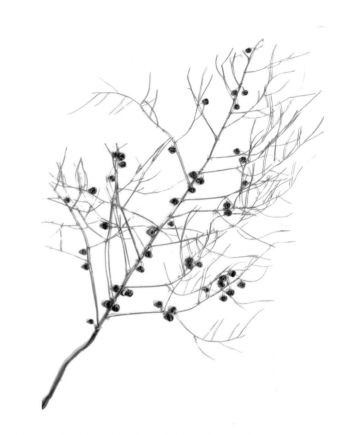

药材性状

本品呈长圆状纺锤形，中部肥满，两端渐细而钝，长6～20cm，中部直径0.5～2cm。表面黄白色或浅黄棕色，呈油润半透明状，有时有细纵纹或纵沟，偶有未除净的黄棕色外皮。干透者质坚硬而脆，未干透者质柔软，有黏性，断面蜡质样，黄白色，半透明，中间有不透明白心。气微，味甘、微苦。以肥满、致密、黄白色、半透明者为佳。条瘦长、色黄褐、不明亮者质次。

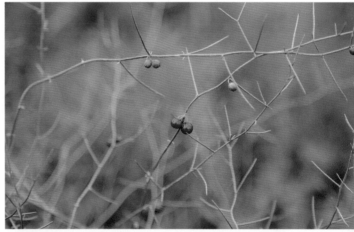

功能主治

清热利尿，止血，止咳。用于小便不利，淋沥涩痛，尿血，支气管炎，咯血。

用法用量

内服煎汤，6～15g；或熬膏；或入丸、散。外用适量，鲜品捣敷；或捣烂绞汁涂。

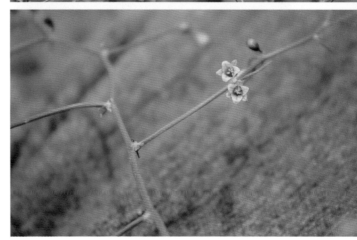

黄花菜

Hemerocallis citrina Baroni

| **科 名** 百合科 | **别 名** 金针菜 | **蒙文名** 伊德根-沙日-其其格 |

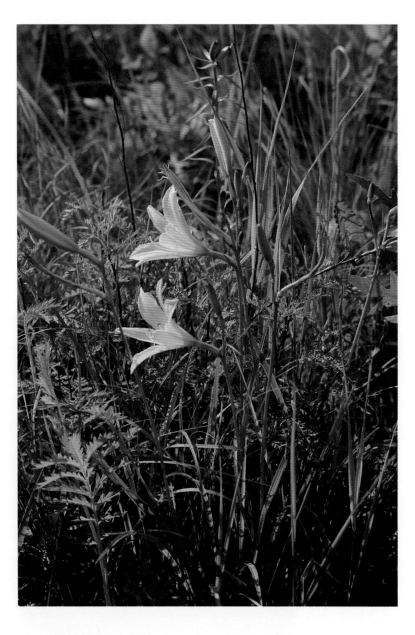

形态特征

植株一般较高大。根近肉质，中下部常有纺锤状膨大。叶 7 ~ 20，长 50 ~ 130cm，宽 0.6 ~ 2.5cm。花葶长短不一，一般稍长于叶，基部三棱形，上部多少圆柱形，有分枝；苞片披针形，下面的长可达 3 ~ 10cm，自下向上渐短，宽 0.3 ~ 0.6cm；花梗较短，通常长不到 1cm；花多，可达 100 或更多；花被淡黄色，有时在花蕾时先端带黑紫色，花被管长 3 ~ 5cm，花被裂片长 7 ~ 12cm，内 3 宽 2 ~ 3cm。蒴果钝三棱状椭圆形，长 3 ~ 5cm。种子约 20，黑色，有棱，从开花到种子成熟需 40 ~ 60 天。花果期 7 ~ 9 月。

适宜生境与分布

中生植物。生于林缘及谷地。分布于我国山东、河北、河南、陕西、甘肃、湖北、四川。内蒙古鄂尔多斯市、包头市、呼和浩特市、乌兰察布市等地有少量栽培。奈曼旗大沁他拉镇等地有分布。

资源状况

常见。

药用部位

花蕾、根。

采收加工

秋季采收，鲜用或晒干。

药材性状

本品花呈弯曲的条状。表面黄棕色或淡棕色，湿润展开后花呈喇叭状，花被管较长，先端5瓣裂，雄蕊6。有的花基部具细而硬的花梗。质韧。气微香，味鲜、微甜。

功能主治

清热利水，凉血止血，利湿解毒。花用于胃炎，肝炎，胸膈烦热，神经衰弱，痔疮便血。根用于小便不利，淋病，带下，衄血，尿血，便血，崩漏，肝炎，乳痈，劳伤腰痛。

用法用量

内服煎汤，6～9g。外用适量，捣敷；或煎汤洗；或研粉撒敷。

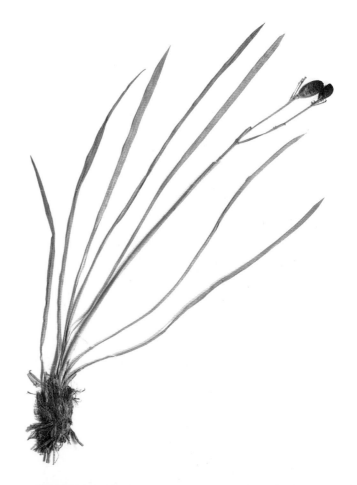

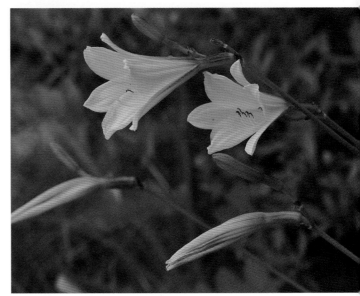

玉竹 *Polygonatum odoratum* (Mill.) Dure

| 科 名 | 百合科 | 别 名 | 葳蕤、铃铛菜 | 蒙文名 | 毛浩日-查干 |

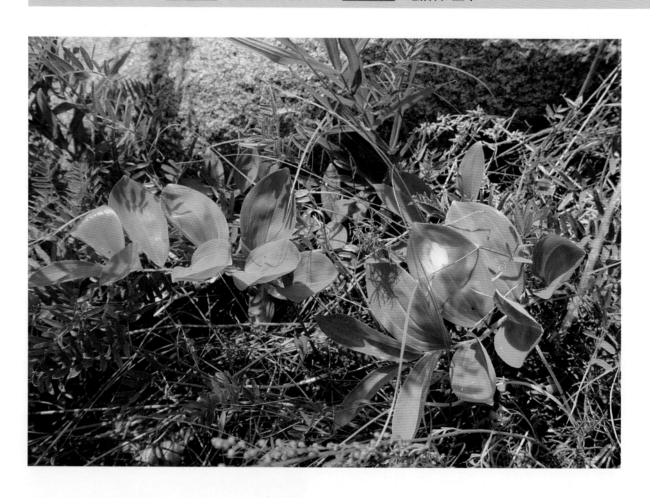

形态特征

多年生草本。根茎圆柱形，直径 0.5 ～ 1.4cm。茎高达 50cm，具叶 7 ～ 12。叶互生，椭圆形或卵状长圆形，长 5 ～ 12cm，宽 3 ～ 6cm，先端尖，下面带灰白色，下面脉上平滑或乳头状粗糙。花序具花 1 ～ 4（栽培植株可多至 8），无苞片或有线状披针形苞片；花被黄绿色或白色。浆果成熟时蓝黑色，直径 0.7 ～ 1cm，具种子 7 ～ 9。花期 6 月，果期 7 ～ 8 月。

适宜生境与分布

生于典型草原、草甸草原、山地砾石草原、荒山坡。分布于我国黑龙江、吉林、辽宁、河北、河南、山东、山西、甘肃、青海、安徽、江苏、浙江、江西、湖北、湖南、广西等。内蒙古呼伦贝尔市、通辽市、赤峰市、锡林郭勒盟、呼和浩特市有分布。奈曼旗新镇等地有分布。

资源状况

常见。

药用部位

干燥根茎。

采收加工

秋季采挖，除去须根，洗净，晒至柔软后，反复揉搓、晾晒至无硬心，晒干；或蒸透后，揉至半透明，晒干。

药材性状

本品呈长圆柱形，略扁，少有分枝，长4～18cm，直径0.3～1.4cm。表面黄白色或淡黄棕色，半透明，具纵皱纹和微隆起的环节，有白色圆点状的须根痕和圆盘状茎痕。质硬而脆或稍软，易折断，断面角质样或显颗粒性。气微，味甘，嚼之发黏。

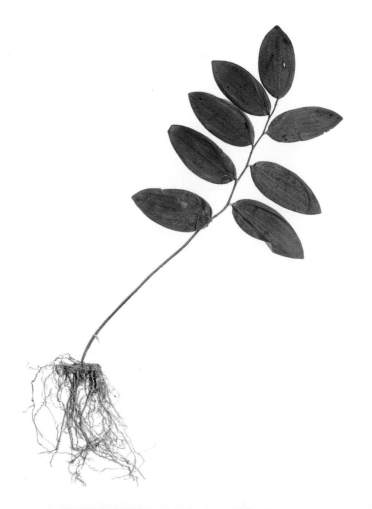

功能主治

养阴润燥，生津止渴。用于肺胃阴伤，燥热咳嗽，咽干口渴，内热消渴。外用于跌打损伤。

用法用量

内服熬膏，6～12g；或浸酒；或入丸、散。外用适量，鲜品捣敷；或熬膏涂。

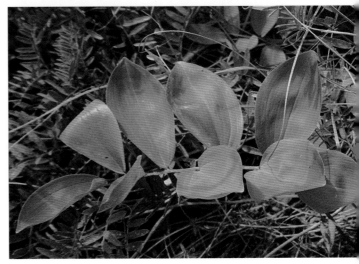

绵枣儿

Scilla scilloides (Lindl.) Druce

科 名 百合科　　**别 名** 石枣儿、老鸦葱　　**蒙文名** 乌和日-芒给日

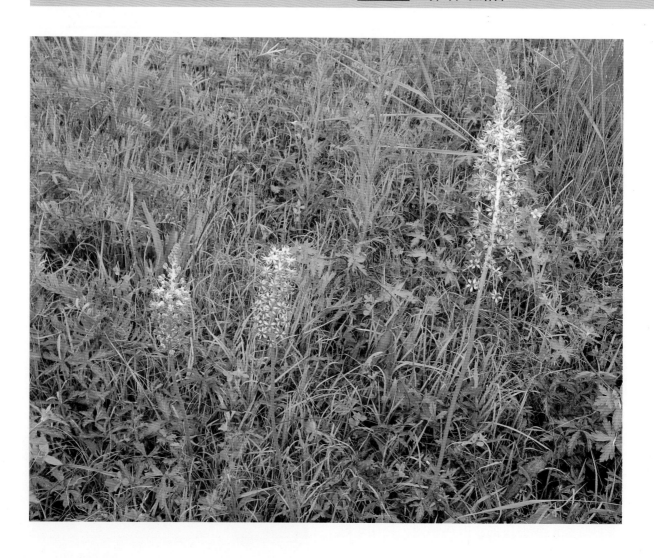

形态特征

多年生草本。鳞茎卵形或近球形，高 2 ～ 5cm，宽 1 ～ 3cm，鳞茎皮黑褐色。基生叶 2 ～ 5，叶片狭带状，长 15 ～ 40cm，宽 0.2 ～ 0.9cm，平滑。花葶通常比叶长，总状花序长 2 ～ 20cm；花小，直径 4 ～ 5mm，紫红色、粉红色至白色，在花梗先端脱落；花梗长 5 ～ 12mm，基部有 1 ～ 2 较小苞片；花被片 6，近椭圆形，长 2.5 ～ 4mm，宽约 1.2mm，基部稍合生成盘状；雄蕊 6，稍短于花被，花丝近披针形，边缘和背面常具小乳突，基部稍合生，子房卵状球形，基部有短柄，表面有小乳突，3 室，花柱长约为子房的 1/2。蒴果近倒卵形，长 3 ～ 6mm，宽 2 ～ 4mm。种子 1 ～ 3，黑色，长圆状狭倒卵形，长 2.5 ～ 5mm。花果期 7 ～ 11 月。

适宜生境与分布

生于海拔 2600m 以下的山坡、草地、路旁或林缘。分布于我国东北、华北、华东、华中，以及广东、四川、云南等地。奈曼旗新镇等地有分布。

资源状况

常见。

药用部位

全草或鳞茎、根。

采收加工

6 ~ 7 月采收，洗净，鲜用或晒干。

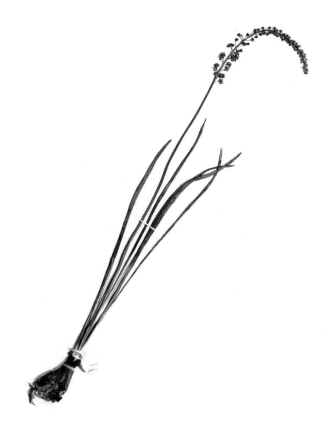

药材性状

本品鳞茎呈长卵形，长 2 ~ 3cm，直径 5 ~ 15mm，先端渐尖，叶基残留，基部鳞茎盘明显，其上残留黄白色或棕色须根或须根断痕，鳞茎外部为数层鲜黄色膜质鳞叶，内部为白色叠生的肉质鳞片，富有黏性。气微，味微辣。以新鲜、饱满、不烂者为佳。

功能主治

强心利尿，消肿止痛，解毒。用于跌打损伤，腰腿疼痛，筋骨痛，牙痛，心性水肿。外用于痈疽，乳腺炎，毒蛇咬伤。

用法用量

内服煎汤，3 ~ 9g。外用适量，捣敷。

穿龙薯蓣

Dioscorea nipponica Makino

科 名 薯蓣科　　　**别 名** 金刚骨、穿地龙　　　**蒙文名** 乌赫日-奥日秧古

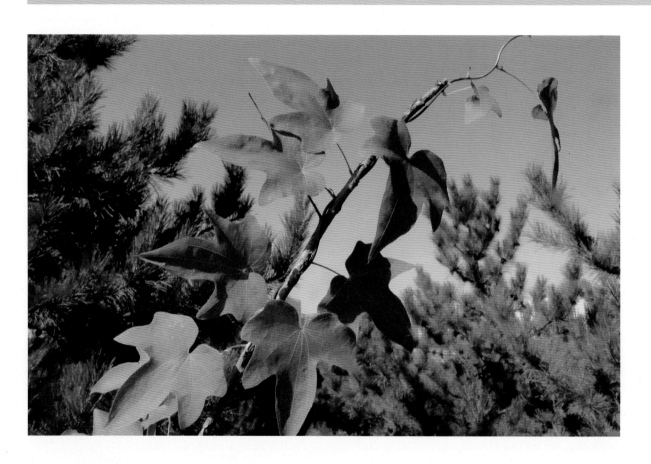

形态特征

　　根茎横走，常分枝，坚硬，直径1～2cm，外皮黄褐色，薄片状剥离，内部白色。茎缠绕，左旋，圆柱形，具沟纹，坚韧，直径2～4mm。单叶互生；叶片宽卵形至卵形，长5～15cm，宽5～12cm，茎下部叶近圆形，茎上部叶卵状三角形，茎下部及中部叶5～7浅裂至半裂，茎上部叶3半裂，中裂片明显长于侧裂片，裂片全缘，先端渐尖，绿色，下面色较浅，两面具短硬毛，下面毛较密，掌状叶脉8～15，支脉网状；柄较长，上面中央具深沟。雌雄异株。雄花序穗状，生于叶腋，具多数花；雄花钟状，长2～3mm；花被6裂；雄蕊6，着生于花被片的中央，花药内藏，无退化雌蕊。雌花序穗状，生于叶腋，常下垂，具多数花；雌花管状，长4～7mm；花被6裂，裂片披针形；雌蕊柱头3裂，裂片再2裂，无退化雄蕊。蒴果宽倒卵形，长1～2cm，宽约1.5cm，具3宽翅，先端具宿存花被片。种子周围有不等宽的薄膜状翅，上方为长方形。花期6～7月，果期7～8月。

适宜生境与分布

多年生中生草本。分布于我国东北、华北、西北、华东、华中。内蒙古通辽市、赤峰市、锡林郭勒盟、乌兰察布市、呼和浩特市、包头市有分布。奈曼旗青龙山镇等地有分布。

资源状况

常见。

药用部位

根茎。

采收加工

春、秋二季采挖，洗净，除去须根和外皮，晒干。

药材性状

本品呈类圆柱形，稍弯曲，长 15 ～ 20cm，直径 1.5cm。表面黄白色或棕黄色，有不规则纵沟、刺状残根及偏于一侧的凸起的茎痕。质坚硬，断面平坦，白色或黄白色，散有淡棕色维管束小点。气微，味苦、涩。

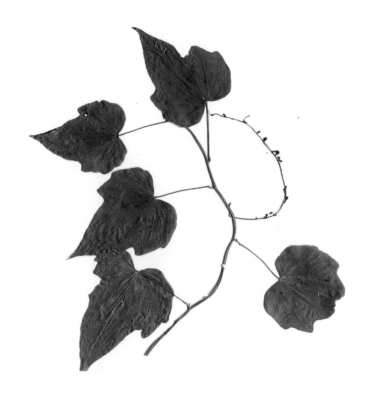

功能主治

祛风除湿，舒筋通络，活血止痛，止咳平喘。用于风湿痹痛，关节肿胀，疼痛麻木，跌打损伤，闪腰岔气，咳嗽气喘。

用法用量

内服煎汤，6 ～ 9g，鲜品 30 ～ 45g；或浸酒。外用适量，鲜品捣敷。

野鸢尾

Iris dichotoma Pall.

| 科 名 | 薯蓣科 | 别 名 | 二歧鸢尾、白射干 | 蒙文名 | 查干-海其-额布斯 |

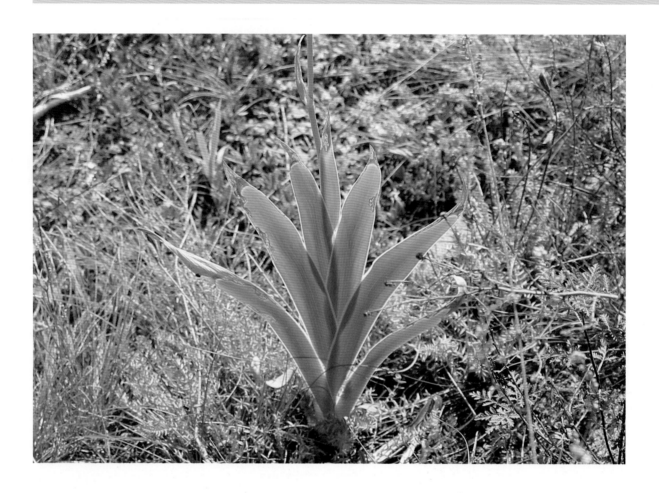

🍃 **形态特征**

植株高 40 ～ 100cm。根茎粗壮，具多数黄褐色须根。茎直立，多分枝，分枝处具 1 苞片；苞片披针形，长 3 ～ 10cm，绿色，边缘膜质；茎圆柱形，直径 2 ～ 5mm，光滑。叶基生，6 ～ 8，排列于一个平面上，呈扇状；叶片剑形，长 20 ～ 30cm，宽 1.5 ～ 3cm，绿色，基部套褶状，边缘白色，膜质，两面光滑，具多数纵脉；总苞干膜质，宽卵形，长 1 ～ 2cm。聚伞花序具花 3 ～ 15；花梗较长，约 4cm；花白色或淡紫红色，具紫褐色斑纹；外轮花被片矩圆形，薄片状，具紫褐色斑点，爪部边缘具黄褐色纵条纹，内轮花被片明显短于外轮，瓣片矩圆形或椭圆形，具紫色网纹，爪部具沟槽；雄蕊 3，贴生于外轮花被片基部，花药基底着生；花柱分枝 3，花瓣状，卵形，基部联合，柱头具 2 齿。蒴果圆柱形，长 3.5 ～ 5cm，具棱。种子暗褐色，椭圆形，两端翅状。花期 7 月，果期 8 ～ 9 月。

适宜生境与分布

多年生中旱生草本。生于草原及山地林缘或灌丛，为草原、草甸草原及山地草原常见杂草。分布于我国东北、华北、西北。内蒙古呼伦贝尔市、兴安盟、通辽市、赤峰市、锡林郭勒盟、乌兰察布市、鄂尔多斯市、阿拉善盟、呼和浩特市、包头市有分布。奈曼旗新镇等地有分布。

资源状况

常见。

药用部位

全草或根茎。

采收加工

夏季采收全草，除去杂质，洗净泥土，晒干，切段。春、秋二季采挖根茎，除去茎叶及杂质，洗净泥土，晒干，切片。

药材性状

本品根茎呈不规则结节状，长 2 ~ 5cm，直径 0.7 ~ 2.5cm；表面灰褐色，粗糙，有圆形茎痕；折断面黄白色，中央有小木心；味淡、微苦。

功能主治

清热解毒，活血止痛，止咳。用于咽喉肿痛，疟腮，齿龈肿痛，肝炎，肝脾肿大，胃痛，支气管炎，跌打损伤，乳痈。外用于水田皮炎。

用法用量

内服煎汤，3 ~ 6g；或入丸、散。外用适量，煎汤洗；或捣敷患处。

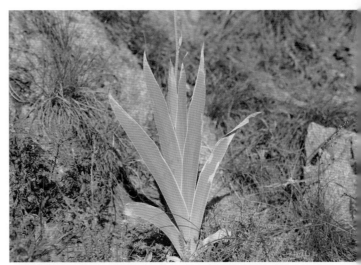

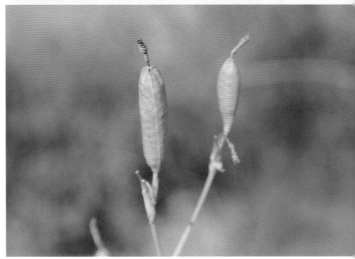

马蔺

Iris lactea Pall. var. *chinensis* (Fisch.) Koidz.

科 名 鸢尾科　　**别 名** 马莲　　**蒙文名** 查黑勒德根-乌热（热米布如）

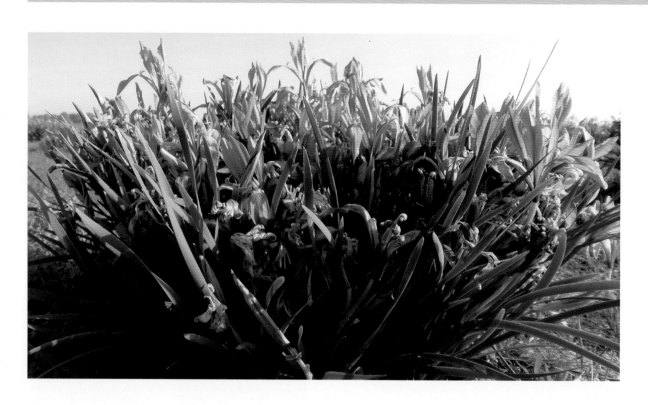

形态特征

多年生密丛草本。根茎粗壮，木质，斜伸，外包有大量致密的红紫色折断的老叶残留叶鞘及毛发状的纤维；须根粗而长，黄白色，少分枝。叶基生，坚韧，灰绿色，条形或狭剑形，长约 50cm，宽 0.4 ~ 0.6cm，先端渐尖，基部鞘状，带红紫色，无明显的中脉。花茎光滑，高 3 ~ 10cm；苞片 3 ~ 5，草质，绿色，边缘白色，披针形，长 4.5 ~ 10cm，宽 0.8 ~ 1.6cm，先端渐尖或长渐尖，内包含有 2 ~ 4 花；花乳白色，直径 5 ~ 6cm；花梗长 4 ~ 7cm；花被管甚短，长约 3mm，外花被裂片倒披针形，长 4.5 ~ 6.5cm，宽 0.8 ~ 1.2cm，先端钝或急尖，爪部楔形，内花被裂片狭倒披针形，长 4.2 ~ 4.5cm，宽 0.5 ~ 0.7cm，爪部狭楔形；雄蕊长 2.5 ~ 3.2cm，花药黄色，花丝白色；子房纺锤形，长 3 ~ 4.5cm。蒴果长椭圆状柱形，长 4 ~ 6cm，直径 1 ~ 1.4cm，先端有短喙。种子为不规则的多面体，棕褐色，略有光泽。花期 5 月，果期 6 ~ 7 月。

适宜生境与分布

多年生中生草本。生于河滩、盐碱滩地，为盐化草甸建群种。分布于我国东北、华北、西北，以及安徽、江苏、浙江、湖北、湖南、四川、西藏。内蒙古各地均有分布。奈曼旗章古台苏木等地有分布。

资源状况

常见。

药用部位

种子、花、根。

采收加工

夏、秋二季采收，晒干或鲜用。

药材性状

本品种子为扁平或不规则卵形的多面体，长约 5mm，宽 3 ~ 4mm。表面红棕色至黑棕色，基部有黄棕色或淡黄色的种脐，先端有合点，略凸起。质坚硬，切断面胚乳肥厚，灰白色，角质性；胚位于种脐的一端，白色，细小弯曲。气微弱，味淡。以赤褐色、饱满、纯净者为佳。

功能主治

中医：种子凉血止血，清热利湿；用于急性黄疸性肝炎，吐血，衄血，崩漏，带下，小便不利，泻痢，疝痛，痈疮肿毒，外伤出血。花清热解毒，止血，利尿；用于咽喉肿痛，吐血，咯血，小便不利，淋病，痈疮疖肿。根清热解毒；用于咽喉肿痛，传染性肝炎，痔疮，牙痛。

蒙医：杀虫，止痛，解毒，消食，解痉，退黄，治伤，生肌，排脓，燥"希日乌素"。

用于霍乱，蛲虫病，虫牙，皮肤痒，虫积腹痛，热毒疮疡，烫伤，脓疮，黄疸性肝炎，胁痛，口苦等。

用法用量

中医：内服煎汤，3 ~ 9g；或绞汁。外用适量，煎汤熏洗。

蒙医：多配方用，入丸、散。外用羊脂或獾油调和敷患部，每日 1 次。

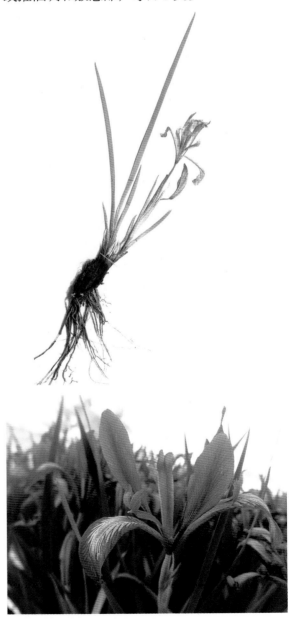

看麦娘

Alopecurus aequalis Sobol.

| 科 名 | 禾本科 | 别 名 | 道旁谷 | 蒙文名 | 乌纳根-苏勒 |

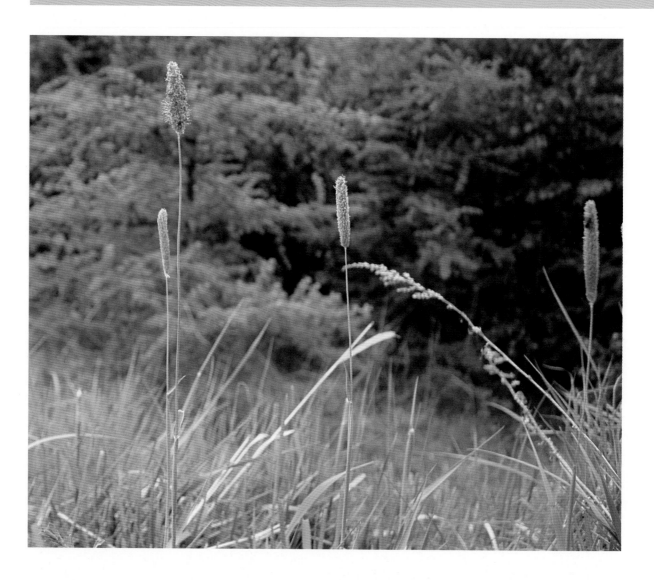

🌿 形态特征

一年生草本。秆少数丛生，高 15 ~ 45cm，光滑。叶鞘无毛，短于节间，叶舌长 2 ~ 6mm，膜质；叶片长 3 ~ 11cm，宽 0.1 ~ 0.6cm，上面脉疏被微刺毛，下面粗糙。圆锥花序灰绿色，细条状圆柱形，长 2 ~ 7cm，宽 0.3 ~ 0.5cm。小穗椭圆形或卵状长圆形，长 2 ~ 3mm；颖近基部联合，脊被纤毛，侧脉下部被毛。外稃膜质，等于或稍长于颖，先端钝，芒自稃体下部 1/4 处伸出，长 1.5 ~ 3.5mm，内藏或稍外露；花药橙黄色，长 0.5 ~ 0.8mm。颖果长约 1mm。花果期 7 ~ 9 月。

适宜生境与分布

生于河滩、潮湿低地草甸、田边。我国各地均有分布。内蒙古呼伦贝尔市、兴安盟、通辽市、赤峰市、锡林郭勒盟、乌兰察布市、呼和浩特市，以及大青山有分布。奈曼旗大沁他拉镇等地有分布。

资源状况

常见。

药用部位

全草。

采收加工

春、夏二季采收，晒干或鲜用。

功能主治

利水消肿，解毒。用于水肿，水痘。外用于小儿腹泻，消化不良。

用法用量

内服煎汤，30 ~ 60g。外用适量，捣敷；或煎汤洗。

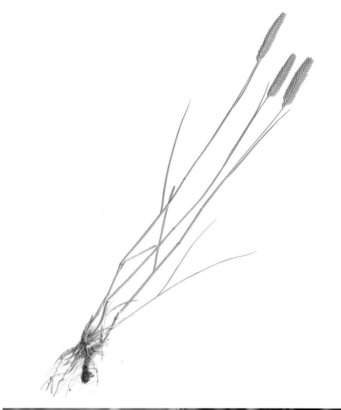

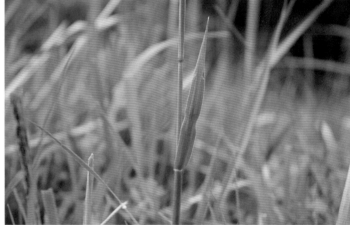

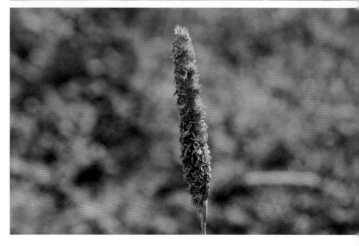

止血马唐

Digitaria ischaemum (Schreb.) Schreb. ex Muhl.

科 名 禾本科　　　**别 名** 哈日-巴西棍-塔布格　　　**蒙文名** 哈日-西巴棍-塔布格

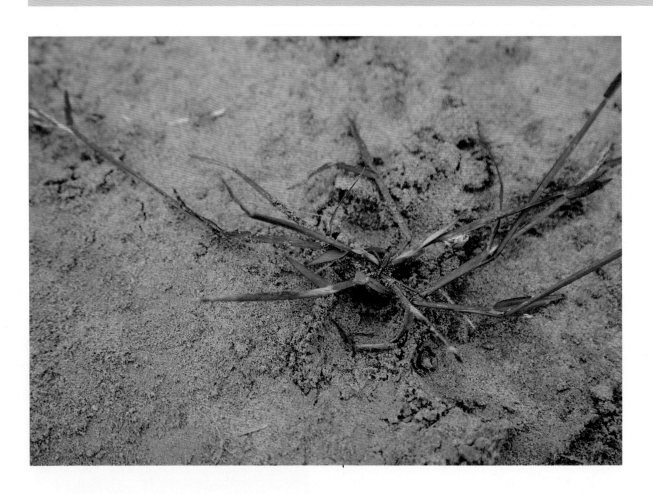

🌿 形态特征

一年生草本。秆直立或基部倾斜，高 15 ~ 40cm，下部常有毛。叶鞘具脊，无毛或疏生柔毛；叶舌长约0.6mm；叶片扁平，线状披针形，长5 ~ 12cm，宽0.4 ~ 0.8cm，先端渐尖，基部近圆形，多少生长柔毛。总状花序长2 ~ 9cm，小穗长2 ~ 2.2mm，宽约1mm，2 ~ 3着生于各节；第1颖不存在；第2颖具3 ~ 5脉，等长或稍短于小穗；第1外稃具5 ~ 7脉，与小穗等长，脉间及边缘具细柱状棒毛与柔毛，第2外稃成熟后紫褐色，长约2mm，有光泽。花果期6 ~ 11月。

🌿 适宜生境与分布

中生植物。生于田野、路边、沙地。我国各地均有分布。内蒙古各地均有分布。奈曼旗义隆永镇等地有分布。

资源状况

常见。

药用部位

全草。

采收加工

夏、秋二季采收，洗净，晒干。

药材性状

本品长 40 ~ 100cm。秆分枝，下部节上生根。完整叶片条状披针形，长 8 ~ 12cm，宽 0.5 ~ 0.8cm，先端渐尖或短尖，基部钝圆，两面无毛或疏生柔毛，叶鞘疏松抱茎，无毛或疏生柔毛。

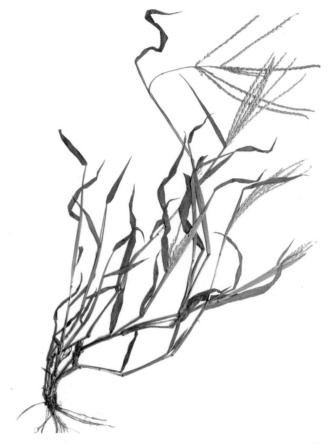

功能主治

涩，寒。归肝经。凉血止血。用于血热妄行的出血证，如鼻衄、咯血、呕血、便血、尿血、痔血、崩漏等。

用法用量

内服煎汤，9 ~ 15g。

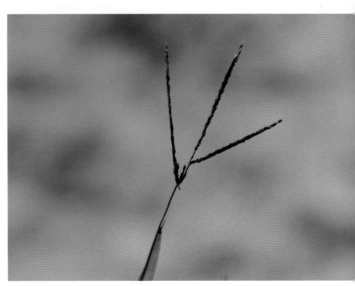

芦苇　　　*Phragmites australis* (Cav.) Trin. ex Steud

| 科 名 | 禾本科 | 别 名 | 苇子 | 蒙文名 | 沙克索日嘎 |

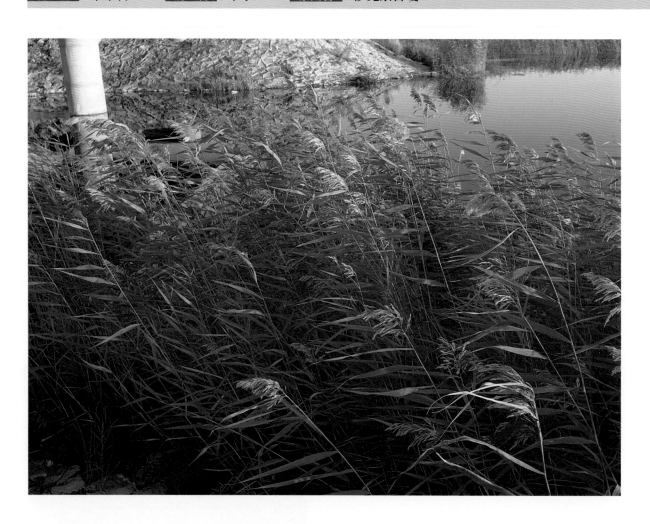

🌿 形态特征

多年生草本。秆高 1 ～ 3m，地下根茎粗壮，根横走。茎具 20 节或更多，最长节间位于下部第 4 ～ 6 节，长 20 ～ 40cm，节下被蜡粉。叶鞘下部者短于上部者，长于节间；叶舌边缘密生 1 圈长约 1mm 的纤毛，两侧缘毛长 3 ～ 5mm，易脱落；叶片长 30cm，宽 2cm。圆锥花序长 20 ～ 40cm，宽约 10cm，分枝多数，长 5 ～ 20cm，着生稠密下垂的小穗。颖果长约 1.5mm。花果期 7 ～ 9 月。

🌿 适宜生境与分布

生于河流、湖泊、池沼和低湿地。我国各地均有分布。内蒙古各地均有分布。奈曼旗新镇、孟家段水库等地分布较多。

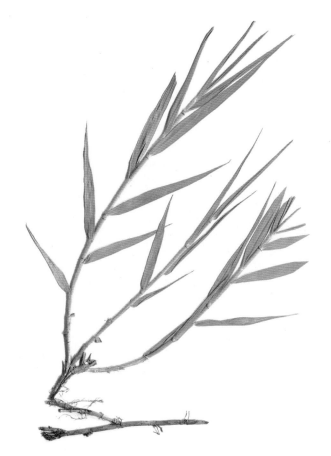

资源状况

常见。

药用部位

干燥根茎。

采收加工

全年均可采挖，除去芽、须根及膜状叶，鲜用或晒干。

药材性状

本品呈长圆柱形，有的略扁，长短不一，直径 1 ~ 2cm。表面黄白色，有光泽，外皮疏松可剥离，节呈环状，有残根和芽痕。体轻，质韧，不易折断，切断面黄白色，中空，壁厚 1 ~ 2mm，有小孔排列成环。气微，味甘。

功能主治

清热泻火，生津止渴，除烦，止呕，利尿。用于热病烦渴，肺热咳嗽，肺痈吐脓，胃热呕哕，热淋涩痛。

用法用量

内服煎汤，15 ~ 30g，鲜品加倍；或捣汁。外用适量，烧存性，研末吹鼻。

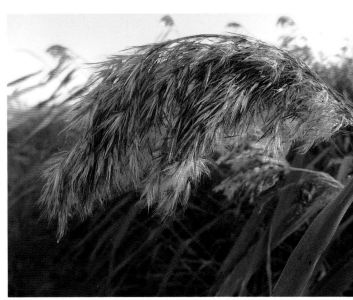

金色狗尾草

Setaria glauca (L.) Beauv.

| **科 名** 禾本科 | **别 名** 金狗尾、狗尾草、狗尾巴 | **蒙文名** 沙日-乌仁-苏勒 |

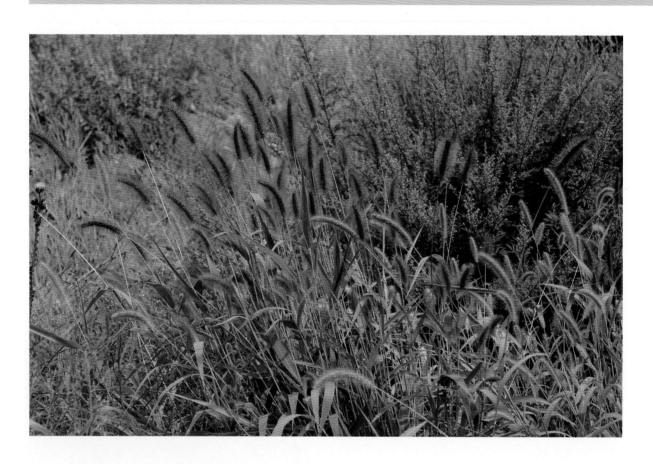

形态特征

　　一年生草本，单生或丛生。秆直立或基部倾斜膝曲，近地面节可生根，高 20 ~ 90cm，光滑无毛，仅花序下面稍粗糙。叶鞘下部扁压具脊，上部圆形，光滑无毛，边缘薄膜质，光滑无纤毛；叶舌具 1 圈长约 1mm 的纤毛；叶片线状披针形或狭披针形，长 5 ~ 40cm，宽 0.2 ~ 1cm，先端长渐尖，基部钝圆，上面粗糙，下面光滑，近基部疏生长柔毛。圆锥花序紧密呈圆柱状或狭圆锥状，长 3 ~ 17cm，宽 0.4 ~ 0.8cm（刚毛除外），直立，主轴具短细柔毛，刚毛金黄色或稍带褐色，粗糙，长 4 ~ 8mm，先端尖，通常在 1 簇中仅具 1 个发育的小穗，第 1 颖宽卵形或卵形，长为小穗的 1/3 ~ 1/2，先端尖，具 3 脉；第 2 颖宽卵形，长为小穗的 1/2 ~ 2/3，先端稍钝，具 5 ~ 7 脉，第 1 小花雄性或中性，第 1 外稃与小穗等长或微短，具 5 脉，其内稃膜质，等长且等宽于第 2 小花，具 2 脉，通常含 3 雄蕊或无；第 2 小花两性，外稃革质，等长于第 1 外稃，先端尖，成熟时背部极隆起，具明显的横皱纹；

鳞被楔形；花柱基部联合；叶上表皮脉间均为无波纹或微波纹、有角棱、壁薄的长细胞，下表皮脉间均为有波纹、壁较厚的长细胞，并有短细胞。花果期 6 ～ 10 月。

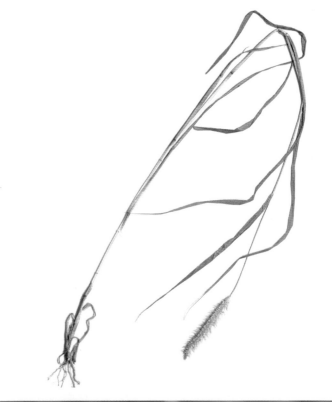

适宜生境与分布

中生杂草。生于田野、路边、荒地、山坡等处。我国各地均有分布。奈曼旗土城子镇等地有分布。

资源状况

常见。

药用部位

全草或果实。

采收加工

夏、秋二季采收，晒干。

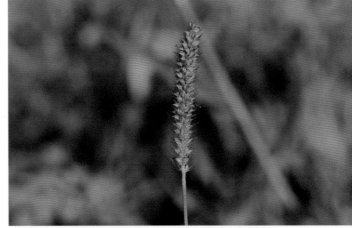

功能主治

甘、淡，凉、平。归心、肝经。清热明目，利尿，消肿排脓。用于目翳，沙眼，目赤肿痛，黄疸性肝炎，小便不利，淋巴结结核（已溃），骨结核等。

用法用量

内服煎汤，9 ～ 15g。

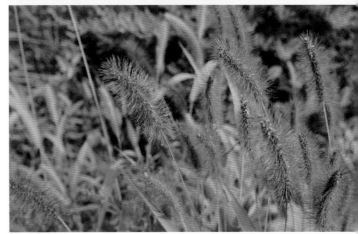

狗尾草

Setaria viridis (L.) Beauv.

| 科 名 | 禾本科 | 别 名 | 毛莠莠、光明草 | 蒙文名 | 乌仁-苏勒 |

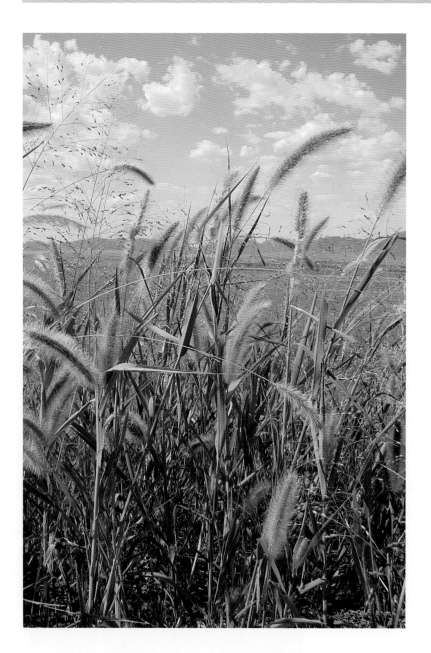

🌿 **形态特征**

一年生草本。根为须状，高大植株具支持根。秆直立或基部膝曲，高10～100cm，基部直径达3～7mm。叶鞘松弛，无毛或疏具柔毛或疣毛，边缘具较长的密绵毛状纤毛；叶舌极短，叶缘有长1～2mm的纤毛；叶片扁平，长三角状狭披针形或线状披针形，先端长渐尖或渐尖，基部钝圆形，几呈截状或渐窄，长4～30cm，宽0.2～1.8cm，通常无毛或疏被疣毛，边缘粗糙。圆锥花序紧密成圆柱状或基部稍疏离，直立或稍弯垂，主轴被较长柔毛，长2～15cm，宽0.4～1.3cm，刚毛长4～12mm，粗糙或微粗糙，直或稍扭曲，通常绿色或褐黄色至紫红色或紫色；小穗2～5簇生于主轴上或更多的小穗着生在短小枝上，椭圆形，先端钝，长2～2.5mm，铅绿色；第1颖卵形、宽卵形，长约为小穗的1/3，先端钝或稍尖，具3脉；第2颖几与小穗等长，椭圆形，具5～7脉；第1外稃与小穗等长，具5～7脉，先端钝，其内稃短小狭窄；第2外稃椭圆形，先端钝，具细点状皱纹，边缘内卷，狭窄；鳞被楔形，先端微凹；花柱基分离；叶上、下表皮脉间均为微波纹或无波纹的、壁较薄的长细胞。颖果灰白色。花果期5～10月。

适宜生境与分布

生于荒野、道旁。我国大部分地区均有分布。奈曼旗青龙山镇等地有分布。

资源状况

常见。

药用部位

全草或根、种子、花穗。

采收加工

秋季采收，分别晒干。

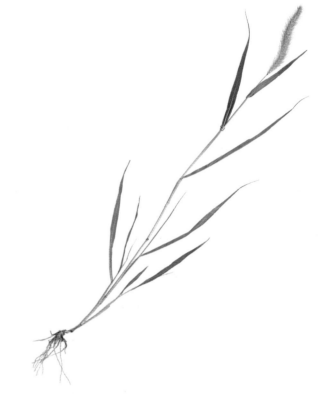

功能主治

祛风明目，清热利尿。用于风热感冒，沙眼，目赤疼痛，黄疸肝炎，小便不利。外用于颈淋巴结结核。

用法用量

中医： 全草内服煎汤，6 ~ 12g，鲜品可用 30 ~ 60g。外用适量，煎汤洗；或捣敷。种子内服煎汤，9 ~ 15g；或研末。外用适量，炒焦研末，调敷。

蒙医： 多入丸、散。

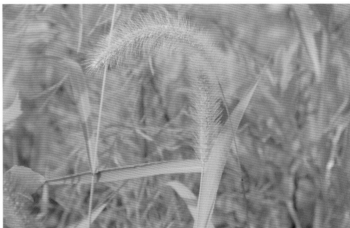

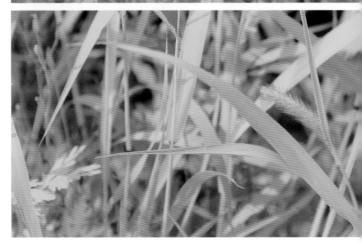

水莎草 *Juncellus serotinus* (Rottb.) C. B. Clarke

| 科 名 | 莎草科 | 别 名 | 三轮草、状元花、喂香壶 | 蒙文名 | 少日乃 |

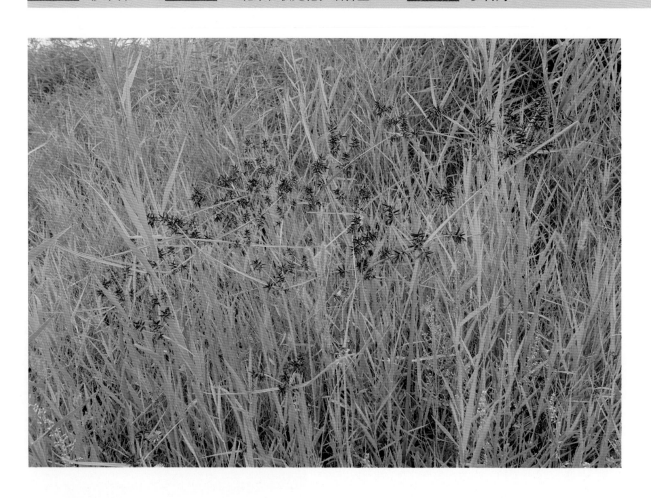

🌿 **形态特征**

多年生草本，散生。根茎长。秆高 35 ~ 100cm，粗壮，扁三棱形，平滑。叶片少，短于秆或有时长于秆，宽 3 ~ 10mm，平滑，基部折合，上面平张，背面中肋呈龙骨状凸起。苞片 3，少 4，叶状，较花序长 1 倍或更长，最宽处宽 8mm；复出长侧枝聚伞花序具 4 ~ 7 第 1 次辐射枝；辐射枝向外展开，长短不等，最长达 16cm，每 1 辐射枝上具 1 ~ 3 穗状花序，每 1 穗状花序具 5 ~ 17 小穗；花序轴被疏短硬毛；小穗排列稍松，近平展，披针形或线状披针形，长 8 ~ 20mm，宽约 3mm，具花 10 ~ 34；小穗轴具白色透明的翅；鳞片初期排列紧密，后期较松，纸质，宽卵形，先端钝或圆，有时微缺，长 2.5mm，背面中肋绿色，两侧红褐色或暗红褐色，边缘黄白色透明，具 5 ~ 7 脉；雄蕊 3，花药线形，药隔暗红色；花柱很短，柱头 2，细长，具暗红色斑纹。小坚果椭圆形或倒卵形，平凸状，长约为鳞片的 4/5，棕色，稍有光泽，具凸起的细点。花果期7～10月。

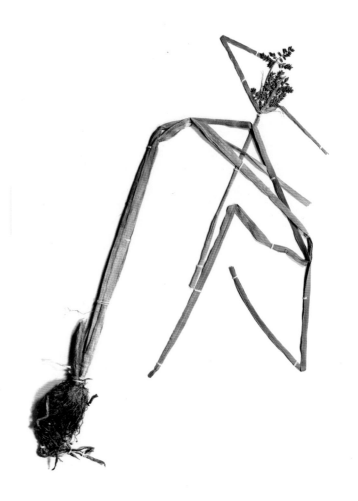

适宜生境与分布

生于沼泽或湿土地。分布于我国东北、华北，以及山东、江苏等地。奈曼旗青龙山镇等地有分布。

资源状况

常见。

药用部位

块茎。

采收加工

夏、秋二季采收，洗净，晒干。

功能主治

止咳，破血，通经，行气，消积，止痛。用于慢性支气管炎，癥瘕积聚，产后瘀阻腹痛，消化不良，闭经及一切气血瘀滞，胸腹肋疼痛。

用法用量

内服煎汤，15～30g。

绶草

Spiranthes sinensis (Pers.) Ames

科 名 兰科　　**别 名** 敖朗黑伯、盘龙参、扭扭兰　　**蒙文名** 宝力格−额布斯

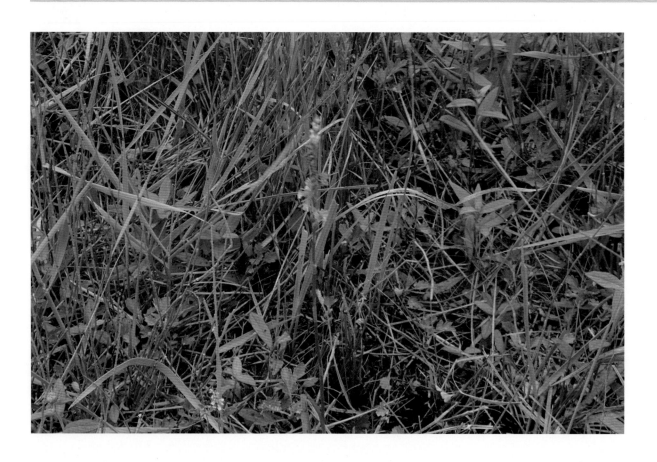

形态特征

　　植株高 15 ~ 40cm。根数条簇生，指状，肉质。茎直立，纤细，上部具苞片状小叶，先端长渐尖。近基部生叶 3 ~ 5，叶条状披针形或条形，长 2 ~ 12cm，宽 0.2 ~ 0.8cm，先端钝、急尖或近渐尖。总状花序具多数密生的花，似穗状，长 2 ~ 11cm，直径 0.5 ~ 1cm，螺旋状扭曲，花序轴被腺毛；苞片卵形；花小，淡红色、紫红色或粉色；中萼片狭椭圆形或卵状披针形，长约 5mm，宽约 1.5mm，先端钝，具 1 ~ 3 脉，侧萼片披针形，与中萼片近等长但较狭，先端尾状，具脉 3 ~ 5；花瓣狭矩圆形，与中萼片近等长但较薄且窄，先端钝；唇瓣矩圆状卵形，略内卷成舟状，与萼片近等长，宽 2.5 ~ 3.5mm，先端圆形，基部具爪，长约 0.5mm，上部边缘啮齿状、强烈皱波状，中部以下全缘，中部或多或少缢缩，内面中部以上具短柔毛，基部两侧各具 1 胼胝体；蕊柱长 2 ~ 3mm；花药长约 1mm，先端急尖；花粉块较大；蕊喙裂片狭长，渐尖，长约 1mm；柱头较大，呈马蹄形，子房卵形，扭转，长 4 ~ 5mm，具腺毛。蒴果具 3 棱，长约 5mm。花期 7 ~ 8 月。

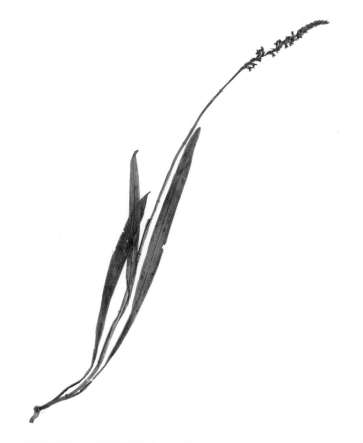

适宜生境与分布

中生湿中生植物。生于沼泽化草甸或林缘草甸。我国各地均有分布。内蒙古呼伦贝尔市、兴安盟、赤峰市、锡林郭勒盟、鄂尔多斯市有分布。奈曼旗青龙山镇等地有分布。

资源状况

常见。

药用部位

全草或块根。

功能主治

补脾润肺，清热凉血。用于病后体虚，神经衰弱，咳嗽吐血，咽喉肿痛，小儿夏季热，糖尿病，带下。外用于毒蛇咬伤。

用法用量

内服煎汤，9 ~ 15g，鲜全草 15 ~ 30g。外用适量，鲜品捣敷。

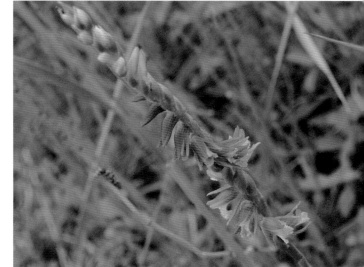

药用植物名拼音索引